人体実験の哲学

「卑しい体」がつくる
医学、技術、権力の歴史

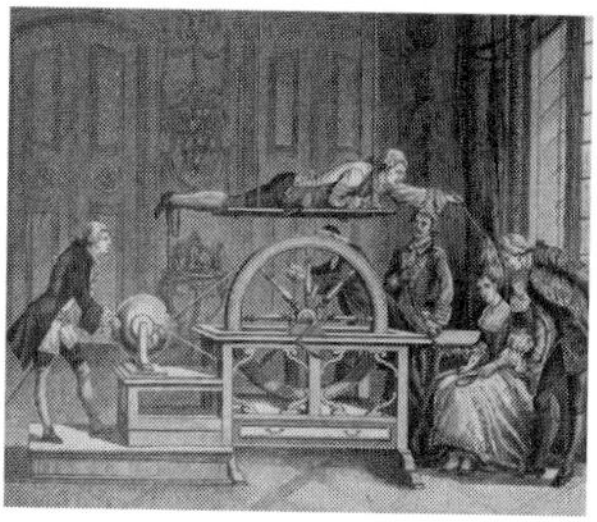

グレゴワール・シャマユー 著
加納由起子 訳

Les corps vils

Expérimenter
sur les êtres humains
aux XVIIIe et XIXe siècles

Grégoire Chamayou

明石書店

Grégoire CHAMAYOU

Les corps vils:
Expérimenter sur les êtres humains aux XVIIIe et XIXe siècles.

本書の翻訳は、
フランス国立図書協会（Centre National du Livre / CNL）の
助成金を得て遂行されました。

人体実験の哲学――目次

第3章　種痘、あるいは大衆試験　113

第4章　自己実験

第11章 植民地の実験 401

凡例

一　本文に付された数字は原注番号である。原注は巻末に一括した。

一　引用文中に現れる角括弧［　］は、著者シャマユーによる補足である。

一　亀甲括弧〔　〕は訳者による補足である。長くなる場合は◆印を付け、見開き左に訳注として配置した。

一　傍点は、原文で強調のためにイタリックになっている箇所に対応している。

序章

エクスペリメントゥム（experimentum）〔ラテン語〕試すこと、テストすること、さまざまな自然現象をその展開において観察および考察すること。たとえば、卑しい体で効果不明の治療薬を試す場合などに使う表現。[1]

フュルチエール辞典「エクスペリメントゥム」

卑しい体とは、まず死刑宣告を受けた者の体であり、懲役中の者の体であり、獄につながれた者の体であり、孤児の、娼婦の、植民地住民の、あるいは瀕死の病人の体である。歴史を通して、彼らの体は近代医学の礎となった解剖と生体実験のために供給された。

本書は科学史家たちから隠された歴史である。医学実験の材料となった人々◆の歴史である。最初の問い「生体実験のリスクはどのように社会内配分されているか」（最初に科学的イノヴェーションのリスクを背負うのは誰か、そして最後にその利益を受け取る者は誰か）を起点として、価値のない人間を犠牲にするというロジックの上に、科学研究とある種のカテゴリーに属する人々の生命の卑賤化が密接に結びついた経緯を探る。

「卑シイ体デ試スベシ」――慣用表現の歴史と意味

本書の題名「卑しい体」〔原題の直訳〕は、「価値のない体でテストする」という意味のラテン語の慣用表現「卑シイ体デ試ス（Fiat experimentum in corpore vili）」から来ている。

この表現の起源には小さな逸話がある。

マルク＝アントワーヌ・ミュレ（一五二六～八五）は、ボルドーで少年のモンテーニュに古代ローマの悲劇作品の講義をしたこともある教師だった。もともと彼はパリで教えていたが、ある日トゥールーズに蟄居した。しかしそこにも長くいられず、イタリアに逃亡した。レナール司祭はミュレが犯した「恥ずべき罪」[2]についてほのめかしている。ミュレはこの罪で起訴されていた。もう一人の伝記作者も明言は避けているが、その「罪」の性質を明らかにしている。

ミュレは、「若者の精神修養に必要な知識のみならず〔……〕彼らの青春を台無しにする悪癖も備えていた」[3]らしいのである。彼の「自然に反する悪癖」[4]はパリでも話題になっていた。そのためにシャトレ監獄に送られたこともあった。彼がトゥールーズに引退したのはそのせいだった。しかし、ここでもまた若い男との間に「恥ずべき関係」を持ち、それゆえに起訴された。ミュレは自分に対する裁判が準備されていると市議会の理事から教えられて、逮捕される前にトゥールーズを離れた。裁判は原告なしで行われ、ミュレには慣例通りに死刑宣告が下された。判決文によれば、ミュレは「ディジョンのユグノー教徒でソドミー嗜好者のメミウス・フレミオとともに、サン・ジョルジュ広場で見せしめ火刑に処される」[5]ことになっていた。

この判決文が読み上げられていた頃、ミュレはアルプスを越えつつあった。彼は追跡者の目をごまかすため物乞いに身をやつし、ローマ街道をイタリアに向かって歩いていた。目的地に着いた途端、長い徒歩の旅に疲れ果てたミュレは病に倒れた。

彼の床のまわりには何人もの医者たちが集まった。彼らは旅人を診察し、その結果を話し合っていた。「ミュレは身をやつしていたし、粗野な顔は天然痘の赤い斑点で覆われていた。彼のボロに包まれた体にあのような高貴な精神が宿っているとは、誰が想像することができただろう。一人の医者が効用不明の新薬を使ってみようと提案した。すると、貧しい病人にはラテン語など理解できないと信じていた医者たちは一斉に叫んだ。『卑シイ体デ試ソウ！』恐怖は一瞬にしてミュレを治した。彼は医者の魔の手から逃れることができた」[6]。

レナール司祭も同じ逸話を語る。結末も一緒だ。「ミュレの服装があまりにも貧しげで、彼の顔色があまりにも悪かったため、医者たちは彼の階級を見抜くことができなかった。そして自分たちしか

◆材料となった人々　対応するフランス語原文の単語は « sujet »（シュジェ、英語で言うサブジェクト）である。一般的に「主題」の意味で知られ、「実験の sujet」と言われる場合は「素材」を意味する。人間を表すときは「主体」の他、「臣下」「患者」などの意味になる。同書におけるこのコンセプトの重要な意味は、終章において明らかになる。

分からないと考えていたラテン語で、偶然手に入った卑しい体で未使用の治療薬を試そう（「卑シイ体デ試ソウ」）と話し合っていた」[7]。

学者の言葉と大衆の言葉が対置されている一方、外貌と精神的な内面が反対のものとして描かれた逸話である。同じ逸話の別のヴァリアントでは、「卑シイ体」が「穢らわしい体」というフランス語に言い換えられることもある。「医者たちは未使用の治療薬について長々と話し合ったが、ついにその一人が『卑シイ体デ試ソウ』、つまり、穢らわしい体で試す決意を固めよう、と提案した」[8]。「卑しい」（vil）という形容詞はもともと「価値が低い」ということを意味する。他方、「穢れた」（abject）という形容詞は、「排斥されたもの、あるいは排斥されるべきもの」を意味する。

ミュレの物語の伏線となっているのは、ユマニスムの精神の典拠である神学的図式である。「卑しい体」は「高貴な体」に対する無価値の存在という意味をとる前に、聖書が定めるところの身体一般の定義において、魂と結びついた身体を示す表現だからだ。聖書的文献において「卑しい体」の「体」は、その内容たる魂に対比されるものであると同時に、蘇りを約束されたキリストの「栄光の身体」にも対比されるものなのである[9]。

ミュレの逸話は語り継がれるうちにいくつかの異なる結末を得た。ミュレの伝記作者の一人であるドジョブはその結末の一つを挙げる。「ある伝記によれば、医者が『卑シイ魂デ試ソウ』と言ったところ、ミュレは断固とした口調で『オ前ハ私ノ魂ヲ卑シイト言ウガ、きりすとハソノタメニ死ヌコトヲ厭ワナカッタノダゾ』と言った」[10]。いかにもキリスト教ユマニスムの教義にかなった応酬である。一方、同じ魂は普遍的な存在であり、その価値は誰においても等しいという考え方を伝えている。

ヴァリアントには微妙な論理の転換があることにも注意しよう。キリストの自己犠牲を持ち出すことで、ミュレは人間を犠牲にすることが不当であると証明している。神学的な犠牲を楯にとって、医学的な人間の犠牲を斥けているのである。無価値の人間の身体を使った実験は、医者にとっての権利であるという誤った主張に対して、人間の普遍的尊厳という議論で応えているのである。あらゆる魂に同等の価値があるならば、無価値の身体なども存在しないという論理で。

ディドロは、この新しい結末に「人類の叫び」を強調する典型的脚色を施した。「旅の途中で病を得たミュレは、病院に運ばれた。彼が置かれたベッドの隣には、空気を汚す病に悩む患者が寝ていた陋床《ろうしょう》があった。医者と外科医たちはこの貧しい病者の状態について判断を下した。医者の一人は、患者を救うのでなければ命取りになるような手術を提案した。賛否両論が交わされた。話し合いの結果、医者たちは自然の決定に任せようと結論しかけていた。そのとき、彼らの中で最も大胆な者が『卑シイ魂デ試ソウ』と言い放った。これは人間の残虐な獣性の現れだった。カーテンの向こうでそれを聞いていたミュレは叫んだ。それは、人間としての、哲学者としての、キリスト教徒としての叫びだった。『アタカモキリストガソノタメニ死ヌコトヲ厭ワナカッタ人間ノ魂ノ中ニ、卑シイモノガアルカノヨウダナ！』と。この叫びは医者たちを思いとどまらせた。そして貧しい病人は完治した」[11]。ディドロが結末を変えた話では、ミュレは観察者になっている。彼は自分の身を守るために叫ぶのではない。人類の名のもとに、無私の精神のもとに、他人の命を救うために叫ぶのである。ディドロが加えたもう一つの変更は、「卑しい魂で実験しよう」というかけ声が医者たち全員の結論ではなく、そのうちの一人の提案に過ぎないというところである。これによってディドロは医学そのものを批判しているのではなく、一部の医者の慎重を欠く行動を批判したということが伝わる。ともあれ、ミュレの逸話のおかげで「卑しい体」という表現はほとんど慣用表現となった。「卑しい体」、あるいはその類似表現の「卑しい魂」は、「高貴な魂」に対置する表現として、そしてある種のカテゴリーに属する人間を指すものとして、日常言語に定着した。我々は、「卑しい体」という歴史的表現をたどることで、劣等な立場にあった人間が蒙ったさまざまな医学実験の事実、そしてそれに対する各時代の批判を学ぶことができる。

すでに述べたが、もともと「卑しい（vil）」という形容詞は安価な商品を指すものであった。比喩的な用法を通してその意味は広がった。「卑しい体」という表現にも、文字通りの意味と比喩的な意味がある。一方で、それは「安価な体」である。つまり、誰でも簡単に手に入れることができる物体である。他方、それは「価値のない体」である。尊厳のない体、それに対して敬意を払う必要のない体である。「卑しい体」の持ち主は、誰でもその体を自由にできる人間として、かつ底辺に生きる蔑むべき人間として表象されたはずである。

一方、現代では「実験」と訳される「エクスペリメントゥム（experimentum）」は、ミュレの逸話においてはむしろ効能不明な薬や治療法の「実験的使用」の意味に使われている。一八世紀を通して、試薬の実験はある種の社会的グループに属する人間を使ってなされることが常であった。試験台となったのは貶められていた人間たちであり、彼らは医学的権威と政治的権威から監視され、それら権威に完全に服従し、依存して生きることになった。最初のフュルチエールの引用にある「エクスペリメントゥム（experimentum）」の定義でも、実験よりも「試す」という慣用的な意味がまだ支配的である。[12]

一方、ミュレの逸話が示唆するように、「卑しい体」という表現は強い社会批判の意図を含んでいる。蔑まれた階層に対して常習化していた危険な医療実験の実践を告発する響きがある。医学制度に反対する運動の中でこの言葉がよく使われたのは、そのためであろう。

数世紀を通して、「卑しい体」という慣用表現が適用される文脈は多彩になった。そのメッセージはますます一般化するとともに、この表現もほとんど格言化した。いつしか医学以外でも使われる表現になっていた。たとえば、エドマンド・バークは政治批判の文脈で使っている。「卑シイ体デ試スベシ、とは便利な規則だ。この言葉を胸に刻んで、私は私にとって最も高価なもの、つまり帝国の平和を実験台にするような実験的政治を斥ける」[13]。起源から離れて一般化された「卑しい体で実験する」という表現は、ここで本来の批判的な内容を失って、むしろ行動指針の意味を持っている。バークはこの行動指針に照らして、結果が分からない実験的な行為においては、最も価値のない存在や事象のみを使うべきだと公言しているのである。

実験に伴うリスクの社会内配分という問題

「卑シイ体デ試スベシ」は実践的格言であると同時に、現実のリスクに向き合うときの基本的対処方法を示す行動指針でもある。ある人間グループの中で誰かが実験のリスクを負わなければならない場合、どうやってその人物を選ぶべきかという指針である。さまざまな解決が考えられる。「短い麦わらを引いた者の負け」といったくじ引きのやり方を使ってもいいし、有志の人間を募ってもいい。

その一つに「卑シイ体デ試スベシ」というやり方があるわけである。これは社会の中で最も価値のない人間にリスクを負わせる方法である。

「医学的エクスペリメントゥムはリスクを伴う」とは、ヒポクラテスの第一箴言にある言葉である。人間の命がかかっているということだ。ガレノスは、「医学的素材の尊厳」がかかっているという言い方をする。医術はその他の技術分野と違う。医術の扱う素材は生体であるから、どうしても実験によって損壊されざるを得ない。「もし、木や皮に作業している最中でその素材を駄目にしたとしても、それは危険とは呼ばない。しかし、人間の身体は別だ。まだ実験によって効能が証明されていない治療法を人間の体で試すということは、もしそれが間違った危険な方法であった場合、その人間の身体の損傷あるいは死を意味するからだ[14]」。

この引用の「エクスペリメントゥム」のフランス語は「エクスペリアンス（expérience）」である。フランス語のタームは少なくとも二つのコンセプトを含有する。「エクスペリアンスがある」と言うときの意味と、「エクスペリアンスをする」と言うときの意味である。前者はドイツ語の「アーファルング（Erfahrung）」、またラテン語の「エクスペリエンティア（experientia）」に通じる。この「エクスペリアンス」は行為者によって獲得されたある種の知を指す。後者はラテン語の「エクスペリメントゥム（experimentum）」、またドイツ語の「エクスペリメント（Experiment）」、そして現代フランス語の「エクスペリマンタシオン（expérimentation）」に通じる。この「エクスペリアンス」は、何かを研究するために「人工的に作り出された状況下で観察を行う」こと、その実験的行為そのものを指す[15]。

「エクスペリマンタシオン」は何かを試験にかけ、試み、その耐性を試すことである。医者がある治療法や植物の効能を「試す」と言うとき、また一八世紀において、慣用によってその有効性が証明されていた物質を「すでに試された薬」と呼んだときの「試す」には、「エクスペリマンタシオン（実験行為）」の意味が強い。医者が手に入れるべき経験知としての「エクスペリアンス」と、医者が組織すべき観察行程としての「エクスペリマンタシオン（実験）」、この二つの間にはもともと観念的な峻別があったが、その違いは三つ目のエクスペリアンスの意味が加わることでさらに深まった。三つ目の意味は「試験（essai）」である。[16]

エクスペリアンス（経験知、実験的行為）とエクスペリマンタシオン（組織された実験行程）の関係は問題含みである。第一の問題は認識論的な種類のもので、以下のように表明されよう。常に特殊な状況で生まれる、単なる知覚の総体でしかない「エクスペリアンス」を、一般的規則、つまり普遍的知識のレベルに高めるにはどうしたらいいだろうか。特殊で個別的な知識を普遍的な科学的知識に昇格させる難しさは、帰納の問題に結びついた古典的な認識論的難題である。しかし、医学における両者の関係の問題には、特殊な道徳的問題という側面もある。この側面は先に述べた問題よりも考察されることが少ない。医学における両者の困難な関係性は悪循環の形をとる。医者は経験知（エクスペリアンス）を獲得するためには実験（エクスペリマンタシオン）しなければならないが、実験するためには経験が必要である。経験なしに実験などすれば、医者は実験台の命と健康を危険にさらすことになる。このような実験は当てずっぽうの試み以外の何ものでもない。一方で医者には慎重さが必要とすれば、他方で、実験行程の不確かさという解決しようのない問題が残っている。しかるに、医学の未来はそうした実験にかかっているのである。ここにジレンマが生まれる。賢明な慎重さが医者の非介入と医学理論の停滞を促す一方で、大胆な実験は、医学の進歩のために人命をおろそかにすることで医学の本義そのものにもとることとなる。

この問題は、知識の総体であると同時に実践でもある医学の成立基盤の一部でもあるようなある緊張関係と重なる。ヒポクラテスの第一箴言「人生は短く、医術は長い。好機は一瞬で、実験は危険、そして判断は難しい」は、こうした医学の基本的ジレンマを凝縮した表現である。

「医術は長い」という言葉は、何通りかの意味にとれる。まず、医術の習得には時間がかかるということ。それはもちろん医者になる修行をしている個人にとってもそうであるが（学業と研修の期間の方が医師になってからの期間よりも長い）、世代から世代へと知識を伝える人類の歩みにとっても医術の習得には長い時間がかかるのである。他方、医療現場において医者が行動に移るまでの時間が長いという意味もある。患者の症状は刻々と変化し続けるが、そうした中、医者は治療が有効な瞬間をみはからって、即座に介入しなければならない。しかし、診断に関わるものであれ、治療方法に関わるものであれ、判断を下すことは医者にとってきわめて困難な任務で、その判断を正しく下すためには長い熟考が必要なのである。医者にとって、判断は常に早計である。医術そのものが完成にほど遠い状態にあるとしたら、医者に与えられた判断のための時間もあまりに短い。医術の難題は、こうした時間的不一致から生まれる。理論と実践という二つの柱を持つ医学は、その二重の立場ゆえに学問の進歩の時間と行動に許された時間の間の軋轢を抱えているのである。現代的な言い方をすれば、研究の時間が治療の時間とずれていると言えようか。

このように、医術はいつも、真実の顕現の時間と個体の命の時間に挟まれている。そのため、医者はしばしば早急で中途半端な判断、あるいは重大な結果を招く一時的な判断に頼ってしまう。不確かで危険な治療しか考案できない医者に実験は許されているだろうか。人間への実験は許されているだろうか。だとすれば、その条件は何だろうか。これは医学実験の道徳的側面に関わる問いである。

しかしながら、歴史的文献には「医学実験を人間に行うことは許されるかどうか」という問いは見つからない。見つかるのは、「どの人間のグループなら実験台にしてもいいのだろうか」という問いである。

私は、ヒポクラテスが提起した古典的問題（「実験に伴うリスク」）への対処法として、どの時代にも形こそ違え、社会内の特定カテゴリーの人々にそれらのリスクを一括して負わせるという解決が取られてきたのではないか、というテーゼを掲げたい。特定カテゴリーの人たちにリスクが負わされたということは、その他の人々が免れたということを意味する。特定カテゴリーに属する人々が差別された理由は、もともと他の人々よりも価値が低いとみなされていたこともあるが、それと同時にさらなる劣等化ないしは排除を受けたからである。「卑シイ体デ試スベシ」という格言のおかげで、医学実験に付随するリスクはすでに差別的に、不平等に社会内で配分されていた。すでに卑賤とされていた人々が「社会」に代わってリスクを引き受けていたのである。

リスクの社会内配分の問題を研究主題として掲げることは、社会正義について研究するつもりだと言っているに等しい。つまり、誰であれ抽象的で画一的な個人などを研究対象にするつもりはなく、人間グループの相互関係を対象にするつもりであると言っているに等しい。

研究の軸

人体実験の歴史に関する私の研究には次の四つの軸がある。

(1) 医学実験の装置についての認識論的歴史。歴史的に見て、実験、試験、テストとは何か、その実際のやり方はどのように変化したか。実験史の各時代において、いかなるエヴィデンス制度が確立していたか。

(2) 私が科学的な実験の形態を研究する理由は、その背後に倫理的問題のさまざまな様態があったことを明らかにするためである。人体実験の合法性の問い方は時代ごとに変わった。正当化の弁論のみならず、当該問題が出会った障碍や議論の矛盾や党派的対立なども変わった。人体実験の道徳的問題を人々はどのような言葉で表明したのか。人体実験を合法化するに当たって、医学はどのような困難に遭遇したのか。

(3) 人体実験の歴史は実験科学の技術に関する政治（テクノポリティック）の歴史と軌を一にする。ここで言う「科学技術」とは人体の獲得装置のことである。実験者たちはいかにして、どんな手段を用いて、どんな手続きを経て、実験台となる身体を手に入れたのか。

私の研究の性格は「技術政治の歴史」という言葉に言い表されている。つまり、テクノロジー（合理的思考によって十分に情報を伝えられた上で行動するやり方）の研究であると同時に、政治的研究（テクノロジーが権力関係を制度化し媒介するやり方の研究）なのである。

プラトンは作る技術と獲得の技術を分けて考えていた。最初のものは何かを作り出すが、二番目のものはすでにあるものの取得に使われる。プラトンの二分法に従えば、科学は二次的獲得のための技術、つまり言語と理性を駆使して知識を手に入れるための技術に属するとされる。[17] 我々にはややびっくりすることだが、プラトンは知識の習得と狩猟における獲物の獲得を同列に並べる分類を施しているのである。

学問が狩猟ならば、人間を対象とした学問が懸案となるとき、問題はさらに複雑になる。人間学は二重の獲得を目指す技術となるからだ。人間についての知識を手に入れたければ、まず人間そのものを手に入れなければならない。知的獲得は物理的獲得なしにはあり得ない。私は「学問は一種の狩猟である」というテーゼを基本的に維持したい。学問が狩猟ならば、人体実験はそれ以前にある種の人間狩りがあったことを示唆する。[18]

(4)

どのように人体の獲得技術を考察すべきか。獲得の状況は次の要素で構成されている。①人体という獲得すべき物品（一部か全体か、生きているか死んでいるかを問わない）。②当該物品の獲得手続き。そこには言説技術も含まれる。[19] ③当該物品を目指す者たちの間の争い。

さまざまな獲得技術の中で私が卑賤化の技術と呼ぶものがある。それは、ある種の社会的カテゴリーに属する人々を、文字通り、あるいは比喩的に、身体的に、あるいは象徴的に、賤しめ、損なう技術の総体のことである。知識獲得の手段としての当該技術が行使される文脈はさまざまである。その中で最も恒常的で支配的な形態として、人体実験史において実験台となった人々の尊厳損壊があった。これが私のテーゼである。実験者本人が損壊を行った場合もあるが、実験が企図される以前に実験者に都合のいい外部性により、損壊が完遂していた場合もある。

この研究は、人間卑賤化の技術論批判といったより広い研究分野に属する。卑賤化技術は決まった型がある。マーキング、監禁、懲罰、借財を課すこと、競争に駆り立てること、依存状態に置くことなどがそれである。これら技術は搾取技術の一部をなす。またこれら技術は単に言葉でできたもの（あるカテゴリーの人間が他カテゴリーよりも価値が低いという表現を言ったり、書いたり、証明したりするとき）ばかりではなく、物質的な道具を使ったもの（言葉と物という二分法がここで何らかの意味を持つとすれば）もある。後者の技術は、たとえば、意志に反したことを引き受けさせるために飢餓状態に置くことなどがある。これもまた、ある人間に彼自身の劣性を納得させるための言葉と同じく、彼を卑賤化する技術である。手に入れようとしている身体の保持者に対して、彼の意志の潜在力を低下させてから、その価格を値切るというやり方である。卑賤化の技術は政治的な技術に準じ、その意味である権力機構が十全に機能する条件を保証している。

第二次大戦直後、哲学者ガブリエル・マルセルは「人間卑賤化の技法」という類似の表現を使った。マルセルの哲学的展望は私のものとは異なるが、ここでは、彼がその表現に与えた定義からいくつかの要素を借用したい。マルセルは「人間卑賤化の手法」をこう説明する。「特殊な状況下で、特定のカテゴリーに属する個人に対し、彼らの自分自身への尊敬を攻撃し、破壊する目的で、意図的に設定され、行使される手段の総体。この手段によって自尊心を砕かれた人々は、次第に自らをゴミのごとくみなすようになり、そのように行動するようになる。最終的に、彼らは知的生活のみならず、その身体的生命をも放棄する種類の絶望に陥る」[20]。マルセルが述べているのは、あるカテゴリーに属する人間を、物理的、または心理的に卑賤化することで彼らを支配する手段のことであるが、その支配の最終目的は被支配者自身が自らを卑賤なものであるとみなすことにあった。本人がそう考えれば、搾取はさらに楽なのであるから。

マルセルは、この定義を広く適用した。彼にとっては、近代技術文明そのものが人間の生命と精神性を破壊する契機であった。一方、私が使う「卑賤化の技術」という表現には「技術」そのものが人間を卑賤化するという含意はない。「人間的なるもの」が技術以前に存在し、技術は人間性に反するものだ、という考えには基づいていない。私にとって、卑賤化のプロセスは、技術を斥ける目的で持ち出された「人間的なるもの」に対置される「技術」とは何の関わりもない。卑賤化の技法は、むしろ価値づけの技法と対になるものとして現れる。「人間的なるもの」が、人間を人間とみなす人間化技術の総体が生み出した概念とするなら、人間の非人間化もまた同じ技術が逆の行程をたどって作り出した結果なのである。

別の言い方をすれば、「卑賤化の技術」という表現は、決して超越的で形而上学的な生命という価値に依拠するものではなく、むしろ価値づけと価値の剝奪に関わるさまざまなプロセスに関わっている。歴史上あまたあるこうしたプロセスを通して、自明の価値と信じられている価値が制度化され、個々の身体もまた、価値づけされ、評価され、鑑定されるのである。もちろん、こうした精神的価値づけのプロセスは、時代を支配する権力の関係とその背後にある利害と深く関わっている。

歴史的に言って、人間卑賤化というコンセプトは、不平等を自然発生的なものとする理論を打ち砕く役割を果たした。社会的不平等は自然発生的な現象だとする主張に対して、卑賤化の発生の物語が対置された。たとえばディドロは、奴隷制度賛成論者に反駁するためにこの概念を使う。「奴隷になるために生まれた人種である黒人」という謬見、つまり奴隷はもともと「我々とは異なる種類の卑賤な生き物だ[21]」という一般的主張に対して、ディドロは次のように応酬する。「そう言って、あなた方はほとんど黒人たち自身を納得させたのだ。彼らは自分たちが排除され、隷属状態に置かれ、労働し、罰則を与えられるために特別に作られた種だと信じてしまった。あなたたちは、彼らの尊厳を損壊するあらゆる労を厭わなかったではないか。その上で、彼らを劣った卑しい存在と非難するのか[22]」。ディドロにとって、卑しい人々は卑しい状態になるまで損壊された人々であった。わざわざそのように「製造」された存在であった。

　人間卑賤化というコンセプトには、人間の条件にはある種の可塑性が備わっていることを教えてくれる。また、主観性の諸形態がさまざまな形の搾取から生み出されること、支配関係こそが被支配者を製造するということ、我々の主観的思念すらもそうした状況の産物であることを示唆する。

　私の「卑しい体」研究は、近年さまざまな領域で行われている同じ展望の研究の総体の中に位置づけられるべきものである。この総体を、私は「卑しめられた主観性の批判的研究」と呼びたい[23]。

　生命科学の領域において実験の歴史研究はすでに存在する[24]。他方、医療倫理の歴史も存在する[25]。本書がこれらと異なるとすれば、それは政治思想哲学のアングルから医学の歴史に切り込んでいるところだと言えよう。政治史的アプローチによる科学史を書くことで私がやりたいと思っているのは、知識獲得を目的とした人体利用が行われる条件であった、ある種のカテゴリーに属する人間の主体が卑賤化されたプロセスを考察することである。

本研究の地理的・時間的境界

本書は主にフランス国内の問題の歴史を扱う。もちろんドイツやイギリスの医学実験の歴史にも言及することはあるが、それは主にフランスの例を補強するため、あるいは対比の視点を探してのことである。他方、人体実験に直接言及している哲学テキストに加えて多くの医学史文献も渉猟した。二〇世紀における医学と生体医学の倫理の成立に関しては、ニュルンベルク裁判をめぐる多くの研究において扱われている。しかし、一八世紀と一九世紀の人体実験について総合的に考察された研究はこれまでほとんどなかった[26]。

本書は一八世紀初頭に開幕する。もちろん、それ以前の出来事にも言及することはあるとしても。この時間的区切りの理由は、一七二〇年におけるモンタギュー卿夫人による種痘の英国への導入である。新しい医学的実験の装置を出現させたこの出来事は、歴史的に決定的な意味を持っている。この装置が当時どれほど独創的なものであったかを正しく測るためには、それまでの経緯を含め、十分な時間枠を取って考察しなければならない。本書の最終章は一九〇五年で幕を閉じる。この年、フランスではボングランが「承諾《コンセント》」の概念を中心に、実験者と被験者の関係を契約化することを呼びかけており、アフリカの植民地では植民地医学が「先住民」に対して医学的実験を行う第一歩を踏み出していた。

しかし、本書は時系列に従って構成されていると言うよりもむしろ、形態学的なプランに沿って構成されている。つまり、医学的実験を行うことを許す権力のさまざまな形態を分析することで構成されている。なぜなら、どの時代にも同時に複数の人体獲得の方法が存在し、そうした方法を典型に従って区分したところで、その推移が直線的な歴史の時間に従うとは限らないからである。

第1章

刑死体

今日我々がまったく安全に享受している多くの知識は、想像もつかない真実への愛に導かれた人々が絞首刑死体の腹臓の中から見つけ出してきたものである。知識とは、その獲得の行程が跡形もなく消えた後に残る効用であり、我々が感謝のかけらもなく使用している遺産である。[1]

ヴィック・ダジール『リウトーへの讃辞』

この世に蛮行の記録ではない文化的資料などない。[2]

ワルター・ベンヤミン『歴史についてのテーゼ』（一九四〇年）

実証的知識はその源泉を忘れることで機能する。知識が直接我々の生活に関わる一貫した科学の姿を取るためには、その生成を語る歴史の糸を断ち切ることが必要である。ヴィック・ダジールがその美しい言葉で忘却と消去の現象を語っているように、医学的知識もまた自らの起源を忘れた痕跡に過ぎない。しかし、医学的知識とはもともと罪人の内臓から無理矢理引き出されてきたものなのである。よって医学が失われた起源を回顧するとは、最初の解剖学者を英雄化し、称揚することに他ならない。なぜなら、そうした医者たちは健全な感受性の人間にとって耐えがたい嫌悪を乗り越えて人類の未来に奉仕したのだから。

私は、医学的知識の形成を決定づけた倫理的・政治的な条件を再構成することで知識の痕跡から源泉にさかのぼろうと考えた。しかし、私の考える医学史は栄光の歴史ではない。むしろ、ワルター・ベンヤミンが歴史哲学の七つ目のテーゼで支配者の歴史の対極にある敗者の歴史を語ったときに述べたように、「この世に蛮行の記録でない文化的資料などない」。野蛮と文化という二つの相反する観念が出会う理由は、社会が搾取する者とされる者に二分されると考えれば明らかである。そのような社会では、「蛮行」あってこそ文化生産が可能になるのであるから。もちろん、その事実はあらゆる搾取者、つまり支配者の歴史からは周到に消し去られている。

確かに、すべての文化遺産が支配関係から生まれたことを認める限り、文化の歴史は人間の蛮行の歴史と切り離して考えることはできない。人間の蛮行について熟考することなくして、人間の文化創造のプロセスを語ることはできない。科学史についても同じである。さらに、人類学的領域や医学的知識の歴史ほどこの原則があてはまる領域はない。ともあれ、私はこの展望に従って、文献の内容を選び、解釈した。正式な科学史に慣れた歴史家なら「外部的なもの」として排除するに違いないと思われたテキストは、私にとっては科学を生み出した真の理由について最も豊富な示唆を含むものと思われた。

私がこれから語る歴史は、公式の科学史によって隠された歴史、科学的知識を一面において成立せしめた政治の歴史である。

＊　＊　＊

死刑囚は、医学にとってきわめて潤沢な身体の供給源であった。医者たちは死刑制度を無制限かつ恥知らずなやり方で利用して、死んだ死刑囚、あるいは時にはまだ生きている死刑囚の体を使って医術を磨き、公開解剖し、実験した。

自由と生存の観点からすれば、投獄と死刑宣告という措置にはネガティブな意味しかない。しかしそうした措置には独特の生産性があった。死刑制度が生み出したもの、それは利用目的に応じて好きなように扱うことができる人体だった。医者たちは死刑囚の身体の引き取り手であっただけではなく、囚人たちの懲罰規定にまで積極的に関与した。具体的には、死刑プロセスを監督し、死刑制度の法体系を改良し、死刑執行の条件をよりよく把握しようとした。医者たちは徐々に、死刑執行後の体を探しにやってくる司法外部の人々ではなくなった。彼らは合法的な死を生み出す主体の一人となった。一八世紀を通して、医学と司法は協力して死刑制度を作り上げた。そうした死刑制度は次第に医学実験の様相を帯びた。

医学実験と司法体系はさまざまな形で協力関係を結んだ。私は、これらの関係を再構成すると同時に、医学的実験を人体に対して行う権限の源泉についても考察しようと試みた。この章には、罰則と投獄の制度が供給していた人間の体が医者の手にわたるまでにはいかなる「獲得装置」が介在したのか、またその装置がどのような歴史的発展を遂げたか、ということが書かれている。

第1章で展開するドラマの登場人物は三人。死刑囚、君主、医者である。彼らの間には、一方で権威的序列関係があり、他方で供給人体を使って一方的になされる行為の権利譲渡の関係がある。これらの関係性についてふくらみを持った素描を描き出す前に、図式的に示しておこう。まず、死刑囚の身体を自由にする権利は君主にある。その管理は配下の者たちに委任されているが、その一部についての権利は医者に与えられている。彼らの間には相関する三角関係がある。もちろん、死刑囚の身体を死刑執行を待って屍体解剖に使うか、あるいは生きている間に生体実験に使うか、という違いによって関係の内容は変化する。また、生きた死刑囚を実験に使った場合も、彼に参加の意志があったかどうかで内容は変わる。

身体獲得の装置の形態はさまざまだった。形態はさまざまでも当該装置の教えてくれることは一つ、絞首台上に設置された解剖学授業の教壇から医学の一分野が生まれた、ということである。この分野は後に実験医学となる。最初の実験医学の主要な方法は死刑囚を使った実験だった。解剖の場合も試験の場合も、医者は君主との間に合意を取り付けなければならなかった。

医者と君主の合意という観点からすれば、医学実験は刑罰の延長、あるいは刑罰を補完する行為、ないしは刑罰に代わる行為と映る。試験と刑罰の関係は医学実験と死刑執行とを結びつける想像を生む。死刑執行人の行う作業が穢れたものとみなされていたならば、医学研究にもまた醜い側面があった。医者と死刑執行人という社会的には対極にある存在を歴史は結び合わせる。しかし、従来の医学の歴史は二人の出会いを無視し、この結び目を断ち切ることに腐心してきた。その点についてはまた話す機会があろう。

死刑囚の解剖学

解剖という恥ずべき行為

一八二一年の『医科学辞典』によれば「長い間、死刑囚は医者にとって唯一の人体解剖の素材だった」[3]。この制限について、従来の医学史は解剖が宗教的禁忌であったという理由で説明してきた。恥ずべき行為とみなされていた人体解剖は、当然最も恥ずべき人間、つまり刑罰によって社会から排除されていた人々を対象とした。解剖は彼らがすでに受けた刑罰の延長であった。それ以来、刑罰は解剖に直結するものとみなされるようになった。解剖はすでに死刑に処された罪人の死体にのみ許される行為となった。しかし、「人体の内部に不信心な目を投げかけてはならない」[4]という偏見が医者の探求を妨げたため、あらゆる大胆な手を使って、解剖が学問的実践であることを認めさせなければならなかった。

以上が古典的医学史に見つかる記述である。しかし少し留保を加える必要がある。この説明を聞くと、世論や人々の無知や偏見といった外部的な事情が解剖研究の展開を妨げたかのような印象を受ける。あたかも医者が最初から人体解剖への明瞭な意志を持っていて、周囲がその意志を妨害したかのように。しかるに、すでにフーコーが示したところであるが、臨床医学の台頭に先立つ時代に集団的解剖実践がなかったという事実は、外部からの禁止が医者の知識欲を侵害したことによるとは思われない。むしろ、医者の知識欲が何に向かっていたかという問題に関わることだと思われる。[5]

また、臨床医学の誕生に先立つヨーロッパ社会には常に解剖に対する社会的禁忌があったと考えることも正しくない。キャサリン・パークによるルネサンス期イタリアにおける解剖の社会的立場についての研究を読めば、子孫の健康を配慮する貴族の家庭では、家族から出た死者の剖検を依頼することがあったと分かる。[6] 他方、バチカンによって聖人と認められた人々も死後解剖を受けていた。体を開くことは神学上の殉教理論と合致しており、聖遺物を取り出すためには必要な行為でもあった。解剖は聖別化のプロセスと軌を一にしていた。

しかしもちろん、一般的に禁止されていなかったとしても、死体解剖は誰が見てもやはり汚い行為であった。特に大教室で行われる公開解剖は汚辱の意識を強く刺激した。公衆の面前で、裸の死体が展示され、開かれ、切り刻まれるという恥ずかしめを受けたのだから。[7] ゆえに、公開解剖においてはなおさら刑死体や病院で死んだ貧民の身体が必要とされたのだ、とキャサリン・パークは言う。教室に集まる人々にとって、見知らぬ人間の死体であればなおよかった。見学者にショックを与えないためにも、また社会的秩序の維持のためにも、外部の人間の死体が必要とされた。大衆に動揺を与えないためにも、観衆の誰かの知人のものであるような死体が解剖台にのぼることは避けた方がよかったのだ。つまり、解剖そのものが禁忌であったわけではなく、特に公開解剖が恥ずべきものであったということだ。卑しい身体が使われるべき機会は公開解剖だった。

卑しい体はまず刑死体であった。しかし、医学生の養成に欠かせない公開解剖に刑死体を使えば、解剖の恥ずべき性質を強調し、世間の偏見を助長し、解剖そのものの発展を妨げる危険があった。刑罰は医学に死体を供給したのではあるが、ここで解剖の発展の障碍となった。

さらに、フランスとイギリスでは解剖が遭遇した困難は異なっていた。刑法が定める死体供給のあり方が根底的に違っていたからである。一六三三年三月一二日付政令によれば、フランスの外科医たちは死刑囚の死体を一体につき三リーヴルで死刑執行人から直接買い求めることが許されていた。同政令は、そうした死体は死刑執行人の住居に保留されるものとしている。[8] 一方、イギリスでは、医者が解剖用の身体を手に入れる最も一般的なやり方は、死刑囚たちがまだ生存している間に彼ら自身と交渉して値段を決めておくことだった。「ロンドンの死刑囚たちは、死刑宣告からその執行までの待ち時間の間に、自分の死体の買い手を見つけている。これら惨めな者たちは、死刑台に登るまでに自分の死体にできるだけ高い値をつけようとして、ある種の商売を行うが、その冷静さときたら見事なものである」[9]。ルイ＝セバスチアン・メルシエが言うように、フランスでは「罪人は生きている間に自分の死体を売ることはできない。その点がロンドンと違う」[10]。

フランスの死体供給モデルは君主制モデルと言えよう。そのモデルにおいては、死刑執行人は君主の代理人として、彼が管理を委託されている身体を医者に売るのである。反対にイギリス的死体供給モデルは、ロック的な自由経済モデルと言えよう。そのモデルでは、私有財産の理念に従って、誰もが自分の身を自由に処分することができる。イギリスの私有財産原則は、ここで自分による自分の売却、将来の死者自身による遺骸の先譲渡といった予想もつかなかった形態をとっている。

しかしながら、死体私有化の問題は英仏両国で論争を呼んだ。死体を自由にする権利を主張するさまざまな権力主体や組織団体が、文字通りの闘争を繰り広げた。一七世紀のフランスでは、この闘争は医者、外科医、理髪師を巻き込み、論争は時には殴り合いの喧嘩にも発展した。「唯一手に入る死体は死刑執行人から供給されるものだった。もちろん、死体分配を意味する死刑執行は毎日行われるものではなかった。それゆえに、もちろん不謹慎なことではあるが、医学生にとって死刑執行の日はカーニヴァルの日にも等しかった。医者たちは死体を迎える準備をしつつ、首を長くしてその日を待った。死体は、真っ先に手に入れたものの自由になるはずだった。とは言え、多くの政令が死体処分の権利を医学部長にのみ認めており、大学医学部の印が押され、当該医学部長が署名した認可文書を携えずして警官やその部下たちが処分を行うことを禁じていた。しかし、政令の数の多さからして、この法規を守らせることはほとんど不可能だったはずだ。いつも同じことが起こった。死刑執行の日が決まると、医学生と理髪師の徒弟たちはグレーヴ広場に集まった。そこには、刀剣と棒で武装した河川の船頭や錠前こじ開け屋など、これ以上はないと思うほど下品な集団が群れていた。死刑が終わるとすぐに、学生たちはまだ温もりのある死体を回収し、近くの外科医の店に運び込んだ。そして、憲兵が入ってこられないように店をバリケードした。こうした非行はしばしば罰せられずに終わった。医学部長の耳に入ったとしても、大学の小使いが盗まれた死体を取り戻しにやってくる程度だった。そして、小使いはいつも町の外科医の戸口で追い返された。［……］私の手元には、この種の事件の現場に立ち会い、とばっちりを受けた、気の毒な執行吏が残した開けっぴろげな報告がある。彼はサン・コーム・コレージュまで死体を差し押さえる任務を負って赴いたのだが、大勢の聴講者の前で三人の教授たち（しかもアカデミックドレスとボンネットで正装した）が熱心に公開解剖をしている最中に飛び込んでしまった。聴講者たちのブーイングが彼を迎えた。執行吏は連れの一行から引き離され、群衆から叩きのめされた．そろそろ憲兵が介入しそうと見た学生たちは、みすみす医学部の手に渡すよりはと、死体をバラバラにした」[11]。

フランスでは、一八世紀初頭に発布された法規が死刑囚の死体処分についての権利をほぼ独占的に医学部に保証したことで、状況は変わった[12]。解剖学者が手に入れることのできる死体は病院が提供するものとなり、その供給ルートは多様化した。一七〇七年三月の勅令は、司法官と病院長に対して「外科の公開解剖授業のために必要な死体を教授たちに供給すること」[13]を命じている。それにはいくつかの制限がついている。まず、死体供給は冬期に限るというもの（公共衛生上の理由から）。そして「地元出身者の死体を公開解剖用にまわすこと」はできるだけ避けるべきであるということ（社会秩序の理由から）、最後に「死者の親が埋葬のために死体を要求した場合には、拒んではならない」ことである[14]。

これら法規のおかげで、イギリスと違ってフランスには死体の欠乏という事態や、それに起因する死体の大量収奪という事態も起こらなかった。フランスでは、早い時期に解剖と刑罰の間に象徴的な距離がとられた。そのために、同じ頃その他ヨーロッパ諸国で頻発していた「解剖用死体をめぐる反乱」、つまり死体の十全な返還を求める大衆の暴動は、フランスには見られなかった。

たとえばイギリスでは、一七五二年の「殺人条例」によって確認されたように、死後の解剖は殺人の罪で死刑を受けた罪人にのみ与えられる罰則とみなされていた。その理由は、「殺人という忌まわしい犯罪の増加を防ぐ」[15]ためだった。解剖されること自体が刑罰と卑賤化の意味があったことが分かる。解剖と刑罰の間に打ち立てられた密接な関連は、大衆の中に死刑囚の身体を我がものとする外科医への根強い反感を植え付けた。それによって解剖実践は停滞した[16]。

一八世紀から一九世紀にかけて、解剖のために没収された死体を取り戻し、土に埋めることを望む暴徒による死刑執行人と外科医を狙った暴動が何度もあった。現代のアンチゴネー◆とも呼べるこの「大衆の怒り」は、政治的・医学的権威に向かって、人間の埋葬の権利を激しく要求するものだった。一八世紀におけるイギリスでの死体奪取騒動を研究したピーター・ラインバーは、ロンドンのタイバーン処刑台の周りに集まった群衆を描いた。[17] ルース・リチャードソンによれば、イギリスにおける解剖死体をめぐる暴動は、一八三二年に医者が病院で死体を確保することを許可する法律が発効するまで続いた。この年の「暴動の数は大変なものだった。医者が死刑台の罪人の死体を解剖用に持ち去ろうとするたびに起こったのだから[18]」。フランスでは、すでに私が述べた理由により、こうした暴動の頻度はずっと少なかった。それでも一七六八年一一月にはリヨンで大規模な暴動が起こっている。[19]

トーマス・F・ティアーニーが言うように、「危険だったのは解剖学者と死刑執行人の間の緊密な協力関係だった」。なぜなら、大衆の怒りを煽ったのは死後まで続く刑罰としての剖検というイメージであり、彼らはそれを死者への虐待と見たのである。死刑囚の身体を手に入れようとする外科医に彼らの怒りが向かったのは当然であった。[20]

◆**アンチゴネー**　ギリシャ神話の悲劇の王女。オイディプス王とその母で后のイスカリオテの間に生まれた娘。自分の罪を知って自ら目を潰し、各地を放浪する身となった父にただ一人従った。そして反逆の徒となって殺された兄の遺骸を公然と埋葬し、その罰として処刑された。ソポクレース『アンティゴネー』の主題である。神の掟（公権力）に背いて人の掟としての近親の喪の権利を要求するヒロインの姿に、ヘーゲルは近代的人間の悲劇の典型を見た。

解剖と刑罰、この二つの秩序は歴史的に結びついている。そこから、解剖用の身体にはもはや罪人のもの以外は使えないという状況が生まれた。一八世紀末から解剖の要求が増大していたイギリスでは、解剖用の身体はますます減る一方だった。死体の欠乏は、死体の裏取引を生んだ。解剖学史の闇の伝説とも呼べるこうした事情は、フランスには見られなかったものである。イギリスでは、「甦生請負人」と呼ばれた男たちが死体を掘り起こして医者に売るという商売を行っていた。[21] そうした空気の中で生まれた死体泥棒の妄想は、一般市民の強迫観念となった。現在でも、イギリスの墓地に行けば、一九世紀初頭の裕福な家庭の墓所が、金属の格子を張りめぐらせた檻の中に置かれているのを見ることができる。墓荒らしから墓を守るための檻だったのだ。[22]

生者にとっての死者の有益性とは

公開解剖がより一般的に実践されるようになるためには、解剖とそれに着せられた汚名を分けることが必要だった。つまり、解剖と刑罰のつながりを断ち切ることが。両者のつながりは反生産的なものとなっていた。刑罰としての解剖のイメージが、医学実践としての解剖の発展を妨げていたのである。

ジョン・スチュアート・ミルは、『モーニング・クロニクル』紙に寄稿した「科学の友より」と題された匿名の書簡形式の記事で、死体の冒瀆者たちを弁護した。ミルの弁論は以下の通りである。医学の進歩にとって、解剖は絶対に必要である。しかし、刑死体はあまりにも少ない。であれば、どうにかして遺族をできるだけ傷つけずに医学校に死体を提供する方法を見つけるべきである。その観点からすれば、「解剖のための死体を手に入れるベストな方法は、おそらく甦生請負人の手を借りることに違いない」[23]。この方法ならば、「医学に提供された死体が友人や家族のものかどうか、誰にも分からないからだ」[24]。ミルはさらに言う。「死体は必ず供給されなければならないのである。そして、医学と外科学からの要請がある限り、必ず死体は供給されるであろう。その値がいかなるものであっても」[25]。長い目で見たときの解決策は解剖のイメージを改善することだ。そのためにも、科学の友たる人間たちが、その身を医者に提供することが望ましいのだ。なぜなら、「もしその偉大な人間的資質で世の中から高い評価を受けている人々がそのように振る舞ったならば、解剖に染み付いた悪いイメージは、時間とともに消失していくかもしれない」[26]からである。

ミルのこの立ち位置は、かつてベンサムのものでもあった。この功利主義哲学の祖は、英国の法律が「殺人犯について、その処刑後の死体を外科医に引き渡し、公開解剖に処するよう命じることを裁判官に許すものである」[27]ことを確認した上で、名誉を毀損するあらゆる罰則のうち、この種の解剖による罰則は「実際に身体に加えられるものである」と言った。「もちろん、それは身体が苦痛を感じる能力を失った後のこと、つまり死んだ後のことであるが」[28]。もし、そうしたことから解剖を「死後に人間に加えられる恥辱」[29]と見るならば、それは解剖と罰則の間違った連想によるところが大きい。よって、その連想を断ち切ることがどうしても必要なのだ、とベンサムは言う。解剖に関する法律は犯罪者の死体を利用することの正当化として、彼らの刑罰に、はっきりした恥辱のしるしとして少しの恐怖を盛り込むことも有用であるとしている。反対に、ベンサムは恥辱のない解剖を支持していた。

ベンサムによれば、それは処刑された死体の上にその「受動的な用途」のみを見て、それだけに対象を絞る類いの解剖である。死体の純粋に物理的な用途、あるいは「純粋に受動的な身体能力」[30]だけを目指して行う解剖のことである。「人間は、まったく動かない一個の物体として眺めるとき、何の役にも立たないものだ。塹壕を埋め尽くすためにのみ使われた死んだ兵士たちの身体の効用について もう一度説明する必要があろうか。解剖への利用に供される身体は、それよりもはるかに重要な身体の受動的用途の例を示してくれる。英国の法律は、この死体をこの用途に使うことをもって、殺人者の罰則の追加条項とした。罪人たちは、外科医の手に引き渡されて解剖されるのである。ここに、死刑宣告を受けた囚人になされる医学実験もつけ加えられる」[31]。

ベンサムは、できる限り解剖実践の一般的なイメージを改善し、彼の同時代人が死体に対して維持している関係を変えようとした。そのためには、自分自身の身体の死後の用途について特別な規定を行い、近親に与えたその細かな指示を、一八三二年、『自己標本、あるいは生者のために有益な死者の使用方法』と題された遺言書的作品の中に残した。この作品は、一八四二年、個人サークルの中で出回った[32]。このテキストの中で、ベンサムは宗教的な死へのアプローチを斥けている。彼にとって唯一可能な不死の状態とは、生存者の思念や思い出の中で生き残ることであった。その前提に立てば、身体にとっても唯一大事なことは、生存者にとって有益になる道を見つけることであったのだ。

ベンサムは、その死後、科学に自らを献体しようと決めていた。その決意は、すでに一七六九年、つまりわずか二一歳のときに固まっていた。ベンサム最後のテキストにおいても、彼は公開解剖の後、ミイラにしてもらいたいという意志を表明している。ミイラ化した彼の身体は、「自己標本」と名付けて展示するように、とも。

ベンサムが自らの死体の処理について決定したことは、彼の公開解剖擁護運動と同じ思想から出ている。一般大衆がその身体を科学に提供するためには、著名人が先例を見せなければならないのである。ベンサムの「自己標本」は、現在なお展示されている。しかし、ミイラの原型はあまりに醜悪ということで、その顔にはロウのマスクがかけられている。[33]

功利主義的イデオロギー擁護の目的で敢行されたベンサムの例は、解剖に対する新しい態度の手本を示した。著名な有名人が、死後自らの死体をミイラ化させ、それを公開したのである。解剖はその後、恥ずべき刑罰という従来結びついていたイメージから解き放たれ、むしろ人類に善を施した偉人の輝かしい自己犠牲というイメージに結びつくことになった。

一九世紀、いわば二つの逆行する解剖にまつわる文化史的プロセスが交差し合った。一方に、イギリスやアメリカに見られたような、解剖のイメージをその歴史的な刑罰との結びつきから切り離そうという動きを中心としたプロセスがある。イギリスやアメリカといった国では、フランスとは異なり、解剖実践は非常に深く緊密に刑罰論理と結びついていたのだから。他方、その頃次第に頭角を現していた最初の実験医学的研究の流れがあった。その流れは、医者たちにおいてますます高まっていた、死刑執行人から引き取った人体の剖検から、執行前の死刑囚の身体の状態とその死に方までを統制する必要に始まった。つまり、一方で人体解剖の「脱罰則化」の動きがあり、他方で医学がますます死刑の行政体系に参与していく動きがあった。死刑執行人と医者の間に刑死の共同制作とも言える作業が始まったことは、いくつかの例が証明してくれる。またそこには、死刑の人体実験への本質的な転化を示す徴候が付随している。

刑死の医学化──人体実験としての死刑

ギロチンの発明

医学が刑死にますます統制を加えていく過程と死刑が人体実験に転化する過程が同時に進行する動きは、フランス革命をきっかけにして始まった。まず革命議会が死刑の再定義を行ったのに続いて、その再定義にかなう道具が考案された。ギロチンである。それ以後、死刑の行政的手続きは根本的に変わった。医者の死亡証明が必要となったのである。

一七八九年一二月一日の憲法議会の集会で、ギヨタン医師は刑法改革案を提出した[34]。刑の重さの平等原則に従って、すべての死刑判決を受けた罪人にはたった一つの、そして同じ種類の執行方法が適用されるべくまとめられた法案であった。アンシャン・レジーム下では貴族のみが断頭刑を受けることができ、平民には絞首刑が科されていたが、そうした立場による刑罰上の差別は過去のものとなった。死の領域においてまでも、あらゆる特権は剝奪されなければならなかったのだ。また、ルペルチエ・ド・サン・ファルジョーは、一七九一年五月二二日および二三日に発表した報告で、死刑は原則的に生命を奪う以上のものであってはならないと主張していた。この原則は翌月六月一日に採択された。それ以降、死刑は「一切の拷問を排除した単なる生命の収奪の行為[35]」となった。一七九一年に採択された刑法には「あらゆる死刑は断頭をもって行うべし」(第四条)とある。断頭の方法についての明記はないが。

ミシェル・フーコーが述べたように、かつての処刑論理に代わる新しい死刑概念が生まれたのである。「身体の苦しみや痛みはもはや刑罰の構成要素ではなくなった。刑罰は、耐えがたい感覚の苦しみから、権利保留の簡便な体系となった[36]」。新しい刑法は「非身体的」であった。「身体」に苦痛を与えることを目的とする刑罰とは異なり、「個人」に生来属する人間としての権利（生存権も含む）の剝奪を行う罰則という認識が樹立された。

新しい刑法概念は樹立されたものの、その原則にかなう刑執行の技術、つまり身体を苦しめずに命を奪う方法はまだ見つかっていなかった。必要なのは、残酷ではない刑罰の道具であった。「人間的処刑」、あるいは博愛主義的死刑の方法とでも言えるだろうか。それまではよい生き方とは何かという問題が長く医学と哲学の境界で議論されてきたが、それからはよい死に方が問題となったわけだ。

ギヨタンは、死刑囚の断頭は「単なる機械の操作によって[37]」実施されるべきことを主張した。議会での弁論で、自分の言葉に酔った彼は、ついうっかりこう言ってしまう。「私の機械を使えば、首は瞬時に飛びます。まったく痛みは感じませんよ」。議会はどっと笑った[38]。悲劇的な皮肉と言うべきか。刑罰の機械化により、苦痛という、死刑と不可分な性格を抹消できるようになった。ギロチンのおかげで、かつての刀剣による断頭において見られた血まみれの失敗のケースはなくなった。機械による死は瞬時のものだった。処刑と死の到来は、断末魔の苦痛をすべて消去して、凝縮された一瞬の出来事となった。ギヨタン法案はまず議会から嘲笑で迎えられたが、一七八九年一二月一八日付『ル・モニトゥール』紙は、その嘲笑に対してギヨタンへの讃辞で応えた。彼は「執政者の集会において初めて刑罰について人間愛をもって話した代議士」[39]だったからだ。

一七九二年、議会は外科アカデミーの終身書記で医学者のアントワーヌ・ルイを召還し、「断頭方法についての意見」[40]を求めた。死刑執行人だけに任せておくことはできない問題であることは、ルイにとっても明らかであった。断頭は、ある確定された手続きを経て、機械作業のごとき確実性を持つ方法によってなされなければならなかった。ルイの意見書の末尾にはこうあった。「失敗なく断頭する機械を作るのは簡単だ。新しい刑法の精神と目的にかなうものであれば、一瞬で首は飛ぶだろう。そうした機械を試験するには、死体を使えばいい。生きた羊でもかまわない」[41]。

一七五二年、死の徴候についての論争が起こったとき、アントワーヌ・ルイは論客の一人だった。確実な死の徴候はないとする外科医ブリュイエ・ダブランクールに対して、ルイは医学的所見の確実性を擁護した[42]。また、ルイは法廷で知られた「法医学」の有識者でもあった[43]。一七六三年、有名なカラス事件◆の裁判に、ルイも絞首刑についての覚え書きをもって専門家として参加した[44]。しかし、一七九二年に革命議会からギロチンについての意見を求められたときのルイの立場はかつてないものだった。ルイの意見が求められたとすれば、それはもはや司法の手続きの中で必要となる事実を確定する法医学の専門家としてではなかった。そうではなく、刑罰の施行方法を評価することのできる、いわば「刑法医学」の専門家としてであった[45]。

新しい役割を振られて、ルイは断頭機械の効果について意見を述べたのみならず、その道具の構造について改良すべき点も指摘した。「この機械の歯は、垂直に落下して断ち切る場合、ほとんど何の効果もないだろう。顕微鏡で観察したところ、今ついている歯は、細かいノコギリ様のものだ。その歯が、対象の上を滑るように改良しなければならない。滑る動きが瞬時の分断を可能にするのだ。さらに、斧や包丁のような直線を描く歯では一瞬で首を落とすことなどできない。歯のラインは凸型でなければならない」[46]。これらルイの助言から、その後長く続くことになる、死の技術の完成を目指した科学と政治権力の問題ある協力関係が生まれ、医者は政治との関わりの中で、死の専門家であると同時に刑罰の技術者という二重の役割を負っていた。

医学に与えられた新しい立場はかつてなかったものであり、同時にひんしゅくを買うべきものでもあった。かつてなかったというのは、死に方の鑑定という立場は古典的な医療の役割を完全にくつがえすものだったからだ。それまでは、拷問に医師が立ち会うような場合があったとしても、医師の役割は死者が出ないよう注意することにあった。しかるに、ここで初めて、拷問を長引かせるために殺さないようにするために医師が立ち会うのではなく、苦痛が生じないよう、可能な限り迅速な死を取りはからうために医師が呼ばれるという事態が起こったのだった。次に、ひんしゅくを買うような立場とはどういうことか。それは、歴史的に医者の任務とされてきたことを完全に裏切る立場だという

◆**カラス事件**　トゥールーズで一七六一年に起こった政治的冤罪事件。ある日、プロテスタントの織物商人の息子であるマルク＝アントワーヌ・カラスが原因不明の絞殺死体で発見されたことをきっかけに、その父親ジャン・カラスが息子のカトリックへの改宗への望みに憤って殺したのではないかという疑いが起こった。プロテスタント差別が強かったトゥールーズでは、世論も裁判所も最初から父親を有罪として裁き、事件の翌年、ジャン・カラスは公開処刑に処された。一七六三年、ヴォルテールは『寛容論』でこの件を糾弾し、同時にフランス国王を通してカラスの遺族の名誉回復に尽力した。カラス事件は、冤罪事件で発言した史上初の文人としてヴォルテールの名を知らしめた。

ことだ。古来、医者は患者を癒し、その健康を維持せしめ、また特に大事な点は、ヒポクラテスの箴言を借用すれば、害を与えない義務があった。つまり、この時期、医学は刑罰主体である権力に、殺す技法として制度的・技術的に取り込まれつつあり、その新しいあり方は医療の歴史的任務と激しく対立するものだった。

ずっと後になって、一九世紀のある医者はこの新しい医学のあり方を生み出した出来事について批判的な見解を述べた。「何ておかしな相談がなされたことだろう。これまで治癒の技能者のもとに、こんなおかしな相談が持ち込まれたことがあっただろうか。ただ、どうやって人の頭を胴体から切り離すかという問題の相談ではなくて、それをどうやったら確実に、迅速に、そして全員に同じ結果をもたらすようにできるか、ということの相談だったのだ。外科医の確かで素早い技が必要だったからだ[47]」。この医者はまた、次のように自問している。「立法委員会が持ち込んできた新しい任務をルイが受け入れる必要を感じたということは、その任務は決して彼にとって医者の本来の役目に反するものではなく、むしろ当たり前の仕事と思われたからだろうか[48]」と。

もしも、ルイ自身にとってギロチン完成のための帮助が医者としての本義にかなうものと思われたとするならば、その理由はたった一つ、苦痛の軽減は医者の最大の義務だったからだろう。刑罰の無痛化は、医者の新しい任務となった。医者は「苦痛ゼロ要員[49]」に変わったのである。新しい刑罰管理の特徴はその博愛主義にあったが、その性格こそが医学の刑罰体系への取り込みを可能にしたのである。

ギロチンの製造はシュミットという名のハープシコード製造者に任された。その補助には、死刑執行人のサンソン[50]と数人の大工がついた。試作品のテストが、生きた動物と人間の死体を使ってビセートルで行われた。「一七九二年四月一七日朝の七時、ビセートル施療院の事務所から渡された遺骸（二人の囚人と老人性痴呆で亡くなった一人の女のもの）において、機械の試し運転が行われた。立ち会ったのは、同施療院の管理者たちと、フィリップ・ピネルおよびカバニスの二名の医者だった[51]」。医学と政治権力は、刑法による死の制作に当たって協定を結んだ。学者と死刑執行人の結婚だった。一方、医学における権力者たちも、もはや解剖用死体の値段を交渉するだけでは満足しなくなり、そうした死体を生み出す方法を制度化するようになった。実験医学の権力と罰する権力が協力して。技術を介した医学の刑罰体系への取り込み、という言い方で先に私が話していた現象は、まさにこのことである。

「知識の粋を尽くして作られた人殺しの機械」であるギロチンは、一七九二年正式に革命政府に採用された。フランス革命が発明したことの一つが「死にいたらしめる最も穏やかな手段[52]」であったことは間違いない。

胴体から切り離された頭が生きているかどうかについての論争

一七九三年七月一七日、ジャン＝ポール・マラーの暗殺者シャルロット・コルデーがギロチンによって処刑された。同時代の一人はこう語っている。「コルデーの首が落ちた。死刑執行人はそれを観衆に見えるようにつかみあげ、頬に二度平手打ちを加えた。死人の顔がさっと赤らむのが誰の目にも見えた[53]」。死刑執行人はルグロという名の雇われ人だったが、この仕草のせいで訴えられた。執政者が揃って死を機械的で単純なものにしようとしていたときに、公共の場所で死んだ人間にわざと屈辱を与える振る舞いは許されるものではなかった[54]。その場にいたすべての人が死んだコルデーの顔に血が上ったことを目撃はしなかっただろうが、少なくともその疑いは消せないものとなった。本当に死者は憤慨のあまり頬を赤らめたのだろうか。つまり、平手打ちをされたことを理解したのか。そうだとすれば、首が胴体から切り離された後も、彼女の意識は保たれていたことになる。

一七九五年の『ル・モニトゥール』紙上に、ドイツの高名な解剖学者サミュエル・トーマス・フォン・ゼンメリングが、友人コンラッド・エンゲルベルト・エルスナーに宛てた一通の手紙が掲載された[55]。「ギロチンによる処刑はまことに恐ろしい死に方だ」とゼンメリングは述べている。なぜなら、胴体から切り離された頭には、ほんの少し前、切り離されるときまでその人間が感じていた「気持ち、その人の人格、自我」といったものがまだ死なずに残っているからだ。身体的な苦痛を無にしようと努力するあまりに、もしかしたらもっと悪質の拷問、つまり魂の拷問を生み出したのではないか、とゼンメリングは問いかける。彼はずっと前からギロチンに対してそのような疑問を抱いていたが、ロベスピエールの失墜を聞いてようやく公表を決意したのである[56]。高名な新聞『ル・モニトゥール』がゼンメリングの文章を掲載したのは、決してたまたまのことではなかった。ほんの少し前に同紙上ではルイの「意見書」が発表されたところで、ゼンメリングはルイへの反駁としてこの手紙を公開したのである[57]。ここに新たな論争が始まった。

人の生命を奪うための道具として、最も確実で、迅速で、苦痛の少ない方法としてギロチンを導入した人々は、「処刑の後も続く感受性の苦悶とそれが続くと推定される時間[58]」については何の考慮もしなかった、とゼンメリングは言う。「心の動きとその知覚表象の座は脳にあり」、「脳への血流が途絶えたとしても、人間が自らの感情を意識するときに起こるさまざまな精神的な活動はそのまま続く」[59]ゆえに、胴体から切断された頭にはまだ感情が残っているのだ、と。

よって、ギロチンは残酷極まりない殺し方だということになる。まず、肉体の苦痛はきわめて激しいものに違いない。なぜなら、神経の収束している部分が断ち切られるのだし、一瞬のこととは言え、激痛は免れ得ないだろう。また、「人間の頭の中には、それが胴体から切り離された後でも、感情、人格、つまり自我と呼ばれるものはしばらく生き続けており、頸部の痛みの名残を感じ続けている」[60]のだから。とすれば、肉体の苦痛は、ある意味精神的な苦痛と呼べるもので倍増されるはずだ。精神的な苦痛とは、とりもなおさず、自分の胴体から首が切り離されている状態を知覚し、死んだ自分をまざまざと認める恐怖である。ゼンメリングは、この説の証左として何人かの証言を引用している。たとえば、医師であり哲学者であったヴェカルトは、頭が胴体から切り離された男の口が開いて何かを言うのを見たと言う。[61]ハラーは、断頭された死体の目がかっと開いて、その脊髄に触れようとした医者を睨みつけるのを見たと言う。[62]とは言え、そうした死体の頭の動きが、いったいどんな生理学的作用のしるしであるのかは不明なままだった。それは単なる筋肉に残存する収縮性のあらわれなのか、それとも脳の指令を受けた作為的行動として、頭の中に意識や感受性が残っていることを証明するものであるのか。ゼンメリングの論敵たちは、この曖昧な点を指摘することを忘れなかった。

そうした疑問を解明するため、ドイツの医師レヴェリング[63]は、ゼンメリングの指示に従い、現場に赴いていくつかの実験を行った。切り落とされた頭に付着する脊髄の断片に刺激を与えると、死体の顔には恐ろしいしかめ面が浮かんだ。これほど明らかな証拠を前にして、ゼンメリングは自分が実験に行かず、同僚を行かせたことをほとんど悔いていると述べた。加えて、もし声の器官に空気が通るならば、死体の頭は話すこともできるはずだと言った。確かに、胴体から切り離された頭には意識が宿っていたのだ。

では、その意識はどのくらいの時間、生き延びられるのか。頭のサイズと形によるが、生命力は比較的長くその中にとどまるに違いない。その証拠に、切り離された頭部は、断頭後一五分ほど温かさを保っているではないか。一瞬の死として喧伝されたギロチンによる死であるが、実際には緩やかな断末魔に過ぎなかったのだ、とゼンメリングは言う。

彼は最後に、革命フランスに起こっている蛮行を糾弾し、人類の不名誉とも言える「この残虐極まりないギロチン遊び」を終結させるよう呼びかけて、その言葉を終える。ゼンメリングの主張は、死刑制度を維持するならば、ギロチンは直ちに廃止して、以前のより穏やかなやり方に戻るべきだということである。

ゼンメリングの結論をさらに発展させたのは、パリのシャリテ病院に勤務する外科医ジャン＝ジョゼフ・シュー（小説家ウージェーヌ・シューの父）であった。彼は「ギロチンによる処刑と断頭後まで残存する痛みについて」[64]という論考で、胴体から切り離された頭には「処刑の知覚のみならず、処刑された者が処刑のときに頭の隅で考えていたことも残っている」[65]と主張した。この説を完全にするために、彼はある実験を考えた。「もしも、ギロチン刑に定められている死刑囚と刑の執行前に相談の時間が持てるならば、その中で我々の企図に賛同してくれる者が何人かは見つかるかもしれない。

その企図とは、死ぬ前から処刑まで有意的な身体の動き――まぶた、目、顎、どこでもいいが――を行い続けてもらうことである。死後にその動きが顔に見られることで、彼らが処刑時の意識を持ち続けていることが証明されるのである。哀しい実験ではあるが、人間社会にとって有益となるものであり、死刑囚たちはその道具となることに決して異を唱えなかっただろうと信じよう。たとえば、バイイー、マルゼルブ、ロランなど、断頭台の露と消えた革命の勇者たちはこの英雄的な行為を斥けなかったであろう。不幸なラヴォワジエにいたっては、大喜びでこの実験に参加したに違いない。死刑執行人の手のうちから逃れることができない状況の中で、生命の最後の瞬間に当たって、その恐怖がいかなるものであるかを世界に示す絶好の機会であったのだから」[66]。

シューは多くの動物の断頭実験をした経験から、鶏や蝶の頭部が断ち切られた後も数秒間動き続けることを知っていた。彼は、人間にとって断頭の苦痛の時間はそうした動物に比べた体の大きさに比例するものと考えた。

当該問題に対してゼンメリングとシューが表明した考えは、激しい論争を呼び起こした。直ちに、さまざまな返答や反論がメディアに溢れた[67]。最初の反論の主張は、ゼンメリングやシューの生理学は刺激反応性と感受性を混同している、というものであった。この反論によれば、死体のまぶたが痙攣する現象は、彼らの考えとは反対に、感受性の残存のしるしではなく、筋肉繊維の自動的な収縮作用によるものである。繊維の自動運動が胴体から切り離された部分において死後しばらく見られることは、すでによく知られている。

第二の反論は、ギロチンの一撃はその力によってあらゆる脳の活動、少なくとも意識活動を消失せしめる、というものだった。感情や思念といった意識活動は、完全な身体組成があって初めて可能なのだから。しかるに、断頭死体において身体組成はすでに破壊されている。首が断ち切られた途端に、感情や思念もまた消失するのである。

　論争の終止符を打ったのは、一七九五年に『マガザン・アンシクロペディック』誌が発表した、生理学の大御所ピエール＝ジャン＝ジョルジュ・カバニス[68]の発言であった。単なる筋肉の動きを残存する感受性のしるしとみなすのは誤りだ、とカバニスは言う。彼によれば、死体の顔の動きは何の感覚もあらわしていない。そうした動きの源泉となっている身体的能力と感じる力とはまったく別のものだ。古代ローマの医者ガレノスは、すでにこの件について、コモドゥス皇帝の三日月形の弓矢で射殺されたダチョウの例を引いていた。走っている最中にその頭を射ぬかれたダチョウたちは、そのまましばらく走り続けたのだ。肉屋のと殺工房を覗いてみればいい。まだピクピク動いている肉塊は誰にとってもおなじみの光景ではないか。ウナギやアシナシトカゲなどは、頭部を切断された後も這い続ける。こうした断頭後の肉体の動きについてはいくらでも例を挙げることができるが、いずれにせよ、意識や知覚が残っていることの証拠ではない。

　さらにカバニスは、生きた身体の諸部分に局限的に備わる感受性と全身感受性、つまり自分自身が生きていることとの意識との間に区別を設ける。カバニスは、全身感受性を「身体を構成する繊維に宿る無数の部分的生命の調和ある集大成」として定義していた。ギロチン死に関して問題となるのは、身体機構内に散布されている極限的感受性の残存ではなく、自我という主観的な統一性の中で取りまとめられ、総合された諸感覚の一元的な意識が残っているかどうかということだ。つまりは、感じる主体の生存が問題なのだ。

卑語で「ウサギ打ち」と呼ばれる首筋を狙った一撃は、一瞬にして意識を失わせる。瞬時の出血で、脳はその機能を果たすだけの血を受け取ることができなくなるからだ。ギロチンの効能どれ一つをとってみても、それだけでこの種の失神状態を作り出すには十分である。カバニスは、このように述べた後、ギロチンで断頭された男は、四肢においても頭部においても何ら痛みを感じず、その死は首への打撃と同時に訪れる、と結論づける[69]。頭部の痙攣は、「一切の痛みや感受性の存在を示してはいない。ただ、個体の死、あるいは自我の破壊によってもすぐには消し去ることのできない、筋肉や神経に宿る生命力の残存を反映しているに過ぎない[70]」。

頭なし胴体から胴体なし頭の実験へ

ギロチン死をめぐる論争に関して、我々にとって最も重要な点は、そしておそらく、最も謎めいた部分は、刑罰が医学実験になり得たということである。刑法が用意する装置が医学的実験装置に転化するにいたった行程はまことに不思議なものであるが、次にこの行程について考察しよう。

ギロチンを「実験的機械」と言うとき、それは単に使用前に試して有効性を吟味すべき機械ということではない（それはビセートルで行われた）。それよりも、この新しい機械によって死の知られざる現象が出現したこと、そしてそれらの現象は、死刑執行とともに医学が利用できる死体を作り出すシステムとしての新たな死体製造の方法と結びついていたことを意味しているのである。

確かに、頭部切断による処刑はギロチン以前にもあったし、同種の議論をすでに引き起こしていた。

ドーブリーヴはその『断頭処刑死体についての逸話』の中で、バルビヌスが伝えた一七世紀の実験について述べている。プラハで若い男が首をはねられたが、実験者はすぐさま頭部を切り口に据え付けた。頭部は蘇り、しばらくの間生命のしるしを見せたという[71]。しかしながら、ギロチンが現れ、恐怖政治のもとで大量の処刑が始まるまで、こうした観察は稀少例に過ぎなかった。

一方、動物実験については、断頭された動物を観察した長い記録が何度も生理学の歴史に現れる。それらの実験の内容は、概ね頭から切り離された胴体ないしは四肢の観察だった。脊髄と脳との関係が理論的に解明されていなかった時代、あるいはカンギレームの言葉を借りれば、「感覚的印象の身体の辺縁における反映はすべて大脳において行われると考えられており、そのためいかなる部分的運動も五体満足な身体の状態に依拠するとされていた[72]」時代、脳と切り離された胴体の器官が運動に入る機序の説明が生理学の大きな課題となっていた。「ハラーが、脳切除した動物がなぜ生き続けていられるのかを自問したのはこうした問題枠においてであった。そこで、彼は多くの生理学者の動物観察を引用している。昆虫、『冷血四足動物』、カエル（ホイット）、亀（レディ）、トカゲ（タシャール）などの観察例には、頭を切られた動物が数日の間生きていて、歩くことはもちろん、交尾さえできたとある[73]」。

これら動物実験はすべて、クロード・ベルナールが「外乱刺激による実験」と呼んだものと同じく、基本的な減算の論理に導かれている。つまり、「身体の一部を損壊あるいは切除することで起こる混乱から、当該部分の身体機構に果たす役割を推し量る[74]」というものである。ガレノスにおいて常套となった実験の方法であるが、ハラーにまで継承された。ある身体機能について、ある器官がその維持に不可欠かどうかということを探るために行われてきた。器官切除を受けた動物が問題となっている機能をまったく失わなかった場合、その器官は機能が維持される唯一の理由でも、必要条件でもなかったということである。頭部を切除された動物の身体が断頭前と変わらず刺激に反応する能力を保持しているとすれば、それは、刺激反応性は中枢神経系と切り離されても残るからということになる。

しかし、ギロチンの導入によって初めてこれらの実験が人間に移行したとき、まったく逆のことが起こった。それまで追求されていた頭のない身体に残存する生命という問題は、身体のない頭の生命という問題に変わった。ギロチン導入を境に、生理学者の注意は反転したのである。器官固有の生命という問題、ないしは魂の座と考えられていた器官的機能の統合の場所（共通感覚）から比較的自立した辺縁機能へ向けられていた問題意識は、逆のものにすりかわった。それまでは、身体内に散見される生命現象が、感覚と運動の中枢である脳と切り離されても存続し得るのかどうか、という問題が生理学者の注意を集めていたのだが、それ以後、辺縁器官なしに中枢神経の機能は存続するのかという問題が彼らの議論の中心となったのである。

後者の問題は認識論的な難問だった。基本的に外からは観察できない内的感覚の有無を問うからだ。意識はあるのかないのか、というその個人の内側からしか分からないことを、外部的現象によって探る試みだからだ。内的意識の哲学における古典的な問題であり、この問題が革命期の生理学において中心的になったのだ。しかし、そのような内的感覚は内観によってのみ実験の素材となり得るもので、また、断頭は繰り返すことはできない。カバニスは言う。意識の存在は「アナロジーと推論で確定されるものであり、実験によって証明されるものではない[75]」。

胴体から切り離された頭の生命についての論争は、医学が刑罰を与える権力に従属したことから始まった。ギロチンをめぐる医学史の挿話において、医者は技術者として、専門家として、そして実験者として現れる。彼の役目は政治家の決断を実行に移し、道具に変換し、その効果を判断・評価し、事象のヴァリエーションを変えながら、理論とつきあわせることである。こうした三段階の行程はそのまま、学者としての事象検証と理論批判の行程でもある。医学は、医学者の技術者、専門家、実験者としてのアイデンティティーに基盤を置いたのである。ギロチンの挿話は決定的であった。これ以後、医者は刑法と死を共同制作する者となった。刑罰はそれ自体が実験となったのである。[76]

死後の実験

ガルバーニ電気の実験

胴体から切り離された頭についての最初の論争の直後、新しいトピックによって議論が次の段階へ進んだ。ここで特に問題となったのは、前段階で用いられた実験方法の一つである電気だった。胴体から切り離された頭に電流を通して、その中に感受性、刺激反応性、ないしは意識が残存しているかどうかを探るという手法は、すでにこれまでもあった。ドイツのある実験者などは、電流によって断頭死体の頭部を生き返らせたとうそぶいていた。そんなことが本当に可能だと言うのだろうか。もしそうだとすれば、それはいかなる生命現象の秘密を暴くものだろうか、と当時の医学者たちは考えこんだ。
一八〇四年、ベルリン医学コレージュは、罪人の断頭実験に関する覚え書きを発表した。[77] アカデミーは、同年八月六日付の王の詔勅により、「胴体から切り離された頭には、切断からしばらくの間、当人の感覚や意識は続いているのか」という質問に答えを出すよう促された。集まった医師たちは問題についての主要なテーゼを要約した後、[78] 意識の持続はあり得ないこと、よって断頭による処刑は残酷な殺し方ではないことを述べて結論とした。しかし、ベルリンの医者たちにとって、大事な点はそこにはなかった。彼らの関心は、そうした問題を越えて、ガルバーニ電気◆が処刑されたばかりの身体を多少なりとも甦生させることができるかどうかを見極めることにあった。よって、医学コレージュはガルバーニ電気の実験許可を王に願い出た。一八〇四年三月四日付王令は、その申請を検討の上、司法官庁に対して医師への電気実験用刑死体の供給を命じた。[79] フランスのビシャも、一七九八年、よく似た行程を踏んで、ギロチン処刑後三〇分から四〇分以内の死体を各種実験の目的で手に入れる許可を取り付けた。[80]
胴体から切り離された頭の生命に関する論争に続いて、死刑は広大な生と死の実験室となった。ま

◆**ガルバーニ電気**　イタリア、ボローニャの解剖学者ルイジ・ガルバーニ（一七三八〜九七）は、一七九一年に発表した『筋肉の動きに含まれる電気の力』で、脳が作り出し、神経を通して筋肉に運ばれ、体を動かすもととなるとされる「動物電気」の存在を説いた。これがガルバーニ電気である。死んだ直後の動物の内臓や筋肉の動きに生理学者の関心が集中していた時代、ガルバーニ電気を再現する実験はヨーロッパ中の科学者を熱狂させた。

だ曖昧だったこの二つの状態の違いをはっきりと示す徴候を探す研究の場所となったのだ。死の技術の追求に始まるこの変化は、生命の真髄についての問いを呼び、ひいては甦生技術の可能性までが議論されるにいたった[81]。

ここで強調すべきことは、ガルバーニ電気実験を導入して以来、刑死体の解剖はもはや教育目的でなされる慣習的な死体解剖ではなくなり、死後実験という様相を帯びてくるということである。『医科学事典』も、実験という観点から刑死体の有益性について述べている。これらの死体は、「苦悶なく、一瞬にして生命を絶たれた身体においてのみ観察されるべき現象、そしてまだピクピクと動いているような死体においてのみ検分されるべき現象を実験者に提供してくれる。ニステン氏によるフランス初のガルバーニ電気実験はこうした死体において試みられ、マジャンディー氏による人間の腸内ガスについての実験も同じような死体を使って行われた。これらの実験は人類に嫌悪を引き起こすどころか、生理学と病理学の両面において我々にとって有益な結果をもたらす[82]」。

一九世紀初め、処刑台のもとで処刑されたばかりの死体を待ち構える医者の姿はよく見られる光景だった。彼らは一刻も早くガルバーニ電気の実験を行おうとしていたのだ。生命機能の残存を調べ、甦生を試みる実験においては、死体はできるだけ健康で新しいものでなければならなかった。つまり、死刑のみが作り出すことのできる死体が必要だった。アルディーニは「病死した人間の身体はこの実験に適さない[83]」と言う。なぜなら、そうした身体の「繊維の弾性」はことごとく破壊されているからだ。「死んでいるとは言え、最大限にまでその生命力が保存された状態の人体を確保することが必要だ。それゆえに、私は文字通り死刑台の傍らで、法の斧の一撃が落ちて、死刑執行人の手から血まみ

図表1　アルディーニによる断頭刑死体のガルバーニ電気実験[87]

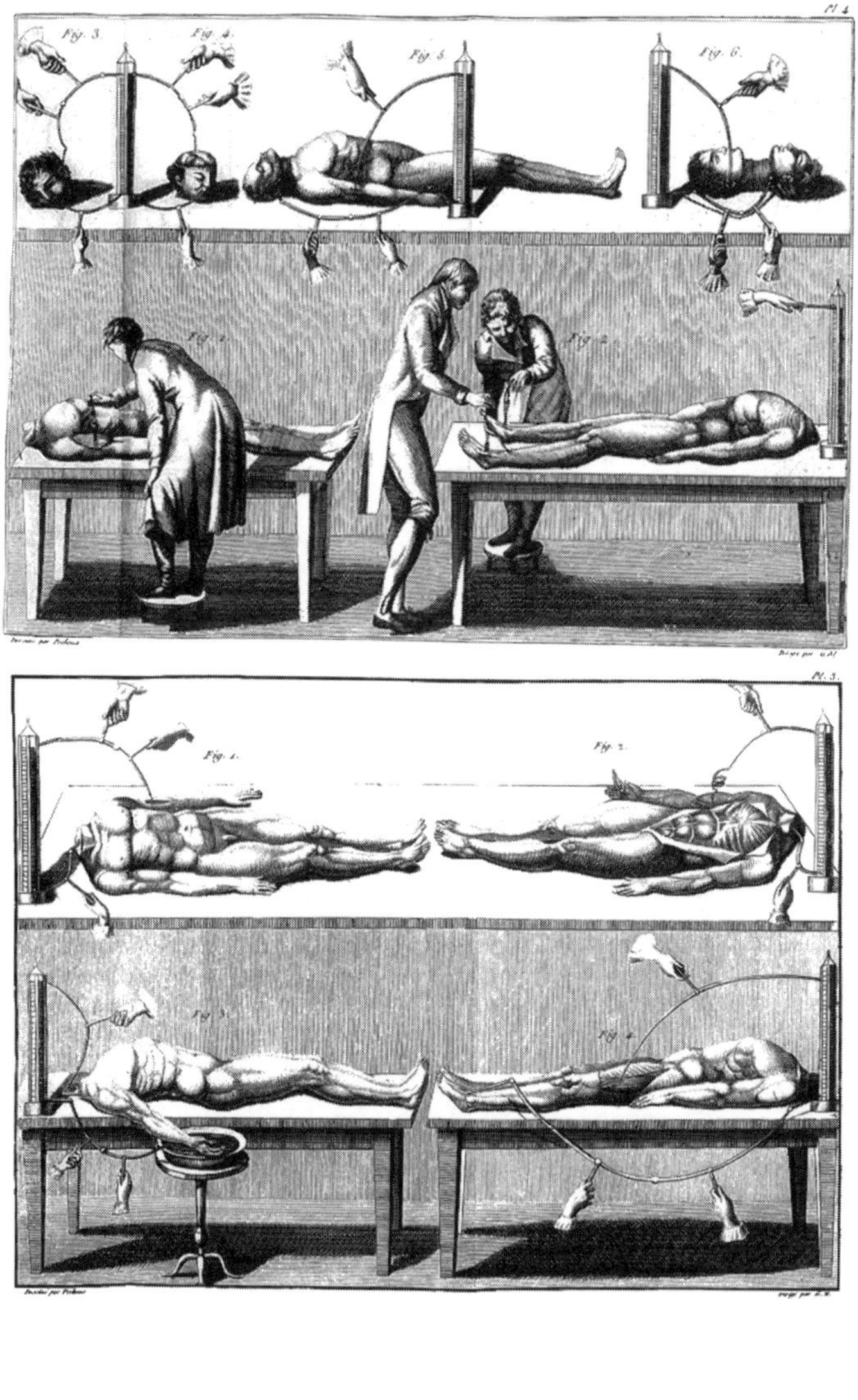

れの死体を引き取ることができるよう、じっと待った。そうした死体のみが私の実験に使えるものだったからだ。ボローニャで二人の罪人の断頭処刑があったときには、政府の許可を得て、その死体をすぐに手に入れた。二人とも若く、たくましい体質の者たちで、動物的機能を果たす身体部位は実に健全に保たれており、私に期待を裏切らない実験結果を与えてくれるだろうと希望を持たせるに十分だった[84]」。

確かに医者にとって、刑死体が望外の実験の機会を与えてくれるものだった。その理由にはもう一つ、死体となった死刑囚たちの特殊な社会的立場が、従来医者が義務づけられていた死体への配慮を不要なものにした、ということがある。アルディーニは、もしこれが家族の見ている前で死の床から引き取った善良な一般市民の死体であったならば、随分と手続きは変わっただろうと言う。「その身体を一切傷つけない方法で、かつ人類にとって有益な利用方法を考案しなければならなかった[85]」だろう、と。つまり、その身体を五体満足に保つために、「メスを入れずに筋肉を収縮させる方法[86]」が必要だっただろう、と。

特に、ボルタによる電池の発明以来、電流実験は大幅に簡便化された。パリでは、動物電気実験の機関であるガルバーニ電気協会（ニステンやギヨタンも会員だった）が創立され、刑死体実験の許可をとりつけた。ニステンは電流を通された心臓が収縮することを証明した。革命暦一一年ブリュメール一四日（一八〇二年一一月五日）に行われたニステンの実験の記録を読めば、この時代のフランスの学界を席巻していた電気実験への熱気が伝わってくる。「この日、実験への熱意を満足させるために、私がいかなる苦難と危険を耐え忍ばなければならなかったか、少しお話しさせていただきたい。

まず、自宅を一〇時に出発した私は、手にはボルタの垂直の装置を下げて、医学学校の校舎に向かった。実験の続きを行うつもりだった。ちょうどロブセルヴァンス通りを通りかかったとき、行商人が新しい刑死の判決を告げている声を聞いた。私は判決文が載っている新聞を買い求めた。処刑の日を確かめると、何とそれはブリュメール一四日、つまりその日だったではないか！　すぐさま医学学校長であるシトワイヤン・トゥーレ宅に赴き、これまで動物に繰り返していた実験を刑死体の心臓でやってみたいと願い出た。同時に、ちょうどその日には処刑があるということを伝え、もし助手をつけてもらえるならば、新しい刑死体を手に入れるこのような好機を逃しはしないと告げた。即座にシトワイヤン・トゥーレは警察長官宛の手紙を書いてくれた。私はその手紙を持って、警視庁に飛んだ。そこで処刑予定の男をもらう認可を得た。くだんの死刑囚の体は断頭直後、つまりサント・カトリーヌ墓場に運ばれるや否や、私の手に引き渡されることに決まった。警視庁発行の認可状を手に、私はグレーヴ広場に舞い戻った。まもなく司法の剣によって断頭される不幸な死刑囚が護送されてくるのを待っている間、私は広場から墓場までの距離に思いを馳せた。墓場はそこからかなり遠く、刑死体は通常荷馬車で運ばれることになっていた。荷馬車はそれを引く馬の速度でしか進まないから、相当に遅々とした歩みになろう。その上、刑場からの出発を遅延させるどんな偶発時が起こるかも分からない。これらのことは、私の実験を確実に失敗させるだろう。まずこれらの問題を解決しておこうと、私は裁判所に走った。裁判所の門の前には歩哨が立っていたが、私は彼らの妨害を振り切った。そして荷馬車の御者に会い、広場から墓場までの距離を最短時間で走るよう頼んだ。もちろん、十分な礼を約束してのことだ。この悲しい移送を護衛することになっている憲兵隊の隊長にも同じことを頼んだ。それだけではない。私は死刑執行人とも話をつけた。そうこうしているうちに、もう処刑の時間は迫っていた。刑場に戻ったと同時に、ギロチンの刃が落ちるのが見えた。もちろん、この恐ろしい光景は私を震え上がらせた。が、すぐに気を取り直し、墓地に走った。墓地の管理人に警視庁の認可状を見せ、死体の安置場所を尋ねた。管理人はここには安置場所などないと言い張り、そして、ひっきりなしに棺の護送車がやってくる公共の場所で、解剖の作業など許すことはできない、と私を遮った。そのとき、墓地の真ん中あたりに最近掘られたばかりの深い穴があるのが見えた。穴の深さは五〇から六〇フィートもあっただろうか。私は管理人に、どうかその片隅を使わせてほしいと頼み込んだ。管理人はしばらく抗弁したが、ついに私の願いを聞き届けてくれた[88]」。

一八五一年、ブラウン・セカールは同じように死後の人体実験を行った。実験の目的は、硬直状態にある死体の動脈に酸素を含んだ血液を注射することで、その収縮組織が再び柔軟になり、刺激に反応するようになることを証明することであった。「午後一〇時二五分、死体のあらゆる筋肉は硬直していた。刺激反応性の徴候はことごとく消失していた。我々は、元気な犬から五〇〇グラムの血液を採取した。［……］一一時一〇分、犬の血の注射を開始した。［……］死体の肌には弾力と柔軟さが戻った。まるで生きた人間の肌のようになった。やがて体毛が毛羽立つのが見えた。死体は鳥肌を立てていたのだ[89]」。

死刑囚の死体の最初の利点は、それが実験者の意のままになるということだ。何をしようが、異を唱える遺族はいないのだから。唯一相談しなければならない相手は、医学者の事情に好意的な政府の役人である。

刑死体は権力に従属していた。それゆえに、刑死体にはある種の属性が条件として付随していた。それらの属性は、医学的実験の素材としての死体にいかなる条件が必須とされていたかを照射するものとして、認識論的に興味深いものである。実験にふさわしい死体の条件とはどのようなものだったのだろう。まず、新鮮であること。死体は処刑直後、つまり臓器の損傷や腐敗がないまま、医者に引き渡されることになっていた。第二の条件は死刑囚の十全な健康状態。死後実験には、健全で、多くは若者の身体が選ばれた。第三の条件は、処刑が予定されていたこと。死後実験を行う医者にとって、処刑日と時間が事前に決められており、それらの情報が精確に告知されていることが必要だった。処刑以前にさまざまな準備ができたからだ。死の条件を整えることができたからだ。収監制度は医者に、容易に観察・準備・統制できる実験素材を提供した。それは、人体実験の準備を整えるために必要な閉鎖的状況を理想的に実現する制度だったのだ。

これら死刑囚に備わった政治的・認識論的な条件が、その身体をして、一八世紀に構想されたような実験医学の人体実験の理想的素材たらしめたのである。この種の医学の進歩は、死刑囚の身体が定期的に手に入るかどうかという一点にかかっていた。

監獄という環境は、管理された、しかし変更も可能な条件のもと、健常な人間が集団をなして住む場所である。彼らの行動を観察することは非常に容易である。閉鎖空間であるのみならず、生活条件が画一的であることは、外部的な影響が個人差を強調することを妨げ、「すべてを同じ条件に還元した上で」、実験者が把握し、実験に有益に利用する振幅のみを取り出して孤絶した環境となすために最適の場所である。

監獄は、実験者が観察することができる管理統制された人間集団を提供するのである。それゆえ、死刑囚のみならず、一般的に拘禁されている者たちも、医学的な実験者にとって第一級の実験素材となった。特に、一九世紀に実施された衛生についての研究は、理論を確実なものにするためには健常な人間集団において実験的に観察を行う必要があった。そうした実験は、拘束的ではあったが、死の危険はないものと思われていたのである。数多い例の中から、一つだけ、一九世紀初頭にロシュフォール監獄の囚人に対して行われた蒸留水実験を挙げよう。「政府三港湾の四一人の囚人に対して、以下の実験が施行されることが命じられた。囚人たちは二五日から三〇日の間、蒸留水のみを飲料としなければならない、というものである。ロシュフォールでの実験（一八一七年）の証人であるルフェーヴ氏は、同地では実験の結果をより精確なものとすべく、囚人たちを隔離までしたと述べた。囚人たちは、湾の真ん中にあるエネ島に取り残された。エネ島には地下水槽の設備は一切なかった。実験は、蒸留水の効用を証明するものとなった。囚人たちは、きわめて健康な状態で実験を終えた。わずかにそのうちの一人だけが途中で腹痛と下痢に見舞われたが、実験の続行にも関わらず、快癒した」[90]。当時ロシュフォール監獄で衛生研究の実験が慣習となっていたことは、一九世紀初頭に同監獄を訪れた人の証言で確認できる。「知識欲盛んな若者が医学を学ぶ場所があるとすれば、ここがそうだ。ロシュフォール監獄では、暗黙の了解に従って、水夫には飲ませることができない新薬を囚人において試すことができるのである。新米医者が新しい医療手段を試すことができる場所なのだ。新しい医療手段が一般に使われるためには、まずそれを卑しい魂において試し、理論的に想定されている効果を確かめなければならないのだから[91]」。

死刑囚最後の食事

その死が確実に予定されている死刑囚の場合、単なる死後の解剖以上に、処刑前に管理された条件下で生理学的な実験を施すことができる。その顕著な例は、一九世紀初めにマジャンディーとシュヴルールが行った消化ガスの実験である。彼らは四人の死刑囚を選び、その最後の食事内容を厳密に管理した。それは、処刑後の剖検において腸内に溜まっているガスをより効率的に調べるためであった。「最初の一連の実験は、二四歳の男性囚人においてなされた。同囚人は、処刑の二時間前に、パンとグリュイエールチーズを食べ、赤ワインで色をつけた水を飲んだ。剖検においてその胃の中に認められた物質の配合は以下の通りである。

酸素ガス	11・00
炭酸	14・00
純水素	3・55
窒素	71・45
全体	100・00」[92]

それまでとは違って、もはや医者は死体を回収して解剖学講義で利用するだけで満足はしていない。医者は処刑されるはずの者と時間をともにし、観察し、その身体の準備を行う。囚人の食事を管理し、食べたものを詳しく書きとめる。医者は、まだ生きている囚人を前にして、その死体の中に見つけ出すべきものをすでに想定している。つまり、死刑囚の準備から剖検にいたるまでの段階が、一続きの

実験の行程となっているのである。この行程は、囚人の処刑を待たずに始まる。実験を成功に導くには、まず囚人が拘置されている監獄に医者が場所を占め、囚人との細かい交渉を行い、その内容に司法的権威が合意を与えなければならない。かくして、医学と司法が刑死の条件を協力して作り上げる行程が現れる。人の手が作り出す死、その様態の些細な条件までを規定され、統制された死は、明白な実験行程、つまり自他ともに認める実験企図のもとに一から十まで組織され、準備された実験行程の一段階として現れたのである。

クロード・ベルナールはこのような実験方法を支持していた。「私は、断頭処刑されたばかりの刑死体を使って組織の持つ特質についての研究を行うことは、許されているばかりか科学にとって大変有益なことだと思う。ある寄生虫の研究者は、処刑の時期が迫っていた女の死刑囚に、そうとは言わずに腸内寄生虫の幼虫を食べさせた。処刑後、その女の腸内で寄生虫がどのような成長を遂げているかを調べるためだった[93]」。ベルナールが挙げている実験を行ったのは、フリードリッヒ・クーヒェンマイスターである。彼が有鉤囊虫をサナダムシに変換した実験については、カジミール・ダヴェーヌの『寄生虫論』に記述がある。クーヒェンマイスターは、腸内の幼虫が、鉤を備えている他は、まったくサナダムシにそっくりであることに驚いた。そこで、これは同じ寄生虫の異なる二つの成長段階に違いないと結論した。両者が同じ虫であることを証明するために、クーヒェンマイスターは断頭処刑が予定されていた女の囚人の腸内で虫の変化を観察する計画を立てた。「死刑囚の女はそれと知らずに、処刑の七二、六〇、三六、二四、一二時間前に、ポタージュと血入りソーセージに混ぜた有鉤囊虫を、それぞれ一二、一八、一五、一二、一八匹呑み込んだ。虫は最初の虫入りの食事が女に与えられる八四時間前にと殺された豚から採取した。処刑の四八時間後に行われた刑死体の解剖では、十二指腸に四匹の若いサナダムシが見つかった。それらの頭にはまだ一、二対の鉤が残っていた」[94]。実験は仮説を裏付けるものであった。ここで注意すべきは、ベルナール、ダヴェーヌ、クーヒェンマイスターの誰一人、実験対象となる人間の承諾を得るどころか、こっそり寄生虫を飲ませることについてすらまったく倫理的な問題を感じていなかったことである。この件については後述する。

医学史家ミルコ・グルメックは、クロード・ベルナールにとって「人体実験の禁忌」がどれほど重要な意味を持っていたかを強調した。「ベルナールは、同時代のルイジ・ヴェラ（一八二五〜八六）の実験に興味を持って追っていた。ヴェラは、絶望的な破傷風の治療として、猛毒クラーレの適用を試みていた」[95]。グルメックによれば、「ベルナールも一時その考えに惹かれたことがあったが、結局実行はしなかった」[96]。

グルメックの説明には一部誤りがある。クロード・ベルナールも、死刑囚を研究の道具としたことはあったのだ。これはあまり知られていないことだが、有名な肝臓のグリコーゲン合成の実験は、犬やウサギにおいてのみ行われたのではなく、人間においても行われたのである。

そのことは、『実験生理学講義』でベルナール自身が述べていることだ。彼はまず、あらゆる生理学実験における最も重要な条件について述べる。「動物実験の結果に生理学的に対応する人体実験を行うためには、健康な状態において突然死に見舞われた人間の体を使うことが必要である。我々は、死刑囚について、五つの観察を行った。そのうち二つは食べ物を消化中の状態において、三つは前夜から絶食状態において行われた。すべての囚人の肝臓は糖を含んでいた。次の表は、一八五〇年から一八五一年にかけて高等研究実習院において、解剖学実験監督ゴスラン医師のご厚意により、数体の刑死体を使って行うことができた研究の結果である」[97]。

図表2　ベルナールによる5人の死刑囚の肝臓の観察結果[98]

	観察日時	年齢	食事の状態	肝臓の重さ（グラム）	肝臓100グラムあたりの糖の量（グラム）	肝臓全体の糖の量（グラム）
1	1850年5月22日（エメ）	43	絶食	1300	1・79	23・27
2	1851年2月1日（ビクスネール）	45	絶食	1330	常に糖があることは確認されたが、計量されなかった	計量されなかった
3	1851年（ラフルカード）	同	絶食	1175	計量されなかった	発酵させてアルコールを抽出
4	1851年（ヴルー）	22	混合食	1200	2・142	25・701
5	1851年（クルタン）	同	混合食	1175	発酵させてアルコールを抽出	

実験の結果は仮説を裏付けるものだった。絶食していた死刑囚と食事を与えられていた死刑囚の肝臓が合成していた糖の量を比べることで、人体における糖合成が証明されたのであるから。このよう

な比較は、観察すべき人間が拘禁されている状況で、その食事内容を厳密に管理し、その死を予定に入れることができる条件において初めて可能である。

当時の医学論考をさらに読み進めることで、我々は刑死体の医学実験への利用が実に恒常的な現象であったことを知る。一九世紀の実験医学の発展の基礎は、部分的であれ、この種の剖検に依拠していたと言っても過言ではない。

とすれば、実験医学と死刑制度の間にある歴史的な親和性についても思索を広げざるを得ない。前段階において、胴体から切り離された頭についての論争に加わった医者たちは、頭部の筋肉収縮の意味について反対意見を交わすことはあったものの、死刑制度の糾弾という点では一致していた。死刑制度は医学の任務にさからうものであった。彼らの中には、公然とあからさまな死刑廃止論を唱える者もいた。たとえばセディヨーにとって、それ自体恐ろしいものである死刑を糾弾するためには、ギロチン刑がどのようなものかを記述するだけで十分だった。「いつになったら、社会が人間から自然が彼らに与えた命を奪うことをやめる日が来るのだろう」[99]。カバニス自身、そのゼンメリングとの意見の相違にも関わらず、「死刑廃止への全面的賛成」[100]を表明していた。

しかし、一九世紀の半ばになると、実験医学の大家の中にこの種の廃止論を見いだすことは不可能になる。ベルナールにとって、そのような問題は「世間」の意向に関わるものであり、科学には何の関係もなかった。医学の外側にある問題であり、内在的なものではなかった[101]。ベルナールの沈黙は、かえって実験医学と刑法の密接な協力関係《コラボラシオン》を語るものだと思われる。一九世紀後半から末にかけて、刑死体と生きた死刑囚の体がどれほど実験医学にとってなくてはならないものとなっていたかを語るものだと思われる。今や、医学権威と司法権威は同盟を結んだ。その同盟は医者と実験者に対し箝口令を敷いた。彼らは実験用人体の獲得の政治的条件について、黙らざるを得なかった。

第2章

死刑囚の体

人の魂と身体の間の見事な一致の秘密を知るためには、生きた人間の脳内に両者の連結点を探ることが有効であろう。こう言うと残酷に聞こえるかもしれないが、私は残酷さなどに拘泥しない。人類の利に比べれば一人の人間に何の価値があろうか。いわんや、罪人などには。[1]

モーペルテュイ『科学の進歩についての手紙』(一七六八年)

医学実験を行う権力と刑罰を与える権力の間には、歴史的なつながりがある。刑死体を解剖に使うという慣習においてそれは明らかであるが、一八世紀フランスの啓蒙主義的計画の中にも現れる。啓蒙主義は刑死体を医療実験に使うことで、処罰を実験行程に転化させたのである。[2]

私の関心は、これらの実験用の体に与えられていた特殊な立場に向かっている。他の範疇の人間には実行不可能とされていたような実験を、これらの体においては合法的に行えるという考えが、いかにして根を下ろしたのかを問いたい。

君主制的実験——王の体の代替物としての死刑囚の体

古典時代の典型的な実験方式は、国王が医学者に死刑囚の体を下賜し、その体に王自身の体が蒙る被害リスクを請け負わせるというものだった。これが、刑罰的人体実験の項目において、私が「君主の行為」として分類する種類の図式である。つまり、死刑囚への実験が、君主自身の利益のために、君主から医者に委託されている場合のことである。原則的に君主の自由裁量に任された決定であり、そのたびごとに、高次での利益忖度によって行われる。

一八世紀から一九世紀にかけての人体実験をめぐる議論は、医学史の常套《トポス》としての高名な死刑囚実験のケースへの言及に満ちている。そうした歴史的ケースは、時には高名な医者の例として、時には避けなければならない過誤の例として引き合いに出されている。

毒味役としての死刑囚

本当かどうかはきわめて疑わしいが有名な例の一つに、プルタルコスが伝えるクレオパトラのエピソードがある。「クレオパトラは、ありとあらゆる毒薬を集め、その中でも最も苦痛の少ないものを選ぶために、死刑囚たちに毒味をさせた。しかし、即効性の毒が必ずしも苦痛の少ないものではないことと、他方、体に穏やかな毒ほど緩慢な効き方をすることに気がついた女王は、蛇の毒を試すことにした。何人かの死刑囚に対して異なる種類の蛇の毒が試された。女王は毎日この実験を繰り返した」[3]。一九世紀の想像力は、この挿話をオリエンタリズムで脚色した。画家アレクサンドル・カバネルが一八八七年に制作した『死刑囚に毒薬を飲ませるクレオパトラ』では、無慈悲な独裁君主が高慢で投げやりな眼差しを足元で体をよじらせて苦痛にうめいている奴隷たちに向けている場面が描かれている。

奴隷を使った毒味実験の例は医学史の史料にも現れる。[4]アンブロワーズ・パレは、シャルル九世治下に行われた、胃石（反芻動物の胃に形成される硬い石のような塊）を解毒剤として使おうとした悲劇的な実験について詳述している。

死刑が確定していた料理人が、服毒後に胃石を呑み込む実験を引き受けた、胃石の解毒効果を証明するためだった。「哀れな料理人は四つん這いになって、舌をだらりと口から出して、獣のように動いていた。その目と顔は真っ赤だった。吐くものがなくなっても吐こうとし続け、冷たい汗をだらだらと流していた。耳から、鼻の穴から、口から、そして尻と陰茎から血が噴き出していた。［……］その死は悲惨であった。絞首台で死ぬ方がましだと叫び続けながら死んだのだ」。[5]この実験は、君主が直接命令して行わせたものだった。君主は、この特殊な実験によって仮説が証明されたあかつきには恩赦を与えるという条件つきで、死刑囚の体を医者に委任したのだった。[6]

ムードンの弓騎兵

一七〇八年、高名な外科医であったピエール・ディオニスが発表した『外科手術講義』には、未来の外科実験のためのマニュアルとも言えるさまざまな外科手術の方法が詳述されていた。頭の中で組み立てられ、まだ実行されていない手術の計画書だった。

ディオニスは、同じ症例に対して複数の手術的解決を思い描く。問題は、さまざまな手術方法をどのように手術ごとに組み合わせるかということだった。結石（腎臓結石）を取り除く手術をいくつか提示した後、ディオニスはそのうちの一つを最適と判断する。しかし、「他の二つの手術よりもこの手術を優遇するには、何度か実験した上でなければならない。最初の実験は、結石を持つ死刑囚に実施されるべきである」[7]。

ディオニスは結石手術の説明をしながら、史上有名な同種類の手術の逸話を思い出している。本当かどうかは不確かだったにせよ、その逸話は当時の外科医の記憶にまだ新しいものだった。ムードンの弓騎兵の話である。これはまた、医学史上で人体実験についての議論が起こるたび、高名な医者たちが必ず言及する逸話であり、医学史の一パラダイムを象徴していると言える[8]。

ムードン弓騎兵の最も人口に膾炙したヴァージョンは次の通りである。一四七四年、パリの医者たちは「腎結石」手術を新たに死刑囚で行う許可を王に願い出た。もし、死刑囚が生きて実験から回復すれば、王から恩赦が与えられることになっていた。実験台になることを承諾した死刑囚は、病が癒えると同時に、死刑からも解放されるのだった[9]。

しかし、医学史家の何人かは、倫理的な理由から、逸話の事実性そのものを信じられるものではないと表明している[10]。たとえばゲーリケは、パリの医者たちが生きた人間に対してこのような手術を行う許可を王から取り付けたということがどれほど時代錯誤な印象を与えるか、という理由として、当時の人々にとっては度を超して残酷な手術だったはずだと述べている[11]。たとえアレクサンドリアの医師ヘロフィロスが「異教徒として人類全体を低く扱ったゆえに、罪人とは言え生きた人間に対して解剖行為を行うことができた」のは理解できるとしても、キリスト教徒の王が同じことを許したとは思えない、と言うのである。「かくのごとき試みを行い得るのは野蛮人のみであり、キリスト教徒には無理である」[12]。それに対して、もう一人の医学史家エヴァンは、いささか唐突な言い方ではあるが、キリスト教は実験の可否に何の関係もないと反論する。「少なくともゲーリケ氏と同じくらい立派なキリスト教徒であるメリ氏は、生きた人間を使った実験について、まったく違う考えを持っていた。この有名な外科医は、もちろん誰にも害を与えないことを優先させるべきだと考えていたが、しかし、死刑が宣告された罪人の中に、もしも尿道を通らないほどの大きな腎結石に悩む者が見つかったならば、その者に同じような恩恵を与えるために、医学部は議会から実験の許可を取り付けることが望ましいであろう、と言っていた[13]」。さらに、「メリ氏に遠く先立って、メズレーもまた、罪人の命はかくのごとき試験において有効に使われるだろうと言っていた[14]」。

この手術が、実際に行われたかどうかという点を追求するよりも、手術の医学史上の神話として考察した方が興味深い。そこには、医学史の重要な人物たちが登場し、彼らの間の関係も浮かび上がってくるからだ。また、一九世紀の実験医学者にとって、この逸話が実験医学創立神話であったことも重要である。

そうした見方から、一九世紀の表象であるアントワーヌ・リブーロンの絵を解釈してみよう。向かって左には王がいる。王は死刑囚と対面している。王と死刑囚という二人の人物および二つの人体の間には、仲介役としての医者がいる。医者は輝かしい存在として描かれている。その手には手術によって見事取り出すことに成功した結石が握られている。キリスト教会の司祭が医者に祝福を与えている。まわりに集まった民衆は、驚きの目を見張っている。この絵の登場人物たちの間には完全な合意が存在し、彼らは互いに補完する関係にある。ここにいる君主、医者、死刑囚は、全員が手術の成功によって利を得ている。手術に司祭が秘蹟を与えることにより、全員にとっての有用性には高い精

図表3　アントワーヌ・リブーロン画『1474年1月、サン・セヴラン墓地において、ルイ11世の眼前でジェルマン・コローにより行われた最初の腎結石切除手術』、1851年[15]

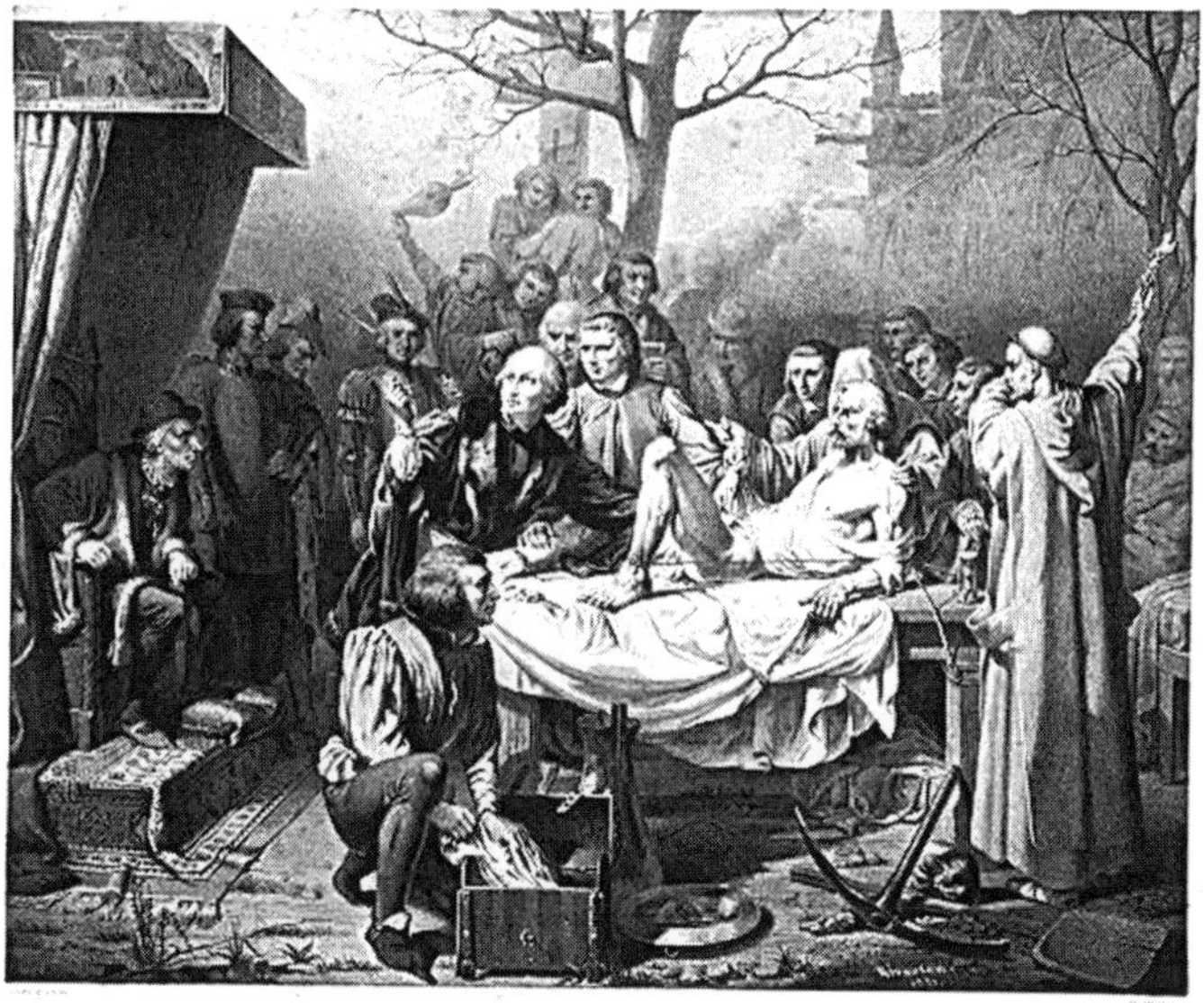

神的な意味が付与されている。死刑宣告を受けた罪人もまた、その身を犠牲に捧げることにより、犯した罪の済度を受けるのである。科学の進歩に我が身を犠牲にすることは、彼の罪を帳消しにしたのだから。

その脆い歴史学的基盤にも関わらず、弓騎兵の物語は繰り返し、一八世紀から一九世紀を通して、言及され、引用された。その理由は、この物語が政治権力と医学的権威の間の同盟のあるべき姿を描くものだったからである。実験は成功し、医者の勇気は成功によって報いられ、死刑囚に害を与えることはなかった。ムードンの弓騎兵の逸話は、英雄の歴史としての実験医学の成り立ちのイメージに寄与するものとして作り出されたように思われる。

代役としての死刑囚の体

こうした物語では、死刑囚の体は代役として使われている。危険な状況において、高貴な体の代役をつとめる役割を担っているのである。未知の治療方法が試されるのはまず彼らの上においてであり、それによって他の人々は、危険なく同じ治療を受けることができるようになるのである。その意味でも、卑しい体は高貴な体の身代わりとして、その先頭に立って試練に立ち向かう。[16]

一七三一年、イギリスの外科医チェゼルデンは、聾者の死刑囚に鼓膜に穴を空ける実験を行う許可を求めた。チェゼルデンは、すでに犬においてこの実験を成功させていた。宮廷に対して、チェゼルデンを支持したのは、自ら聾者であったサフォーク卿夫人であった。もしこの実験が成功したら、次は彼女が手術を受けることになっていた。卿夫人は宮廷の許可を得たが、手術は行われなかった。なぜかは不明である。チェゼルデンの説明によれば、「ある罪人が実験台になることを、恩赦を条件に受け入れた。しかし、その男は熱を出して病の床についてしまった。それで実験は延期された。実験が延期されている間に、一般人からの実験反対の声が強く湧き上がった。その結果、実験は取りやめた方がいいと判断された」[17]。一方、ウォルポールによれば、実験台に指定されていた死刑囚はチャールズ・レイという名の男で、チェゼルデンのいとこであったという。ウォルポールは、チェゼルデンは確定されていた死から彼を解放するために一計を案じただけであって、手術など行う気は最初からなかったのだろうとみている。[18] チェゼルデンがその後宮廷の不興を買ったのは、むしろそのためだったのだろう、と。他方、史料によってはこの解釈を否定するものもある。[19]

謀略だったのか、それとも大衆からの反対意見ゆえに中止させられた試みだったのか、それはともかく、死刑囚を外科的実験に使うことが合法であったことが、チェゼルデンの計画を可能にした。そしてここでもまた、死刑囚の体は高貴な人物の代替の役を果たした。彼と同じ病、あるいは同じ障がいに悩む高貴な人物である。

この逸話の基本図式も、まず医者には自由にすることができる人体が預けられており、次にそれを危険な実験に供するという流れから成り立っている。医者に任されていた人体は、医者がその生命を、まったく法的問題に煩わされることなく、自由にすることができる人間の体に他ならなかった。そうした犠牲の理由には「全員の利益」などはない。死刑囚の体が犠牲にされるのは、王を初めとする高貴な人の特別で個人的な事情に関わる必要のためである。少なくとも私が挙げた例においては。死刑囚は、君主に代わってその危険を負う「代役」的存在なのである。

君主は、死刑囚の体のみならず、生殺決定の権利と恩赦を与える権利も医者に委譲するのである。かくして実験は試練の様相を帯びる。医者が危険な実験を成功に導いたならば、罪人は恩赦を与えられるのだ。[20]

このように外科実験は国家的事情に左右されていた。それは君主の直接的利益によって正当化されるものであり、君主が自らの個人的な身体の状態について抱く問題を解決するためにある制度だった。君主の個人的延命に捧げられた実験は、同時に国家の生存に関わる事業だった。さらに言えば、こうした典型的な実験遂行の流れを決定づけていたのは、医者からの実験の許可願いと君主による時宜を得た認可だった。

具体的な手続きについて述べれば、いくつかのオプションがある。死刑囚が実験台となることが強要されていた場合と、なるかならないかの選択が成功時の恩赦の約束とともに与えられていた場合とである。

人間ではない死刑囚

アレクサンドリア的常套句《トポス》

死刑囚を使った実験の倫理性が問題になるたび、一八世紀の医者と哲学者たちはアレクサンドリア医学校のヘロフィロスやエラシストラトスが行った生体実験の例を引き合いに出した。

ケルススは、その『医学について』の序説でこの有名ではあるが、実証性は疑わしいものとされてきた[21]古代の逸話を語っている。ケルススによれば、医者の中でも教条主義者たちは「ヘロフィロスとエラシストラトスが、王から貰い受けた罪人において行った生体実験を誉め称えていた」という。「なぜなら、その方法によって、医者は自然が人体の隠れた場所に配置した部位を生きた状態で観察することができたからだ」。彼らは、「少数の罪人を苦しませることで、数知れない無辜の者たちが長期的に享受できる有益な知識を得るとすれば、罪人の生体解剖はまったく残酷なことではないと思っていた[22]」。一方、経験論者たちは、同時に倫理的で方法論的な言論で激しくそれに反論した。「生きた人間の解剖は前例のない残虐行為だ」と彼らは言った。「人間を延命させるべき医学技術を、野蛮極まりないやり方で、その破壊の道具とするなんて」[23]。その上、実験がもたらすあまりの苦痛のせいで内部器官の機能に混乱が生じ、それゆえ臓器は自然によって隠されたままの状態で実験者の目に触れるのではなく、完全に変形された状態で目に触れるわけであるから、結局無意味な実験である。無意味であるだけに、なおさら罪深いのだ、と。ケルススはこう結論する。「生きた人間を解剖することは残酷かつ無意味なことである。しかし、医学を学ぶ者であれば、死体の解剖は避けて通るわけにいかない[24]」。

「生キタ人間ノ解剖ハ必要カ、マタ許サレルコトカ」

しかし人間の生体実験についての賛否両論が湧き上がったのは、近代においてである。ベーコンはそのような行為をきっぱりと否定し、「生体解剖の非人道性を正しく糾弾した[25]」ケルススを褒めた。ただし、議論はそこで終わらなかった。一七世紀の医者リオランは「生きた人間の解剖は必要か、また許されることか[26]」という疑問を問い続けていた。リオランはアレクサンドリアの医者たちの系譜をたどった上で、この疑問に否と答えた。「生きた体を開くことは、ただ冒瀆的で無益な好奇心に駆られた暴挙に過ぎない。そんなことをするのは恥知らずの者だけであり、宗教も慈悲の精神も固く禁じることである[27]」。さらに言えば、とリオランは続ける。「我々の時代には、医者を除いて生きた人間の体を開くような者はいない。医者はやはり、膿瘍を切開したり、潰瘍を切り取ったり、脳外科術を行ったり、四肢を開いたりしなければならないのである[28]」。当時、唯一許されていた生きた人体の切開手術は一般的な外科処置の一部として施されるものだけであった。

ロンダ・シービンガーによれば、ちょうど同じ頃、クリスチアン・ジギスムント・ヴォルフが、死刑囚の体を使った生体実験の社会的効用を説く論考を発表していた。[29]

ディドロの論理――人間ではない罪人を人間愛に溢れた医者が解剖するという逆説

一八世紀、死刑囚を実験に使う企図が再び浮上した。その理論的基盤は、刑罰も経済的に効率化され得るという論理であった。経済学者ムロンは、『交易政治論』（一七三四年）で次のように提案した。「社会がその構成員の一人を死にいたらしめざるを得ないとき、その刑罰からいくぶんかの利益を引き出すことは可能だ。もちろん、一人の命を失う損害に比べれば、そのような利益はとるに足りないものなのであるが。医学はその解剖学研究の進展のために常に生きた人体の供給を必要としている。死刑囚には、解剖実験が成功すれば、生き残る希望が残されている。しかもその折には、国の役に立つべく苦痛を引き受けたという理由で彼らには恩赦が与えられるのだ。結石切除手術が進歩したのは、まさにこのような実験のおかげだった[30]」。

『百科全書』の「解剖」の項目（一七五一年）を担当したディドロは、古代の生体解剖の敢行者たちへの熱いオマージュを語る。「ヘロフィロスやエラシストラトスの勇気は、讃えても讃えすぎることはないだろう。彼らは悪人たちの始末を引き受けて、生きたまま解剖したのだから。また、医者に罪人を引き渡した王侯も手本にすべきである。彼らの賢明さは、少数の悪人を犠牲にすることで、あらゆる階層、あらゆる年齢の無垢の国民たちの生存条件を改良したのみならず、未来永劫にわたる人類への貢献を果たしたのだから[31]」。ディドロの言葉は、彼も訳した『医学辞典』の作者であるイギリスの医者ロバート・ジェームスの焼き直しである。ジェームスは、アレクサンドリア学派の医者たちのこの点に関する再認知を主張していた。「少数の悪人を、現在そして未来永劫の数知れない無辜の人民の生存のために殺すことには、臆病者が考えるような残酷さなど何もない[32]」。

一方、生きた人間の皮を剝ぐなどということは、やはり非人間的な行いではないだろうか。ディドロはこの反論を予期して、次の説明を加えている。「人体実験が非人間的と言うときの人間的なるものとは何かについて、私の考えるところを述べておこう。まず、人間性《ユマニテ》とは何か。人類同胞に向けて我々の心が習慣的に感じるある種の傾きのことだ。とすれば、悪人の解剖に何の非人間的なことがあるだろうか。あなた方は、解剖対象となる悪人が、人類同胞に有益に使うべきその能力を害を与えるために使ったという理由で、彼らを人間性に欠けた者とみなしているではないか。それでは人類のために有益な知識を探すために、嫌悪感を乗り越えて罪人の内臓を開いたエラシストラトスはどう呼べばいいのか」。

ディドロの修辞は「ユマニテ」というタームの多義性に依拠している。ここで「ユマニテ」の語が指していることとは、すべての人間に共通する人間としての性質（本質）ではなく、人間としての生を受けたあらゆる人々の総体（世代から世代へと生まれては死ぬ人間たち）のことでもなく、行動する主体の精神的な傾きに偶発的に現れる感情のことである。むしろ人類愛《ユマニテ》に近い。「人間としての連帯心から《ユマニテ》」という慣用表現が意味する「ユマニテ」がまさしくそれである。その意味で、人間的であるということは「人類同胞に有益であろうとする志向」に結びつく。ユマニテは人間存在の本質を意味するのではなく、行動主体の意図に従って、その主体に与えられる偶発的な資質を指すのである。とすれば、罪人はその行動において非人間的な存在である。人類同胞への奉仕の願いに燃える医者の紛うことなき人間性《ユマニテ》は、彼らを文字通り脱人間化するはずである。少数の罪人の命と引き換えに全員の幸福を保証する、という天秤の図式には、死刑の社会への貢献の最大効率化というロジックと、社会の絶対に従わなければならない指標としての科学の進歩、そして、数人の殺害を正当化する逆説的な医者の「ユマニテ」称揚といったものが響いている。

残酷さという問題

残酷さは、それが動物相手のものであれ、また人間を対象としたものならなおさら、生体実験の賛否を争う議論においては中心的な問題である。ある哲学的な伝統においては、動物の生体実験が問題となるのは、それが生物を苦しめるからと言うよりも、それによって実験者の精神的な状態が改変され、感受性が鈍くなり、道徳的意識が希薄になるからであった。ロックは、残酷さについてきわめて古典的な考えを持っている。子どもの教育について述べた部分で、ロックはこのように言っていた。「動物をいじめたり、殺したりする習慣をそのままにしておくと、いずれ人間に対しても残酷な振る舞いをするようになる。自分よりも劣った生物を苦しめたり殺したりすることに楽しみを覚える人間は、自分と同等の種に対してもほとんど憐憫を感じることができない[33]」。人間は苦痛を与えることに慣れると、道徳実践に必要な憐憫や共感といった感情を押し殺すようになる。動物に残酷な真似をし続けると、人間は同類までも虐待するようになる。心が硬くなり、道徳的感覚が変質すること、それこそが危険である。

図表4　ウィリアム・ホガース画「残酷の四段階」[34]

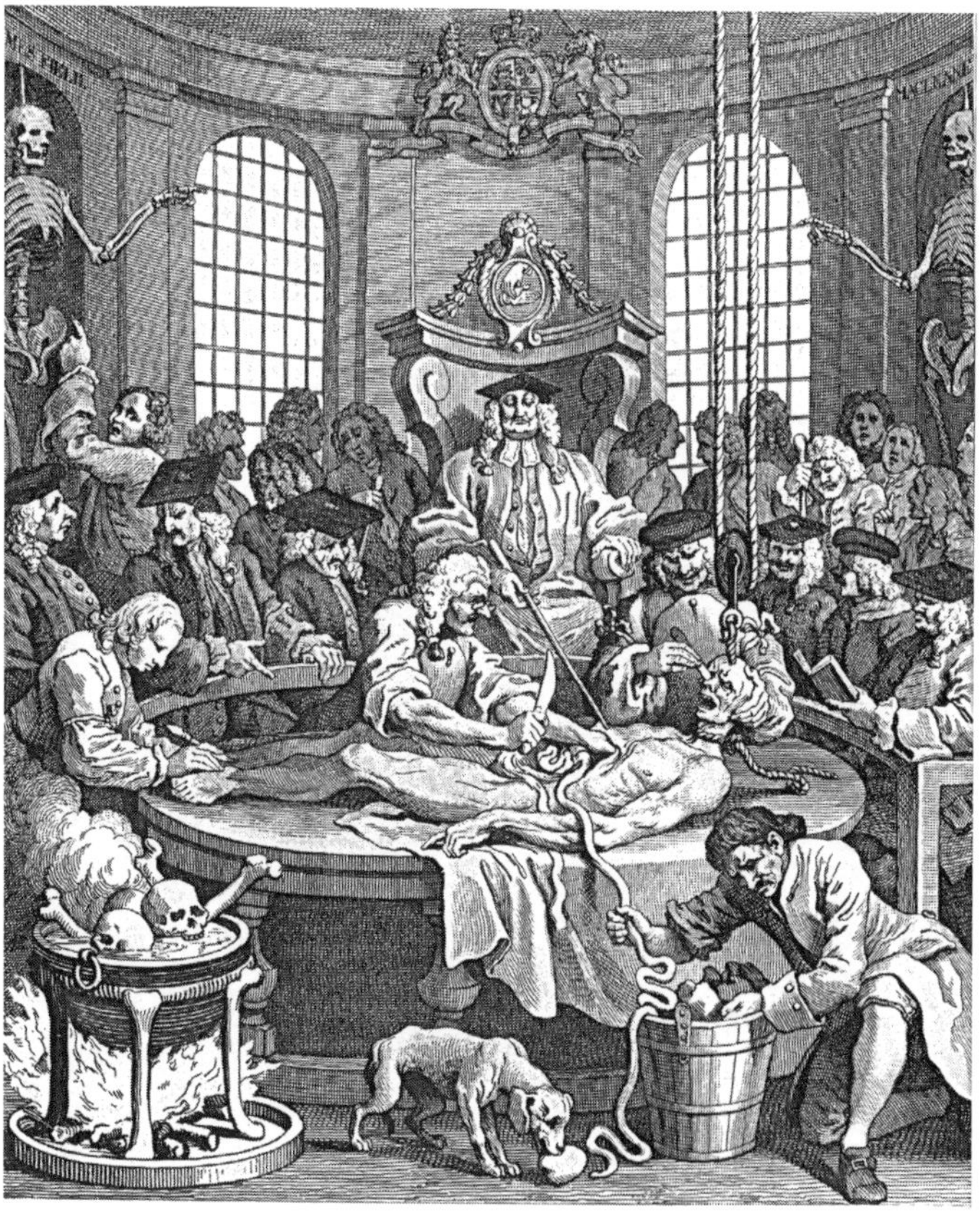

この考えは有名なホガースの銅版画『残酷の四段階』の中心主題でもある。罪人が生まれる行程を順に描いた一連の絵には、まず子ども時代の主人公が動物に対して残酷な振る舞い（犬の肛門に木の棒を差し込んだり、棍棒で馬を叩きのめしたりといった）をしている様子が描かれる。残酷な行動はエスカレートし、

大人になって彼は殺人者となる。彼の物語は解剖台の上で終わる。ホガースの最後の版画は、まだ絞首刑の綱を首に巻き付けた、瀕死の死刑囚が生体解剖されているところを描いている。その口は苦痛に歪んでいるように見える。教訓をこめてことさらに恐ろしく描かれた場面である。罪人の残虐行為を罰するのは科学的残虐行為である。そこでは、残酷な男は残酷さが向けられる対象となるのである。罪人の最期は動物よりも劣った存在に成り果てている。（手前には、罪人の臓物をなめている犬がいる）。一方、この最後の版画に見られる医者の立場は曖昧である。ここで解剖学者は、これまでのすべての残酷行為が行き着く場所、残酷の究極の段階であり頂点として描かれてはいないだろうか。もちろん、解剖行為は「目には目を」の法則に従う社会からの報復として描かれている。しかし、それだけではなく、別種の残酷さ、罪人に向けられる残酷行為としても描かれている。ならば、動物を虐待する習慣は子どもを残酷な大人に、ひいては罪人にするという原則は、死体解剖を行う人間たちにはどのように適用されるのだろうか。死刑は、犯罪的残虐行為に対する法的残虐行為の応答という逆説的な制度なのである。大衆を残虐行為から遠ざける役割を負った制度であるにも関わらず、そのデモンストレーションは流血と殺害の光景に慣れさせてしまうという副次効果を持っている。ベッカリアが言ったように、死刑の問題は、残虐さのスペクタクルを繰り返して見せつけることで、人々の魂を硬化させてしまうところにある。

教化の逆効果というテーマは、一八世紀には医学的動物実験の分野で正面切って議論された。アンドレアス・ホルガー・メーレが言うように、この時代の動物実験の反対者たちは、「動物に対する残酷さはいずれ人間に対する残酷さに変わるという一般的な考えと、さらには、動物実験は将来の人体実験を示唆するものであるという懸念を抱いていた[35]」。苦しむ動物を前にして何も感じないような鈍磨した道徳感覚は、後に人間に向けられることになる野蛮な行いを予兆するのだ。この展望によれば、生体実験の排斥は決して動物の権利に根ざすものではなく、このような経験が人間主体の精神的な感性に及ぼす影響への危惧から主張されたものなのだと分かる。動物固有の権利への配慮ではなく、実験者の人間性への配慮に基づく主張という意味で、人間中心主義的な立ち位置と呼ぶことができるだろう。カントは『徳論』で、この問題に彼自身の説明を与えている。「理性がないとは言え被造物の一部である生きた存在の動物を乱暴かつ残酷なやり方で扱うことは、人間が己自身に対して負うべき義務にはなはだしくもとることである。なぜなら、そのような行いによって、人間に備わっている他者の苦しみに共感する気持ちが鈍くなり、他の人間たちとの関係において道徳的に振る舞うことを望む傾向が弱くなり、ひいては消失してしまうからである[36]」。

　こうした議論において、解剖実践に最も深く関わる倫理的難題の一つに医者の感受性の問題がある。イギリス最大の医療倫理の理論家の一人、パーシヴァルは、医者にとって共感能力を無瑕に保つことがいかに重要であるかを繰り返し説いた。「医者の方には、どうか気をつけていただきたい。目の前で繰り広げられている悲惨と苦悩の光景を眺めることに、決して悦びを感じることのないように。残酷さは、気がつかないほど徐々にあなたの心に入り込むものだから。そうなったが最後、あなた本来の性質を作っている一般的な道徳原則はすべて逆転してしまう。哲学者は、重要な真実を樹立するため、あるいは真の科学の進歩に寄与する発見を確定するため、人間よりも劣った動物の生命や十全な身体機能を犠牲にせざるを得ないことがあるだろう。そして、それは当然のことだ。しかしながら、そのようなときでも、人間《ユマニテ》の胸の中では熱い感情が生き続け、鼓動し続けていなければならない。彼は心からの愛情をこめてその過酷な実験を行うのだ」。反対に、無感情に行われた実験は「知識ある人間を獣類のレベルに引き下げるだろう。そんな実験は、ニュージーランドの野蛮人の遊戯以上のものではない[37]」とパーシヴァルは付け加える。

とは言え、どのようにして医者は感受性に足をすくわれないようにすればいいのだろうか。どのようにして、自らの感情をコントロールし、必要な距離を保ち、かつ非人間的な冷徹さに陥らないように気をつけることができるのだろうか。当時の哲学潮流が「人間的なるもの《ユマニテ》」を他者の痛みへの共感能力として定義していただけに、医者たちは大きなジレンマに陥った。その後、医者の「人間性《ヒューマニティ》」は、特に逆説的な性質のものとして再定義を受けることになる。一八世紀イギリスのもう一人の医師哲学者グレゴリーは、医師に求められる倫理的資質をリストアップした際、「人間性《ヒューマニティ》」概念を最初に置いた。「最前列に来るべきは人間性《ヒューマニティ》だ。つまり、我々人間をして同胞の苦しみをともに苦しみ、彼らの苦しみを和らげたいと思わせるあの心の感受性のことだ。他者の苦痛を感じる力のせいで、我々は無数の瑣末事に思い悩む。〔……〕人間の中でも最も感じやすい心を持ち、恒常的に苦痛の光景を目の前にしている者たちでも、時間をかければ、医療実践に必要なあの冷静さと堅固な理性を培うことができる。彼らは常と変わらぬ豊かな同情心を心に抱き続けるが、それを弱さの口実とすることはない。彼らは人間であり続けるのだ[38]」。

解剖対象の苦しみや、その臓物がピクピク動いている光景に胸を痛めているばかりでは、医者の仕事はできない。臨床家としての意識の切り離しが、医療実践の条件として浮かび上がる。ウィリアム・ハンターの表現を借りれば、「医者に必須の非人間性」[39]の条件として。このような文脈において、「耐えがたい苦痛と引き換えの慰撫を与えるため、不幸な病人の体に刺しこんだメスを確かな腕で縦横に動かす外科医の動じなさ、しばしば残酷の名を与えられてきた冷静さ」[40]が手本として挙げられる。

同じ感受性で結ばれた他者への直接的な共感でないとすれば、医者のユマニテとは何なのだろう。これは、医者のあり方の中核をなす根本的な問題である。

解決としては、まず、自己同化的な激しい感応で表現される共感よりも、精神性の高い、静かで落ち着いた理解者の態度を医者の感受性のあり方として価値づけることがある。一般人の感受性は低レベルであるが、知的な他者主義はもっと洗練されている、という見方である。実験という試練を通して、医者は「逆説的なユマニテ」とでも呼べるものに到達するのである。それは、人類の利益への奉仕の中で、医者が本来の感受性を犠牲にして手に入れたものなのである。

心から心へ向かう感受性の動きによって定義されていたユマニテに代わって、「知的な善意」を特徴とするより洗練されたユマニテが現れるのである。「医者の仕事、特に解剖は医者の心を硬くすると言われている。確かに、感覚器官を混乱させる神経的感受性といったものは希薄になる。しかし、その間も、魂の感受性は無瑕で純粋に保たれているのである。他者の痛みを理解し、軽減し、慰撫しようとし、立ち上がる気力を失った人を助け起こす、あの男性的な感受性のことである。この種の感受性のおかげで、医術の徒には不測の事態に対処するだけの冷静さを維持し、確固とした揺るがない決意で行動することができるのである。この魂の感受性、これこそがユマニテである。慈善の心である。ユマニテと慈善とは、医者の美徳の根幹をなす[41]」。

医師の行為は「慈善」の効果を生むことで、医者を人間的にする。医者が使う手段はしばしば世間的な感受性の通念と相反するものが多いが、大事なのは手段ではなく目的である。ユマニテは、英モラリストの伝統であったような情緒的同調という定義ではなく、むしろ長い目で見たときの人類全体への貢献を射程に置いた道徳感覚の間接的表現という定義を受ける。この後人間の生体実験についての議論が起こったとき、医学的に再定義された「人間性《ユマニテ》」概念は、特にディドロの論調を助けるものとなる。

刑罰を実験に転化させる

モーペルテュイの提案——贖罪効果と公益性を兼ね備えた実験

フランス啓蒙思想のもう一人の雄モーペルテュイは、一七五二年の『科学の進歩についての手紙』で死刑囚を使った医学実験を奨励した[42]。彼によれば、刑罰に実験を付け加えることは「社会に益を施すという刑罰の基本的な目的をさらに完全に果たすに過ぎない。そうすることによって、医療の範囲では許されていない外科手術が可能であるか、可能ではないかを知ることができる。ある外科手術について、まだ発見されていない効用を見つけ出すこともできる。そうした効用が見いだされれば、もしかしたら現在長い苦しみと避けられない死に放置されている多くの人々を救うことができるかもしれない。こうした外科実験が実施されるためには、まず罪人が刑死よりも実験台になることを選ばなければならない。実験を生き延びた罪人には恩赦を与えることがふさわしいだろう。なぜなら、実験をその身に引き受けることで彼はその罪を十分にあがなったと考えられるからだ」[43]。

実利主義的な刑罰概念を通せば、刑罰は贖罪的実験に変わる。確かに、刑罰と実験が最終的には同じ目的（社会に益をなすこと）を目指すならば、この二つは連続した企図の中に含めることができる。

モーペルテュイが想像する刑罰と実験の転化装置は、厳密な用法によって成り立っている。まず、死刑囚の承諾を得なければならない。そして、実験後生存していれば恩赦が与えられるという約束のもと、彼自身に実験台となる希望を表明させなければならない。かくして死刑囚は計算と賭けの状況におかれることになる。彼はその状況に最適な答えを出すため、自らの自由意志を動員することを許されている。しかし、それは実験する側にとって最適な答えであるに過ぎない。この状況には、「強制的オファー」、あるいは制度化された脅迫といったタームで分析すべき要素がある。この論理においては、自由と拘束、自由選択と脅迫は、互いに矛盾するものではない。むしろ、自由選択は脅迫がうまく機能するための条件であり、その逆もまた然りである。囚人の拘束度が高く、その自由が厳しく制限されているほど、彼は実験者が望むような選択を行う傾向を増すのである。実験者の側では、君主から恩赦権を委託されると同時に、君主の罰する権限を実験の権利に転化する。また、自由意志や本人の承諾といった条件は、ここでは監獄という非自由の場所に現れるという逆説的状況にも注意しなければならない。はっきりしているのは、ここで現れる制度的装置の最初の機能は、囚人が自らの自由意志に基づいて、その体を制度に引き渡す条件を確保することにあるのである。囚人の体は、すでに彼らのものではないのだ。こうしたシステムにおいて、本人の承諾という条件は何を意味するのか。それは、囚人の体を獲得し、彼ら自身が知らない目的のために利用する技術総体の道具に過ぎないのだ。

モーペルテュイの考えたシステムは、後にベンサムが理論化することになる「二重の罰則」システムによく似ている。誰かに何かをさせるには、身体的な方法と心理的な方法の二つがある。心理的方法は、身体的方法よりもはるかに有効だ。たとえば、囚人を労働に駆り立てるためには、基本的処罰（受動的罰則である拘禁）と副次的処罰（能動的な罰則である労働）の二つの間から選択させればいいのである。地下牢と労働の間で、囚人はおそらく後者を選ぶであろう[44]。

モーペルテュイは、そのシステムを治療目的の実験のみならず、思弁的な実験にまで敷衍する。「人の魂と身体の間の見事な一致の秘密を知るためには、生きた人間の脳内に両者の連結点を探ることが有効であろう。こう言うと残酷に聞こえるかもしれないが、私は残酷さなどに拘泥しない。人類の利に比べれば一人の人間に何の価値があろうか。いわんや、罪人などには[45]」。わずかな数の人間の命と人類のための進歩の総体を秤にかける功利主義的なデモンストレーションが行き着く先は、罪人の脱人間化であり、それ以下でもそれ以上でもない。罪人の命など何の価値もないのだから。この論述において、罪人を脱人間化するレトリックはその卑しい体を搾取するための方便に過ぎない。

モーペルテュイの弁論に、ヴォルテールは彼らしい辛辣なコメントで切り返した。「この作者は歴史にあまり詳しくないらしい。罪人の刑罰を社会にとって有益なものにするためには、医学実験にその体を供与することだと主張しているのだが、そのような前例はまだないなどと言い切っている。誰もが知っていることであるが、フランスで最初の腎臓結石除去手術の実験が死刑囚を使って行われたのは、ルイ一一世時代のことだ。また、亡き英国女王の命令で四人の死刑囚に種痘実験が行われた。他にも同種の例は事欠かない[46]」。しかし、ヴォルテールはモーペルテュイを決して非道徳的という理由で批判しているのではないのだ。この点は注意しなければならない。彼が誇張して問題視しているのはモーペルテュイの無知である。死刑囚を使った医学実験はこれまで例があるのだから、彼の考えに何も新しいものはない。ヴォルテールはモーペルテュイの提案が道徳性に欠けると批判しているのではなく、オリジナリティーに欠けると批判しているのだ。

ディドロとモーペルテュイの立場は、一八世紀の啓蒙主義者たちの間で大きく支持された。ダランベールは、医学および他の分野でも実験という手法による事実検証を一度は行うことで、科学分野に蔓延する不毛な論争を一掃しようと呼びかけた。「一般人に行うにはリスクが高い手術を、実験として行う方がはるかに有益ではないか。そのためには、法が医者の手に不幸な死刑囚を委ねるべきである。死刑囚にとっても、家族の不名誉にならない方法で罪をあがない、もしかしたら死刑を免除される可能性も手に入れ、かつ国家の役に立つ機会となろう。公益という重要な語をこれほどに多用するフランスのような国ならばなおさら、政府はかくも社会にとって有益な実験に対してあらゆる便宜をはかるべきではないか[47]」。

ダランベールの短い論考には、刑罰を実験に置き換えるときのあらゆる修辞的要素が詰まっている。この変換のプロセスは、いくつものレベルを含む物質の変質プロセスである。罪人は罪をあがない、その恥ずべき刑罰は公益的実験の名誉に変わり、予告された死はより長い寿命に変換されることも可能であり、不毛な死は厳密な科学的知識に転化するかもしれない、そうしたプロセスである。実験は、ここで罪人の精神的変換を実行する主体として現れる。実験は罪人を危険にさらすと同時に公益のためにその身を犠牲にするのである。

毒殺犯人を死刑に処する代わりに、彼らが殺人に用いた毒を彼ら自身で試す方が科学にとって有益であろう。これは、ナヴィエという名の一八世紀の医者の意見である。「同胞の殺害を計画した市民の最初の義務は、社会に有益な実験にその身を捧げることである。彼自身の被害者に比べれば、彼に与えられる被害は少ない。なぜなら、彼が使ったことによって毒の効用が明らかになっているために、彼には毒と同時に対症薬を処方できるからだ。また、実験そのものも、彼が嘲弄した人類にとっては優れた補塡の手段である。なぜなら、罪人にとって穏やかそのものの贖罪方法が、人類にとって最も有益な知識を与えるからだ[48]」。

実験から利を得る陣営を指して、「公益」や「人類《ユマニテ》」という語彙があてられていることに注意しよう。ムードンの弓騎兵の逸話以来、罪人の実験利用の説明モデルは変化した。もはや、実験を命じる王はいない。実験は人類の名のもとに行われるのだ。ミシェル・フーコーの言葉を援用しよう。「旧システムにおいては死刑囚の体は君主がそのしるしを刻み付け、その権力をふるうべき、君主の所有物であった。今や死刑囚の体は、大衆が所有し、利用する公共物となった[49]」。

サド侯爵の『ジュスティーヌ』には、恐るべき企図をもらしあって、互いにますます興奮している二人の「激烈な」医者が登場する。「くだらない配慮のせいで科学の歩みを妨げるなど噴飯ものだ！惨めな鎖が偉人をがんじがらめにしている！キリストの磔刑を写実的に描くために、ミケランジェロは一人の青年を実際にはりつけにして、その苦しみもがく様子をスケッチしたのだ。それで偉大な画家の良心はほんの少しでも痛んだと言うのか。医学の進歩のためにはなおさら、画家が使ったのと同じ手段が必要ではないか。外科実験を許可することにいったい何の問題があるというのだ！一人の犠牲で百万が救われるというのに、あきらめるなんてあり得ないじゃないか。法が実行する殺害と我々が計画している殺害が違うものだとすれば、それは賢明なる法の目的は、一人を犠牲にして百万を救うというところにあると言えまいか。その上、実験は唯一の学習方法だ。私は若い頃病院に勤めたことがあるからよく知っている。病院ではそんな実験はしょっちゅう行われている。――とロンボーは言った[50]」。

『ラ・ヌーヴェル・ジュスティーヌ』（一七九七年）では、この箇所に次の修正と加筆が見られる。「賢明なる法の目的は、一人を犠牲にして百万を救うところにある。我々は反対に、自然にさからって人類の役に立とうとしている。我々の果敢さこそ、報酬を与えられてしかるべきだ[51]」。

サド自身がこれらの医者たちの意見に与していたかどうかは定かではないが、ここには最大多数のための犠牲を奨励したディドロが使ったのと同じ理屈、つまり「数人の命と全人類の延命」を秤にかける理屈が見いだされる[52]。社会に益をなすという最終目標を同じくする刑罰と実験は、その原理において連動したものであるという思想がはっきりと語られている。もちろん、啓蒙思想家とサドの違いは、後者が罪人ではなく「無垢な者たち」にその理論を適用するという点にあったのだが。ともあれ、フランスの啓蒙思想家たちが一致して死刑囚の生体実験を支持していたことに鑑みれば、スキャンダラスでショッキングなサドの小説は、同種の犠牲の論理を刑法の領域外に拡大適用したものだったのだと分かる。

啓蒙思想家たちのほぼ一致した見解にも関わらず、政府と宗教権威は生体解剖の公的許可に二の足を踏んだ。それゆえ、この計画は実行されずに終わった。たとえば一七六八年、外科医シゴーは計画が頓挫した産科手術実験についてこう述べている。この手術は、困難な分娩において癒合部分を切り離して新生児を取り出そうとするものであった。「オランダの外科医カンペールは〔……〕すでに多くの女の死体と生きた動物でこの手術を成功させており、死刑囚の女を使った実験の許可をオラニエ公に願い出た。しかし、オランダの司祭たちがそれを許さなかった。彼らがどのような良心の咎めを感じたのか、私には分からない。一方パリでは、これまですべての出産が死産であった女が進んで実験台になると志願した」[53]。

しかし、生体実験手術が実行されたことを報告する史料はいくつかある。たとえば、一七七〇年、モスクワで、何人かの医者が瘴気《ミアズム》とペストに対抗して硝石と硫黄の燻蒸を行ったという記録がそうである。このとき、「ペストに罹患しており、燻蒸によって生存させた七人の死刑囚において」[54]、ある粉の薬効が試された。

また、一八〇五年に刊行された法解釈の判例集には、死刑囚を使った生体実験をきわめて同時代的な話題として考察している箇所が見つかる。「現在、まじめな問題と呼べるものは二つだけである。その一つは、死刑囚を外科医に生体解剖の素材として提供することができるかどうかという問題であり、もう一つは、死刑囚の体は刑が執行された後でなければ解剖に供することができないと定めるべきかどうかということである」[55]。

死刑囚の生体実験については、もっぱら刑罰に関する哲学的な立場が論点となった。刑罰を実験に転化することで司法の精神を歪めることになるのではないか、という点が議論された。問題は、実験によって罰の論理自体が本来の意味を失う可能性があることだった。刑罰を単純に罪状に対応するものと考えるか、それとも厳密な法的原則の表現と考えるか、それによって答えは違ってくる。

「パリサイ人的科学」の拒否（カント）

刑罰を科学的実験に価値転化する論理に反対した声は少ない。その少ない声をあげた人々の中にイマヌエル・カントがいる。この問題において、カントはきわめて頑とした反論を述べた。「生きた死刑囚を使った医学実験は無効だ[56]」と『純粋理性批判』の作者は私的ノートに書き残している。カントは、モーペルテュイによる生体実験の合法性についての功利主義的証明を読んでいた[57]。モーペルテュイの理論に対して、彼は『法論』の中で、信条的義務として刑罰を見る立場からこう返答した。「死刑を宣告された罪人を、彼が危険な実験をその身に引き受け、かつ幸運にも実験から五体満足で生還したときには刑を執行しないという条件において、延命させるという企図について考えてみようではないか。こうした企図の主張は、かかる条件において罪人は医者に重要な知識を与え、ひいては公共の利益に貢献するというものだ。裁判所は軽蔑をもって、このような主張を掲げる医学者の弁明を斥けるであろう。なぜなら、何らかの報酬と引き換えにその決定を引き下げるような法は、もはや法の名に値しないからだ[58]」。

カントは刑罰の意味と法の定義を問い直すに当たって、実験が成功した際に約束されている恩赦を問題視している。モーペルテュイが提案したような恩赦は、一般的に法学者が「外部的理由による恩赦」と呼ぶものである。つまり、裁きの事案には直接関わりのない外部的利害によって設定された措置のことである。法学者が区別する恩赦には、刑が免除される理由が事案内部にある場合のものと、外部にあるものという二種類がある。あるいは、グロチウスの定義を借りれば、「懸案となっている物事の性質に由来するものと、その物事と一切関係のない状況から生み出されたもの[59]」の二種類である。いずれにせよ、後者の恩赦は、刑の免除の問題と罪の有無の問題を切り離す。そのため、カントが擁護する法哲学の立場から見れば容認しがたい。このような恩赦は恣意的決定、ひいては計算に基づくものとすら映る。判決とは何の関係もない理由で刑を免除させるような恩赦の制度は、法を利益で買おうとする種類のもの（その利益が科学的、衛生的、社会的なものだとしても）だとカントは分析する。そのようなことをすれば法はその絶対的で数量に換算できない価値を失い、その代わりに、数量的価値に換算され、ある等価システムの中で他の価値との交換や交渉の対象となる値をつけられることになるのである。自ら値段をつけた法は法であることをやめる。なぜなら、法とは計量可能な物品ではなく、計量の物差しであるべきものだからだ。

　刑罰を効率的指標で再評価することを拒否すれば、刑罰と実験の間に価値の連続性を打ち立てられない。刑罰と実験は完全に異質な二つの領域となる。刑罰と実験を社会全体の幸福といった共通の目的のもとに組み合わせることはできなくなる。少数の命を奪うことと最大多数の幸福を同じ秤にのせて比べることはできなくなる。カントにとって、このような等価のシステムは、大祭司カヤバがキリストの磔刑を主張するために使った「一人の人が民の代わりに死んで、国民全体が滅びない方があなた方にとって得策[60]」という「パリサイ人の判決〔教条主義的判決〕」に等しかった。

結果論的反駁

結果論的な趣旨から死刑の実験への転化に反対した弁論もあった。一八世紀における結果論的反駁の弁論は、イギリス人刑法学者オークランドによって構築された。「人類のためと称してある種類の罪人を医学実験に供与するという提案は、一見自由主義的に思われる。確かに、イギリスはこのやり方で種痘の実践をヨーロッパ中に拡大し、何百万人という人間の命を救うことに成功した。ここで私がこうした計画には法的見地から一切の承認を与えることはできないと言えば、博識な作者の見識に真っ向から反対することになろう。危険のない実験なら、法的承認は必要ない。そのような実験は無辜の人間にも罪人にも同じように実行できるからだ。危険な実験とは、人を傷つけ、障がいを負わせるものだ。残酷で賢明ではないものだ。結果が保証されていないという理由一つだけでも、命にとって危険な実験は、その大衆の行動指針という価値を失ってしまう。罪人自身、危険な賭けに打って出た人と同じ不安の汗を流して、判決を待っているではないか」[61]。オークランドの弁論は原則主義的なものではなく、むしろ心理学的な種類のものだ。問題は、恩赦と実験の組み合わせが刑罰の不可避な性質を奪ってしまうところにある。しかるに、その不可避の性質ゆえに刑罰には抑止力が加わり、その抑止力が結果論的弁論における刑罰の正当化の鍵なのである。実験は、刑法が定める必然的な死という概念を、リスク、確率、賭けのロジックで置き換える。そうして、実験は刑罰の機能そのものを破壊する。刑罰に効率性を付加することで、その根本的な第一の効用を否定してしまう。

刑罰についての哲学的理解は、大きくこの二つに分かれる。この二つの理解は対立しているとは言え、死刑を医学実験に転化させることの拒否において一致する。

半死半生の人体

一七世紀末、植物学者ドニ・ドダールは、既知の植物の薬効と毒性を分類するための実験を呼びかけた。「人間に行うことはできない実験であるから、動物で行う」他はないと述べた後、彼はこのように加える。「この点については、確かに我々は、解毒剤を試す素材として死刑囚を使う望みを捨てきれていない。人間への効果を知るいい機会だからだ」[62]。ドダールの実験計画において、死刑囚は実験素材として二番目の位置を占めていた。命の危険があるような実験の素材には使えない人間と、良心の仮借なく犠牲にできる動物の間の位置である。殺すことが罪ではないような人間、それが死刑囚であった。

死刑囚の命を危険にさらしてもいい理由は、もちろん彼らがすでに死刑を宣告されているからということである。実験者は死刑囚の死に何の責任もない。なぜなら、彼らはいずれにせよどうせ死ぬはずだったからである。瀕死の病人を実験に使うことを主張している医者たちも、これとまったく同じ弁を弄する。このような論法は、先読み弁論と呼べるだろう。実験材料となる人間はまだ生きている。しかし、先読みするなら、すでに死んでいるにも等しい。不治の病人と死刑囚は、生と死の境界にいる。その境界性は彼らの体に特別な立場を与える。ある種の私物化を許す立場である。二〇世紀にボングランが言うように、「健康であるが、すでにその人生の終わりが見えているような人間、つまり死刑宣告を受けた人間」[63]という複合的なカテゴリーである。

伝統的な倫理的法則の適用外となるような人間だけを特別に集めたカテゴリーが存在したのだろうか。この疑問は、死刑判決から刑の執行までの短い時間において、死刑囚の体はいかなる立場を有するのかという問題に抵触する。その体はまだ人間のものと認められたのだろうか。だとすれば、どんな人間《ユマニテ》に属すると言えたのだろうか。

フィヒテが提唱した市民的死の概念

フィヒテは死刑囚の体の立場について理論を構築した。根本には、死刑が宣告された瞬間から、すでに市民として死んだも等しいという認識があった[64]。フィヒテにとって、死刑の宣告はある種の法的権利の剝奪と同じだった。罪人は判決とともに、市民社会の一員としての生命を失う。「罪人と社会の間の契約が破棄された瞬間(それは棒を叩き折るというジェスチャーによって象徴的に表される)、罪人は市民としてはすでに死んだと同じことになる。他の市民たちの記憶に残るに値しない人間となる。その後、まだ物理的に生存している彼の体にどんな罰が加えられようが、それは市民としてすでに死んだ彼の人格とはまったく切り離された話である」[65]。死刑囚は、罪を犯した市民として死刑に処されるのではなく、「危険な動物を殺すように、破壊的な水流に堰を設けるように」、始末されるだけなのだ。犯罪を自然災害と同種の危険とみなすなら、死刑制度は国家にとっても国民の生命を守る措置の一つとなる。他方「法的権利の剝奪の結果」についてフィヒテは自問する。「死刑囚の立場を恣意的に規定することが許される――つまり、彼に対して我々にある種の権利があるのではなく、その権利を行使することを妨げるいかなる法律もないという理由において――ことが帰結されよう。死刑囚を物として、一級の家畜とみなすことが許されるだろう。たとえば、家畜について、我々はそれを殺す権利を保有しているという言い方はしない。〔……〕殺す権利はないとも言わない。いったい、家畜の生死は、権利などといった概念が絡む問題ではない。我々が問題にするのは、殺すのに必要な身体的能力を我々が有しているか否かである」[66]。別の言い方をすれば、死刑囚の殺害は法の統制範囲の外にある問題である。純粋に物理的な動きに過ぎないのである。法の管轄にない行為ではあっても、風紀取り締まりの秩序の管轄下にある。市民としての死は、死刑囚から人権を奪う。彼にはもはや法的人格はなく、よって法的権利もないのである。死刑囚はせいぜい物理的な体として生存しているに過ぎない。つまり、動物に過ぎないのである。

　死刑囚が動物と同格ならば、動物と同じように殺しても構わない。政治的動物としての生命を失った人間はただの動物なのだから。人権がない死刑囚は動物と同じ扱いをしてもいい。しかし、それは彼らの身体に拷問や虐待を行ってもいいことになるだろうか。死刑囚を拷問にかければ、どのような罰則が待っているのだろう。「国家はその者を罰しない。なぜなら、死刑囚には一切の人権はないからだ。とは言え、彼は人類同胞から軽蔑と不名誉な扱いを受けるであろう。楽しみのために動物を虐待する者、明白な理由なしに殺す者は軽蔑と忌避と嫌悪に値する。そのような者こそ非人間的な蛮族である。いわんや、動物と同じ立場に堕したとは言え、まだ人間の姿を保っている存在に向けて蛮行をなしたとあっては、その罪はさらに重い。我々はそうした蛮行を避けるべきである。死刑囚に残された何らかの権利ゆえにではない。自分自身と同胞への敬意からである（しかも、ここで私はまだ蛮行の道徳的側面を問題にしてはいない。私が考慮するのは、唯一そうした行為が我々の社会的評価に及ぼす悪い結果のみである）[67]」。

　動物や死刑囚の虐待を妨げるものは法的に何もない。しかし、人間である我々は自分への敬意からそのような卑劣なことをしてはならない。死刑囚の処遇に関する道徳的問題は、動物の虐待を制止するときと同じ弁論に取り込まれ、動物の扱い方の問題に回収されている。動物への残虐な行為を制止する伝統的な言説においては、動物を殺すことで得られる有益な結果が、そうした行為の表面的な残酷さを相殺することが含意されていた。忌避されるべきはいわれなき残虐行為であって、有益な結果を生む残酷さは犠牲行為に転換され、道徳的に許容されるものとなるのだから。

　死刑宣告を受け、刑の執行を待っている死刑囚は、ある意味すでに死んだ存在である。その生物学的生命は続いているとしても、彼の法的・政治的生命は停止している。市民としての死とは、「生きた人間がその効力によって死んだものとみなされるような合法的虚構[68]」である。死刑囚の生命は、半死半生の者の生命である。それは、法的人格としては死んでおり、動物としては生きている者の特殊な生命の様態である[69]。彼らは国家と市民社会圏においては死んだ存在である。彼らは風紀取り締まりの秩序によってのみ見張られる。そして、社会の風紀的規則は彼らを動物とみなすのである。フィヒテの論は、直接実験について述べているものではない。しかし、死刑囚の生きた身体を実験のために要求するにあたり、医者が利用したのはこうした風紀取り締まりの権力と人体の純粋な物質としての立場であった。こうして、医学者は死刑宣告と刑の執行の間のわずかな隙間に潜り込み、風紀を糺す者として、市民としては死んだ者の動物的身体の処理を引き受けたのである。

「古代の奇妙な学説」の復活

一九世紀に入っても、死刑囚の体を使った生体実験の合法化要求は続いた。フォデレは法的領域も含めた医者の責任強化を求めていたが、一八一三年にはこのように提案している。「帝王切開に関する議論ですでに述べたことだが、死刑あるいは無期懲役刑を宣告された罪人を常に一定数確保しておく場所がどの医学部にもあることが望ましい。それらの体を使って、新薬を試したり、まだ方法が未確定であったり、滅多に行われないような手術を実験的に行うためである。［……］司法と人類愛《ユマニテ》は、自由な人間の体で治験を行うことを禁止しているが、死を待つばかりの罪人ならば、どちらの領域の禁忌に触れることもないだろう。反対に、それまで社会の敵であった犯罪者は、それ自体ではほとんど誰にとっても何ももたらさない死を有益なものとすることで、初めて社会貢献ができるのである。死刑囚実験の制度化が実現すれば、まだ先例がない手術に関しては、犯罪者で実験的施術をまず行うことが義務づけられるであろう[70]」。

医者の責任強化を呼びかけながら、「卑シイ体デ実験スル」企図を公言することに矛盾はなかったのか。我々にとって逆説的に見えることは、実は底では一貫している。実験者の立場からすれば、医者の責任を重くすることで、医者が時に患者を使って行っていた気まぐれな実験に制限を設けることで、生体実験に供されるべき人体のカテゴリーを限定することができるからだ。

その六〇年後、トゥルドはフォデレに反駁する意見を発表した。その頃までには、生体実験をめぐる医療倫理や法解釈の領域は、患者保護のさまざまな措置で補強されていた。フォデレに真っ向から反対するトゥルドはこう言う。「科学の進歩のみが動機であってはならない。それ以上に、実験台となる病人の益を優先させるべきである。医者を導くのは職業的倫理の指標である。『卑シイ魂デ実験スベシ』という標語にこめられた医学への非難にあたいするような行為は禁物である。その点に関して、あらゆる試験や先例のない手術はまず死刑囚、あるいは無期懲役囚で実験されるべきだと主張したフォデレは、古代の奇妙な学説を復唱していたのだ。[……] 人命の尊重は、医学研究のあらゆる領域における不文律である。マックス・シモンの言葉を借りれば、この規則が科学的精神の冒険心と大胆さを緩和するのである[71]」。

そのマックス・シモン自身は、一九世紀後半を通して当該分野の教科書となった『医療倫理』（一八四五年）で、さらに異なる別のタイプの弁論を展開している。刑罰を法の名のもとに実験に転換することを斥けていたのではなく、科学の名のもとにそれを行うことを拒否していた。「医者が死刑執行人になりかわることはできない。ヘロフィロスについてテルトゥリアヌスが言ったことを忘れてはならない。人間ヲ憎ムノハ医者カト殺屋カ、迷ウトコロダ。いわんや、科学研究を死後も続く刑罰に変換するなど、科学を貶めるにもほどがある[72]」。卑しい体を用いた実験は、科学そのものまで卑しくするのである。

医療倫理が構築され始めた最初の段階において、死刑囚を使った人体実験は医学的実践から除外されていた。しかし、一九世紀最後の二五年において、人体実験の企図は再び隆盛を見せることになった。その理由については後述する。

一八八四年、アーニングはハンセン病の菌をキアヌーという名のハワイ出身の死刑囚に接種した[73]。この実験は世界的な反響を呼んだ。その翌年に当たる一八八五年、パスツールはブラジル皇帝に宛て、ブラジル国内の監獄に収監されている死刑囚を、狂犬病についての実験のために使う許可を求める手紙を書いた。「私は、狂犬病を発症した犬に噛まれた後の患者において、病の発症を防ぐ手段を見いだすことが最重要であると考えております。この件に関して科学アカデミーで読み上げた最後の論考に対して多くの実験の機会が提示され、また私自身も実験の結果には疑いを持っておりませんが、それにも関わらず、これまでは人間に対してこの種の実験を試みる勇気はありませんでした。〔……〕ここで、国家元首の高察と強大な権力の介入が、人類《ユマニテ》の幸福のために待たれているのです。私自身が国王あるいは皇帝などに生まれておりましたら、あるいは共和国大統領であったとしても、次のように恩赦権を利用するであろうと考えます。まず、死刑執行の前日、罪人の弁護士に選択の機会を与えるでしょう。翌日の死刑か、もしくは狂犬病ウイルスへの耐性を生み出すための予防的ウイルス接種実験か、どちらかを選ぶように、と。実験結果によって、死を免れることができるという条件をつけます。もしも、死刑囚が無事に生き延びるという結果になった場合（もちろん、私は必ずそうなると説得するでしょう）、罪人を裁いた社会への安全保障として、罪人は生涯警察の監視を受けることを定めるでしょう。すべての死刑囚はこれらの条件を受け入れて、実験を選ぶに違いありません。死刑囚にとって一番怖いものは差し迫った死だけだからです[74]」。

その二〇年後、ピエール＝シャルル・ボングランもまた、死刑囚の実験利用について同じような考えを抱いた。彼は「死刑が犯した罪の償いと考えられようが、社会から危険人物を除外するための安全措置と考えられようが、死刑囚を生体実験（しかも、必ずしも致死的とは限らない実験）に使うことの妥当性は、常に世人が認めるところのものであった[75]」。

これまで見てきたように、死刑囚を使った生体実験には大きく分けて四つのタイプの弁明がある。最初のものは、死刑囚の罪人としての立場に焦点を合わせた弁論である。それによれば、他の人間に害悪をなしたため、道徳的に非人間的存在とみなされるべき罪人は、自らの尊厳を主張する資格などないとされる。二番目の弁論は、刑罰の有用性を最大限に強調する。いずれにせよ免れない死であれば、それを有効に使うにこしたことはない。この論調をさらに補強するのは、一人の生命と最大多数の幸福を秤にかける功利主義的論理である。この論理によれば、たった一人の幸福は数えきれない人間の保存に比べて、取るに足らないとされる。三番目の弁論は、実験を受け入れる罪人が果たす罪のあがないという側面に光をあてる。死刑囚は、人類のために自らの命を犠牲に供することで、社会に向けて犯した罪の償いをすることができる、というものである[76]。四番目の弁論は、死刑囚の境界的立場に依拠する。それによれば、すでに法的人格を剝奪された死刑囚は、生きながら死んだ者に過ぎない。

第3章

種痘、あるいは大衆試験

政府は天然痘予防のための種痘を国民全体に推奨している。それは、種痘はあらゆる人に関わる案件ということであり、つまり、誰に行ってもいいということだ。［……］ゆえに、卑シイ体デ試スベシという格言の「卑シイ」という表現は、（共和制的な意味での立法者ではない）すべての人間を指している。[1]

カント『種痘に関する考察』

一七世紀、天然痘は「小梅毒」とも呼ばれ、風土病だった。この病気に真っ先にかかるのは幼い子どもたちだった。命を落とさなかったとしても、その皮膚の上には一生消えない小さな穴のような傷跡がびっしりと残った。子どもの死亡率という点からも、若い女性の容貌劣化の点からも、この病気は多くの人を悩ませていた。一八世紀初め、西洋医学は何ら有効な治療法も見つけられないでいた。一方、トルコとサーカシアには奇妙な民間療法が残っていた。同地方の母親たちは、病人から採取した膿を子どもの体に接種するという方法で、子どもたちに天然痘への耐性をつけていた。いったん良性の病気に感染した子どもが二度と天然痘にかからないということは、経験的に知られていた。

医学的種痘の祖とも言えるこの方法は、一七二〇年に在イスタンブール英国大使モンタギュー卿の夫人によってイギリスに持ち帰られた。これは、新しい医療の方法であると同時に、一般人に向けたまったく新しい医療政策だった。天然痘の膿接種の手法の導入は、それから一世紀にわたってヨーロッパ全土で大きな論争を呼ぶことになった。[2]

新しい医療の導入

民間療法

種痘は導入とともにヨーロッパ人からの強い抵抗に遭った。抵抗の理由は、それがトルコの民間療法だということだった。非科学的な経験主義的手法という点に加えて、トルコで早くから結婚や売春に供される少女たちの市場価値を上げる必要から編み出された手法であるということも大きかった。種痘の慣習的起源はよく知られていた。ヴォルテールは、『哲学書簡』「天然痘接種について」でこう言っている。「他の民族にはまことに奇妙に思われるこの慣習がサーカシアに生まれた理由は、母親の愛情と子どもへの配慮というどの民族にも馴染みの深い事情である。サーカシア人は貧しく、彼らの娘は美しい。だから、彼らの間で一番よく売れるのはこの娘たちだ。ペルシャのソフィで国王のハーレムに加わるために、あるいは裕福な商人たちの商品として保存されるために。〔……〕しかし、父親と母親によってちゃんとした教育を与えられた娘から、一切のそうしたチャンスが奪われてしまうことはよくあることだった。家族の中に広まった天然痘が原因だ。大事に育てた娘は、あるいは死んでしまい、あるいは片目をなし、あるいはふくれあがった鼻で生き延びた。貧しい家族はこうして唯一の収入源を失うのだった」[3]。

よって、種痘がサーカシアの少女たちの売春牧場で培われた予防法であるとは、ヨーロッパの誰もが知っているところだった。ヨーロッパの学問的・倫理的権威を背負う人々は、「美しい娘たちの売買という恥ずべき慣習が残る地方に生まれた」[4]種痘の導入を簡単に認めることはできなかった。たとえば、モンテスキューは皮肉たっぷりにこう言う。「アジア人が生み出し、イギリス人の手によってヨーロッパに持ち込まれ、外国人によって我々に伝授された慣習が、唯一医療実践の適用基準を決める権利を保持する我々の世界でよしとされることがあるなどということを、誰が想像できるだろうか」[5]。

種痘は民間療法であったのみならず、トルコのものであった。エケは一七二四年の『種痘に反対する理由と種痘への疑い』で、種痘を「確かな技術も規則もない慣習」として斥けている。エケは言う。「この方法は医療とは何の関係もなく、むしろ魔術に近い」[6]。つまりその効果は疑わしく、功を奏したとしてもその理由は不明だ、と。種痘は低い文化に生まれたという由来から軽蔑の対象となっていたのだが、それに加えて非合理というレッテルまでも貼られた。純粋に経験的手法である種痘は正統的な医療実践とは認められなかった[7]。

免疫学がなかった時代の医者たちは、種痘の奏功率を正しく評価する手段を持たなかった。推論によって証明されず、理論のない種痘は、経験によってのみその効果を知られていたのである。

ニューゲートの実験

こうした状況の中、イギリスで王室付き御典医ハンス・スローン卿が、囚人を使った実験の許可を当局に求めるということが起こった。ウェールズ公妃〔すなわち英国王太子妃〕はスローンの願いを聞き入れ、ロンドン・ニューゲート監獄に収監されている囚人の何人かを使って種痘の実験を行う許可を与えた。実験台となる囚人は自発的志願者でなければならず、実験が成功した暁には恩赦が与えられることになった。一七二一年八月九日、ニューゲートの囚人から選ばれた六人（女三人、男三人）は、医学者の集団を前に、天然痘を接種された。一九歳から三六歳の囚人たちは、種痘を受けたときにはぶるぶると震えていたらしい。彼らはすべて生存し、恩赦を受けて解放された。[8]

ヴォルテールはこの一件に関して、ウェールズ公妃への讃辞を惜しまなかった。「種痘、あるいは天然痘接種ついての噂を聞くや否や、英国王太子妃は四人の死刑囚における実験をお命じになり、結果的にこの者たちの命を二重の意味でお救いになった。人工的な天然痘は、彼らを絞首刑台から引き離したと同時に、彼らがそのまま齢を重ねていたら、いずれは罹患して、それで命を落としたかもしれない自然の病気からも解放したのである」[9]。ニューゲート実験の翌年、セント・ジェームス孤児院に居住していた子どもたちにも同じ実験が行われた。孤児への実験の成功を受けて、一七二二年四月にはメートランドがウェールズ公の二人の王女、プリンセス・アメリーとプリンセス・キャロラインに種痘を行った。

アンヌ＝マリー・ムーランは、当時の医学的実験が二極化されていたことを見事に言い表した。「イギリス社会の対極的な二つの人口カテゴリーについて、種痘が最初に適用されたのである。一方には、集団を無視した個人の生命の維持という高慢な自由意志による行為があった。自由意志による行為は、賭博やリスクを好む特権階級の生き方の一部であった。実験台に指定された貧民もまた、自由意志によって初めて存在理由を与えられた。貧困は財産の喪失という意味で、『この世のはかない人生において、人間の尊厳にとって最悪の状態の一つ』だけではなくなった。多くが罪人であり、飢えて病んだ人々である貧民層は、これ以後、完全なる権力からの強制に身を任せる存在にもなった。そして、権力からの強制は、史上初めてここで医学的な形をとったのである。医学の実験の対象は瞬く間に死刑囚から貧民に移った。セント・ジェームス教区の孤児たちの例が示しているように[10]」。実験が最初に行われるべきは価値のない体である。価値のない体は実験のリスクを背負うためにある。彼らの犠牲の上に手に入った認知的利益は、その後社会に再配分される。つまり、高貴な体は卑しい体を利用して、自らの生物学的生存と社会的再生産をはかることができる。

スローン自身が告白しているように、ウェールズ公妃が王女に実験をさせた理由は、「王室のその他の子どもたちが天然痘の危険から解放されるためと、公益をはかるため[11]」であった。別の言い方をすれば、家族と臣下の健康を守るためだったと言えよう。ウェールズ公妃の表現は曖昧である。この曖昧さは、ニューゲート監獄の実験と「王侯の行為である実験」をつなぐ連続した論理があったことを教えてくれる。王室内の実験は、王とその家族の生命の安全（ここではウェールズ公の子どもたちの健康）を守るために行われるものであったが、それは同時に、即座に、より広範囲の一般人への適用によって「公益をはかる」行為ともなり得ることが表明されていた。ウェールズ公妃の表現は、王侯自身の健康への関心と、より広範囲の適用を目指した政治的な関心が混在している。もちろん、この時代以前にも似たような公的表明の表現は見つかるが、この時代、種痘の導入は未曽有の規模に達していた。種痘の効用に権威がお墨付きを与えた途端、その適用は王侯の家族から貴族層へ、そこから国民全体に広がった。

囚人を使った実験は、一見それまでと同じように見えながら、その目的と政治的機能において大きく変わり始めた。囚人たちの卑しい体は、君主とその家族の高貴な体の代役となるのみならず、ここで初めて全国民の代役ともなり始めたのである。それゆえに、たった一人の実験台では足りない。大衆に適用されるべき医療の確立が目的であれば、実験台はどうあっても複数の人間のグループでなければならない。そして、そのグループは、当時の医学が考えていた生理学的多様性のタイプをそれぞれ代表するサンプル的個体を集めたものでなければならない。こうした展望は、実験プログラムを見れば明らかである。ロンダ・シービンガーがいみじくも指摘したように、ニューゲート監獄の実験でグループに編成された六人の囚人たちは、男女と年齢の配分を見ても分かるように、当時の英国民の人間タイプを代表していた。実験を行った医者たちは、この囚人グループから、王侯自身が危険にさらされることなく実験の益を享受するために使用される王侯の体の複製を作りはしなかった。彼らは、国民の多様性のミニチュアを構成したのである。「一七二一年、ロンドンのニューゲート監獄で六人の囚人に行われた種痘の実験には、明らかに実験台の性別と年齢の配分を統制しようという意図があった。選ばれた六人は男女半々であったが、男女ともにほとんど同じ組み合わせの三種の年代が見られる〔上段三人が女性名、下段三人が男性名〕。実験者は『あらゆる年齢とさまざまな気質の男女』に種痘がどのような反応を呼び起こすかを知ろうとしていたからだ。

アン・トンピオン（二五歳）　ジョン・コーセリー（二五歳）
エリザベス・ハリソン（一九歳）　リチャード・エヴァンス（一九歳）
メアリー・ノース（三六歳）　ジョン・アルコック（二〇歳）」[12]

ニューゲート監獄の実験は、それ以前の君主モデルの医学実験と共通点を多く持っているものの、それとははっきりと違っていた。実験結果の宣告と国民の健康管理を任務とする政治的権力の出現は軌を一にしていた。

ヨーロッパ中の関心を集めて華々しく敢行された種痘実験は、新時代の医学実験の礎石となった。これ以来、種痘は大陸にも伝播し、ヨーロッパ諸国に広がった。もちろん、各国で争議を巻き起こしながら。

フランスに種痘が導入されたのは一七五六年である。この年、オルレアン公は、医師トロンシャンに命じて、その二人の子どもに種痘を受けさせた。一七六三年六月八日、オメール・ジョリ・ド・フルーリーの要請を受けて、パリ議会は神学部と医学部に天然痘についての意見書を提出するよう求めた[13]。この決定は啓蒙の哲学者たちを怒らせた。何の権利があってソルボンヌの神学者が医学の領域に口出しするのか、と彼らは抗議した。

一七七四年、フランス国王ルイ一五世が天然痘で死亡。王は、ある葬儀に参加した折に感染したらしい。王の死は種痘に関する論争を早々に終結させた。同年、若い新国王ルイ一六世とその兄弟の親王たちは種痘推進派の医者たちを召し出し、予防接種を行うよう命じた。

種痘は道徳的に許されるか

この時期の種痘推進派と反対派の間の論争の根源には道徳的な問題があった。それは以下のような問題である。統計によれば、人工的な天然痘（種痘による感染）にかかった人のうち、わずかであるが死ぬ人たちもいる。これが論争のもとである。道徳的な観点からすれば、この問題は「不確かな危険を予防するために確かな危険に自分の身（あるいは他人の身）をさらしてもいいものか」という問いで表明されよう。

種痘をめぐる考察には、種痘を個人的選択の問題と考えるか（私には私自身の命と子どもたちの命を危険にさらす権利があるのか？）、集団に適用される政治的決定の問題と考えるか（君主には種痘を許可および強制する権利があるのか？）という二種類のアプローチがある。

カントの考察

種痘についてのカントの考察はこうした問題の二重構造をよく表している。彼は『徳論』で、自らの命を守ることは「自分に対する義務（厳密な義務）[14]」であり、自殺は道徳上の観点から禁止されていると述べる。その前提から出発して、カントはその学説を自殺についての「特殊な例にまつわる問題」についての議論で構築する。読者はこれらの問題に答えを与えることで、道徳的判断を実践するのである。たとえばこのような例がある。「種痘を受けようと決めた男について考えよう。この男は、それが命を守るためであるとしても、まったく不確かな根拠のもとに自分の命を危険にさらそうとしている。道徳的義務の法則の境界例として、この例は水夫の例以上に切実な問題を含んでいる。水夫はその身にとって危険である暴風雨を自ら引き起こしたわけではないのであるが、種痘を受ける男は命の危険を伴う病気を自らの身に招こうとしているのであるから。種痘は道徳的に許されるものだろうか[15]」。

　種痘を受ける男と水夫は、道徳的見地から一見よく似ているように思われる。両方とも不確実な生命維持の根拠のもとに命を危険にさらしている。（水夫は嵐が起こることも知らず、海に出てゆく。同じく、種痘を受ける男も、これから罹患する天然痘の重度について、そして自分の体の反応について、一切の予断を持たない）。しかし、この二人の間には決定的な違いがある。種痘を受けるということは、嵐を前にした水夫とは違って、意志に反して外部からやってくる危険に抗うということではないのだ。その反対に、種痘を受ける者は危険を自ら招き、その作用を計画しているのである。別の言い方をすれば、危険の意志的作用手は彼自身なのだ。それによって起こることの責任は彼に帰されるのだ。もし、種痘のせいで罹患した天然痘が重篤なものであったとしても、その責任は自分以外に帰すことはできない。

　カントの立場は、ほんのわずかでも潜在的な危険が想定される行為には踏み込んではならないというものではない。そんなことを言えば不作為を促すに等しいだろう。水夫の例（現代ならば「危険を伴う職業」と呼ばれるだろう）では、海の危険に身をさらすことと生活の資を稼ぐことは同一であるから、道徳的な咎めはない。「水夫や漁師などは、命の危険を伴う職業に従事する人々である。もし命の危険がなければ、彼らは必死の努力をしないだろう」[16]。水夫の生活には嵐の危険があるのは明らかである。しかし、その危険は水夫の責任ではない。難破は自殺ではないのである。

他方、危険を前にしたとき、それを避けるためには私は自分の命を担保にいれるべきだろうか。この問いに対するカントの答えは次の通りである。「命を失う危険を前にしたとき、命を危ない目にさらしてそれを避けることは許されている。しかし、意図的に与えられた人生を終結させることは、つまり自ら命を絶つことは許されない」[17]。隷属状態か死ぬかの二者択一を迫られたとき、それに抵抗して闘うことは道徳が許すところのものだ、とカントは言う。もし、闘うことで自分の命を危険にさらすとしても。他方いかなる理由であれ、自殺だけは許されない[18]。重要なのは、自分で自分の死を意図的に招き寄せないことなのだ。これが、種痘に関わるカント的道徳の原則である。

一七九八年、カントの忠実な弟子ヨハン・ハインリッヒ・ティーフトランクは、『徳論』の解説書を刊行し、その中でカントが答えを出さないまま残しておいた義務の境界を示す特殊例について、答えを与えようとした[19]。ティーフトランクによれば、カントの道徳体系は原則として種痘を禁ずるものだった。天然痘を予防するには、隔離、監視、領土区分などの昔ながらの方法に戻ればいいのだから。ティーフトランクの解釈はカントの意にかなったであろう[20]。しかし、このような解釈を公表したことで、ティーフトランクははからずもカントの名前を、その当時すでに八〇年近くもヨーロッパを揺るがせていた激しい論争に巻き込んでしまった。皮肉にもカントの道徳哲学は、弟子の慎重を欠く宣伝のせいで、大変難しい立場に置かれることになった。たった一つの例に関する論争のために、カントの哲学は実践面できわめて疑わしいものとされてしまったのである。

一七九九年四月、ドイツで最も熱烈に種痘を推進していた医者の一人、ユンケル博士は、カントを含む哲学教授に種痘が孕む道徳的問題についての質問状を、手紙の形で送った。[21] ユンケルの日記にまとめられた彼らの返事は、[22] 全体的にカントの立場への決定的な否認として現れる。その中には、カントとの対立で有名だったヨハン・アウグスト・エベラルトによる種痘擁護の意見がある。また、ヨハン・クリストフ・ホフバウアーによる『徳論』が挙げている種痘の例に対する批判がある。さらに、ティーフトランク自身の困惑したような申し開きがある。ティーフトランクはここで、ユンケルが提示した新たな衛生学的展望に合わせて、前言を撤回して種痘を認めている。ユンケルは、種痘を一般化することで天然痘を完全に根絶するという新たな医学的目標を立て、それによって種痘を道徳哲学の原則にかなうものとして提示し得たのだった。

同じ頃、種痘論争の拡大ぶりを示すかのように、ケーニヒスブルク地方の若い伯爵がカントに宛てて、初々しい困惑を伝える手紙を書いた。[23] 若者は、種痘すべきか否かというまさしく良心を試す難題を前に苦しみ、カントに道徳哲学の原則に基づいた助言を乞うたのだった。伯爵は、種痘の道徳的アポリアに彼なりの論理的解決法を考え出していた。「最小限の危険という評価基準に依拠することは果たして理性的なのか」、あるいは「種痘で死ぬ確率は、天然痘に感染して死ぬ確率よりも低くはないか」という疑問から問い直すことだった。

無邪気な手紙の主はずばりと本質を突いたのである。彼の問いこそは、種痘についての道徳論争を解く鍵となるのみならず、カント哲学における同問題の真の射程を、つまりなぜカントが種痘に関する問題でこれほど困惑する羽目になったかを明らかにするものであった。種痘に関する道徳的問題の根本にあるのは、法の合理性とリスク均衡の合理性の拮抗であった。生と死の対照を背景に浮かび上がるのは、実践における二つの相容れない合理性の姿であり、当時の歴史的文脈において、それは医療衛生政策における分裂した二つの立場として現れたのである。

こうした状況の中で、カントは論争に対する返事を用意し始めた。「この問題をめぐって起こった火事騒ぎを静めるため[24]」であった。カントの示した議論の要点から、その主張を再構成してみよう。

まず、種痘は人工的に天然痘を起こすものであるように思われる。天然痘は身体的な病、つまり害悪である。では、道徳的（精神的）に、害悪を善のために使用することは許されるのか。

カントは道徳原則に従って、「否」と答える。福音書から引用しつつ、カントは、悪を善の道具とすることは道徳的に許されないことだと繰り返す。「それでは、他人をいずれかの危険にさらすことは許されるのだろうか。合意のあるなしに関わらず、またそれが人類にとって有益な結果（まさに道徳的な危機なしには手に入れることのできない心身にとっての益）をもたらすものだとしても。『そのような者たちが罰せられるのは当然である[25]』と、キリストの使徒は言った」。自然の害悪を目的論的効用論に利用するのは神の摂理ぐらいであるが（それも厳密に反省的な判断力によって見極められる限りにおいて）、この種の手段と目的の弁証法、あるいはこれほどの否定性のトリックは、ほとんど神の摂理のレベルに達している。反対に、このような手段は、個人としての人間には禁じられている。

しかし、特殊な場合はないのかという反論が起こるだろう。特に医学的な案件においてはありそうではないか。たとえば、壊疽のためにやむを得ず行う切断についてはどう考えればいいのか。

『徳論』の水夫の例は、キケローの『義務論』を参照したものだ。キケローのテキストにおいてすでに、危険のイメージには医学のたとえが使われている。「差し迫った危険におびえるあまり、怯懦で腰抜けの振る舞いに陥ることは何としてでも避けるべきである。とは言え、理由もなく危険に身をさらす必要もない。そんなことは無謀なだけだ。リスクを孕んだ状況に対しては、医者の態度を真似よう。医者は、軽い病の患者には穏やかな治療法をとるが、重病の患者については、効果が不確かで危険な療法をとらざるを得ない。空が晴れわたっているときに嵐を望むのは狂っているが、あらゆる手段を講じて吹き荒れる嵐に立ち向かうのは賢明な行動である。逡巡がもたらす害に比べて、大胆な手段の成功がもたらす善の方が大きい場合にはなおさらである」[26]。そう、もちろんわざわざ危険を誘発する必要はない。一方で、差し迫った危険に対して、緊急の場合でなければ講じられることのないような危ない療法を用いるのは理にかなったことである。カントも『道徳講義』では、こうした日和見主義に依拠して言う。自分で自分を切り刻むことは許されないが、壊疽などの場合における身体部分の切断は正しい、と[27]。

医学史において、緊急時に最大の危険を回避するために、それ自体が危なかったり、患者を傷つけたりするような医療を行うことは、「英雄的治療」と呼ばれるカテゴリーに属する。カントも、草稿の中でこの表現を使っている。カントの「英雄的治療」の定義は非常に広く、その中には種痘も含まれ得る。つまり、カントにとっても、その範疇において種痘は許されるものとなる。カントによる「英雄的治療」の定義は、「生死の境にある症例において、あるいは、同じことであるが、一生治らない病を得んとしている患者において（それが感染の恐怖の中で一生を送ることであったとしても）、医者が試みる治療」[28]のことである。

「悪によって悪を駆逐する」は暗に種痘をほのめかした箴言である。種痘推進派は、大きな危険をより小さな危険で代替するという「より少ない被害」の理屈で、この明らかな矛盾を乗り越えようとしていた。一方、カントの理論においては二つの悪の間に大小の比較を設けることは斥けられている。カントにとって、二つの悪の間の違いは身体の害悪と精神の害悪という質的なものであった。種痘はある大きな身体的危険に比べて（たとえば天然痘に罹患したときの危険）より小さな身体的危険を示しているのではなく、質的に天然痘とは異なる種類の、しかしその対価は同じような害悪を示しているのである。

確かに種痘推進派の主張において、種痘は同程度の重大な結果を呼び得るが、その結果が起こる確率が異なる二つの危険の間の一つとして紹介される。種痘と罹患のうち、どちらを選ぼうが死の危険は一緒だ。ただ、実際に死ぬ確率が違うのだ。こうして、悟性の働きは、リスクの分量を秤にかけるという形をとる。自由意志による選択は、賭けの様相を呈する。依拠すべき評価基準は、どちらがより悪い結果を招く確率が低いかということである。二つの選択肢の最悪の結果が同じことであるなら、少しでも起こりにくい方を選ぶのが望ましいのである。

とは言え、カント主義者にとっては、リスク均衡の図式は、畢竟優れた選択技術を際立たせるための道具立てに過ぎないのであって、どうあっても行動の徳義性をはかるものではない（前者の場合、選択を誤るリスクがあるが、後者においては道徳的過ちという危険がある）。それ以上に、二つの危険を比較すること自体、その間に同じ定量性を想定することを意味する。しかるに、カントは、二つの種類の危険が同じ秤ではかることができるという仮定を斥ける。種痘を選んだ人間は、病気に罹患して死亡するおそれがあるのみならず、自分を殺すリスク、あるいは他人を殺すリスクにもさらされることになる。もっと悪い場合は、その他人が「まだ判断力が固まっていない」子どもであったときである。その場合、人間としての義務に背くことにすらなろう。こうして、身体的な危険（病気、死）は、精神的な危険（自殺、他殺）によって二重にふくれあがる。カントの道徳論は慎重なリスク評定を妨げない。むしろ、リスクというリスクを最初から禁じるものだ。道徳に反した行動に陥るリスクは何とあってでも避けなければならない、それだけである。何一つ、道徳の「法」と引き換えにできるものはないからだ。その代償が、たとえ自分の命であっても。

ここで、まず我々は、どこまで自分の体を危険な実験に差し出すことができるのかを検討しなければならない。実験台にとって、この問いの背後にはより大きな問題が控えている。我々は自分自身の体を自由にする権利をどこまで与えられているのか、という問題である。私の体は本当に私のものなのか、私は私の体を、それが完全に破壊されると知りつつも（自殺などの場合）、あるいは一部損壊されると分かっていても（切断や病気の場合）、好きなようにする権利を持っているのか、自分で自分の体を自由にするときの道徳的限界はどこにあるのか、等々。こうして、自己の所有権に関する哲学的議論は、自殺の権利という難題において頂点を迎える。

しかし、その問題もまた複雑に分岐する。一時的措置であり、ケースバイケースの決定でしかない切断に比べて、種痘は道徳的問題である。なぜかという理由は、その集団的措置という性格を見なければ理解できない。

リスクに関する道徳的問題は、ここで尺度を変えるわけである。衛生政策の決定機関にとって、もはや「個人として見た人間」の尺度は問題ではなく、集団の尺度が問題となる。リスク問題は個人の決定に関わるものではなくなる。カントに手紙を書いた若い伯爵が悩んでいた「私はどうすればいいのか」という問題のレベルは、はるかに超えられる。ここで問われているのは、倫理的・政治的選択の問題、つまり「国家はどんな措置までを国民全体に適用してもかまわないのか」という問題である。

この問いを種痘の場合にあてはめるとこう言える。「衛生の権威は、英雄的治療である種痘を一般的予防策として国民全体に適用してもいいのか」と。この問いに答えるのは良心の導き手の仕事ではない。「道徳問題に関する法律家[29]」の役割である。

種痘を英雄的治療とみなすことで、ようやくカントの道徳哲学にも種痘の肯定への道が開け始めていたところであった。しかし、このように種痘の問題が倫理と政治のタームで言い換えられたことにより、状況はさらに一変することになる。

カントは「天然痘禍」の差し迫った危険を相対化し（緊急な問題は病気ばかりではなく、飢饉や薪炭の窮乏などもあると指摘することで）、天然痘対策にどうしても英雄的治療が必要であることを疑問に付す。さらに、彼にとっては種痘を禁止するより根本的な理由と思われる根拠を挙げる。その理由は、衛生政策に関わるものとして提示される。

種痘キャンペーンを行えば、その周辺に一定数の死者を出すことは必定である。種痘によって救われる子どもたちもいるだろうが、命を落とす子どもたちもいるだろう。しかし、誰がそのような道徳的責任を背負うことができるのか。カントにとって、社会の一部の人間の命を救うことは、その他の一部の人間の命を犠牲にしていい理由にはならない。

医学統計と責任領域の拡大

病気は大衆の衛生生活を大きく支配する自然現象である。とは言うものの、人口統計的政策の道具として病気を利用することは許されない。そのような手段から必然的に発生する死亡については、政府が責任をとらなければならなくなるからだ。疫病の結果としての死亡は誰の責任でもない自然現象にとどまる。カントは、措置と不作為を厳密に対置させる論法で、衛生政策の正当性についての議論を進める。

措置と不作為の峻別（執政者の道徳的責任は取られた措置についてのみ問われ、何の措置も取らなかったことについては問われない）は、種痘と自然な罹患の結果を測定することによって曖昧なものとなる。果ては、衛生問題に関する医者や家庭の父や政治的権威の責任の見直しが問われることにもなる。種痘がもたらす健康への利益を評価するためには、一定数の人間について、幼い頃に種痘された場合と「自然な」天然痘に罹患するままにされた場合を仮定して、彼らの死亡と延命についての統計学的推定を行うことが必要となる。

西洋社会への種痘の導入とともに、政治的算術モデルをベースに、かつその延長として、医学的算術[30]とも呼べる一領域が発達を遂げた。図表5と図表6は、一八世紀ロンドンで発行されていた最新科学雑誌『フィロゾフィカル・トランザクション』の一七三五年に掲載されていた表である。

図表5　自然に罹患した天然痘による死亡者統計[31]

	天然痘に罹患（人）	死亡（人）
ハリファックス	276	43
ハリファックスの司教区の一部からブラッドフォードにかけての地域	297	59
同司教区の別の場所	268	28
ブラッドフォード	129	36
リーズ	792	189
ウェイクフィールド	418	57
ラックデール	177	38
ランカシャー州の小さな商業都市アシュトン・アンダー・ライン、および近隣の2小村を含む地域	279	56
マックレスフィールド	302	37
ストックポート	287	73
ハザーフィールド	180	20
合計	3405	636

図表6　一七三三年にイギリスで実施された種痘の総数[32]

種痘実施者	人数
ネトルトン医師	61
クローディウス・アイミアンド御典外科医	17
メイトランド外科医	57
ドーヴァー医師	4
ウェイミッシュ外科医	3
トーンソン師	3
ポーツマスのブレイディー医師	4
チチェスターのスミス外科医および、ダイマー薬剤師	13
ゴスポートのウォーラー薬剤師	3
リーセスターのある女	8
ハーヴェストフォード・アンド・ウェストのウィリアムズ医師	6
同じ地域の別の人物2人	2
ブリストルのフレンチ医師	1
総種痘数	182

図表5は、自然な天然痘の流行に起因する死亡数の都市比較である。それらの都市の結果を総合して計算した死亡率は、一八・六%であることが分かる。図表6は、種痘を受けた人々の数の総和を示している。その中には、二人の死亡者しかいない。結果として、種痘を受けた場合の死亡率はおよそ

一％ということになる。雑誌の結論は次の通りである。「種痘による罹患は自然のものよりもはるかに安全である」[33]。

この二つの表が対照的に示す状況を比較すれば、種痘は、それが行われた場合も、行われなかった場合も、死亡率に明らかな影響を及ぼすことが分かる。何の措置も取らない天然痘予防政策は、積極的な措置を取った場合と同じように、はっきりと目に見え、計量できる数学的変化を統計結果にもたらすのである。責任問題において措置と不作為を峻別することの意味は、ここで大きく揺らぐ。

特に、措置と不作為の峻別は、ある種の伝統的医療哲学と固く結びついていた。衛生技術とある種の福祉医療の発展は、その哲学に風穴を開け始めていた。伝統的な医療においては、無治療と医者の待機は医者が患者を見放したことを意味しなかった。医者は、ヒポクラテスの自然治癒の教えに従って、治癒の本来の意志主体である自然の作用を信じて待っているのだと考えられていた。カントが説明しているように、国民全体の健康問題についてもそれは同じことで、疫病などの動向に見られる好転現象はある種の摂理に基づくものとみなされていた。こうした伝統的な治療観では、医者は治療行為についての責任は問われても、自然の進行に任せた病気が引き起こした結果については何の責任も負ういわれはないと考えられていた。医療責任という観点からすれば、医療的措置があったか、あるいはなかったか（あるいは待機していたのみ）という二つの態度の間にははっきり一線が画されており、医者の責任は前者の場合においてのみ追求されるべきものであった。後者については、自然の領域、あるいは神のみぞ知る領域であったのである。

このような伝統的な医療観からすれば、子どもたちに種痘を受けさせずに置くことは決してネグレクトや彼らの身の棄却ではなく、むしろ神の決定に彼らの運命を託すことであった。神学的カテゴリーが歴史に適用されて、かくのごとき「摂理」の考え方が生まれた。神の摂理は地上の権力が統制できない領域すべてを支配する。病を人為的に与える種痘は、二重の異端と思われた。まず、自然の現象を技術の道具とするという異端[34]。そして、神の賢明な摂理にのみ使用を任されている手段を世俗の権力が利用するという異端。カントは言う。「個人としての人間には、誰一人としてこのような治療法を使いこなせる者はいないだろう。やはり、〔人口の〕膨張を防ぐために戦争を望み、子どもたちに天然痘を与えたのは（つまり、ある意図をもって）、神の意志でなければならない[35]」。

ヴォルテールは、愚かな神学者の口を通してこの種の見解を語らせる笑話を作った。ヴォルテールの神学者は言う。「人間は自由である。つまり、やりたいと思ったことは、その能力がある限り、何でもできる。しかし、偉大な存在の永遠の政令に対して反対の行動をとる能力は人間には与えられていない。なぜなら、そんなことは神の定めに背くことだからだ、神の意志を無効にすることだからだ。たとえば、そんなことができたとして、死の瞬間として定められた瞬間を超えて命を延ばすなんてことは。人間の命に限らない。ハエの命だって同じことだ。よって種痘で人間の命を延ばそうなんてことは、不可能であるだけではなく、神の摂理に背く大罪なのだ[36]」。ヴォルテールは続けて言う。ヨーロッパの王侯たちが「その子どもたちや自分自身に種痘を試すだろうということくらい」、すでに神は計算していたに違いない、と。「王侯たちは種痘の有効性を確かめることで、戦場で殺させてきたのと同じくらいの数の人間の命を救うことができるのだから[37]」。

さて、ここに新たな予防医療の技術が出現し、それが国民レベルで適用される時代が来たとき、病をもって病を駆逐することになった。新しい予防観によって、それまでの二重の峻別の構造が退いた。統計にあったように国民において証明された種痘の効用は、それまで支配していた「医療技術と自然」、「政治と神の摂理」の間にあった対立の図式を解消し、同時に医者と衛生領域における権力者の責任を拡大した。対照的な死亡率を比較することによって、自然と技術の間の峻別、そして政治権力と神の摂理の峻別は意味のないものとなった。これより医者たちは、予防の種痘をしなかったという理由で、自然な天然痘による死亡についても責任を負わされることになったのである。病気を阻むいかなる措置もとらなかったことが、危ない状況にある人に対する補助の拒否とみなされ、道徳的な罪状をなす可能性が生まれた。衛生政策の権力の活動領域が広がると同時に、「自然」や「神の摂理」という契機は、大衆の衛生状態を支配する影響力のリストからはずされてゆく。これより、非介入の結果は意志を行使しなかった意志作用手の責任となる。このような状況のもと、カントが依拠し、責任問題の道徳的特殊例の研究の基盤としていたような古典的な峻別の図式は、いやおうなく危機に瀕することとなった。

大衆全体が卑しい体となったのだろうか

今日「集団管理」と呼ばれる政策領域において病気を手段化することは、カントによれば、理論的に許されないことであった。しかし、事実上、当該手段はすでに自由に使われていた。戦争の手段化は人間全般に禁じられている。一方、天然痘というもう一つの選択は、一部の人間からは手段としてすでに認められていた。カントもよく知っていた。「政府は天然痘予防のための種痘を国民全体に推奨している。それは、種痘はあらゆる人に関わる案件ということであり、つまり、誰に行ってもいいということだ[38]」。カントはここで公的文書と思われるあるテキストを引用しているのだが、その典拠は見つからなかった。医学的権威、あるいは政府の機関が公表した、種痘を推奨するのみならず、ほぼ義務化しているテキストである。ケーニヒスベルクの哲学者は、余白にこう書き込む。「ゆえに、卑シイ体デ試スベシという格言の『卑シイ』という表現は、(共和制的な意味での立法者ではない)すべての人間を指している」。この言葉をどう解釈すればいいのだろうか。

カンギレームはこの一節をよく知っており、次のような誤った解釈をほどこした。「カントは、医学実験の道具とすることが許されていた『卑シイ体』についての定義を刷新することにより、試験の新しい意味を見いだしたのである[39]」。この箇所で、カントは唯一実験が許されている卑しい体の再定義などを試みているのではない。種痘批判を続けているのである。カントにとって共和制を布くということは、自由の法の精神にのっとって国民を治めるということであった[40]。政府が医者に種痘を許可するということは、「卑シイ体ノ実験」を一般大衆に適用するということであり、結果的に自由の法の精神に矛盾することになるのであった。

種痘が一種の人体実験であるとするならば、その特徴は限定された卑しい体にのみ施行されるものではない。衛生政策の関心の対象は国民全体であり、よって種痘は一般大衆にもれなく施行されるべきものだ。ここで、種痘の大衆実験としての側面が浮かび上がる。このモデルにおいて、人体実験の対象カテゴリーとしての卑しい体は、一部の賤しめられたカテゴリーの人々ではなく、ある意味、大衆全体となる。

そうすれば先に引用したカントの言葉は、種痘に関する彼の否定的な態度が政治的な次元を含んでいたことが分かる。カントは種痘政策に、政治家主権と医学的権威が混在する新しいパターナリズムのシステムの到来を見たのである。

カントは『諸学部の争い』という以前の論考で、「卑シイ体」という表現をすでに用いていた。医療を統制すべき二大原則は「一般大衆を診る医者が必要であること」と、「ニセ医者（卑シイ体デ試スベシという口実で罰サレズニ殺ス権利を濫用する者）をなくすこと」だと述べている箇所である[41]。ニセ医者、別の言い方をすればぺてん師は、医療の領域から一掃しなければならない。医療に嘘を許すということは、堂々と殺人を犯す権利を与えることに等しい。こうしたことを非合法とし、医療の実践を監督して、国民の健康を守ることは政府の義務である。カンギレームが要約するように、カントが要求しているのは、「治療がいきあたりばったりで無責任な実験に変わらないよう監督する義務[42]」である。罰サレズニ殺ス権利という表現は、古代ローマ文学の医者の戯画由来の文学的常套句である[43]。カントは、政府に医療実践の監視と規制を要求するために、意図的にこの諧謔的表現を採択したのである。

それは、衛生政策と医学的実験についての考察の中心に「殺す権利」という問題を据えるためのカント流のレトリックであった。「殺す権利」、つまり君主がその臣下に対して持つような生殺与奪権のことである。

生殺与奪権と人体実験を行う権力

種痘をめぐる歴史が特に興味深いと思われるのは、それがリスクを負わせる権利という問題を孕んでいるからだ。人体実験を行う権利の定義の中心となるのは、実験台にリスクを負わせる権利である。政府は国民の命を危険にさらすような実験を行う権利があるのか。

一八世紀には君主の臣下に対する生殺与奪権というものがあり、この政治コンセプトがリスクを負わせる権利についての問いに答えるために用意されていた。

殺す権利の根拠とは――プーフェンドルフとルソー

プーフェンドルフは生殺与奪権を二つの種類に分類した。直接的なものと間接的なものである。「人間が市民社会を築いたのは、市民の所有する富と特権を（特に、あらゆる富の基盤となる生命を）安全に保つためであった。とは言え、国家維持の必要から、君主は臣下である市民に対する生殺与奪権を、ある程度は確保しておく必要がある。国家擁護のためには、その権利は間接的な形で行使され、犯罪の懲罰においては直接的な形で行使される。前者の権利行使の場合においては、君主は直接臣下の死を命じないとしても、たとえば敵を追い払う目的や、国家の権益を守る目的で、その命を危険にさらすことができる。しかし、［……］単なる軍事的職業の訓練のためにその命をすり減らすことではない。［……］こうした間接的な権利行使の他に、君主はまた、直接的に臣下の身体と財産を奪う権利がある。重軽犯罪に対する懲罰である。これが一般に生殺与奪権と言われているものである」[44]。つまり、君主の臣下を殺す権利の中には、犯罪の懲罰として行使される直接的なものと、国家の維持を脅かす危険に対処するため、武装闘争に臣下を動員するために行使される間接的なものがある。

引用したプーフェンドルフのテキストの冒頭にある譲歩の節は、君主が臣下に対して持つとされる生殺与奪権が契約の理論の観点から問題を孕んだものであったことを如実に示している。確かに、福祉国家構築の目的がその構成員の生命保護であるとすれば、構成員と契約を交わしたその同じ国家が、彼らの命を奪うということになるという理屈は矛盾であろう。社会契約の究極の目的がその契約者それぞれの生命保護であるならば、契約者の一部がその契約によって命を落とす危険にさらされることになり、それゆえに他の契約者の生命維持が可能になるなどという理屈は、相当の論理的な歪みを抱えていると言わざるを得まい。

社会契約論にはさまざまあるが、その根本的な難題の一つに、死刑という制度を正当化する殺す権利の根拠は何か、というものがある。ルソーはこの問題に対して、契約目的という観点からではなく、譲渡の対象という観点から解釈するまったく独自の見解を示した。社会契約論は、まず、契約者たる人間は、彼にすでに持っている権利のみを譲渡するものだとする認識のもとに成り立っている。そして、誰一人、自分の身についても、他人の身についても、殺す権利を持つ者はいない。自殺も他殺も権利ではない。つまり、君主はその臣下に生殺与奪権というものは譲渡しなかったのだ。では、なぜ死刑などという制度があるのだろうか。ルソーがひねり出した答えはまことに精妙なものである。彼は、その権利の根拠にリスクを冒す権利を想定する。「一般市民の誰一人にも自身の生命を自由にする権利はないというのに、どのように彼らは君主に自ら持たないそのような権利を譲渡したのだろうか。この問題を解くのが難しいと思われるならば、それは問題の設定が間違っているからだ。人間には誰しも、自身の生命を維持する目的で、進んでリスクを冒す権利があるのである。火に巻かれた建物から逃げるために窓から飛び降りる人間を、自殺の罪に問う者がいようか。［……］社会契約はその契約者たる市民の生命維持を目的とするものだ。目的を達するためには手段を受け入れなくてはならない。そうした手段は、常にいくらかの危険、いくらかの喪失を伴うものだ。他人の生命を犠牲にして自身の生命を維持したいと思うならば、反対に、他人の生命の維持のために自身の生命を犠牲にすることもあるということを、受け入れなければならない。一方、法は市民がその身を危険にさらすことを要求するが、市民自身はその危険について正しい判断を持たない。そして、君主が市民に、お前が死ぬことが国家にとって都合がいいのだ、と言った途端、その市民は死ななければならない。なぜなら、彼が今まで安全に生きてきたのはその条件においてであったのであり、彼の生命はもはや自然に与えられた恵みなどではなく、国家に条件的に譲渡された財だったのであるから[45]」。

最初に考えていたこととは反対に、臣下の原初的な権利の一つに、自身の身を救うためという条件付きで、生命のリスクを冒すことができるわけである。それはもちろん、自分の身を完全に自由にしてもいいということではない。リスクを冒す権利は条件付きの権利であり、それゆえに譲渡されるものではない。しかし、個人から君主へと尺度が変化するとき、権利の内容は変わる。君主にとって、臣下の生命を危険にさらす権利は、その臣下の命を救う目的とは結びついていない。むしろ、一部の臣下の生命を犠牲にして、その他の臣下の命を救うこと、一部を死なせて、その他を生かすことが目的である。一般市民の権利から君主の権利の間には、大きな飛躍、あるいは断絶がある。この断絶は、リスクを冒す個人的な権利という手段と目的の弁証法を駆使した理屈だけでは説明できない。君主の生殺与奪権を証明するために、ルソーはさらに別の原則を持ち出さなければならない。それが、弁明の第二段階で現れる連帯と互換性の原則である。臣下は君主の言う通りに死の危険に我が身をさらすことを受け入れなければならない。それは、君主との契約目的である我が身の生命維持を実現する手段として、その義務が組み入れられているからだけではない。それは、他の市民もそうしているからだ。契約によって結ばれた集団が生まれると同時に、その構成員同士の間には相互犠牲の関係が生まれるからだ。

戦争をする権利と実験をする権利

生殺与奪権は、根拠よりも適用によって多くの問題を生ぜしめる。特に、人体実験に関わる案件においては、適用の問題が一番重要である。君主には、国家擁護のために生命を危険にさらす権利があるとすれば、その権利は軍事への動員以外にも、危険が伴う医学実験や、種痘のような予防衛生政策にも適用され得るのか。種痘は、その他の場合と同じ原則のもと、国民総動員の正当な理由となるのか。同様に、医学実験は、君主が保有する臣下への間接的生殺与奪権の一つと認められるのか。種痘もまた、戦争と同じような国家的事業と考えることはできるのか。

一八世紀、衛生実験を行う権利の問題をめぐる議論において、戦争を行う権利が主要な指標を提供したことは確かである。戦争を行う権利は、君主が臣下に対して保有する生殺与奪権の最たるものである。君主は一部の臣下を戦争に送ることで、その他の国民の生命を守る。では、戦争モデルは果たして、外部の敵、あるいは国家軍に敵対する外国の軍隊との闘争という状況以外にも適用することはできるのだろうか。たとえば、ある病気に対して、その感染や蔓延の危険に対してはどうだろう。この場合も、死を免れるために生命の危険を冒すことは許されるだろうか。少数の個人の生命を犠牲にして、国民の生存をはかることは許されるだろうか。ともあれ、それが国民に対する新たな政府の義務となったのである。

デュローランスは、小説『相棒マチュー』の中で、語り手と家庭の父という登場人物との間の対話を作り出している。登場人物の父親は、子どもたちに種痘を受けさせるべきか否かを悩んでいる。語り手が種痘のメリットについて父親を納得させたと思われた途端、一人の司祭が登場する。司祭は言う。「お二人とも、そんなにお急ぎにならなくても。種痘を行っている人間が今しがた公表した話をお聞きになっていませんか。九一人の種痘を受けた者のうち、一人は死亡するということを？ もしお宅の息子さんがこの不幸な一人になってしまったとしなさい。あなたは恐ろしい殺人を犯したということになりますよ」。語り手は答える。「フランスのような国で、あなたのような神学の徒が、国家臣民の健康と利益に貢献する案件をすべからく斥ける意見を常に述べているということは、まことに驚くべきことと言わざるを得ませんな。たとえば、九万一〇〇〇人の兵隊を率いた将軍が、はるかに強大な敵に包囲されたときのことを考えてください。包囲を脱するには、その軍隊の一三分の一の兵隊をどうしても犠牲にしなければならないとしましょう。敵の包囲を解き、永久にその敵の意図を挫くためにたかが一〇〇〇人の兵隊の命を犠牲にしたからと言って、その将軍は殺人罪に問われると思われますか」。「いいえ」と司祭は答える。「私」はまた言う。「では、九一人の子どもを持つ父親を想像してみましょう。全員が自然な天然痘に罹患したとして、死ぬのは一三分の一としましょう。その場合、全員に種痘を受けさせる父親は、軍隊の七分の一の兵士を救うために全員を犠牲にする将軍に似ています」。司祭は答える。「いや、あなたの理屈は詭弁ですよ。滅茶苦茶だ。君主から軍隊の去就についての判断を委ねられ、自ら望んで従う兵隊を率いた将軍と、その種の権力を子どもに対して行使できない父親を比べることなどできません。子どもの立場からしても、彼らにはまだ理性も確立しておらず、よって、ある命令に服従すべきかすべきでないかを決定するに必要な、十分な状況認識に基づいた判断力などないのですよ」。「私」はさらに言い返す。「神学の徒のお方、あなたの理屈はまさしく神学者のものだ。将軍に従う兵隊は常に自発的に従っているなどということはありません。彼らが十分な状況認識を持っているかも怪しいものです。むしろ、兵隊にとって君主からの指令は突然に下る場合が多い。彼らからは見えない最高権威の決定は、君主が兵隊を犠牲にするに十分な理由なのです。この最後の点は特に強調したいところだ。君主には、その臣下に武器を取って闘うように命令する権利がある。そうすることで、彼らが失うかもしれない人命は人口の七分の一の代わりに九一分の一になるのです」[46]。

この架空の議論は、アナロジーとして持ち出されたリスク確率の比較指標として最適な例である、将軍の兵隊に対する生殺与奪権だけが問題になっているのではない。議論がさらに進んだところで問題になるのは、君主には臣下に種痘を義務づける権利があるかどうかということだ。戦争を行う権利とまったく同じ基盤において、種痘をさせる権利が正当化できるかという問題なのだ。「私」であるデュローランスは言う。「種痘を受けさせる権利は子どもにも行使できるものでなければなりません。君主は臣下に対し、その子どもたちにも種痘を命じる権利を有するべきです。種痘によって命を落とす者は、他人の生存のためにその身を犠牲にする運命にあったに過ぎません。さらに私はこうも言いたいのです。君主は自然に為り変わって、世の父親にその子どもに種痘を受けさせる権利を交付するのだ、と。なぜなら、それが国家の利だからです。それゆえに、父親は権利において将軍と同等であり、子どもは服従義務において兵隊と同等なのです」。彼の言葉にいささか激高した司祭は相手の言葉を遮ってこう言う。「種痘推進の先生、あなたは自然が与え、君主が交付するものを権利という名前で呼んでおられるが、我々教会の者はそうした権利には一切関心がございません。出エジプト記第二〇章第一四節にある神の第五戒律◆だって、ソルボンヌ大学が解釈していますよ。また、私自身も、あなたが種痘を擁護するために駆使されている仮定のすべてが、どれほど背徳的で、間違っていて、神を冒瀆するものであり、真実に反し、異端に属し、不信心で穢らわしく、最終的にキリスト教の壊滅につながる因子を孕んだものであるか、理神論や無神論やその他数知れない奇怪な過誤の確立に加担するものであるか、それを証明して差し上げましょう」。司祭の言葉に対して、「私」は叫ぶ。「穢らわしい弁舌家め、私がここの家族に敬意を持っていなければ、今この瞬間にお前を窓から放り投げるところだ[47]！」

　この箇所に読み取れるように、種痘は個人的な選択、特に父親の選択という問題（父親は、疫病の危険があるという理由で子どもの命を実際の危険にさらしてもいいのかという問題は、自己決定権に抵触する問題であると同時に、父権の性質をどこまで拡張できるかという問題でもある）から、国家権力の適用範囲についての問題に移っている。

ここで、種痘を義務化することは可能かという疑問が生じる。そうした義務は君主の権利に依拠するものなのか、ある強制の力と結びついたものなのか、あるいは国民の主体的決定に任されているものなのか、という問いである。

国家対個人（ダランベール）

ダランベールは一七六〇年に科学アカデミーの集会で読み上げた論文で、この疑問を正確に表明した。ダランベールの論考はベルヌーイへの返答として書かれた。ベルヌーイはそれ以前に、種痘による延命を確率計算を用いて分析した研究[48]を発表していた。二人の議論は後にラプラスが要約した通りである。ダランベールの批判は、いくつかの技術的な点を除いて、「種痘によって死ぬかもしれないという差し迫った危険（いかに確率が低かろうとも）と、自然な天然痘で死ぬというまだ先の危険（いかに高い確率でも）という二つの危険の比較がなされていないというベルヌーイの研究の重要な欠陥」に集中していた。ダランベールは続けて言う。「この違いは多数の人間が問題になった途端、政府にとってないも同然となる。政府は種痘の利点にしか興味がないからだ。一方、一家の父親にとって、この二つの危険の比較検討ほど大きな問題はないのだ。彼らは大事な子どもに種痘を受けさせようとしているのであり、その中で死亡者が出たとしたら、自分の責任となることを知っている

◆**第五戒律**　『出エジプト記』第二〇章は、モーゼがユダヤの民に十戒を与える場面である。一四節の第五戒律と言えば、ほかならぬ「汝姦淫するなかれ」である。

からだ」[49]。

ダランベールはこの二つの観点を区別することで、一般大衆と政府の間にある展望の違いをはっきりと浮き彫りにする。一般大衆は個人それぞれの具体的な生活を頭に描き、政府は統計学的尺度によって測られる国民の平均という数値を新しい目標とした政策を打ち出そうとしているということを[50]。合致しない二つの目標の間には、展望の違いのみならず、利害の対立がある、とダランベールは考える。「これまで、種痘に関する国家の利益と、個人が種痘から得る利益があまりにも混同されてきた。この二つの利益は、実は非常に異なる種類のものである。たとえば、我々が提示したばかりの仮定において五人に一人の被害しか出さない種痘が国家にもたらす利益は明らかである。種痘のおかげで、社会の大半の構成員は健康に一〇〇歳まで生きることができるだろう。一方、この同じ仮定が示すことであるが、種痘のリスクに身を挺する勇気がある市民はもしかしたらいないかもしれない。四人が生き延びても一人は命を落とすかもしれないのだから。つまり、国民それぞれにとっては、自分自身の生命の維持があらゆる利益に勝って大事だということだ。国家はその反対に、人口を構成する個人の間に差異を認めず、ひとかたまりの全体として扱うゆえに、五人に一人の命が犠牲になると言ったところで、誰がその一人であるかという問題は問わないのである。国家にとって大事なのは、残りの四人が助かるということなのである。国家にとって都合のいいシナリオとして、種痘を受けた五人のうち一人は死亡するが、残りの四人は一〇〇歳の寿命をまっとうできると仮定した場合、いかなる立法者に種痘を義務化し、市民に適用することが許されるだろうか。これは、政治的算術の格好の応用問題である。私自身は、このような条件のもとで、種痘が命の危険をもたらすという仮定に従ったとき、どの市民に対してもその生命を危険にさらすよう示唆する権限を有する立法者、君主、国家などは存在しないと考える。種痘は、個人の利益は時には公共の利益の犠牲にしなければならないというしばしば濫用される格言を持ち出すには適していない。なぜなら、国家に対し、おのおのの市民はその命を捧げる義務があるとしても、それはきわめて緊急で、手段がそれしかない場合に限られる。たとえば、そうしなければ、国家が攻撃されたり、崩壊するという場合などだ[51]」。

ここで問題となっているのは種痘を受けさせる義務である。政府は国民に種痘義務を課することができるだろうか。ダランベールは実際主義的に、それは政府が個人に義務を課すことができる領域ではないと考える。種痘するかどうかは個人の選択であり、政治的な決定ではない、と。確かに、差し迫った危険を前にしたときならばともかく(この条件を設けた時点で、ダランベールの答えは君主の間接的生殺与奪権という前提と矛盾しないものとなる。君主の間接的生殺与奪権については、すでにプーフェンドルフは緊急の国家生存の脅威の場合に限って認めており、平和なときの軍事教練という文脈では認めなかったものである)、君主には臣下の命を危険にさらす権利などない。それが総合的に臣下自身のためとなる場合においても。「種痘で死ぬ危険が少しでもあるとするならば、すでに我々が見てきたように、国家はそれを義務として市民に課す権利などない。一方、種痘を望む個人にそれを禁じることもまた論外である[52]」。

ダランベールによる種痘政策の分析には、種痘について一般市民が抱く個人の生死についての懸念と、国家にとって国民全体の健康維持の懸念の間にあった緊張を浮き彫りにしたという功績がある。その間の対立関係は、個々の例への懸念と総合的視点の対立とも受け取れるし、個人と平均の対立とも受け取れるし、質重視の視点と量重視の視点の対立とも、または具体的領域と抽象的な思考の対立とも、さまざまに受け取れる。一方、二律背反を生み出しているのは、国民の生命に関する明らかに異なる二つの懸念の間の齟齬である。国民の中に個々の生きた人々を見るか、一定の人口集団と考えるかによって、その生命についての懸念は変わってくる。確かに、国民全体の寿命を延ばすためには、一部の個人の生命を犠牲にしなければならないということも起こり得る。その場合、個々の人生を擁護する権力と、生死に関わる統計的価値のみを問題とする権力（たとえば、平均寿命の引き上げなど）の間には、対立が生まれるかもしれない。このような場合に問われるのは、国民全体の生活向上の問題は、果たして個人の生命維持の問題よりも重要なのかという疑問であろう。国民全体を診る医者には、総合的な健康と寿命の向上のためという名目で個人の生命を犠牲にすることが許されるのだろうか。

　ミシェル・フーコーは『知への意志』で、プーフェンドルフの定義による生殺与奪権の問題に関連して、西洋は奪う権利（その頂点は君主の保身と延命という目的のもと、臣下の生命を剝奪する権利であった）から、もはや君主擁護の名目ではなく、全員の生物学的生存のためという名目を掲げた権利へと移行したのだと言う。新たな状況においては、ある集団を死の危険にさらすことができる権力は、「別の集団の生存を保証する権力の裏の顔[53]」となる。フーコーはここに、彼が「生政治」と呼ぶ権力機構の基盤を見る。

　フーコーが正しいとすれば、ダランベールのテキストは当時生まれつつあった新たな権力、その刷新された対象（国民、その寿命、その平均的健康）と道具（人口統計、確率計算）が擁していた、深い緊張を表現しているとも映る。新しい論理を古い論理にかぶせれば、そこに紛糾が起こることは必至である。各個人の人生を擁護する義務と国民全体の生物学的な意味での生命保護という新たな義務の間には矛盾した要請がひしめき、ぶつかり合っている。同時代人は、政治的打算と道徳的規則の間に相容れない対立を見た。たとえば、種痘に反対していたある哲学者は、次のように自らの立場を説明している。「一〇〇〇人の市民を救うために一人の市民を殺害することは許されない。［……］一方は他方の被害を肩代わりせず、補塡もしない。政治的打算が道徳的要求を満足させることはない[54]」。これら議論はすべて、実践において導き出された合理性の様態をいかにして効果的な普遍の形式に高めるか、という点に集中していた。そして、その論点は、まさに当時進行中であった、国家権力とその属性、その対象、その特権の再定義にあった。

ダランベールの論考は、フランスにおいて啓蒙の哲学者たちの間に賛否両論を引き起こした。これら哲学者たちは、その大半が種痘に賛同していた。彼らはダランベールの論述に、誠実ではあるが、不用な攻撃を見た。ベルヌーイが種痘擁護のために行った純粋に数学的な合理化の試みを、ダランベールが単なる個人的対抗心によって、哀れにもぎごちない戦略を弄して失敗している様子を見て取ったただけであった。

ディドロは、「愚か者たちが種痘反対のパンフレットと考え、才人たちが種痘不賛成の文書と呼ぶ[55]」ダランベールの論考について、一行ごとに考察を加えた。その批判は厳しいものであった。彼はダランベールの足をすくうかのように、間接的生殺与奪権としての種痘義務化の権利という主張を持ち出す。「我々は、公的利益と個別の利益をあまりにも混同し過ぎた、とダランベール氏はおっしゃる。そうかもしれない。しかし、この二つの利益を早急に分離することができる人間は、一級の幾何学者かもしれないが、大変悪い市民であることは確かだ。先に述べた仮定によれば、五人に一人の国民を犠牲にすることで国家は利を得るはずで、それによって社会は、残る構成員を一〇〇歳まで生き延びさせるが、いかなる立法者に種痘の義務化が許されているのか、とダランベール氏は問われる。こんな疑問をラケダイモンで口にしたならば、笑い者にされただろう。個人の財を全員の利のためになげうつことが当然とされている社会、それが美徳と誰もが理解している社会ではどこであれ、このような疑問は馬鹿げていると思われるだろう。いったい、それぞれ一〇万人の兵を率いた軍隊が戦う間に、双方の陣が残り二万人に減っていることはそれほど稀なことだろうか。ダランベール氏に伺いたいものだ。彼の説に従えば、国家の安全のために剣をとって闘わなければならないとき、立法者はダランベール氏自身に立ち上がるよう要請することは許されないのだろうか、と」[56]。

フランス啓蒙哲学者たちの種痘についての議論は、徐々にその軌道から離れていくように思われる。種痘は利をもたらすものだから認可すべきという論点は、いつしか種痘は必要だから義務化すべきなのか、あるいは個人の選択に任せるべきなのか、という論点にすり替わっている。国民を生命の危険にさらすような重要な措置である種痘政策について、君主が行使するような強制の権利から考えるか、あるいは、自らとその子どもの健康と生命についてすべての責任を持つ者としてのそれぞれの個人が自由に決定する事項として考えるか、ということが問われている。

国民の生命管理についての政治機関の役割と権限については、啓蒙の哲学者の意見は分裂していた。ダランベールに対する陣営には、ディドロとロビネがいた。ロビネは、種痘が原因で死亡した子どもの累計は、自然な天然痘の流行によって死亡した子どもの累計をはるかに下回るとした上で、こう言う。「あらゆる国家君主は、種痘を認可するのみならず、義務化すべきである。なぜなら、立法者としての君主は、法規制の対象を全体としてしか見ることはできず、また国民が受ける利益についても、その普遍的な意義においてしか考慮できないからだ。［……］一方、それぞれの子どもたちの身の安全を個人として任された父親については、その通りではない。［……］賢明に監督された国家においては、市民の一人たりと言えども、その子どもの身を自由にするようなことがあるべきではない。個人の権利として、父親がその子に喜んで死病を与えるようなことがあってはならない。［……］一言で言えば、種痘は国家に任された案件であるべきである」[57]。

一方、その対極にいるのはコンドルセである。彼はダランベールを誉め称え、その論述に補足を付け加えるために、こう言う。「ダランベール氏が種痘に適用した確率計算を見れば、どれほど種痘の社会的利益の証明が簡単であるか、しかしその一方で、市民一人一人にとっての利益の計算には別の指標が必要であることが分かる。個人の視点に立てば、種痘は将来の危険、差し迫った危険よりもさらに大きな危険かもしれないが、それにしても差し迫った問題ではなく、起こり得るかどうかも不確かな危険を避けるために、現在、確かに起こる危険をその身に引き受ける行為である。この状況に鑑みれば、種痘の問題はその性質が大きく変わる。ダランベール氏は、この視点から問われる種痘の是非について、解決を与えておられない。［……］真の解決は、生命の価値を推し量り、評価する正しい方法（生命に関わる統計に必要なデータは寿命のみではない）を見つけることによって与えられるはずである。そして、理性ある人間全員が、自らの生命とその子どもたちの生命の評価基準として納得するだけの原則的な方法を見いだすことは、困難至極であろう」[58]。

コンドルセは、生命の価値が、あらゆる人間に共通の客観的な統計的基準によって測られることが可能だと認める。しかし、その前提の上で彼が水面下で発展させるのは、生命の形態と価値の縮約不可能な多様性についての理論である。コンドルセによって認知された、生命の規範は多種多様であるという原則は、あらゆるパターナリスティックな立場をその根底からくつがえしてしまう。誰かが本人に変わって決定するということそのものが難しく、いや不可能になるのである。また、理想的な人生についての一律の量的規範を設けて国民を統治する政治的企図を無効にしてしまう。コンドルセはここで、ダランベールの論考を解釈しつつ、国家権力の適用対象かつ基盤としての生命の生物学的・統計学的な定義を斥けているのである。

生政治的な生命の規範が見つからない場合、どのような人生を選ぶかという選択は、個人の価値観に任される。コンドルセにとって、君主が臣下の生命を奪う権利があるかどうかという問題よりは、むしろその権利を行使するに当たっての規範が見つからないという問題の方がむしろ重要である。生政治は規範のない政治権力なのだ。生命についての権力でありながら、生命の個性を定める規範を持たないのである。コンドルセは、こうした権力にはその行使を正当化するだけの知的基盤がない、と言う。このような権力が、国民にとって望ましいことを国民に代わって決定することなどできようか。国民は今すぐに天然痘罹患の危険に身をさらすべきなのか、それとももっと後の漠然とした未来における潜在的な感染を待つべきなのか、そんなことを国家がどうして決められるのか。

平均値は、各個人にとって何が一番いいのか決める指標にはならない。とすれば、衛生問題にかこつけて、全体的利益などを口実に国民の生命と身体を掌握する権利を行使するなどということは、最終手段であり、低級きわまりない詐欺行為ですらある。「全体の利益を優先させようとすれば、我々の前に解きがたい困難が立ちはだかることになるだろう。過剰なパターナリズムは危険である。それは、情念に振り回される無知な人間をして、さまざまな不正や、場合によっては犯罪に手を染めさせることになろう。おそらく状況によっては、国民全員の幸福のためには個人がその権利を意志的に放棄しなければならないこともあるのだろう。しかし、いかなる場合であれ、他人の権利の放棄を要求することは公平でも正当でもあり得ない[59]」。コンドルセはここで、平均的な生命価値という生物学的統計概念に依拠する総合的利益などといったでっちあげの抽象的総体に、人生の選択への権利を対置させている。

試験の「ペイラスモロギー」が生まれるまで

ジェンナーの罪だって！　何というたわごと！
無知な者は魔法の薬を毒だと信じ、
牛になった娘が野山をさまよう姿を思い描く。
現代のイーオーがタイムや芝草を踏みしだく姿を想像する。
そして皆、誤謬の鎖につながれて、
治療を避けては病に倒れる。[60]

カジミール・ドラヴィーニュ「ワクチンの発明」（一八一五年）

牛と人間

一七七六年、イギリス人医師ジェンナーは、イギリスの田舎をめぐって種痘をしている間に、ある種の人々は、これまで天然痘に罹患したことがないにも関わらず、種痘にまったく反応を示さないことに気がついた。ジェンナーは調査を開始した。その結果、そうした人々はすべて牛の乳を搾った経験があること、そして、その際に手に軽いできものを作った記憶があることを発見した。確かに、民衆の言い伝えでは、牛由来の嚢胞を経験したことのある農民は天然痘にかからないと言われていた。

「ワクチン（vaccine）」は、牛を意味するラテン語の「ワッカ（vacca）」から派生した言葉である。こうして発見されたワクチンが、それまで人間の天然痘の膿を使っていた種痘の技術を完成させた。人間の膿の代わりに、より攻撃性の低い牛の膿を使う牛痘ワクチンができたのである。

ジェンナーが最初の牛痘ワクチンを施行したのは一七九六年のことであった。このニュースはたちまち硝煙のようにヨーロッパ中に広がり、あちこちで古い種痘論争が再び芽を出した。[61]今度の論争には、新たな要素が加わっていた。人間の天然痘を予防するために牛の天然痘を接種する、という部分である。そんなことをして、天然痘とともに他のまだ知られていない危険な病気を人間の体に導入することにはならないか、という危惧が加わった。さらに、人間と動物の体液を混ぜ合わせることで、異種間の混在を人体に許すことにはならないか、という不安も派生した。動物由来の生体物質を生きた状態で人間の体に接種すれば人間を危険な種の変異へと、獣化へと導くことにつながりはしないか、という危惧であった。

当時、ワクチンの不安をめぐって作られた戯画には、半分人間、半分牛といった、種の怪異化の影響を蒙った男の姿を表したものがある。

図表7 ワクチンで「牛化」した少年の肖像[62]

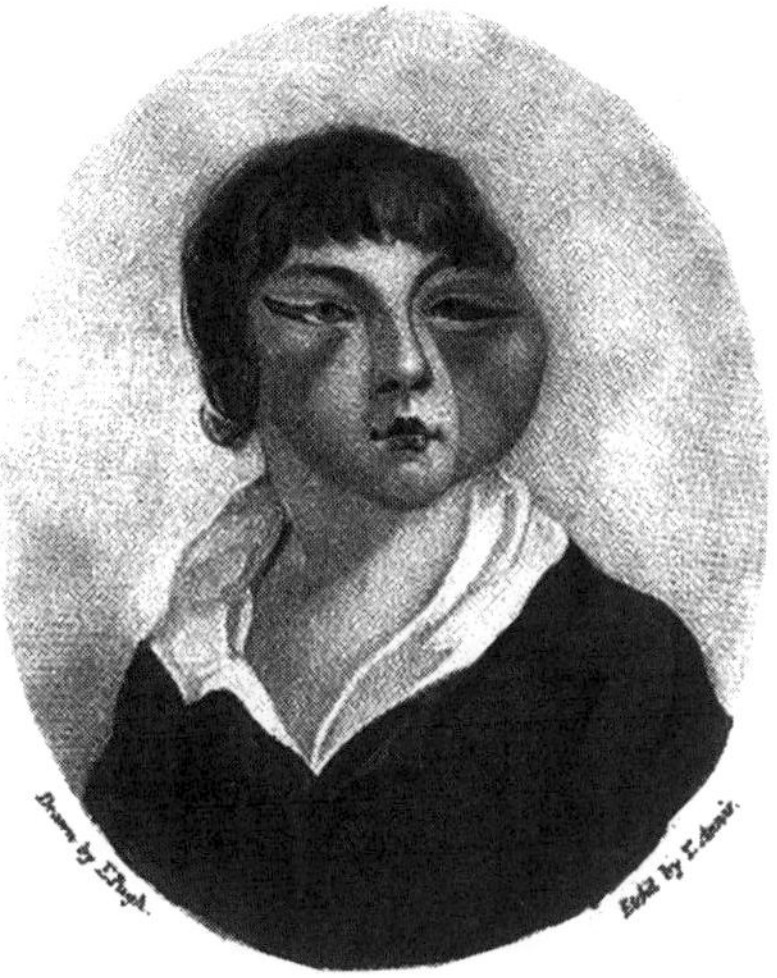

ワクチンの発明は、医学史の中でも最も有名な

図表8　ワクチンを打つジェンナー。患者の体から小さな牛が飛び出ている様子[63]

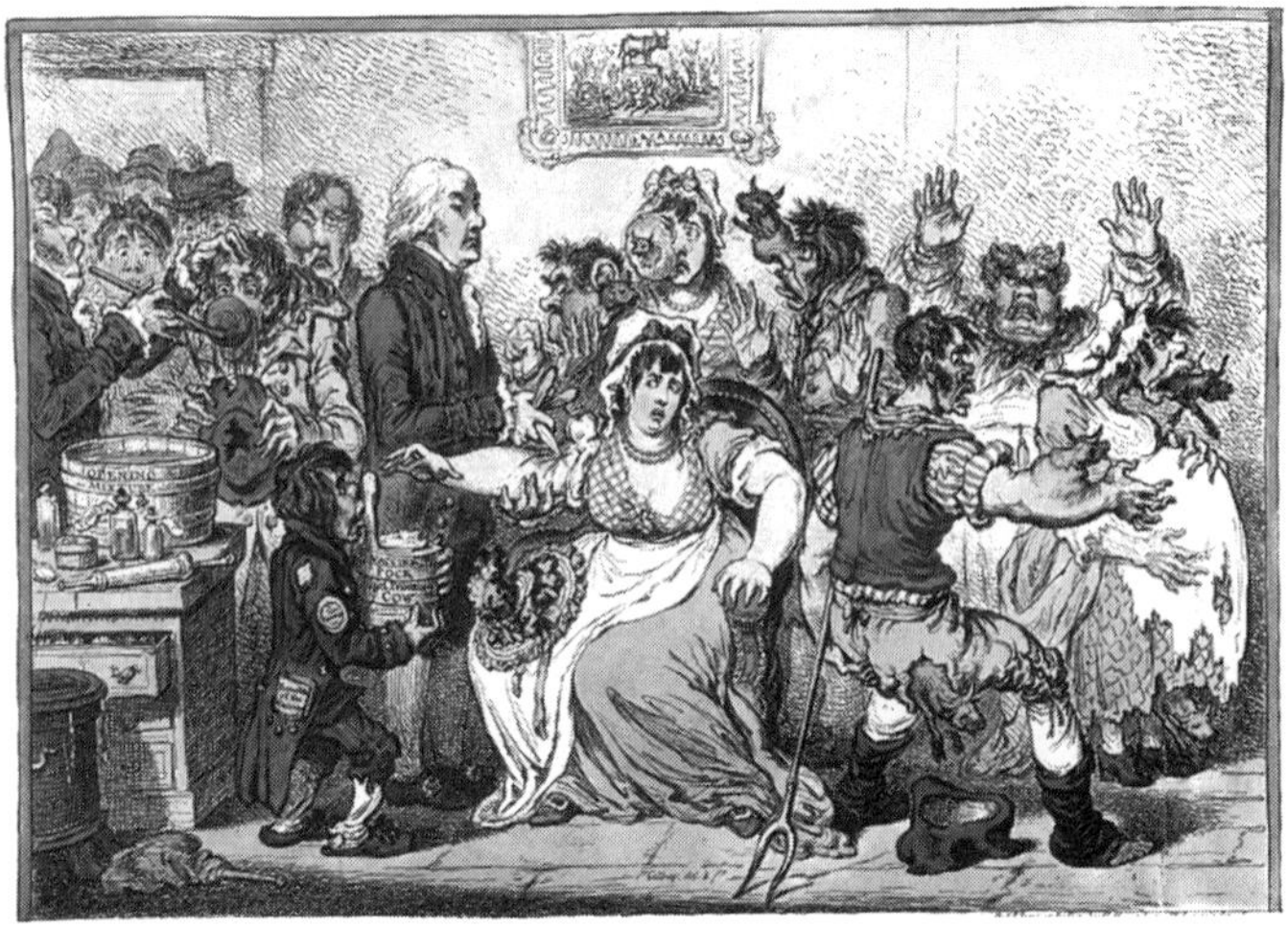

エピソードの一つである。ここでもまた、多くの論客がさまざまな意見を支持し、社会を分断したこの問題は文学の中に記録された。ここでは、そうした事象の一側面だけに光をあてたい。実験医学の倫理的方法論とでも呼べる側面である。

「獣的試験」に反対するマルクス・ヘルツ

ワクチンの発明をめぐる当時の議論の中で、今ではすっかり忘れられたが、おそらく大衆試験の倫理と呼べるものに関する最初の医療倫理的考察であったと思われるテキストがある。非常に鋭い見識と怜悧な判断力を備えた人物によるテキストである。作者は、ベルリンの高名な医者であり、ドイツ啓蒙主義の中心的存在、カントの旧友でもあった[64]マルクス・ヘルツその人である。懸案のテキストは、一八〇一年の日付となっており、題名は「人間的種痘と獣的種痘の比較について[65]」である。ドーメイヤー医師が提起した疑問に答える形で、ヘルツがフーフェラントの医学新聞に寄稿したものである。ヘルツの記事の題名は明らかに二重の意味がある。表面的な意味での「獣的」種痘は、単に動物から採取した膿を人間に接種する方法を指す。しかしもちろん、「獣的」という言葉には卑下的な響きがある。とは言え、ヘルツの弁において重要なのは、そうした種痘が人間を獣に変える危険と言うよりも、ワクチンのキャンペーンが大々的に営まれたその方法への批判である。牛痘ワクチンという新しい方法は、何の前置きも遠回しのやり方もなく、乱暴に、便宜的に、大衆にいきなり実行されたのだから。ヘルツは、まだ実験段階にあるに過ぎない予防の方法を一斉に施行することの害を述べたのである。

ワクチンの獣的試験に対して人間的試験とはどのようなものか。種痘のみならず、あらゆる新しい医療実践について、その導入と試験のあり方をこの際よく考えるべきであろう、とヘルツは言う。ワクチンをめぐる種痘論争を機に、ヘルツは、医療実験の慎重主義に基づく倫理というものの定義を打ち出す。実験の倫理的側面について、初めて現れた厳密かつ緻密な観念構成による理論である。

ヘルツは、まさに大衆試験と呼ぶにふさわしい文脈に依拠しつつ、ワクチン論争を超えた人体実験に関する真に倫理的な原則を提唱しようとする。確かにワクチンは、何度か小規模の試験的投与を経た後、急速に、多くの人々に向けて実行されることになった。少数の成功例のみを根拠に、その成功の機序も明らかでないまま、また、長期にわたる副作用も確かめないまま、ワクチンの大衆試験は開始されたのである。

このような方法はいかにして無謬性を確保するのか。普及させるためにはどれほどの規模、またどのような段階を踏んだ認証が必要なのか。どのような方法に従って行うのか。ヘルツは、性急な実験も理由のない恐怖も同様に斥け、免疫学のない時代の医学には理解不可能なこうした疑問について考察しようとしている。

まず、ヘルツはワクチンを「得るところ少なく、失うところ大きい[66]」賭けとみなす。得るところ少ないとは、従来の種痘に比べてということである。従来の種痘は、ヨーロッパ以前にそれを実践していた国々が歴史を通して何百万という個体に対して行ってきた実験に基づいており、ある意味その価値は確立していると言える。失うところ大きいとは、我々がその作用についてほとんど何も知らない病んだ牛から採取した物質が、人間にとって想定外のその他の病を包含していないとは誰にも言えないからだ。

人間の天然痘の膿を人間に移す同種間種痘に比べて、ワクチンに用いる物質は異物であり、それゆえ誰一人その効果を完全に予測することはできない。ヘルツは言う。従来の種痘には一切の疑わしさはない。「そこには賭けの要素はもはやなく、厳密な計算の結果があるのみである。種痘がもたらす利益は現在の医学において類を見ない正確さで予測されている[67]」。ヘルツにとって、種痘は稀に見る確実な成果をもたらすものであり、それゆえに一家の長にとって子どもにそれを施すことは義務である。

一方、新しい方法の種痘に関しては、話は違ってくる。一般的に、医師にはあらゆる合理性に反する実験を禁止する義務がある。ヘルツは言う。「その構成要素について何一つ分かっていない、初めて手にする物質を新しい病気の治療に用いて、運がよければ治るかもしれないと見込むような医者は、医者の名に値しないばかりか、人間の名にも値しない[68]」。

治療的試験の条件はきちんと設定しければならない。「試験［Versuche］とは、我々が意図的に客体である物質に加える一連の変質作用によって生じる現象を研究する行程である。結果について一切の予想を持たないまま、完全に手探りで行われる試験もある。たとえば、ある金属を化学反応させて、その構成要素や性質を調べるときなどである。またあるときは、合理的に考えて、試験の結果起こることをある程度予測した上で行う。さらには、厳密な推論に従い、試験の結果を厳密にはじき出した上で行う場合もある。後者の場合、試験はすでに我々が事象の中に嗅ぎ取っている作用を確認するため、あるいは推論の結果を実際に観察し、確かめるために補助的に行われるものである。最初の試験形態を野蛮な試験と呼べるとするならば、後者の形態を合理的試験と呼ぼう」[69]。

試験には二つの法則があるということだ。その結果が統制できない、野蛮な試験は、現在我々が「ただ見るための」[70]実験と呼ぶものに近い。他方、合理的試験は、ある程度根拠のある理論的仮定によって統制された実験に近い。

野蛮な試験と合理的試験は、知識の種類と客体の種類において異なっている。野蛮な試験においては、客体の構成要素までも未知なままなのであるから、段階的実験などはあり得ない。一方、合理的試験においては、起こり得る結果をさまざまな度合いで予測できる。野蛮な試験は、物品や動物など、その損壊が重大な問題とはならない客体にしか行うことはできない。人間を野蛮な試験の対象とすることはあまりにも危険なことであり、許しがたい暴挙である。人間相手に行っていいのは合理的試験のみである。とは言うものの、合理的試験もまったく確実な結果を生むわけではないのである。その対象である自然物質についての十分な知識もなく、特にその「ほぼすべての作用を決定する、人間の身体との接触において現れる性質」を知らないままで行った試験については、理性は原則主義的論理に従ってその結果を予測することはできなくなる」[71]。よって、ある種の合理的試験における起こり得る度合いは大変低い。そうした試験は、野蛮な試験に限りなく近いと言える。野蛮な試験は、極端な慎重さを必要とするものなのである。

ワクチンがまだ試験段階にあることは明白としても、重要なのは、それがいずれの試験のタイプに属するのかを知ることである。ヘルツは、ワクチンは曖昧な試験だと言う。二重性質の試験である、と。ワクチンは、その天然痘予防の高い確率から合理的試験とみなされ得る反面、人間の身体機構に取り込まれたとき、どのような副作用を引き起こすかがまったく予測がつかないという点で野蛮な試験の部類の入ると言える。同じく、従来の種痘が合理的試験のタイプに属するとすれば、ワクチンは、その人間の身体機構への長期にわたる影響がまったく未知のものであるという点で、野蛮な試験に属する。ワクチンは、その矛盾した性格のもとで理解されなければならない。

とは言え、ヘルツも嘆くように、問題は「試験技術についての教義的体系」がまだ欠けていることである。自然科学の研究に一般的規則や方法論が欠けている状況は長く放置するわけにはいかない。実験についての方法論を樹立することが何よりも必要である。方法の必要性が特別に倫理的な意味を帯びる領域である医学においてはなおさら。

試験の倫理的、および認識論的な方法論を、ヘルツは「ペイラスモロギー」と呼ぶ。ギリシャ語の「ペイラスモス」は「区分」、「限界」を意味する。「人間の運命を左右する医学には、完全な制限論《ペイラスモロギー》が必要である」[72]。慎重な態度は必須だが、それも実践上の法則に制御された慎重さでなければならない。

では、そうした実践上の法則は、人間理性に拠る以外、どこに見つければいいのか。ヘルツは、カントの影響が明らかな筆で、理性についての考えをこう書き記す。「理性は、探求を安全に進めるために我々が従っているさまざまな規則を、体系的にそのうちに包含しているはずだ」[73]。

非常に簡単な原則に従って、医学における試験の体系的な規則を示してみよう。こうした規則が医療実践においても規範化されるのである。医学的試験を行うときの第一の条件は、それが時間的に無謬であること（つまり、すでに効用が知られている従来の治療法と比べても、患者がその間により効果的な治療を受けられたかもしれない時間を失わせることがない実験的方法であること）、かつ身体的に無謬であること（患者の健康に無害な実験的手段であること）である。

しかし、ある治療法が無謬であることの確証など、実験せずにどうやって手に入れることができると言うのか。必然による絶対的確証が得られないならば、実践上の保証を向上させればいいのだ、とヘルツは言う[74]。そのためには、アナロジーの原則を、二重に尊重しなければならない。二重にという意味は、まず異なる治療法の間の手段のアナロジーに依って試験を行い、次に異なる病気の間の病のアナロジーを指標に、研究を深めるということである。

続いて医学的試験を実行する第二の条件（あるいは、試験を合理的なものとするだけの十分な結果予測の第二の根拠）は、過去の試験の参照である、とヘルツは言う[75]。アナロジー原則に続いて、権威原則がここで効果を発揮する。

さらに、医学的試験を実行する第三の条件がある。この条件は、アナロジー原則も、権威原則も無効である場合において、それでもなお試験を行うためのものである。試験を受ける患者が「もはや何も失うものがない」[76]状態であるという条件である。この条件が前提としてあり、かつ患者個人への直接の利益が認められた場合において、効果不確かな未知の治療法を試すことが許される。

こうした規則が出揃ったところで、次はワクチンを受ける本人の意思決定の問題がある。「制限論《ペイラスモロギー》的規範」のワクチンへの適用については、賛否両論が残ったままだった。だからと言って、ヘルツはその可能性を簡単に放棄しなかった。彼にとって、ワクチンがまだ試験段階であるということを全員が認め、その認知に即した適度な実施にとどめることの方が重要であった。まず、前ぶれなく、一斉に国民全員に施行するなどということをしないこと。「ワクチンを完全に諦める必要はない。しかし、だからと言って、現在行われているように、これほど急いで、かくも広い範囲の国民に実施するなどとはもってのほかだ。〔……〕治療方法に含める前に、我々はまず牛痘ワクチンをよく研究しなければならない」[77]。ワクチンについての統計データが、実施後七、八年ほどの期間にわたって集められたとしたら、事態はもちろん変わるだろう。試験条件はもはや同じものではあるまい。「その頃には、ワクチンは高い確率で有用であると証明された試験となっているだろう」[78]。しかし、まだ今はその段階ではない。急がずに、慎重に、少人数を対象にした試験から徐々に始めるべきだ、とヘルツは言う。いずれにせよ、ワクチンが一般的治療法として確立する前に、その機序を病理学的に解明しておくことの方が先ではないのだろうか[79]。

この論理に従えば、無条件の無謬性の確証は得られないとしても、それは試験をやめる理由にはならない。慎重は中断を指示するものではなく、むしろ実施《アクション》にさらに働きかけ《アクション》て、より危なくないやり方を模索させるものである。これが、マルクス・ヘルツが切り開いた思索の道筋であった。慎重なメタアクションとでも呼べる態度であろうか。彼が「制限論《ペイラスモロギー》」と呼んだ純粋に倫理的・認識論的な試験の方法論には、そうした態度が表明されている。

ヘルツの「制限論《ペイラスモロギー》」は、試験に用いる物質の副作用がまだ明らかではないこと、そのために試験は慎重を原則とすべきであること、それゆえに大衆を対象とした試験は禁止すべきことを訴えるものである。野蛮な試験を斥け、合理的試験を推奨する医療倫理観であり、大衆試験の一時的停止を求めるものであったとしても、病理学研究に制限を設けるものではなかったと言えよう。

第4章

自己実験

「卑シイ体デ試スベシ」とは、大きなスケールにおいてある程度の利が合理的に見込まれるときにのみ使われる規則である。その利とは何か、という問題についてはおそらく疑いは残ろうが、反対に問題となっている体の価値については疑いはない。作者は進んでここに告白する。彼の体以上に価値の低い体はこの世にないということを。[1]

トーマス・ド・クインシー『ある英国人阿片常習者の告白』

ムスリムの人々にとって我々は犬と同等である。ヴァァッリ氏はお返しとして、彼らを同様に扱ってくれた。卑シイ魂デ試スベシ。しかし、ヴァァッリ氏には弁明すべき点がある。それは、氏が実験をまず自分の体で行ったことである。[2]

『一般医学ジャーナル』(一八一一年)

一九世紀中葉の医者オザナンは、黄熱病の伝染性について論述する最中、高名なイタリア人医師の例を引いて、こう言う。「トスカーナ地方のドクター・ヴァァッリは、果敢な人であると同時に啓発された医者でもあった。彼はスミルナとコンスタンチノープルにおけるペストの伝染状況を観察し、ワクチンを同地に導入した。コンスタンチノープルでは、彼は炭疽の膿を自らに注射することでペストにわざと罹患した。そのため、ほとんど彼は死にかけた。また一八〇六年には、フランス駐屯軍の支出係の家に夕食に招かれた折、その妻が狂犬に足を噛まれたのを見て、傷を吸った。さらに、わざわざスペインまで黄熱病の流行を観察しに旅をした。一八一六年には、自国の黄熱病を観察したいと考え、ミラノに滞在していたが、すぐにアメリカ大陸へ向けて旅立った。彼がハヴァナに着いたのは、同年九月七日のことであった。そこではまさに黄熱病が猖獗を極めていた。数日旅の疲れを休めた彼は、病院へ赴いた。彼が病気に対して講じた対策は、常と変わらぬ質素な生活を送ることだけであった。九月二一日、黄熱病で死亡した水夫の患者を観察した彼は、その水夫が着ていたシャツで自分の太もも、胸、手、顔をこすり、匂いを吸い込み、さらにはまだ温かい死体の傍に横たわって一夜を過ごした。翌日、若者たちを追いかけて、その手を自分の手にこすりつける勇気があるかどうかを試すよう挑んだ後、彼はすっかり満足して自宅に戻った。夕食の席では明るく振る舞う様子が目撃された。デザートでは赤のグラスワインを一杯飲み干した。そして、寝室に引き取った。夜間、気分が悪くなった彼は、少しのラム酒を水で割って、そこにキニーネチンキを落として飲んだ。二二日、黄熱病が発症した。二四日、彼は非常に穏やかな精神状態で息を引き取った[3]」。

＊　＊　＊

この章は、実験者が自らの体を使って行った自己実験についての歴史的考察である。私の関心は、自己実験と他者の身体への実験の間の関係を知ることにある。この二つの実践の間にはいかなる連携が生み出されたのだろうか。ヴァッリ氏のエピソードに見られるように、自分自身の腿に感染症罹患者の膿をこすりつけることと、若者を追い回して感染の危険を押し付けることとの間には、どのようなつながりがあるのか。

道徳哲学の観点からすれば、自己実験の問題はそれが違法か否かという部分にはない。むしろ、いかなる論拠に基づいて自己実験が他者実験を正当化するのか、という点にある。他人を危険にさらす前にまず自分自身の身を賭すべきではないのか、という理屈の底を探ることである。自分の身を一度危険にさらし、その危険を脱した実験者は、その経験から他人を同じ危険にさらすだけの強い根拠を手に入れるのではないか。

そう考えれば、自己実験は複雑な意味を帯びる。しばしば、それは他人への実験を行う前に不可欠なステップとして、つまり科学の行き過ぎを避けるための防波堤として考えられていた。一方で、他人を使った実験を行う権利を与える手続きとして、つまり実験の白紙委任状としても考えられていた。この場合、実験の唯一の可能性の指標は、医者である実験者が自己実験で見せる果敢さだけとなる。

自己実験の歴史は、医者が他者の身体に実験的に関わるときの規範に影響したという点で、卑しい体の歴史と結びついている。実験者は自己実験を通して、科学と自分との関係を規範化する。同時に、医者は自分の体への反省的な関係を通して、非常に問題あるやり方で、その関係性を自分以外の患者の身体への医学的関係のモデルとする。

自己実験の理由

医者の自己実験の歴史は、実に長く、内容豊富である。[4] なぜ医者は自分を使って実験してきたのだろう。その理由はさまざまである。

一番手近な実験台

まず、医療という職業に内在するリスクに含まれることであるが、医者が意図することなく自分で自分を実験台にしてしまったというケースは数多い。

たとえば「鉤虫」実験の例がある。鉤虫は、皮膚の粘膜を餌にし、温く湿った暗い場所で成長する、歯のある寄生虫である。一八八〇年、スイスとイタリアの境にあるサンゴタール峠のトンネル掘削工事の際、この虫はイタリア側で働いていた人夫たちの皮膚をボロボロにした。皮膚病の感染源であるこの虫は、まったく偶然に発見された。「一八九八年、カイロにいたロースは、鉤虫の幼虫を培養して増殖させていた。あるとき、事故で培養したものの数滴が彼の手に落ちた。数分もたたないうちに、彼は激しい痒みに襲われた。皮膚の表面を引っ掻いてみると、そこには何匹かの幼虫と、特に多くの変態後の抜け殻があった。[……]そこで、ロースは鉤虫が皮膚を突き抜けることができるのではないか、という疑念を持った[5]」。

意図して行うにしろ、意図せずに行うにしろ、実験者が自分の体を使う理由は、それが一番「手近な」生体だからである。この場合、実験者は他人に行うべき実験を自らの体に対して行う。医者と患者は同じ体の中で、偶然出会うのである。自分の体で実験する理由は、もちろん他に自由になる生体がないからであるが、同時に、それが一番簡単だからでもある。フランソワ・ドラポルトは、パドゥアの医師サントリオの有名な症例を引いているが、サントリオ自身、食事の最中に「椅子を前後に揺すって」体重の変動を確認し、そのようにして消化の作用を理解しようとしたという。ドラポルトは、ラヴォワジエやセガンが呼吸機能に関する実験を自らの体に行っていたことや、レオミュールとスパランツァーニが消化液の効能と胃が食物をこなす運動を自分自身の体で調べていたこと、さらに、クロード・ベルナールがゼラチンを呑み込んでその栄養を知ろうとしていたことも挙げている[6]。

これらの実験には何の危険もなく、また特に体に不快をもたらすものでもない。つまり、医者は危険が少ない場合にのみ、自身を実験台にしていたということである。

自家治験

また、病にかかった医者がさまざまな新しい治療を実験的に自らの身に行った例にも事欠かない。たとえば、リウマチに悩んでいた一九世紀の無名の医者がいる。彼はさまざまな薬の効用を試した。「薬の成分と配合を組み替えて、さまざまな処方を考案して、それを自分自身に試すことを続けた。病気の発作を乗り越えつつ、私の暗中模索は続いた。ようやく、ある特定の組み合わせの薬を、ある特定の配分で、決まった構成に配合した場合に、薬効を得ることが判明した。その組み合わせにいたったとき、発作は数時間で収まった。のみならず、その後のすべての通風の発作を予防することができた。私が自分自身に観察した薬効は、その他の痛風患者の数人においても確認することができた。私は、より多数の患者に同じ実験を行ってみたいものと考え、会員となっているボルドー王立医学協会に、痛風患者における私の処方の効果の確認を願い出た」[7]。

実験は、この医者の場合、新しい薬品の配合を確定するための準備段階として示されている。このような実験は、自家治験と呼ぶことができるだろう。

麻薬の効果の自己観察

また、ある物質を摂取したときの効果を観察するには、体内における微妙な変化を追わなければならないような場合、医者は自分自身でその物質を体内に入れて、自らの体内で起こっていることを観察するという方法を選ぶ場合がある。たとえば、ホメオパシー実験がそうだ。超微量の薬を使い、その身体機構への実に繊細な作用を観察しなければならないために、飲んだ本人が自己観察をすることが最適と考えられていたのである。もちろん、自己観察に反対する人々は、この実験についてもありもしない薬害を述べ立てたのだが。ホメオパシー〔第7章、とくにその原注20で詳述される〕の父と呼ばれるハーネマンは、ホメオパシー研究の基本は自己実験にあると考えた。「医学的観察の才能を磨き、完成させるには、自分自身に薬品を試して、その作用を自らの上に観察するのが一番である。その他の薬品の影響を避けて、外界の印象によって精神にいかなるさざ波もたつことがないように留意し、この重要な観察は行われるべきである。観察者は、自分の身の裡に起こるすべての些細なことを最大の注意をもって観察しなければならない。五感を常に開いたままにして、感じるところを忠実に記述しなければならない」[8]。自己観察以上の観察はない。自己観察において、観察主体が対象に向ける視線は歪められることはない。一方的解釈に陥ることなく、むしろ主客の親密な近さのおかげで観察を妨げる仲介物がない自己観察は、主体の内的変化への正しいアクセスを保証するものと考えられた[9]。こうしたハーネマンの主観尊重主義は、後にプラセボの明らかな効果の証明（特にホメオパシー治療において）によって主観的判断が疑わしいものとなったために、打撃を受けることになる。

ある種の物質が作り出す主観的な効果については、確かに実験者の自己観察以外には観察する術はない。そうした物質の作用については「何となく感じたこと」、つまり内的な感覚の次元を考慮に入れなければ、完全には理解できないからだ。その典型的な例がドラッグ、幻覚剤、向精神薬の効果であり、一八世紀から一九世紀において、医者たちはこれらの物質の効果を知るため、さらにはその効果から精神疾患の錯乱状態を再現するために、自らの体を使って実験した。アリエニスト〔一九世紀前半の精神科医の総称〕はドラッグを用いて、狂気をある意味内部から知ることにつとめた。その頃、麻薬が人工的に作り出す錯乱の効果は精神疾患の症状と近似していると思われていたのである。

モーペルテュイは、精神状態を化学薬品によって変質させるような実験を「形而上学的実験」と呼んで奨励した。「夢を手に入れる方法はないものか。通常、阿片は人の思念を美しい映像でいっぱいにするが、インドのある種の飲み物にはもっと素晴らしい効果があると言われている。そのような物質について実験することはできないのか。また、その他の精神状態を変化させる方法についても知りたい」[10]。反対に、カントは麻薬ベースの精神医学的実験の危険に警鐘を鳴らした。「ファン・ヘルモントはある量以上のナペル（毒性のある木の根）を摂取した後、考えの中枢が頭から胃に移ったように

このように簡単に本当の錯乱に変わるものである」[11]。人為的に作り出した錯乱状態は、最後には、道路が大変な騒ぎになっていると錯覚するにいたった。［……］カンフルを自分に投与した。最後感じられた。もう一人の医者は、毎日少しずつ量を増やしながら、カンフルを自分に投与した。

一九世紀を通してこの種の実験は相次いだ。有名な例では、ハシッシュを摂取して、その酩酊にも似た状態から、狂気の実験的類似物を作り出そうとした医師、モローがいる。「モロー氏は、東方旅行の折に、しばしばこの物質を摂取する機会を得た。ハシッシュの知性への影響力にいたく驚いたモロー氏は、同物質の自身および他人における効果の実験観察をパリでも続けたいと願った。こうした観察では、ハシッシュの精神的効果と狂気はきわめて近似していることが分かった。ハシッシュを摂取したときの状態と狂気をそれぞれ分析することでこの近似を証明し、ひいては狂気という、観念が歪み、理性が失われる謎めいた作用へのよりよい理解にいたること、これが、モロー氏が目指したことである」[12]。モローはハシッシュの自己実験を記述し、また記述する必要を強調した。誰一人、その効果を実際にその身に経験するまでは、ハシッシュをよく知ったと言うことはできない、とモローは言う。「ハシッシュの効果については、繰り返し自らの身の裡にその効果を確かめた経験に基づいて語るのでない限り、誰にも語ることはできないと信じるものである」[13]。

「自分の体にかけて」

自己実験をした医者の言葉は、何にも増して説得力に満ち、真実の響きを帯びているものであるらしい。それは、「主観への実験」に限った話ではない。

担保としての、また約束としての自己実験

医者にとって、危険な自己実験をしてみせることは、自説への確固とした信頼を証明することでもあった。たとえば、誰かからの確証や宣誓を願うとき、「手を火に突っ込まれても、それが正しいと証明できますか」、「ご自分の首にかけて誓えますか」などといった慣用表現を使うではないか。これらは、ある主張が真実であると保証するためには、本人の体を信用の担保とすることが一番手っ取り早いという人口に膾炙した考えを表現している。自分の確信がどれほど強いか、他人に理解してもらうには、自分の体以上の保証はない。自分の体を担保に差し出すことと、危険にさらされることと、真実の保証という三つの行為の間に結ばれた奇妙な関係は、医学的な自己実験のロジックにおいて最大に機能する。真実の秤に自分の体の安全を乗せることは、実験結果に十全の信頼を置いていることの証明に他ならない。医者が自分の体で実験すると約束することは、実験に先立ってその実験がペテンではないことを証明するやり方であり、同時に医者が実験に十全の信頼を置いていることを保証するやり方である。シドニー・アン・ハルパーンの言い方を借りよう。「自己実験をすることで、医学

者たちは彼ら自身の体の耐性をもって、新しい治療法の安全性の保証としたのみならず、人体実験が正しいという彼らの主張の基盤としたのである」[14]。

ラシスとラセールの提案という一例

一八二六年、黄熱病の蔓延に際して、医者たちの間には同疾患の病原論についての議論が持ち上がった。黄熱病が感染症であるという意見が支配的であった中、コスタは感染性を否定した。その根拠は、彼自身黄熱病患者と身近に接してきたにも関わらず、感染しなかったから、というものであった。自説を証明するため、コスタは同僚のラシスおよびラセールと組んで、自己実験することを提案した。まず黄熱病で死亡した患者の着衣を、アンティル諸島から密閉した状態でフランスまで運ばせること、そして自己実験ボランティアの三人の医者が、輸送させた衣服とともにハンセン病隔離病棟に閉じこもることを計画した。この実験の目的は、当時まだ決着がついていなかった感染説・反感染説の論争に決着をつけることではなく、むしろ自説を公衆の面前で証明することにあった。

科学的権威はこの実験提案をめぐって議論を繰り広げた。そのような機会を利用することに対する批判、実験のやり方への批判（実験者たちは技術的に困難なやり方を選んだのみならず、証明すべき病気の蔓延行程についてもはっきりした理解を導くものとは思われなかった点）、さらに、このような危険な実験を実験者が我が身を使って行うことが合法であるか否かという議論が特に激しく起こり、実験者に批判が集中した。科学の進歩のためとは言え、学者は自分の身の安全と生命を危険にさらしてもいいものか、と問われた。一九世紀初頭の高名な科学者たちの多くがこの議論に参加した。たとえば、ラプラスは「実験者の身を死の危険にさらしかねない実験を許可し、奨励することは許されるのか」[15]と問いかけ、それに対して別の学者は、「『天体力学』の高名な著者の博愛主義に敬意を表しつつも」、「彼の危惧には何の根拠もないと言わざるを得ない」と答えた。「実験者たちは、アカデミーが彼らの言うことを信じて、実験に許可を与えるなどということを期待していなかった。彼らは、その勇気と人類への奉仕の意志を、アカデミーを超えた領域で高々と響かせようとしたのである。彼らを導いたものが科学の進歩を願う気持ちだったか、それとも個人的な利権であったかについては、いずれ誰もが理解する日が来るだろう。実験者のうち最も高名な人物から聞いたことであるが、彼らは六〇〇〇フランから一万フランの年金と名誉が約束されるまで実験は開始しないと言ったそうである。おそらくこれは確かなことであろう。であるとするならば、彼らの実験を導く科学への奉仕の心と証明しようとしている説の基盤について、より正しい判断が下せるというものである」[16]。ペストの大流行の際、アカデミーはその感染性についての実験研究の枠を広げたが、そうするとコスタらは急に態度を変えた。そのことは、彼らの実験の提案が、やはり単なる広告に過ぎなかったという一般の意見を裏書きした。「政府に自己実験を提案した当人の一人であるにも関わらず、ラシスはそうした実験を特に不可欠とは考えていなかった。こうした実験は、自然の病気の流行が数えきれないほど作り出した状況を今一度繰り返すことに過ぎない、と彼は言っていた。ただ、注意深い観察を行えることが実験の利点であるが、と」[17]。

　こう見ると、自己実験はすでに肯定されている学説をより信憑性の高いものにする方法であるように見える。この場合、実際実験を行うことよりも、むしろ実験するつもりであると表明することが大事なのである。エヴィデンスのレトリックというものがあるならば、自己実験はある種のエヴィデンス・レトリックにおける重要な話法の一つである。エヴィデンスの価値を信用買いしているようなものである。

約束としての自己実験の価値が明らかに現れている例がある。一八世紀末、アレクサンドル・フォン・フンボルトは電気の人体に対する効果を見いだし、イタリアの学者スカルパに報告した。スカルパは、もともとガルバーニ電気が皮膚の炎症を作り出すことについて懐疑的だった。フンボルトはこのエピソードについて、次のように述懐する。「スカルパは、この現象について、原因はおそらく患者の生理に基づく異変か何らかの外部的病原体の侵入によるものに違いない、と言った。彼にとって、皮膚に現れた炎症の赤みは、単なる金属刺激による皮膚の反応に過ぎなかった。私自身は、一切の観察の間違いをしなかったと確信していた。そこで、スカルパ教授には、同じ実験を今度は我が身で行ってみせると約束した。少々の身体的不都合が生じる実験ではあったが、私は約束を守った」[18]。

逆もまた然りで、そのように自ら必要だと主張した実験に我が身をさらさないということは、それだけでも学説への疑いを招く。自分自身で実験しないということは、医者として自分の予後診断に自信がないのだとか、実験の結果を怖がっているのだとかいう疑いを受ける。ある学説を提唱しながら自ら実験対象となろうとしない医者は、反対陣営によって、そうした側面からの挑戦と攻撃を受ける。理論でしかない学説を、自分で試すようにとの圧迫を受けることになる。拒否すれば、理論までもが否定されるのだ。

ここで、自己実験は実証科学者の「精神《エトス》」に欠かせない要素、あるいは学問的信憑性の基盤であることが分かる。それほどに自分の理論が正しいと思うなら、なぜ自分で自分に実験してみないのか、というわけである。たとえば、一九世紀中盤、梅毒患者の膿の接種実験が議論を呼んでいたとき、リコールはオージアス・チュレンヌの論に応えて、こう言った。「梅毒の予防的接種の効果をそれほど確信されているならば、なぜご自分で梅毒にかかってごらんにならないのですか[19]」。

殉教の英雄として描かれる医者の姿

自己実験は、勇気ある医者の学問的良心を担保とし、その意味において、その学説への認知を高める機能を果たした。医学的議論においても、自己実験は医者がその身と生命を真実に賭ける誠実さのしるしであるかのように語られている。こうした実験が成功した暁には、実験者の約束は嘘ではなく、その言葉は信じるに値するものであるということになったのである。

デジェネットの「実験」

ピネルは、ナポレオンの軍医デジェネットが、エジプト遠征の際にペストに遭遇し、いかなる「実験」を行ったかを述べている。これは有名なエピソードである。「我々から最も遠い後世の時代においても、デジェネット氏がペストの膿を自らの身に接種したときに示した静かな勇気と高邁で強靭な性格が忘れられることはないだろう。この出来事について、氏自身の言葉で語ろう。『私は、兵隊た

図表9　エジプト遠征軍の軍医長デジェネット、ペストの膿を自らに接種する。革命暦7年プレリアル（1799年6月）[21]

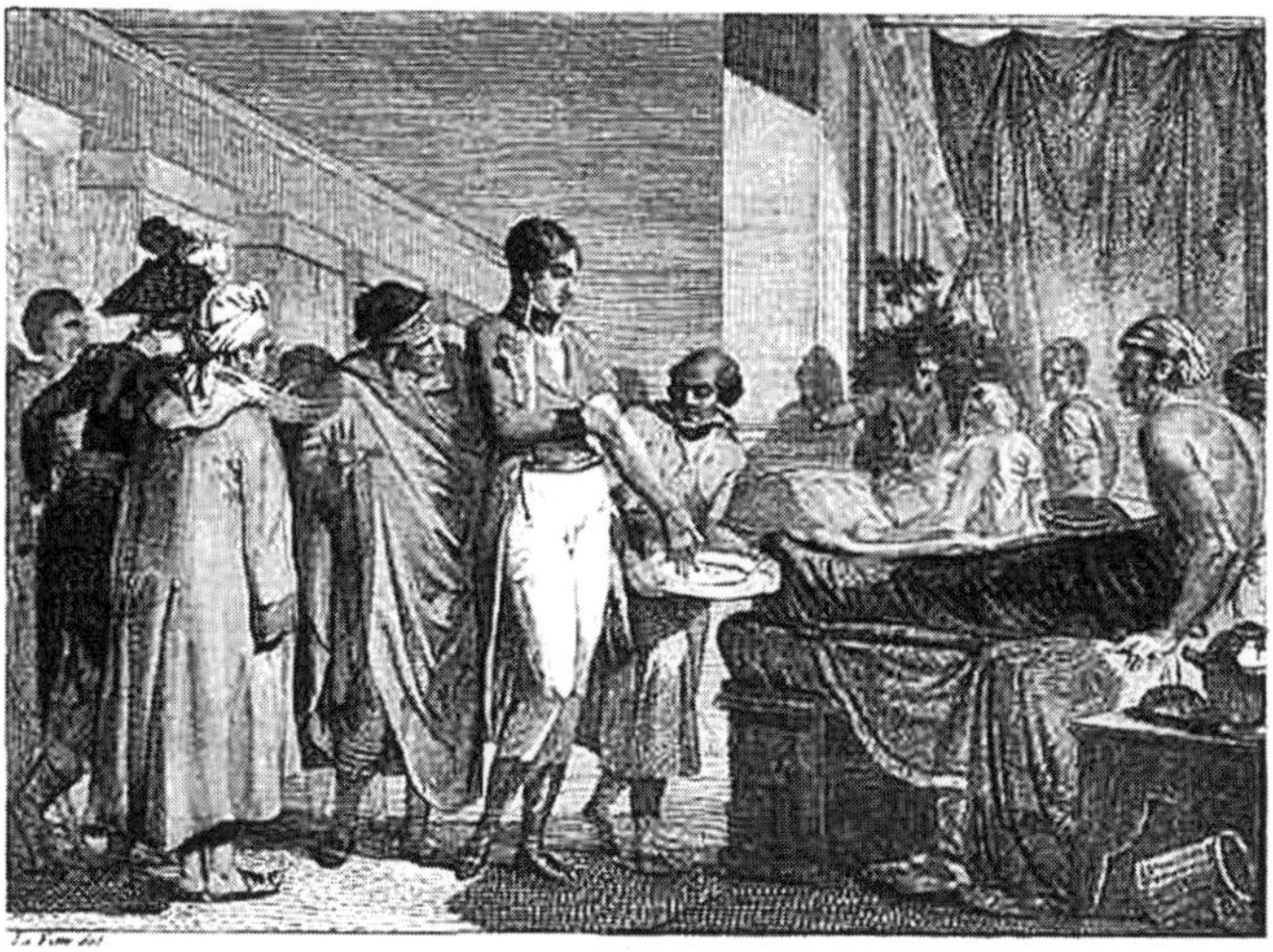

ちの頭を占める妄想を鎮め、挫かれた勇気を鼓舞しようと思ったのである。病院の真ん中で、回復しかけていた軽いペスト患者の傷口から、ランセット〔先の鋭く尖った両刃のメス。種痘、瀉血に用いられた。乱切刀、笹針、披針、刃針、鎗状刀、ランセッタとも呼ばれる〕で膿を採取して、私自身の腋と腿の付け根にその膿を接種した。私がペストに対して取った予防法は、そこに備えられていた水と石けんで手を洗ったことだけだった[20]』。

この例の実験には何ら「科学的」な要素はない。医者の勇気を示す演出に過ぎない。デジェネットはこうした演出によって、軍の病気に対する恐怖に満ちた妄想を追い払おうと思ったのである。このエピソードから、我々は自己実験の重要な性格の一つを抽出することができる。英雄的な試練の行為としての性格である。このような性格において、自己実

図表10　ジャファでペスト患者に触れるボナパルト。1799年3月11日[23]

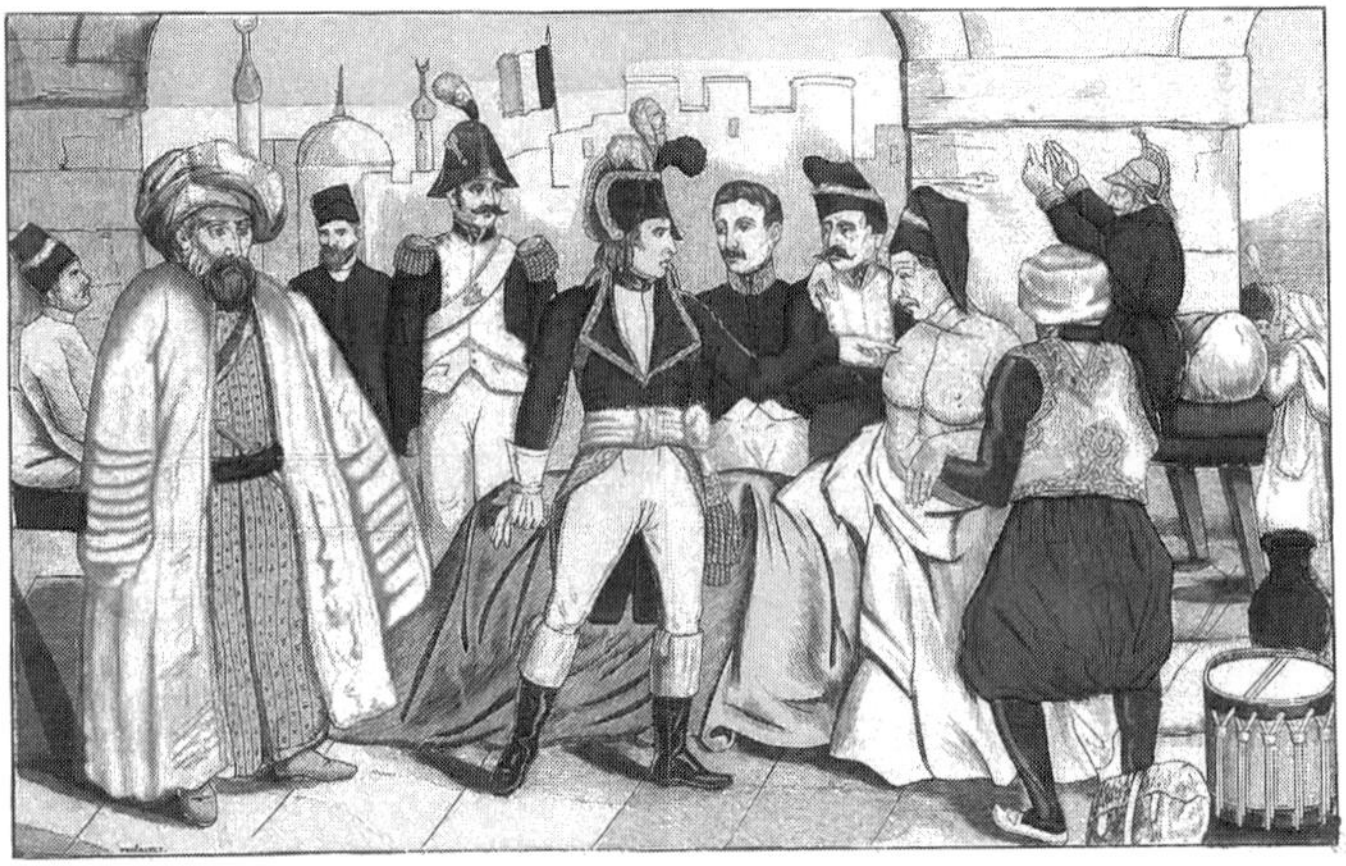

験の役割は真実の保証以上に医者の高邁な人格の証明でもあるのだ。医学的な実験と試験は、ここで道徳教育のお手本となる。医者が病の試練を引き受けるのに示した勇気は、医者でなくとも誰にも備わっているという教訓となる。デジェネットの実験に先立って、ボナパルト将軍は、ペストの恐怖におびえていた軍の士気を鼓舞するため、デジェネットから治療を受けていた病人たちの枕元に到着していた。「軍全体がパニック状態に陥っていた。兵士たちの士気を上げるには、何か決定的な手段を講じる必要があることを、ボナパルトは感じ取った。ヴァントーズ二一日〔三月一一日〕、病院に赴いた将軍は〔……〕、病が感染性のものではないと思わせるため、大半の病人の体に触れてみせた。さらに、傷口から膿を流して死んでいる兵士の死体のそばに寄って、その体を抱き上げる振りもしてみせた」[22]。野戦病院でペスト患者に触れるナポレオンの姿は伝説となり、一九世紀を通して「エピナル版画」〔理想的な市民生活を描いたイラストレーション〕に何度も複製された。

医者と将軍の同種の行為が併置されることにより、自己実験は国家的英雄像製造の歴史の一契機となった。死の危険に自らをさらしてみせる行為は、医者と軍人のイメージを高めた。ロシアン・ルーレットのゲームがそうであるように、平然と死の危険を受け入れる態度は、非常に強い精神力の証拠だとされたのである。一方、自己実験の英雄たち自身は、自らを卑しい体とみなしているかのように、自分を実験台にしたのである。よって、実験の試練を生き延びたときに彼らに与えられた賞讃は、きわめて逆説的な性質のものであった。

精神的鍛錬としての自己実験

こうして、自己実験は医者の性格を鍛え、その強さを測るために必須な精神的鍛練の方法であるように見える。病と死の危険を前にして、医者はどのような確固とした態度を取ることができるだろうか。自己実験するに当たって、医者は縮みあがっていなかっただろうか。それとも平然としていただろうか。こうしたことが、医者の性格を測る尺度となる。病をおそれない医者ほど偉大であり、死への軽蔑をあらわにすればするほど、その医者は医学界のトップに近づくのである。しかし、名医には必ずある種の賢明さが備わっているものである。たとえばクロ・ベイは、ヴァッリによるペスト予防の手段としての種痘実験を語るに当たって、果敢な実験というイメージが失われることを承知の上で、実験者の額が冷たい汗で覆われ、その手が震えていたと述べる。「ヴァッリは、ランセットの先を天然痘菌とペストの膿の混ざったものの中に浸けた。そして、針を自分の左手の親指と人差し指の間に指した。［……］この偉大な医者は、もちろん果敢の振りを気取っていたものの、不安の種しか持っていなかった。その証拠に、ヴァッリは大量に飲酒して、酩酊状態にならなければ、実験に挑むことができなかったのである。このことは、彼もまた恐怖に支配されていたことを示している。彼は何度も皮なめし用の収斂剤で手と顔を洗い、同じ薬剤を自宅の床板に何度も流した。ヴァッリは、動物の皮をなめすために使われるタンニンが混合した水の蒸気には、ペストの菌を中和する効能があるか、それとも人間の神経を痛みやペスト菌の接触に対して鈍感にする効能があると考えていた」[24]。

しかし、現代の医学史家がいみじくも言うように、「自己実験は、成功すれば実験者を英雄にし、失敗すれば殉教者にした」[25]。その通り、実験が成功しようが失敗しようが、自己実験を敢行した医者は、その時点で医学史の伝説を作り出した者として、人類の偉大な奉仕者としてパンテオン◆に加えられる資格を獲得したのである。

医学の進歩のためにその命を捧げた医者たちの系譜がある。彼らは、科学と人類の進歩という祭壇の前にその身を犠牲にしたのだ。後継者たちが語り継ぐ逸話は、そうした医者への称賛を嫌が応なく掻き立てた。彼らの自己犠牲の精神はほとんど信じられないほどであり、その科学への傾倒は、死の恐怖のみならず、人間として最もベーシックな生理的嫌悪をものともしないほどに強い。ロングヴィルは、コレラの感染性の議論について記述しながら、当該問題を解決するために自己実験した医学史の英雄たちの名前を列挙する。「感染論に反対して実験を行った多くの医者の中でも、最も重要な名前は次の通りである。(1) コレラ患者の血液、そして吐瀉物を自分に注射したモスクワのジャクニシェ。(2) 前者の実験を繰り返し、さらに患者の吐瀉物を食べたポーランドのフォワ医師。(3) アジア・コレラに罹患して病院内で死亡した患者の死体に寄り添って寝たベルギーのアロ医師とその看護婦。最後の二人は、実験によって何らの衛生上の問題も蒙ることがなかった。同種の実験は、マルチニークにおいても、筆者の同僚であり友人でもあるギュイヨン医師によって行われた。同医師は当時、フランス軍のマルチニーク駐屯部隊付きの外科医だった。現在では、防衛省厚生部の監査官をつとめている。すでに名前を挙げた医師たちがコレラの非感染性を証明するために行った実験と同じような実験を、ギュイヨン氏は黄熱病について行った。彼は黄熱病患者が吐き出した黒い色の物質を呑み込んだが、体にはそれによって一切の影響を感じなかった。当時、ほとんどの医者が黄熱病感染症説の立場をとっていた。私もその一人だった。現在、我々が逆の立場をとるようになったことには、こうした実験が少なからず影響している。彼らは医学に栄光をもたらした人々であり、我々の敬意と称賛に値する[26]」。

とは言え、こうした「伝統」については、文字通りの意味に受け取るのみならず、どんな機能があったのかについても詮索すべきであろう。リスベス・ハーコンセンが言うように、「自己実験の長い歴史を何度も繰り返して語ることには、一般の人々の心に医者の勇気と自己犠牲のイメージを吹き込むという作用があった[27]」。医学の歴史を彩る勇気ある先人たち、そして医学のために命を捧げた殉

◆**パンテオン**　パリ五区にある新古典主義様式の建物。一八世紀のアンシャン・レジーム下に、ローマのパンテオンを模した教会として建てられた。その後、革命期を経て、「フランス史に残る国家的偉人」の墓所となった。ダヴィド・ダンジェが装飾を施した正面切妻壁には「祖国は偉人に感謝する（« Aux grands hommes la patrie reconnaissante »）」という有名な碑が彫られている。パンテオンには、ヴォルテール、ルソー、ユーゴー、アレクサンドル・デュマ、ルイ・ブライユ、キュリー夫妻、ジャン・ジョーレスなどの高名な文人、科学者、社会活動家などが葬られている。

教者たちについての記憶を新たに確認することで、現在の医療実践を伝統に依拠する、正しいものとして示すことができた。

つまり、医学的価値判断の基準からしても、医者という職業の精神《エトス》に照らして考えても、危険な実験に我が身をさらそうとしない医者は、怯懦の非難に値するのみならず、他人に対して同じ実験を施行しようとする行為において断罪すべき人間とみなされることは必定であった。

他人を使った人体実験を制限する条件、あるいは白紙委任とは何か

初めの実験台

自己実験が正しいこととされるのは、概ね医療倫理的な理由による。医者は、患者に率先して、その治療の結果を引き受けるべきだという倫理である。この法則はガレノスにまでさかのぼる。「ガレノスは、自分自身で試したことのない薬を患者に与えることは決してなかった」[28]と言われる。自己実験は、このように見たとき、慎重さや責任感という徳義性を示す法則となる。イジドール・ブルドン医師は、彼の著作『生理学綱要』を実験不足を理由に厳しく批判した『一般医学ジャーナル』に対して、このように自己弁護する。「この本では実験についてあまり記述しなかった。(批判の通りに、私の実験数は確かに少ない)。私が多くの実験をしなかった理由は、生きた人間を実験に使って血を流させたり苦痛を与えたりすることは、医者にとっては犯罪に等しい行為だからだ。医者

に唯一許されている役割は、生きた人間を忍耐強く観察して、その健康をできるだけ長く維持させることである。とは言え、私自身も何度か実験や試験を行った。すべて自分自身に対してである。そして、その結果は報告した」[29]。これとまったく同じ考えのもとに、『一般医学アーカイヴ』誌のある寄稿者が、マジャンディーの批判に応えた記事を残している。マジャンディーは、エーテルを使った実験に反対していた。その理由は、「エーテル麻酔をかけることで、患者は自分自身の感覚を失う」[30]からであり、あるいは「エーテル麻酔下で艶夢を見る女の患者がいる」からであった。その反駁文を寄稿した医者はこう言う。「これまでエーテル麻酔を施行してきた外科医たちは、慎重さの法則にも、道徳的な法則にもそむいたことはない。なぜなら、彼らは患者をエーテル麻酔にかける前に、自分たちで吸引の実験を行っていたからだ」[31]。ここで、自己実験は、医療に従事する者の職業倫理の根本規則とすらなっている。そのことは、一九世紀末の『新医学・外科学実用辞典』の記載を見ても明らかである。「科学的な事実を観察、あるいは統制したいと望む医者にとっては、その実験の素材となり得るのは彼自身の体であり、患者のものではない」[32]。

ここで問われているのは、「最初に実験されるべきは誰か」[33]という問題である。道徳的な観点からすれば、最初に実験の危険にさらされるべきは、実験プロジェクトを考え出した人間であり、かつ実験がもたらし得る象徴的な利益を享受する者であろう。そのように、実験者は他人の体で試す前に、自分の体で実験のリスクを測るのである[34]。

一九世紀における自己実験は、確かに、他人への実験に移る前に経なければならない前段階としての道徳的規則であった。

自分自身にまず実験を行うことにより、医者は実験に関わる道徳的批判や反論をかわすことができた。結果の定かではない実験に他人の体を使えば、非難は免れ得なかった。自己実験は、実験の安全性を保証するためにのみ必要だったのではない。医者は、自分を危険にわざわざさらしてみせることで、ある意味さらに、他人を同じ危険にさらす資格を得たのである。ここで、自己実験は、他人への実験に移る前に経なければならない前段階であったのみならず、他人への実験の認可の形態となっていたことが分かる。自分自身にすでに実験を行ったという強みは、他人に同じ実験を行う根拠であったかのように思われる。

弁解としての自己実験

この章の冒頭に引用したヴァッリ医師についての報告によれば、彼はトルコ滞在の際に「ペストの病原」を自分自身および「ムスリム患者たち」の体に接種する実験をしたとされる[35]。彼は、以下の配合で皮膚に塗る混合液を作った。「ペスト菌と天然痘の菌、カエルの胃液、あるいは油を混ぜ合わせたものである。〔……〕実験台が見つからなかったため、彼は最も単純な方法をとった。相手に知られないように行ったのである。眼病の診察を受けるためにやってきた患者には、まぶたにこの液を塗った。胃腸の痛みを訴えてやってきた別の患者には、みぞおちをこの液でこすりなさい、と渡した。菌を混ぜ合わせた混合液は、どの皮膚にも素晴らしく自然に浸透し、ヴァッリ氏の実験は妨げられることなく遂行された。ムスリムの人々にとって我々は犬と同等である。ヴァッリ氏はお返しとして、彼らを同様に扱ってくれた。卑シイ魂デ試スベシ。しかし、ヴァッリ氏には弁明すべき点がある。それは、氏が実験をまず自分の体で行ったということである」[36]。

自己実験はここで、卑しい体に対する実験の弁明として語られる。自分自身を卑しい体として扱うことが、他の体をそのように扱うことの十分な言いわけとなるかのように。ともあれ、ヴァッリは自分自身を犬扱いしたということにより、アラブ人をそのように扱うさらなる理由を手に入れたのである。

この状況においては、「自分が他人にされたくないことを他人にしてはならない」という日常生活の道徳が歪曲された形で提示されていることが分かる。もともとの道徳的規則は、ここで「だから、私が自分にやったことは他人にもやっていい」という、まったく異なる規則になっている。あたかも、自分の体にある種の損傷を与えることは、他人にも同じことをしていい理由となるように、あたかも、自分と他人との関係が自分と自分の関係の延長であるかのように。あたかも、自分との関係の中で道徳的限界とされていたものが、自己を中心とした精神世界のイメージの中で、他人との関係における道徳的限界でもあるかのように。あるいは、あたかも自分に対してやっていいことならば、なおさら他人に対してもやっていいことであるかのように。誰にとっても、自分の命以上に高い価値を持つものがあろうか。この世で最も貴重な自分自身の命を貶めたのなら、他人にも同じことを要求することは当然ではないか。自分の自分自身への関係が他人に対する関係の骨格を作る、という経験主義的真実から出発して、ここで歪んだ形で現れているのは規範的認可の論理である。

このような理屈は、もちろんでたらめなものである。自分の体でまず危険な実験を試したから他人にも同じ危険を強要してもいいという理屈は、冒瀆的以外のものではない。自分が危険を冒したことは、他人に同じようにする何の理由にもならない。しかし、今我々が考察の対象にしている歴史の時期には、こうした考えはまだ生まれていない。当時はまだ、本人の承諾《コンセント》というカテゴリーはほとんどの領域で存在していなかった。[37]

自己実験は許されるか

しかし、自己実験の条件についても、次第に認識論的な批判が生まれ、そこから自己実験が許される根拠という問題についての議論が広がった。自己実験の自己言及的性格は、観察そのものにバイアスをかけることにならないか。実験者は自分の体を完全に客観視することはできるのか。それ以上に、自己実験できる対象の数は少ない。実験者はせいぜい医者か医学部学生チームである。自己実験への批判は、特に自己実験の中途半端な性格に集まった。

しかし、最も激しい批判は倫理的な内容のものであった。自己実験についての倫理的議論は、自殺・自傷の権利という哲学の古典的問題、あるいはより根本的な、自分の体を自由に扱う権利という問題に直接関わっている。果たして、私は私の体を自由にする権利を持つのか。持つとすれば、自殺は個人の権利ではないのか。自分の自分自身への権利は絶対的なものか、あるいは何らかの条件で限界が設けられているのか。

自殺が禁じられたことには、自分の体であっても完全に自由にすることはできないという古典的神学から派生する根拠があった。同じ根拠が、今回の自己実験の倫理性をめぐる議論で蘇ったとしても驚くにはあたらない。自殺禁止の神学的理由は、現代にいたるまでカトリック教会によって維持されている。我々の体と命は、この世に生きている間我々に管理が任され、使用権が許されたものであり、我々に属するものではないからである。自分の体の完全な主人ではない人間には、自分の意志に従ってその体を使ったり、思いのままに無茶をさせたりすることは許されていない。しかるに、自己実験においてはまったく逆のことが起こる。シモン・シェファーが言うように、「実験者は、自らを自らの操り人形とする」[38]。

自分の体を道具にしてはならないという禁止に次いで、自己保存の義務がそこに加わる。その義務は個人に課せられたものであり、その身と命にとって危険となる状況をわざわざ招くようなことはしないという一般的規則として表明される。では、科学の進歩は、こうした禁忌を超えて学者がその命を犠牲にする理由となるのだろうか。医者によっては、この疑問に否と答えている。たとえば、一八五一年シャルル・タコネが医学部に提出した医学博士論文は「治療の一環としての実験」についてのものであったが、その中には実験者が意図的にその身と命を危険にさらすことへの断固とした反対意見の表明がある。「科学への愛がいかに大きくとも、［……］実験者の身体機構に損傷を与えるような実験を受け入れるべきではない。医者は、自分の健康や命を危険にさらしかねないような行為をするべきではない」[39]。当時、リコールが梅毒由来の硬性下疳を接種する実験を行っているときだった。「この実験が危険すぎると非難していた医者たちですらも、医者であれば、梅毒菌を自分の体に注入することにひるんだりしなかった」[40]。彼らは間違っている、とタコネは言う。「確かに、軍医として兵士たちの介護に当たっていたデジュネットが彼らの見ている前でペスト患者の膿を自分の体に接種したことは、未来永劫讃えられるべき行為であろう。しかし、同時に、ここで問題になっている自己実験者の医者たちの行為は許されるものではない。一人の人間は、まずある国の国民として、ある民族の一員として、自分自身に対する義務を負っている。ほんのわずかな科学的例証の関心のために、ましてや、初めてその実験を行った医者だと言われたい情けない虚栄心のためなどに、自分の身や命、あるいは将来の子どもたちの身や命を危険にさらす権利は、彼にはないのである」[41]。

社会的存在としての自分に対する義務という考えに依拠する反自己実験の弁論は、ヴァージョンを変えて、時には貴族主義的反論として現れる。このヴァージョンでは、医者の体は貴重すぎて、実験などに捧げられないという論が説かれる。後にシャルル・ニコルは、この理屈を最も明白なやり方で表明した。ニコルは、医者がまず自分の体を実験に供したからと言って、同じ実験を他人に行う理由にはならないと述べた後、徐々にその理由をさかのぼって、そもそも医者に自分自身を実験に供する権利があるのかどうかという問題を問いかけるにいたる。「他人にされたくないことを、我々は他人にすべきではないことは確かだろう。我々自身が自らをその目に遭わせようと決めた場合においても、あるいは実際に自分で自分を犠牲に供していたとしても、それが他人を同じ危険にさらしてもいいという理由にはならない。医者に関して言えば、自身を犠牲にする権利が医者にあるかどうかということが、そもそも疑わしい。医者たちは、その作業や研究の過程で、普段から最悪の身の危険にさらされているものである。その種の危険だけでも、彼らには十分である。ある種の人々がその身を犠牲にすることに反対し、彼らの身を安全に保ちたいという願いに賛同する声は多い。彼らの自己犠牲がいかに偉大な目的に捧げられ、その行為が人間の高貴の例として後世に残ろうとも、彼らの身の安全には替えられないと思う人々は多い。考えてもみたまえ。パスツールが、狂犬病の研究中にその身に狂犬病ウイルスを注射していたら、いったい彼の名は讃えられるべきだっただろうか。彼のような人の人生こそは、あらゆる人々の人生と比べて最も貴重なものであり、よって、あらゆる危険を免れていてしかるべきではないか[42]」。

ニコルの文章のこの一節について、モンセフ・マルズキは以下のような注釈を与える。「ニコルは決して、ある種の人々の命には価値がなく、それゆえに偉大な目的の犠牲にすることはできる、と明言してはいない。しかし、そう受け取ったとしても、決してこのテキストの内容を歪めることにはならないだろう。そこにすべての問題がある。医者の自己実験を禁止した実験の規範において、実験のリスク、少なくとも直接の結果をもたらすリスクを常に背負うのは、社会的価値が低いとされる人間たちということになるからだ。リスク概念は、個人レベルを超えて、社会の次元において再解釈されるべきである[43]」。

従来「卑シイ体」に行われてきた生体実験は、ここで実験リスクは不平等に配分されるべきという説と合致したと言えようか。今、危険な実験を前にして、問うべき問題は以下の通りである。「誰が実験台になるのか」、「誰がリスクを負うのか」、「知識獲得を目指した探求活動に内包されるリスクと知識から得られる利益、生存に関わるリスクと技術的前進の利益は、社会内でどのように配分されているのか」、「当該配分はいかなる指標のもとに設定されているのか」。

一八世紀末を境に台頭した臨床医学は、そうした問いに実践をもって答えた。臨床医学は、医学実験のリスクとそれがもたらす利益を配分する巨大な装置でもあった。

第5章

臨床試験と扶助契約

社会への負債のかたに私物化される体

扶助を受けている者の体

どうぞ、私について公証人の事務所まで来てください。そこで簡単な書類にサインしてくだされればいいのです。何、半分遊びみたいなお約束ですよ。お金を返していただく日にちと場所をあらかじめ決めておいて、その日にその場所で決めた額をご返済いただけなかったら、その代わり、あなた様はそのご立派なお胸の肉をきっかり一ポンド、私が選んだ場所から切り取って分けてくださる、というたわいもない約束ですよ。[1]

ウィリアム・シェイクスピア『ヴェニスの商人』(一五九六年)

それは、古代ローマの貴族を支配していた考え方だ。彼らは、平民に貸した金は生存の手段という中間項を経て、不幸な負債者の肉と血に変化すると思っていたのである。この「肉」とこの「血」、それこそが「彼らの金」であった。

マルクス『資本論』(一八六七年)

セバスチアン・メルシエは、オテル・デュー貧民病院の患者の死体の最終到着地だったクラマール墓地についてこのように述べている。「死体で肥え太ったこの土地は、夜ともなれば、若い外科医の猟場となる。彼らはその不慣れなメスの練習台にする死体を、壁を乗り越えて盗みにやってくる。哀れな貧者は自分の死体すら守れない運命にある。貧者がつながれた奇妙な隷属の鎖が解かれるのは、彼の体から一切の人間的表徴が失われたときである」[2]。貧者とは、自分の体すら所有していない者である。その体はあたかも物のように、公共の目的に使用され、他人から私物化の扱いを受ける。

しかし、貧者の体を自由にする行為が「盗み」だという認識が多少なりともあったとすれば、貧者の体の簒奪を正当化する論理とはどんなものだったのだろうか。カレン・ステューケンブロックは、一八世紀のドイツの地方行政官が考え出した、貧者の体を解剖目的で手に入れる方法を説明する。家族を亡くしながら、金銭的な理由でその埋葬ができない人々のためには市町村が費用を肩代わりしていたが、その弁済は死体を社会的に有効な再利用にまわすことで埋め合わされていた[3]。

マイケル・サポルもまた、イギリスとアメリカにおいて、貧民病院の収容者の死体を解剖に再利用するために同じ弁済の論理が使われたことを示す。功利主義者の医師トーマス・サウスウッド・スミスは、そのエッセー『生者のための死者の有用性』（一八二四年）でこのように述べている。「社会扶助によって生かされている人々は、社会への負債を残したまま死ぬ。［……］彼らの遺骸を公共の有用性に捧げることは理にかなっており、公正なことだ[4]」。

一八三二年にロンドンで採択された「解剖条例」は、まったく同じ理屈のもと、死体の法的管理者である遺族に対し、その死体を解剖目的に使用することを許すものである。社会扶助を受けている者の死体は公的財産となった。病院や貧民施設の院長は、こうして葬式の費用もない貧しい収容者の死体の始末代を倹約することができた。この解剖条例は合法的な死体の供給ルートを作り出し、すでに第1章で我々が話していた死体の裏取引の悪風に終止符を打った。

一方、ルース・リチャードソンが示すように[5]、この法律は大衆の間に強い反発を呼び起こした。大規模な反対デモは時には乱闘にもなった。サポルは、貧者の体を公的財産として規定した階級分化の法である一八三二年のテキストを分析した結果、このように締めくくる。「貧者は、社会に借りを負う存在として、公的財源に対するマイナスの価値を共有する犯罪者と同じ種類のものとみなされた。解剖に関する法律は、ある意味因果応報にもとづくのだ[6]」。

ニーチェは、身体が私物化されるときの負債の系譜的関係について分析した。その分析によれば、まず、債務者が借金を返す方法を持たないとき、債権者は現物支払いで、あるいは昔の農家の慣習に従って言うように「家畜支払い」で、それに代えることができるという論理が前提としてある。この論理に従って、債権者が債務者の身体を私物化する権利が生まれ、債務者の債権者に対する義務の関係が成立したのだ、とニーチェは説明する。『道徳の系譜』でニーチェが繰り返し言うように、金を借りようとする者は貸す側から返済の信用を得るために、「返済できなかったときの保証として、債権者との契約の中で、まだ自分が『所有』しているはずのもの、自分の自由になるもの、たとえばその体、妻、自由、あるいは命などをかたに入れるのである。〔……〕エジプトでは、債務者は死んでなお、その体を債権者の意のままにされた。〔……〕債務者は、彼に借金を返さないまま死んだ者の体にありとあらゆる狼藉と暴行を働いてもよかったのである。たとえば、借金の値に見合うと思われるだけの量の肉をその体から切り取るなど」[7]。病院、貧民施設、孤児院、救護院などの施設における扶助の関係の中心に、同様の論理が見いだされる。

貧民や病人の収容には一定の費用がかかることに鑑みれば、その費用の軽減が問題とされることも当然である。どのように介護の費用を払えばいいのか、どうやって公共の扶助サービスの支出を減らせばいいのか。

貧民施設はそれまでも、費用問題の解決策として収容者に労働をさせてきた。その賃金から彼らの生活費の少なくとも一部がまかなわれてきた。

貧者の値段（ベンサム）

ベンサムはおそらく、こうした損失軽減の必要を徹底して追求した人であろう。彼にとって、まったく何の役にも立たない人間はいなかった。つまり、「扶助を受けている」貧民の状態に関わらず、社会の扶助機構がうまく機能するならば、彼らに残されたわずかな能力を引き出し、他の人間にとって有用なものにすることができるということだ。どうあっても無用な体に有用性を探し出さなければならない。すべてのものから最大の功利を絞り出すべしという原則に従えば、貧民管理の政策は卑しい体の復権を目指して改良されるべきだということだった[8]。

ベンサムは、扶助関係の中心に補塡と有用性の原則を据えた。それが最も体系的に表現されているのは、著作『貧民扶助理論の概要』[9]の中である。ここでベンサムは、障がい者を「特殊施設」に収容することで、「彼らのうち働ける者を働かせることができるのみならず、彼らにその病を癒すかもしれない医療を与えて、公共予算の出費削減につなげることができる」[10]。つまり、病人は労働によってその医療の対価を払うのである。これは、自己資金調達による経済の論理である。ベンサムは、個人がそれぞれ「彼にかかる費用の損失を埋め合わせる」[11]必要をはっきりと重視している。誰であれ個人の値は、その生存にかかる出費とその労働が生産する利益の収支から計算される。かくして、「貧者、あるいは労働の収支に基づく個人の価値」[12]という定式が確立されるのである。

これより問題は、貧民、孤児、あるいは障がい者の値段という形で問われることになる。値段というタームを自由な人間に適用することは下品だという批判を斥けて、ベンサムはおおまかに、彼の体系の重要な任務は被扶助者の価値を高めることにある、と主張する。よって、ベンサムにとってのさしあたっての課題は、「ある者にもともと価値があるかどうかはともかく、彼にある種の手段があるかどうか、その手段は彼に何らかの値段を与えるものかどうか、あるいは現在の値段をさらにつり上げるものであるかどうか〔……〕、また彼に備わった無価値性は必然的で救いようのない種類のものか、あるいは偶発的で改善が見込まれるものか」[13]を明らかにすることである。このような生産物の消費に対する関係においては、収支決算のプラスの値をできるだけ引き上げる、あるいは少なくとも出費と生産の収支が釣り合うようようにすることが目的なのである。

こうした目的をもって、「使える腕はすべて利用する原則」にのっとって、無能とされている集団を前にしたとき、我々は初めて気がつく、とベンサムは言う。「百人中の誰一人として、まったく何の役にも立たない人間はいない」ということに。「それぞれが、指を動かしたり、足を動かしたり、瞬きをしたり、ささやいたり、何らかの動きを果たすことができる。そうした動きには必ず有用性があるのである」[14]。無能とは、相対的な能力の低さに過ぎない。いかなる能力の片鱗をも見逃さず、有効に使うことさえできればいいのだ。たとえ腕がなくても、口と足を使えば十分に働くことはできる。ベンサムの理論がこれ以上はないほど明瞭に表現しているように、一八世紀は功利主義が卑しい体という領域を完全に支配した時代であった。医学実験は功利主義の一つの形式だった。

もはや、貧民の体は、価値のないものとして社会から蔑まれ、その生命さえも簡単に危険にさらされるだけの存在ではない。社会扶助を受けた瞬間から、貧民は「社会」にとって金のかかる存在となった。そのため、貧民の価値という問題が経済的なタームではっきりと議論されることになった。貧民の値段は、その介護費用と費用をまかなうための彼ら自身の労働価値をあらわした数値で厳密に測られることとなった。

あらゆる社会扶助の制度は、この図式でかなりの部分まで説明できる。あらゆる扶助制度が「福祉」として提供している要素は、借金と返済の論理に従い、被扶助者（債務者）が、その受けた扶助（債務）を現物で返済する義務に転換され得る。この説明のモデルに従って、フランスで病院が医療施設として再編成され、医者の眼差しが大きく変わり、臨床医学が生まれた頃、医療実験がどのような社会的立場を持っていたかを説明しよう。

病院から臨床試験へ——慈善と実利

「実験医学の講義に最適な患者」

元来、病院《ホスピタル》という言葉は、病人を収容し、治療を施す場所を意味するだけのものではなかった。それは何よりもホスピタリティーが実践される場所であり、神の愛の理想に従って人々をもてなし、かくまう場所であった。病院に養われていた貧民のうち病人はほんの一部だった。周知のごとく、総合病院の基礎を作った一六五六年の勅令以来、フランスの病院は中央集権的な物乞い取り締まり政策の武器として生まれ変わった[15]。それ以来、貧民の教化と扶助の使命を運営理念とし、病むと病まずを問わずあらゆる貧民を収容する場所となった。病院の機能が医療に特化されるのはさらにその後、臨床施設がその中に生まれたときのことである。

病院の医療施設への転換は、一八世紀に起こった。同世紀末には「臨床医学の誕生」をみることになるわけであるが、それまでにもすでに実践的医療の場としての変身を果たしていた。ホスピタリティーの場所から、医学的知識の蓄積が最重要課題である場所に変わっていた。この変化を如実にあらわすエピソードがある。一七二四年、シャリテ病院◆の院長として、司祭ではなく医師のルドランが選ばれ、王の任命を受けた。その任命の理由には、「実践的な学問としての外科技術をますます向上させるためにも、重要な実験の機会を外科医から奪ってはならないから」[16]というものがあった。ルドランは、特に腎結石除去の腕前で名声を得ていた外科医であった。一方、ルドラン任命は多くの波紋を引き起こした。医者と教会の間には、病院という施設の意義と使命について根本的な対立があったからである。この対立はおおっぴらな抗争に発展した。教会の考え方に従えば、「医学の道は、医者が信仰の名のもとに選び取ったものであり、神への恭順の道であるべきである。しかし、外科医たちはそうした本来の使命と矛盾した野心をもって、医者としての功績をあげようと競っている。外科医の仕事はキリスト者としての任務を完遂させるものであるべきであり、そうした任務の最高のもの、かつ信者の栄光の本質をなすものは慈善の精神なのだ」[17]。病院が医療施設、かつ医学生の職業訓練の場所として変化するにつれ、功利主義が目立ち始めた。功利主義は、慈善の精神の第一の規則である完全な無私無欲の態度と齟齬するものであった。

病院は医者たちに占拠された。医者は病院の運営と監督を一手に引き受けた。同時に彼らは、伝統的な病院の存在意義を、有用性・進歩・知識の発展という意味を付与して再定義した。それ以降、病院を有用な場所にすることが課題となった。つまり、収容されている貧民や無用な者たちが享受している治療や介護の対価として病院の生産性を増すこと、さらには病院で行われているすべてのことが

◆**シャリテ病院**　パリ五区にある国立病院。シャリテとは慈善の意味であり、その名の通り、王権と結びついたカトリック教会の権威のもとに創立された一連の救貧院・ホスピスを指す。パリのものは一七世紀にさかのぼる。もともと、現在のパリ大学医学部の敷地にあった。革命期を経て、サルペトリエール、ビセートル、サンルイ、サンタンヌなどのその他のパリの類似施設とともに、総合病院かつ臨床医学研究のメッカとして蘇った。シャリテに勤務した有名な医者には次のような人々がいる。一八世紀にフランスの外科技術を国際的に有名にしたドゾー、臨床研究の祖であるコルヴィサール、一九世紀初めに聴診器を発明者したラネック、またブイヨー、ヴェルポーなど。

社会に利益として還元されるようなシステムをつくりあげることである。病院が臨床医学にとって功利的に働くように、言葉のあらゆる意味でその場所に基盤をつくることである、これが病院の新機軸となった。もちろん、病院の打ち出した新しい方向性は、医者と伝統的な慈善施設の運営主体の間に激しい抗争を生んだ。医者たちはそうした抗争の中で、激烈な反教会主義を自らのものとしていった。近代の歴史において、医者は常に教会権力と闘い続けた。彼らは、病院を監督運営しようとする教会と闘うために、病院の任務と本義を再定義し続けたのである。

さて、教会が人間の魂を手に入れようとしていたとすれば、医学は人間の身体を手に入れようとしていた。教会の人間救済事業は、表向き、非営利を標榜していた。他方、医者が行う人間の身体的健康に関わる仕事は、利潤をあげる目的を隠せなかった。これが教会と医者の間の対立の根本的な理由だった。一八世紀を通して、古いホスピタリティーの伝統と新しい病院の論理の間で起こった数知れない紛争の原因だった。教会と医者は正反対の理屈を掲げ、治療と介護の意味について論争を繰り広げた。[18] それがいかなる論争であったかを理解するには、一七七三年に「病院」というタームに与えられていた辞書的説明を読めばいい。「病院。キリスト者が慈善を行う公共施設。病か健康かを問わず、貧者の生存のために設置された制度。この種の施設は、おそらく人類と宗教の両方にとって最大の栄誉である。施設の運営とその収入の管理は選出された人々から成る運営部に任されている。管理者になれるのは、無償の奉仕を引き受けるだけの人間愛と信仰心を備えた人々に限られる。〔……〕貧しい入院患者を使って実験を試みる医者および外科医については、十分に考案された行動指針を設けるべきであろう。彼らの行為は、サイコロを振ってどの患者の首を切り裂くか決定しているに近い。言うまでもなく、その治療は乱暴で、配慮に欠けている」[19]。信仰の徒は徳高く、医者は乱暴だという対立の図式が窺える。その対立の基軸となるのは、無私無欲というホスピタリティーの定義を支配する価値観である。そして、医療の有益さを主張する臨床医学の動きは、この価値観の領域に楔を打ち込んだのである。臨床医学は、功利と慈善の結節点として示された。キリスト教的慈善の精神にとって、それは大きな矛盾であった。

医者にとって、教会が言うような慈善はエネルギーの無駄遣いであった。一八世紀の多くの論考、医学概論、病院の報告書に見られるように、この時代の医者にとっての重要事は、病院を社会にとって有益な場所に変えることだったからだ。たとえば、イギリス人エイキンはこう言う。「病院は、医療の実利を広く社会に流通させるとともに、医学部の学生に経験を与えることで彼らの実践教育に貢献する役割を負っている」[20]。医学は本質的に実践的な学問であるが、学生が医療の実践授業を受けることができるのは病院をおいてはない。病院にのみ、実践の授業に不可欠な試験を行う自由があるからだ。エイキンは続ける。「入院患者は実験の授業に最も適した素材だ。彼らは厳しい身体管理と監督のもとにあるのだし、病院の規則には絶対服従しているし、質素な食事制限を遵守している。そうしたことに鑑みれば、病院の患者ほど実験に適した美質を均等に備えている人間は、貧富の差を問わず、他には見当たらない。病院ならば、十分な数の症例を容易に見つけることができる。とは言え、彼らの頑迷さと持って生まれた性質を制圧して、賛同させることはなまなかの苦労ではない。そうした苦労を乗り越える中で、医者たる我々は、一つの試験を確実で決定的なものとするやり方は、数知れない細部のヴァリエーションを経て見つけなければならないことを理解するのである。他方、世間は医者の行動を常に注視しており、開業医の一挙手一投足にはうぬぼれた観客たちの厳しいコメントが襲いかかるものである。しかし、評判を気にしすぎると、医者の視野は狭まり、その行動は怖じ気づいたものになる。批判を避けるために、医者はすでに踏みならされた道だけを歩むことを選ぶだろう。そして、一般的な規則によって規定された義務を何一つ怠らなかったと考えて、自分を慰めるだろう。しかるに、病院においては、医者はこのような拘束に縛られてはいない。病人を助けるためには、それまで誰も用いたことのないまったく新しい方法を編み出してもいっこうに構わないのだ[21]」。一八世紀においては、病院の患者に対して実行された実験の結果のせいで医者が何らかの批判や損失を蒙るということはなかった。この点はギスボーンも保証する。「もしも、その実験が患者の死を招いたとしても、その患者が貧しい、世に知られていない人間である限り、事件はすぐに忘れられた。そうした実験の結果が医者の利益を損じたり、あるいは裕福な患者層の間で彼が享受している高い評判を傷つけたりするようなことは、まずほとんど起こらなかった[22]」。

この時期、同じ種類の証言は数多い。一九世紀初頭にいたってもなお、あるフランスの医者は、人体実験に病院の患者を使うことのメリットを挙げている。「ある治療法が有効であると保証するには、その治療がすでに、何度も、大人数において試された後でなければならない。もちろん、そのために医者は自分の診察所の患者、あるいは病院の患者を使うことができるのだが、〔……〕病院勤務医の圧倒的な優位は明らかである。多数の患者を簡単に手に入れることができるのみならず、それら患者はある意味、医者に身柄を引きわたされた人々なのである。実験の開始から終了まで、医者は患者の状態を完全にフォローすることができる。もし、その努力が不成功に終わったとしても、しばしば（診療所では不可能な）剖検がそれを補って、どこで医者が失敗したか、なぜ自然は彼の探求の努力に応えなかったかを教えてくれるものである[23]」。

患者が帰属していた社会階層と身分、およびどこで医療が施行されるかということによって、医療倫理の規範にはダブルスタンダードが存在した。貧民医療から富裕層の医療の間には、医者が患者の社会的身分に従ってとり換えなければならない「マナー」があった。貧しい患者に対しては行えても、金持ちの患者にはできないことがあった。医者の義務を規定した一八世紀の理論書を見れば、この時代、さまざまな患者の「身分」に従って患者に払うべき敬意を段階的に調節することが普通であったことが分かる。たとえば、ホフマンの『医師の政略』は、患者の身分や地位に合わせて医師がとるべき行動形式を紹介している。ホフマンは「さまざまな問題における医師の義務、特に王侯や高い地位の人物に対する診療に際して守るべき指針[24]」という特別な一章を設けて、こう説明する。王侯貴族や重要人物の治療において、「身体の師」である医者は怖じ気づいていてはならない。大胆でなければならない。しかし、いかに大胆がいいと言っても、「効果が明らかではない治療方法を使用するような真似はするべきではない[25]」。その他にも、「患者の身分が高いほど、病も重篤である[26]」という注意もある。病気の重篤度と診察に要求される慎重さは、病人の身分が高いほど向上するらしいのである。と言うことは、病気の重篤度も診療の慎重度の要求も、患者の身分が社会階梯を下るほどに、低くなるということである。患者の社会的地位の違いに従って、医療倫理の主題の扱い方にも差が生まれる。医師の行動指針もさまざまな類型にわかれる。医師にとって、治療において要求される慎重さや患者への敬意は、患者の社会的身分に従って変わるからである。

道徳は、社会身分に応じて変化する。たとえば、売春婦という道徳観念希薄とみなされる女たちは見せ物のような臨床講義の素材としてよく使われたが、同じことを上流階級の女たちに行うわけにはいかなかった。この主題に関しては、コペンハーゲンの分娩臨床講義についてのドマンジョンの目から鱗が落ちるようなテキストがある。[27]フーコーもこのテキストを引用している。

このように、病院のさまざまなメリットは明らかであった。まず、観察の条件が一律で常時管理下にあるという状態、多様な治療に適した多数の症例が集中した場所であること、そして、町の開業医がその社会的な身分がもたらすさまざまな道徳的拘束を蒙っていたことに対して、病院の勤務医はそうした拘束からはるかに自由であり、実験的試みも自らの天才の赴くままに実行することができた、という点である。こうして、病院は最適な症例観察の場所として、実践医学の発展に寄与することになった。一九世紀の医者の一人は、やや大げさではあるが、以下のように病院の有りがたさを述べている。「病院は人類と科学に開かれた神殿であり、医者の観察眼を高める驚異的な沃野である。症状の事実がそこには溢れかえっている。病院は、医者にとって博物学者にとっての植物園と同じだ」[28]。では、この医者は治療のための実験行為についてどう言っているだろうか。「実験者は、試験薬の服用の時間が厳密に守られていることを確認しなければならない。[……]何度も同じ試験を繰り返さなければならない。開業医の診療所ではほとんど無理なことであるが、病院にはそれを可能にする条件が揃っている」[29]。

臨床医学

一八世紀、医療の改革を望んでいた医者たちにとって、臨床は医学教育にとって不可欠であるのみならず、その中核だと思われるようになっていた。医者になるためにはもちろん医学を完全にマスターしなければならないが、実例を見せることなくして、医学知識の伝達は果たして可能であろうか。また、この時代は医学が科学として確立されつつあった時代である。総合的な伝達知識を構成するための観察と実験の広大な領域を切り開くことは、医学の刷新において必要なことであった。フーコーはヴィック・ダジールを引用しながら、この時代の病院の医療施設化と臨床医学の誕生が、どのような共通の目的において連動していたかを示した。新しい病院の医療は、病院という環境の中に自然に起こる病と死から、重要な知見を導き出すためのシステムであった。

病院内の実践は、やがて医学教育を補完する実践となった。この目的はあまりに見事に果たされたので、一八世紀末までには誰もが「ホスピタル」はもともと医療施設を意味する言葉だったと信じるようになっていた。一方、臨床医学をあらわす「クリニック」の語源はギリシャ語の「ベッド」という言葉であるが、最初それは、それまでひたすら文献に依拠していた医学知識に替わって病床で施される医療という意味を持っていた。しかし、その意味は徐々に分岐し、医療の一つの形態をあらわすとともに、「患者が医療を受けることで医学教育と医学生の実習に有益な奉仕を返す場所」[30]をあらわすようにもなっていた。

フランス革命の最中には、自宅介護の可能性が議論された。病院の衰退が問題になったからである。（貧民はすべて病院にまとめて収容すべきか、あるいは給付金の制度を作って、自宅にいながら療養ができるようにすべきか、という議論)。自宅介護を主張した医者たちも、病院擁護側の臨床の必要を弁じた反論はかわすことができなかった。この反論を、一九世紀の医者が解説した文章を借りて要約すれば次のようになる。「慈善施設としての病院が必要だったのではない。臨床の講義の場として必要だったのだ。臨床講義ができなくなれば、医学教育の存続そのものが阻まれるということはなかったとしても、その将来が大変困難なものとなったであろう。パリゼの『ラネック讃辞』によれば、医学は天文学と同じように観測所を必要としており、医学の観測所は病院だった」[31]。この時代、病院は医学的観察のフィールドとなり、あらゆる症例が集うギャラリーとなった。医学にとって、貧民の治療以上に病院という場所の確保が重要になったと言っても過言ではない。もし患者の治療だけを問題にするならば、それはいくらでも臨床医学以外の形態を取り得たのであるから。

史上初の近代的臨床医学の講座は、一六五八年にフランシスクス・シルヴィウス(フランツ・デ・ル・ボーエ)がライデンで開設した[32]。一七一五年には、ローマのサント・スピリト病院内にランシーニを長とする臨床学派が生まれた。一七三三年にはウィーンでも、ファン・スヴィーテンが臨床病院を創設した。続く時代には、「医療政策」についての権威的理論家であるオーストリア人のヨハン・ペーテル・フランクがヨーロッパ諸国に臨床の基盤を据え、また臨床学顧問として病院に奉仕した。しかし、この制度的臨床医学の波がフランスに到来するのは、革命暦三年(一七九四年)の革命政府による新制医学校の設置まで待たなければならなかった。それ以前にもいくつかのイニシアチヴがあったとしても、臨床医学研究が独自の制度として制度的な組成を与えられたのはこのときであった。革命時代、タレイラン・ペリゴールはその「公共の初等教育についての報告」で、「医学的観察の場所である病院は、[……]新しい医療の方法が試される場所でもあるべきである」と述べた。「もちろん、十分な注意を払った上のことであるが。また、こうした実験の結果は常に公開されるべきである」[33]。しかし、フランスでは一七九五年に初めてシャリテ病院内に臨床医学講座が設置された。

病院は治療の場所以上に、実践と観察を通して若い医学生や医者が経験を積む場所として重要であった。実践は当時の医学教育の要であった。実践とは何か。自分の目で、患者の身体のさまざまな色と形状に注意を払うことを学ぶことである。つまり患者を一つの症例として観察することであった。同時に、同業者に自分が観察したことについて説明することでもあった。このように、臨床医学は、医者が実践の使命を果たすところであった。経験ある医者の臨床教室に集まった若い医者たちは、先輩が行うことを見よう見まねでおぼえたのだった。臨床医学は直接の見聞と実際の医療行為を通した医学の習得システムだった。カバニスは「臨床講義の場所は患者の枕元であり、その教科書は彼らの多彩な症状である」[34]と言っていた。

臨床医学の教示のポテンシャルは、すでに確立した医学知識の確認という意味での公開教育のレベルをはるかに超えるものだった。臨床を通して、すでに成立していた医学的実験は伝達されるのみならず、まだ誰も行っていない新しい治療や実験方法を付加されて、実践医学はますます完成度を増していった。「多くの治験を行うことで、我々は現在知られている治療法の実際の効用と有用性を確かめる。アナロジーの原則は、新たな企てのアイデアを与えてくれる。我々はそれを敢行する。同時に、これら研究のどんな成果も見逃すまいとしている山ほどの注意深い観察者が、お互いに迅速に情報を交換し、報告し合うという状況が生まれる」[35]。病院は臨床教室を得たことで、治療の場であると同時に実践的に学び、目の前の症例から知識を引き出し、それらの知識を集結させ、保管し、そこから外部へ向けて交信する場となった。臨床は、医者の養成方法も大きく変え（経験の習得）、当時はまだ研究と呼ばれていなかった活動の養成方法においても、大きな変化をもたらした（試験と実験の制度化）。

後にまた触れることになるが、臨床の使命は「貧民救済と科学の進歩」[36]を同時に可能にすることにあった。そこで明らかになったのは臨床の二つの課題であった。まず、病院に臨床講座を従属させることの必然性を説明する必要があった。つまり、貧民救済の理想が支配していた病院に、有益な場所、かつ知識の進歩が生み出される場所としての存在理由を組み込む必要である。次に、病院が相容れない二つの存在理由の間に引き裂かれて公の内紛状態に陥ることを防ぐため、あるいは教育目的が治療目的を踏み越えて優先されるようなことが起こらないようにするために、二つの使命を対立させない方法を考え出すという課題があった。つまり、治療の絶対要請と経験の必要の間にバランスを取る必要が生まれたのである。

最初の課題は以下のように説明される。「社会が大規模な出費によって貧民を救う場所として運営している病院は、医学的知識の伝達という手段でその負債を返す[37]」ことが当然であると。実験する権利の有無という問題は、債務取り立ての論理を使えば簡単に解決される。福利厚生は見返りを求めるのである。これまで病院の福祉に投資してきた社会は配当金を要求する。かくして、治療に対置される教育的利益、介護サービスに対置される知識という形で、借金が返済されるという論理が成立した。

シャンボン・ド・モントーは、その著『いかにして病院を国家に有益な施設ならしめるか』（一七八七年）というエッセーでこう述べる。「貧民の全収入は国から与えられる慈善給付金のみである。それゆえに、彼らは国に債務を負う身である。一方、すべてのことから国民にとっての有益な結果を導き出すことは政府の義務である。その目的から、政府は労働不能とされた者が負わされていた不具の詳細と、それを治癒せしめた方法についての記述を提出するよう求めることができる。そうした記述は、社会構成員が共有する財産の一つとなる[38]」。

知識という剰余価値の抽出

この書を通して私の関心は、一貫して獲得の技術に関わっている。私が問い続けているのは、実験用の身体あるいは人間は、いかにして獲得されたのだろうか、という疑問である。歴史的な人体獲得方法の中にはすでにここでも解説した刑罰を通した方法があるが、もう一つ社会扶助の契約を通したものがある。福利厚生の制度は、それ自体、医学実験に人体を供給する装置だったのである。貧民の入院費用は、その体を臨床観察に供することで支払われた。債権者が破産した債務者から搾り取るのとまったく同じやり方で、臨床はここで身体拘束の装置となったのである。

病院の患者は、医学生のための症例として身体の状態を隈無く観察され、さらに実験の素材とされるようになった。病院に収容されていた、貧しいがまだ動ける体を持った人々にとって、それは仕事となった。それまでの労役に代わる症例としての任務だった。臨床教室の患者は生産者となった。受けている治療や介護の対価を、その体で生み出すのである。彼の生産性は、そこから医者が汲み出す教えに結晶していた。受けた治療に対して、定められたその値を患者が支払うという交換方法ではなく、治療の対価は治療の中にあるといった交換方法である。なぜなら、施される治療が未熟なものであるということ（医学生が行う場合）、もしくは実験的な性格のものであること（経験を積んだ医者が新治療法を試す目的で臨床を利用する場合）には、すでにリスクを付加的に増加させる要素が含まれているからである。患者は、この付加的リスクによって治療費を払うのである。つまり、死の危険を受け入れることによって、治療から期待される効果を弁済するのである。潜在的リスクが社会負担を帳消しにするという治療のシステムは、ある意味、両刃の剣であると言えよう。そのシステムによって、治療を受けることとすなわち患者にとって労働であるという状況が生まれる。未熟な医者による治療や効果が分からない実験という治療の危険に身を委ねることによって、患者は文字通りその身を削って治療費を捻出するのである。

この理屈で言えば、患者であること自体が、治療を受けることで負う社会への借金を弁済する労働を意味することになる。その労働は、社会扶助の負担金を支払い、かつ入院費をカバーする。交換の通貨は知識である。その知識は、医学実践の授業において学生が受け取る知識でもいいし、実験の結果として科学の進歩に供される知識でもいい。患者はそうと知らずに臨床医学の未来のために働いている。臨床医学は彼らの労働から知識という剰余価値を抽出するのである。

私は、臨床実験における人間関係を搾取の関係の図式の中でとらえるために、資本主義的な用語を使って記述しているが、同じことが一九世紀においては、医者のキャリアにおける養成年数と開業年数のバランスという観点から説明されている。「ある地域では、医者と外科医の勤務年限を四年という短いものに定めている。できるだけ多くの医者に、病院勤務によって得られる経験を与えるためである。しかし、それは同時に、貧しい患者たちをして富裕層の役に立つ実験の道具とならしめる。貧しい患者たちが、自分の体を使ってなされた実験の果実を多少なりとも享受するためには、医者の勤務年限を引き上げることが必要である」[39]と。

医学生たちは、臨床教室に勤務することで経験を積み、観察の仕方を学び、時には失敗も引き受けてくれる患者の体を使って「腕を磨く」。実践医学の養成期間が終了した後には、彼らのほとんどは病院を去り、裕福な顧客相手の開業医となる。病院での実験から医者が得た知識を享受するのは、この裕福な顧客である。ここで倫理政策に属する問題が生じる。未熟な医者にかかる危険と、経験を積んだ医師にかかる安全が異なる社会集団の間でどのように配分されているのか、という問題である。同時に、臨床医を一定数養成するときのコストと利益は、異なる社会集団の中でどう配分されているのかという問題である。

こうした社会的考慮に従って、医者の病院勤務の期限を現行の二倍に引き上げようという提案が、一九世紀のもう一人の医者から出されている。彼は、病院勤務を一〇年まで延ばすべきだと言う。「リヨンのオテル・デュー◆における医者の勤務期間はあまりに短い。〔……〕医者が豊かな知識と経験

◆**オテル・デュー**　「オテル・デュー」は「神の家」という意味。もともとは救貧院。中世的な王権の象徴として、一二世紀から一五世紀にかけて、パリ、カーン、リヨン、アンジェなどの大きな都市に建てられたが、一七世紀にカトリック教会と王権が合致したことで、さらにそのネットワークをフランス全土に拡大した。一七世紀から次第に病院の機能を持つようになった。一八世紀後半の臨床医学の誕生および世紀末の革命期を経て、総合病院として蘇った。一八世紀のリヨンのオテル・デューを代表する医者は、ビシャの最初の師であった外科医マルク＝アントワーヌ・プチ。

を得て、これから患者と医学に尽くすことができるというそのときに病院から追い出してしまうということは、貧民と科学の両者にとって、まことに不公正で、本義にもとることである。医学の習得には、それがどんな形態をとろうとも、数年にわたる実践的養成の期間が必要である。医者の実践的養成は、患者に損失を与えずには行い得ないのである。つまり、養成期間を終えて患者を診る力を蓄えた医者を、まさに患者を診る力を得たという理由から手放し、その後任にこれから数年にわたって同じ養成を一から行おうとしている、つまり実践医学の領域においてまったく無能な素人同然の医者を据えるということは、患者にとって非常に有害なことである。医者は患者のおかげで医療の経験が積めたということを忘れず、医学のために奉仕してくれた患者が、その犠牲の果実をできるだけ長く享受できるように努めるべきである。また、オテル・デューの経済にとっても、医者の『病院勤務医』(この表現を許していただきたい)の期限を引き延ばすことは実益をもたらすことになろう。病院が社会にとって有益な場所であるべきであるということに異論はないが、貧民の利益を犠牲にすることは許されるべきでないと思う」[40]。

貧しい人々の犠牲の上に培った経験を、医者は富裕層のために利用する。すでに刑死体の章で話した「代役」の現象は、ここではさらに広範な意味で貧民一般に適用することができる。社会の最貧層の病人たちは実践的な医学知識の試験と完成のために利用され、彼らの犠牲を享受するのは富裕層の患者たちなのである。

扶助契約

医者について世の人たちがどう言っているか、よくご存知でしょう。医者は、身を守る手段のない人間や貧しい人たちを使って危険な実験を平然と行い、そうした実験の成果を金持ちに利用させるのだと。[41]

ボワイエ・ダルジャンス『ユダヤ人の手紙』(一七三六年)

D——お前はどこから来たのか、またどこへ行くのか。
R——私は貧困の中に生まれ、悲惨へ向かう者。行程の途中、病院を通る。病院では、富裕資本家の顧客を治す医者が、私の体を使って新しい薬を試し、医学研究のさまざまな主題を掘り下げる。[42]

ポール・ラファルグ『資本という宗教』(一八八七年)

人体実験の是非についての議論が「人間を使った実験を行うことは許されるのか」という問いかけを基盤として行われたことは、長らくなかった。この議論の最初の視座は、「病院の収容者で実験することはできるかどうか」という問いだった。病院の収容者、つまり病院で生存の保障を得ていた貧民のことである。もちろん、それより上の社会階層について、同じ問いは表明されるべくもなかった。人体実験に関する倫理的問題は、人間一般に適用されるタームで表明されることは、長い間なかったのである。その反対に、それは常に特殊な社会階層に絞った問題として議論された。「人間を使った医学実験は許されるのか」という問いよりも、「貧民を使った人体実験にどのような根拠を与えるべきか」という問いが主流であった。

この問いの立て方を考慮するだけでも、臨床実験の歴史には階級的関係の力学が強く働いていたことが導き出されるはずである。

「霊妙な権利の力」

フーコーの『臨床医学の誕生』には、いかにして実験が慈善の理念を制圧したかを記述した部分がある。フーコーは、私が先に長く解説したエイキンのテキストから始めて、このように説明する。「臨床医学は観察し、探す。新しい発見に開かれた性質から、臨床医学にはリスクがつきものである。開業医は、［……］評判を落とすわけにいかない。開業医の治療は常に確実とまでは言えなくとも、安全なものでなければならない。［……］『病院に収容された病人は、いろんな意味で医学実験の講義に供され易い人々である』という原則を打ち立てることは、病院の任務をその本質において変えてしまうことではないか[43]」。

いや、そのようにはならないだろう。もしも、新しい社会契約の条項に従うならば。患者の医学的観察対象と実験素材への転化は、「霊妙な権利の力」によって成立する。その力は次のような理屈から汲み出される。「社会においては誰も一人ではなく、貧者はなおさら他人の助けを必要とする存在である。貧者は、富める者の仲介のおかげで扶助を手に入れる。なぜなら、貧者の病は、富める者の知識とその資源なしには治癒され得ず、知識や資源を提供するのは富める者の憐れみの念である。このように、病気が治るのは人間社会においてのみである。ただ、ある者にとっての病気が別の者にとっての医学実験の機会となる、それだけである。〔……〕よって、自分の体を医学講義の素材とすることを肯んじない病人は、『恩知らずということになる。助け合いの精神が生み出す医療の利を十分に享受した上で、その対価を払おうとしないのだから』[44]。相互の義務という関係から、病院の収容患者に扶助の手を差し伸べることは、富める者たちにとっても実利あることになる。貧しい患者は、受けた医療の対価として、自分の病気のよりよい理解を助けるという奉仕を差し出す。貧しい者への慈善行為は、富める者にも適用可能な知識に姿を変える[45]」。

扶助の関係は、扶助を与える人間の行為を無償化し、与えられる人間に義務を課す。富める者は貧者に供される医療の出費を負担し、その代わりに組織的な臨床実験のおかげで進歩した医学的知識の恩恵を受けとる。この扶助システムには裏表がある。それによって、リスクと利益が最初から完全に不平等に配分されているのだ。ここに見られるのは、単に現物支給が許された福祉という借金の弁済の形式ではなく、富める者と貧しい者の間の不平等な交換関係そのものである。富める者の資源は貧者の医療に形を変え、医学に差し出された貧者の体は富める者にも適用可能な医学的知識と形を変える。かくのごとく、臨床医療に内在する政治経済の思想は現実のものであった。その思想は、病院という制度が生み出す認知資本の再生産のやり方を細かく規定していた。

一方、臨床に適用された社会扶助契約の語彙に注意すれば、そこには貧者の医者たちと慈善事業家が念入りに作り上げた言説が見つかることは自明の理である。このディスクールは、富裕層に貧困層医療に投資する終局的な利益を説くものであった。慈悲深く懐広い資金提供者にとって、他者の救済はいずれ自分自身の益ともなるのだ、という慈善家的レトリックであった。

フーコーは、臨床実験の組織化に伴って貧富の間に交わされた一種の社会扶助契約についてこのように述べる。「自由な経済活動の一環となった病院は、こうしたシステムのおかげで金持ちの関心を惹くに足りる場所となった。臨床医学は、金持ちにとっては貧しい契約相手が借金を徐々に返済する方法であり、貧しい患者にとっては、金持ちが受け入れた病院の資本化が生み出す利の形態だった。ここで、利という言葉をその過剰な負荷においてとらえなければならない。ここで問われている利とは、一方では科学にとっての客観的な利であり、他方では富裕層にとっての生命を賭けた利なのである[46]」。

二分される社会、生物としての人間の連帯

臨床医学がつなぐ貧富の関係の底には、社会を内部から構成しているものは「有機体同士の」連帯関係である、という確認があった。有機体的関係とは言え、それは一個の有機体の四肢の間にあるような一体性が社会構成員の間に見られるということではない。そうではなくて、社会を構成する階級は、それぞれ体を持った個人の集まりであり、それら個人は階級差を超えた身体的な結びつきを行っている、という意味である。いかに階級が彼らを隔てようとも、人間の体を持つということは、あら

ゆる社会の構成員を結びつけ、同じ生物としての運命に従わせるという主題は、社会主義言説の縦糸であり、同時にブルジョワジーにとっての恐怖の源であった。哀れな貧者の体に加えられた条件が富裕層にも到達し、貧しい環境に育まれた病気が、あたかも悲惨の対価を要求するかのように、階級の壁を超えて社会全体のものとなるイメージ、つまり人間は生物としての共通の運命によって連帯しているというイメージである。人間の生物的連帯は、感染という大きな問題とともに、一九世紀の想像力を深く支配した。たとえば、一八三〇年にヨーロッパを襲ったコレラについてルイ・ブランが解説するところを読めば、それは「まず貧民を襲った」が、すぐに富裕層にも伝染し、そこで初めて「これが人類全般の病気であると判明した」[47]という認識であったことが分かる。別の文脈では、性病専門の医者であったアルフレッド・フルニエが、性病が社会階層の網の目をくぐり抜けて蔓延する道筋と、階層の壁を超えた死の共通の条件の間に関連を設けて、強く主張している。「臨床医としての毎日の経験において、我々は梅毒が社会底辺の腐敗した界隈から、上流の家庭に飛び移る様子を観察せざるを得ない。品行方正な裕福な家庭の主婦や、子どもが罹患するとき、その原因は底辺の売春婦にしかないことは明らかである。よって、売春婦の梅毒を追跡することによって、立派な家庭の主婦や子どもを守ることができるのは自明の理である」[48]。

このように、臨床という貧困層医療の一形式は、富裕層の健康と命を再生産する主要な方法として称揚されていた。交換条件は、契約の両者に社会的地位の上下の違いがあること、彼らの財産や私有物に差があることである。資本の投資に対して人体観察がある。一方通行の医療的連帯の論理において、一方の病気は、他方の実験の可能性に変換される。しかし、交換を実際に可能にしているのは、あるいは契約の両者の立場を計量可能なものにしているのは、社会階層の違いを超えた人間の身体の条件の普遍性である。貧富の対立とその生物学的同一性という根本的な矛盾は緊張を生み出し、その緊張は当時の医者の言葉にもありありと現れる。「医者はある意味、貧困層と富裕層の中間にいて、両者の仲介をしなければならない職業である。彼は、金持ちから貧しい者への施しをとりつけると同時に、貧しい者の感謝と祝福を金持ちに返還するのだ[49]」とは、一八三七年のクリュヴェイエの言葉である。この医者は同じ論考の一ページ先で、こう付け加えている。「ヒポクラテスの崇高な言葉を借りれば、神にとってすべての人間がそうであるように、医者にとってすべての病者は平等である。豪華な綾錦の衣装を通しても、赤貧のボロ布を通しても、医者が見透しているのは苦しみ悩む臓器なのである[50]」。

ここで気になるのは、神視点から見た人間皆平等というテーマが、医者にとっての人間の平等に言い換えられているところである。しかし、医学的人間の平等とは、体は異なっても魂とその尊厳は一つという意味での平等ではない。異なる外見のもとに同じ組成の体を持っているという意味での平等である。医者視点から見た人間の平等とは、外付けの社会的立場を問わず、誰もが同じ臓器と同じ体液を持ち、同じ病気に苦しむというところにある。人間すべてに同じ価値を与える内面世界は、医学にとっては魂の世界ではなく、臓器の世界である。

この交換図式において、医者は富める者と貧しい者の不平等な取引の仲介役を果たす。医者の役割は、そのスポンサーである金持ちと、医療を受け、観察される貧しい患者の間にはっきり区別を設けることである。一方、病院から顧客相手の開業の場に戻り、臨床実験の成果を顧客に適用しようとするとき、医者は病者の間にある階級の差をすっかり捨象して、彼らの生物学的同一性と症例間の類似性にのみに集中しなければならない[51]。別の言い方をすれば、医者は、病院の貧民患者に対しては彼らを社会から外れた存在として扱う立場にあるのだが、そこで手に入れた知識を転用・還付する対象である金持ちの顧客を前にして、彼らの体を一般的なものとして、つまり病院の患者と生物学的にはまったく同一のものとして扱わなければならないということである。もちろん、金持ちの患者には試験的な治療はされず、しっかりと効用が確認されたものだけが適用されるのであるが。社会的にはそうではなくとも、生物学的には人間の身体組成に貧富の差はない。臨床医学は社会的体の差別と生物学的体の同一性の間の矛盾を利用して成り立ったのである。

臨床医学の慎重さ

歴史的に、臨床医学が病院を席巻した理由は、医者と患者の「社会扶助契約」に求められる。臨床医学は、この契約のおかげで病院の患者を臨床実験の素材として搾取し、社会階層を超越した知的剰余価値を抽出することができた。同時に、臨床医学の擁護者は、新しい病院のシステムを、それ以前の病院の慣習であった無統制で勝手な人体実験に終止符を打つものとして紹介した。

この主張において対置されるのは、かつてのいきあたりばったりで危険な医者の慣習と、それを反面教師とした臨床医の慎重さである。ここから、徳高く美点に溢れた病院勤務医の人格のイメージ構築が始まる。また、病院医療を実際に指揮するために医者に必要とされる倫理的原則の輪郭が描き出される。イギリスのグレゴリーは、「節度」の必要を強調する。医者の節度ある控えめな態度は、「その職業の尊厳を保持するため」に役立つであろう、とグレゴリーは言う。職業の尊厳とは何か。いかに患者が望もうとも、「不適切あるいは危険な試薬」を使うことを頑として拒否する権利を医者に与えるものである。[52]医者の義務は、「犯罪者になることなく、しかしあらゆる方法を使って、患者の命を長らえさせること[53]」だからである。この義務はほかのすべてに優先される。

ヴィック・ダジールもまた、医者の道徳的資質について語り、その重要さを強調している。「公共の福祉機関の第一の義務は、貧しい病人が収容された施設に、すべての人の信用を受けるにふさわしい才能と知恵を兼ね備えた医者を配置することである。同時に、そこに跋扈する危険な医者を排除しなければならない。これらの医者は、想像にまかせて無闇に解釈の体系や試験を変え、結果として血を撒き散らしたり、殺人的な薬を大量に与えるといった愚行を繰り返している。あるときには完全な無介入の立場を標榜するかと思えば、別のときには行った実験に満足し、自ら行った悪いことや良いことを冷静しごくに記録し、そこから引き出せる結果を大発見と呼んで公表する。医者の仮面をかぶったこのような人間たちは、貧者の恐怖の的である。貧者は罹患している病気以上に、こうした医者たちの命令をおそれている。医療という慈善の根源たる領域がこのように毒に冒されている場合、健康について苦渋以外の想念を果たして抱けようか[54]」。

臨床試験とは

よって、臨床医学の成立とともに、それまで野放しにされていた医者一人の決定に患者が翻弄されるといった無統制な実験は姿を消し、その代わりに理性的で整然とした方法を持つ実験が始まったのである。この点で、実験行為の編成は危険を回避するための方策に見える。実験結果は一つに集められ、誰もが参照できる詳細な最新医療の記録として、医学者集団の内部で配られた。そうしたことも、無意味に同じ実験を繰り返す危険を防ぐ手段であったと思われる。病院医療がかくのごとく合理化されることは、患者を実験のもたらす危険にさらすと言うよりも、むしろその健康状態の改善の保証を与えるはずのものであった。結果として、病院での経験から日々獲得される「臨床実験」と、いきあたりばったりの実験行為を混同してはならない。この二つを峻別する考え方に従えば、実験行為に頼ることなくして実験＝経験（expérience）を得ることは可能である。

ここで、「実験」や「試験」という言葉を濫用することが勘違いしやすい読者に混乱を招く、と強調する説が出てくる。シャンボン・ド・モントーは混乱を防ぐために、「試験や試みや実験という言葉が医療において持つ意味[55]」を定義しようとした。混乱の原因は、「医者がいきあたりばったりの試験をするには、ある一定の物質からどのような効用を得ることができるかを探すために違いない、という人口に膾炙した過った見解[56]」にあり、それを取り払う必要があった。新薬の試験はその場その場で経験的に行うものではなく、アナロジーの原則に基づいて行われるべきなのである。アナロジー原則とは、「行動の先に何らかの益を想定して初めて我々は動く。新薬の試験や実験は、その意味でどこまでそうした益を見込むことができるのかを教えてくれるものである。試験を重ねることで、その薬についての経験が蓄積される。つまり、懸案の新薬が効く症例と状況を徐々に厳密に見極めていくのである」[57]。

そうした経験が医療に根付いていたとも言える臨床の現場では、医者の毎日は不断の実験の連続であった。すべての医療行為が実験になると言っても過言ではなかった。そうした実験が定期的に、かつ医療行為に溶け込んだ形で分散して行われているゆえに、その内包する危険はさらに大きなものとなった。人体実験の是非について質問されたクロード・ベルナールの返答に顕著に見られるように、「内科医は毎日患者を使って医療実験をしており、外科医は毎日患者を使って人体解剖をしている」[58]。

しかし、言葉の類似性にだまされてはいけない。クロード・ベルナールを筆頭とする実験医学者は、直前の引用にあるような広い意味での医療実験、ひいては日常の医者の診察業務と、厳密な意味での実験の違いをよく了解していたはずである。確かに訴訟となるような症例では、両者の境界は常に明確ではない。とは言っても、医者ならば、通常医療の限界内で行われる実験と、誰もその結果を知らず、何の確証もない要素を含んだ実験の違いを理解しているはずである。医者が禁を冒すということは、この違いを無視した行為に走るということである[59]。

一八三九年、貴族であり、パリ病院審議会のメンバーだったジョゼフ＝マリー・デジェランドは、「貧民の医者」に課された義務条項を調べ、教育的実験と危ない実験の精妙な弁証法を作り上げた。まず彼は、病院は実験室ではなく、学校だと規定する。もしそこで実験的状態が生まれるとしても、いたずらな実験行為を許すところではないと。「こうした研鑽の場で毎日知識を得ている医学の使徒たちは、新しい治療法を試してみたい、患者の身の危険を承知の上で人体実験をしてみたい、という誘惑に駆られることであろう。確かに、医の進歩の鍵である臨床医学、病院を自然な症例のギャラリーとして抱える臨床医学は、患者にとっての重荷となることも少なくない。病院の運営機関は、貧しい患者が実験素材に転化することのないよう、厳しく監督しなければならない。もちろん、臨床授業のために病室を医学生に開放することは続けなければならない。ただ、病院患者が無償で治療扶助を享受しているということが、治療方法の改善と一般化につながり、彼らに続く患者たちにさらなる益をもたらすように努めなければならない。医療の進歩のために支払われた対価が、医療に許された限界を超えることがあってはならないのは当然であるが[60]」。デジェランドの言いたい事は明らかである。治療こそが医療に関するその他すべての主題に先行し、医者の野心を挫くべきである。科学の進歩と患者の利益を対立させた弁証法では、前者が後者を駆逐することはあり得ない。

理性的で要領を得たデジェランドの弁論であるが、その内的な緊張は隠せない。なぜなら、彼の言葉には、臨床医学が与える次世代の利益よりも重要なのは今の医者たちが直接享受できる実験の利だ、という考えもはっきり自己主張しているからだ。「病院勤務がいかに低賃金と言え、あるいはまったくボランティアで勤めていたとしても、そこには医者にとって大きな二つの報酬がある。その一つは、病院は医療の知識と経験を汲み尽くすことができる学校だということである。それゆえ、病院勤務の実績のある医者は社会全体で推奨される存在となるのである。その名は語られ、彼のもとには顧客が押し寄せるだろう[61]」。病院は、医者の知識や経験を、社会階層を超えて運搬する媒介とみなされることもある。その運搬にはさまざまな人々のさまざまな利害が関わっているが、そうした利害のすべてが最終的に公共の利益にかなった場所を見つけることが重要なのである[62]。

デジェランドが繰り広げた教育／実験の分離のレトリック、文明人に備わっているべき倫理性の称揚、慎重に練り上げられた方法論と組織論は、しかしながら、治療という第一目的と医者の知りたいという欲望の間に常に存在するバイアスのかかった争いを完全に消滅させることはできない。そうした争いこそが臨床医学を作り上げているのだから。

残存する疑い

病院では、患者はただの実験素材のように扱われるに違いないという一般の疑惑は根強く残存した。その噂を補強するように、病院患者を「どんな実験でもしても構わない、臨床講義の格好の材料[63]」だとみなす証言を残した医者たちもいた。

一九世紀初頭の医師ルイ・ビュセラティはこのように伝える。「病院の中には、その患者は最も危険な実験の素材になるためだけに入院したとしか言えないものがある。彼らのほぼ全員が、実験の結果死んでしまう。いかに多くの気の毒な患者が、自然の改良についての美辞麗句を楯に杓子定規の理論をふりたてる医者たちや、師の言うことなすことしか信じない狂信的な医学生の犠牲になったかと考えると、震撼を禁じ得ない。まさしく、病院は人類のと殺場である[64]」。

一九世紀前半の人気作家ウージェーヌ・シューは、高名な医者の家系に名を連ねていた。そのことは、小説『パリの秘密』における病院の記述の信憑性を保証するため、作家本人が繰り返している。同小説においては、ドクター・グリフォンの無茶で危険な実験のエピソードにまるまる一章が割かれている。「グリフォン医師は、有力者からその管理部長の椅子をいただいた病院の部署を眺め渡した。

それらの病室は、彼にとって実験の場所に過ぎなかった。グリフォンは、病院の貧しい入院患者に試した治療法でなければ、金持ちの顧客に適用はしなかった。新しい方法を試みるためには、何度も、繰り返し、卑シイ魂を使って実験してからでなければならない、と彼自身言っていた。グリフォンの無垢な野蛮さといったものは、医学へのやみくもな情熱に駆り立てられ、あるいは、罰則も監視も気にする必要のない権力者の立場に奮起して、あらゆる気まぐれな治療の試みや、あらゆる狂った発明と実験のアイデアを現実のものとしてしまう医者の内心をありありと描き出すものだった。たとえば、かなり危険な新薬の人体のある機能への影響を、それまでの薬と比較して考察したいと思ったとする。そのためにはもちろん、一人の患者では足りない、ある程度の人数の患者を集め、古い薬を与えるグループと新しい薬を与えるグループに分けて観察しなければならない。また、場合によっては、薬を与えずに自然治癒に任せるグループも必要だ。実験が終わった後、グリフォンは生き残った人数を数えるのだった。こうしたおそるべき実験は、科学の祭壇に祀られた人間の犠牲であったが、グリフォン医師はそんなことを思いもしなかった。現在よく使われている言葉を借りれば、グリフォンは科学の世界のプリンスだった。彼にとって、病院の患者など医学研究と実験の素材に過ぎなかった。特に、それら卑シイ魂を使った実験からは、医学にとってきわめて有効な発見が生まれることが多々あったのだから[65]」。

シューは、こうしたほとんど人非人とも言える医者の科学への愛に対立するものとして、貧しい人々への共感を語る。「貧しい人々は、すでに工場、農地、軍隊まであらゆるところにいる。彼らは現世について、窮乏と悲惨の状態しか知らない。彼らが苦しい人生と過重な労働に疲れ果て、半分死人となって病に倒れても、病は彼らを卑劣な搾取から救うことはない。病は彼らを最後の搾取に差し出すのである」[66]。シューは、賃金労働と臨床の間に、明らかに同じ搾取の関係が連続していると考えている。その唯一の対策は、伝統的な慈善思想の甦生である。

臨床医学における貧民の立場は問題を孕む。それは単にリスクの多少について制約を設けるものではなく、もっと微妙な問題として、治療が公開実験に転化するプロセスにおいて、患者はどのように扱われるかという問題を生み出す。実験の場では、患者は個人ではなく症例になる。病を観察するための容器と言ってもいい。臨床医学は、このように患者を道具に転化し、客体化する。これは、患者を不公正にリスクにさらすことに次いで、臨床医学が厳しく批判された二つ目の点であった。「慈善から病院施設に収容された貧者は、そこで医者の実験領域に組み込まれた。グリフォン医師にとっては、病人も疾患も研究と観察と分析の対象に過ぎず、あるいは熱心に彼の授業に通って来る学生に向けられた授業の道具に過ぎなかった。また、病人は時に医者の質問に答えなければならなかった。最も答えにくい、心を傷つける質問に。しかも、医者は司祭が聖なる義務を実行しているときのように、一対一で患者の秘密を聞き取るのではなかった。患者は、好奇心満々に貪欲な耳を傾ける集団の前で、大声で自分についての暴露的な質問に答えなければならなかったのだ。――そう、この科学の神殿において、患者たちは老若男女を問わず、羞恥の気持ちをすべて脱ぎ去って最も私的な話を公開しなければならなかった。かつ、大衆が見ている前で、最も恥ずべき身体的な検分に体を開かなければならなかった[67]」。

ビュセラティもシューも、「医学」そのものを糾弾するためにこのような記述を残したのではない。

彼らの批判はある医療の実践、あるいは傾向にのみ向けられている。根本的理解として、臨床医学の矛盾が医者たちの考え方を支配していたことを忘れてはならない。

＊　＊　＊

ワクチンの成功に意を強くした一九世紀の医者たちは、同じような予防的感染の手段によって梅毒に対する免疫をつけさせることができる、あるいは梅毒を梅毒菌の接種によって治すことができる、と考えた。このやり方を推進した医者の一人、オージアス・チュレンヌは、イタリアのカジミール・スペリーノが行った人体実験の例を援用する。スペリーノは、「性病の症状を見せていた五二人の売春婦に梅毒を感染させた[68]」。

しかし、実験目的で患者の健康を害するというようなことは、医者にとって道徳に反することではなかったのだろうか。スペリーノの同僚であったカスティリオーニ医師はそう考えていた。「病に苦しみ、ようやく聖なる救援と治癒の場所を見つけたと安堵している人々の枕元でそんな実験をするなど、さらにはそのような不確かな実験で彼らを危険にさらすなど、もってのほかであり、断罪されるべきことであり、今のところ誰にも薦められることではない[69]」。

この批判に対して、スペリーノも負けずに激昂した返答を与えている。彼が援用するのは進歩と発展の理屈である。「もし医学界が、その研究の限界をドクター・カスティリオーニの意見のレベルでとどめていたとすれば、臨床研究にはいかなる進歩が期待できたであろうか。皮下・結膜下の腱切開も筋切開も行われるにいたっただろうか。胸郭穿刺や大腿、あるいは腸骨の動脈結紮を行えるだけの勇気ある人間が出現していただろうか。水銀やヨード混合薬やベラドンナや麦角菌など、間違って処方されたら毒になるような薬を、いったい誰が患者に飲ませることなど考えついただろう。硫酸エーテルやクロロホルムを吸い込むなんて危険極まりないことを現在有益に利用しているのは、誰のおかげだと言うのだろう。ドクター・カスティリオーニの助言に従う限り、科学が進歩の道に扉を閉ざすことになるのは明らかだ[70]」。

臨床医学の進歩と患者（貧しい患者のことである）の直接的な利益の二律背反の関係は、ここで真っ向から光を浴びる。一方、個人的利益と科学の進歩の間の抽象的な二律背反が後ろに背負っているのは、リスクの社会内配分という具体的な問題、つまり社会正義の問題である。

この問題については、臨床医学の患者である貧しい人々は、実験道具にならなくとも、すでにその職業の性格やライフスタイルから危険に満ちた人生を送っていたではないか、という見解もある。たとえば、ペンキ屋が鉛白被害に遭いやすく、売春婦が性病にかかり易いように。この意見に従えば、貧困ゆえに彼らの人生が危険に満ちたものになっている事実は、医者の責任ではもちろんない。しかしこの理屈は、オブラートに包んではあるが、かつての死刑囚を実験台に使うために駆使された論理と構造的にまったく同じものである。実験行為は、すでに宣告された死とそれにいたる身体の危険の条件を変えるだけで、死や苦痛を生み出すものではないという理屈である。それでも、リスクの社会配分における不公平な状況がすでにあったとしても、それが、その社会リスクを実験のリスクによって長引かせ、持続させるような真似をする人間の責任を軽減するかどうか、という疑問は残る。

ともあれ、危険な臨床実験の正当化のため、貧困層はすでに危険に取り囲まれて生活しているという理屈を用いる医者もいた。彼らの理屈には、またしても売春婦が典型的な例として持ち出された。バルバラ・エルケレスは、一九世紀末ドイツにおけるこの種の言説の非常に示唆に富んだサンプルを紹介している。それは、ベーレンスプルング医師が、売春婦を使って性病の膿の接種実験を行うために用いた責任転嫁の弁である。彼によれば、自由意志で売春婦となることを選んだ女たちは、すでに性病感染の危険に我と我が身をさらすことを選んだのである。もしこれまで感染しなかったとしても、それは単に運がよかっただけの話なのだ。なぜなら、毎日の仕事自体がある意味で「免責された実験行為[71]」なのであるから。となれば、医者の実験行為だけを罪に問う理由がどこにあろうか。医者は、すでにあったいわば野放しの実験を、より系統立った方法で繰り返そうとしているだけなのだから。この場合、臨床実験とそれに伴う人体への危険が正当化されるのは、素材の選択を誤らなかったというだけの理由である。敷衍を使った弁明は、あたかも患者のライフスタイルが実験者を免責するかのような論旨を構成する。あたかも、私が危うい生き方を選んだというそのことが、私の人生をさらに危うくしてもいい権利を他人にも与えるかのように。

第6章

治療的試験の権利

もしすべての実験が禁止されれば、治療の知識はほぼ停滞するだろう。[1]

ショメル『一般病理学綱要』

昔から、医学は治療法の試験を続けることによってのみ進歩すると考える経験主義者たちの系譜は存在する。臨床医学擁護派たちもまた、医者が患者に対して保持する新しい治療法を試験する権利というテーマを再び取り上げた。その一人のエイキンは、「試験という言葉を口にした途端、何も知らない者たちの間に不安なざわめきが広がり、偏見だらけの意見が飛び交う」ことをよく知っていた。しかし、その声を打ち消すには、「試験と実験のみが医療の基礎を築いてきた」ことを確認するだけで十分だった。エイキンは言う。「医者たちは、まず偶然の出来事によって、ある治療薬がある病気に対して効能があることを発見したのだ。当然、彼らは自分一人が偶然に確認し得た効能について、新たに類似の症例において試してみたくなった。こうして何度も試験を繰り返した後、アナロジカルな推論を用いて、同じ病気の症例のみならず、病因ないしは症状において同じ性格の病気であると考えられる病気の症例にまで同じ治療法を適用するにいたった。同時に、治療法そのものも、アナロジーによってさまざまに変化させた。最初に使った薬物と感覚的特徴が似ていれば、おそらく同じ薬効を備えているものと想定して、別の薬物を使った試験を試みた。こうして、ある医療の形式が樹立されるまでには、常に一連の試験の段階があったのである」[2]。

臨床医学では、医者が患者を新しい治療法の実験台に使うことはできたのだろうか。一九世紀初め、医師ショメルはこの問題に関する医学者たちの古典的返答を再び持ち出している。「もしすべての実験が禁止されれば、治療の知識はほぼ停滞するだろう。ある学問分野を開拓し、進歩させるべく定められた学者にとって、与えられた手段の限界を押し広げて行くことは義務である。その学問分野が病気の治癒や健康の維持を目指すものであるならばなおさら、その義務は有無を言わせぬ神聖なものとなる。病の治療の確実性と効率性を向上させるためには、すでによく使われている治療を使い続けるか、新たな治療法を開拓するしかない。そのような目的に達するには、言葉の広い意味でとらえた実験は、非常に重要なものとなる」[3]。

進歩思想に支えられたある科学哲学が、過去の例を模した現代の試験を擁護する言説を支えた。その言説の根拠は、将来の実益をはかるという理屈であった。前に進みたければ、未知のものを試さなければならない。今我々が保有する毒物の知識は、初めどのように得たのか。誰かがそれを飲んで死んだからだろう。一部の人が死んだおかげで、他の人々が命を得たのだ。誰一人その毒を試さなかったら、知識は進歩していなかっただろう。もちろん、そのような弁は詭弁である。この詭弁に等価交換の考えが重なっている。今あなた方が享受している科学知識は、過去の犠牲によってもたらされたものだ。ならば、将来さらなる知識の進歩を望むなら、現在において過去と同じ犠牲を払うのが当然であろう、というものである。古典的な等価交換の思想は、進歩思想隆盛の時代に再び現れ、治療的試験を正当化する中心的な理屈となった。

治療的試験の倫理的規定

しかし、これらの医者たちが試験を行う権利を主張したからと言って、どんなことでも無条件に許されるというわけではなかった。臨床試験は確かに必要であるが、それは倫理的・法的な規定を受けないわけにはいかない。権利と同時に法律の枠組みもなければならない。そうした法律枠が許容され得る形態や合法性の限界を定めるのだ。

リスクの調整が問題となった。誰を合法的に実験台にできるか、またそうした者を使って実験することが許される状況や条件とは何か、そういった問いが浮かび上がった。つまり、どのように治療的試験の倫理的かつ方法論的な枠組みを作り上げるかという問題であった。

試すということ自体、その行為の結果が不確定であることを意味している。結果不確定の要素ゆえに、試験は倫理的な問題となるのである。試験は患者を危険にさらす。すでに十分に効果が証明された治療法があるにも関わらず、もしかしたら有害で、あるいは有害でなくとも効果不十分かもしれない道の治療法を選ぶのだから。

しかし、医学に効果確かな治療法がまったくないときには話は別である。「もし、ある病気がますます死の危険を増していくことや、あるいはあまりにも回復が長引いていることが、確かな観察下で報告されたとき、そしてその病気について死の危険を避けるような治療法をまだ医学が持っていないとき、病人を放置し、自然が彼を死へ運ぶままに任せておいていいものだろうか。あるいは、賢明で慎重な実験的療法を試みることによって、死を先延ばしする努力をすべきであろうか。もちろん、実験的療法という答えが正しいのである。もしこれまでに、治療法をさまざまに試みてこなければ、現在の医学はなかっただろうから」[4]。

神学と医学的実験

こうした問題ゆえに、試験の実行は常に、医学外の道徳的・宗教的権威からの拘束を受けざるを得なかった。

一八世紀の神学者ピエール・コレによれば、医者は医術が定める規定内で行動しなければならないが、同時に、「人命が関わるときは、医者にも死の罪が降りかかる」[5]こと、そして「まだその効用を知らない治療法を、信仰のない者ども、卑シイ魂と呼ぶ人々を使った実験で試そうとする医者は、殺人罪に問われるであろう」[6]ということを忘れてはならない。

神学はさらに、治療的試験に関わる道徳的罪障例の一覧を拡大する。医者は患者の生命を危険にさらしてもいいだろうか、という問題には、それが余命わずかな場合であり、知られた治療法が存在せず、さらに緊急な場合においては、通常の医療行為では許されていない試験的治療を実行してもかまわない、とコレは答える。さらに加えて言う。「ボナチーナによれば、余命わずか、治療法はない、そうした条件を満足させている例に効果の不確かな治療法を試すことは、まったく通常の医療から外れるものではない。死ぬか生きるかという症例を前にすれば、死ぬままに放置するよりも危険を冒して患者を救う方を選んで当然であろう」[7]。

一九世紀の神学者の意見はどうだろうか。ピエロ司祭は、『道徳神学辞典』にキリスト教会の教義を次のようにまとめる。「余命わずかな症例においては、リスクを冒してもまったく構わない。そのような場合、思い切った行為は幸運な結果をもたらすこともある。患者にとっての危険は薬のせいで寿命よりも早く死んでしまうことであるが、命と健康が取り戻せるかもしれない希望によって十分に補填されている。たとえば、手術の最中に患者が死亡したとしても、それは医者の責任には帰されない。［……］医者は、ある治療法を試したいという理由だけでは、もしかしたら患者の健康に悪影響を及ぼすかもしれない種類の試験を行うことはできない。医者には実験は許されているとは言え、患者の生命や健康を危険にさらす場合は然りではない。一方、治療法が一切ない場合には、どんな危険な実験をすることもできる。薬品については、それが無効果であるかもしれないという危惧以外の危惧がなく、よい結果を期待させるものである限り、その効果を知るためだけの試験を行っても構わない。［……］とは言え、これらすべての場合において、試そうとする治療法が明らかに実験台の生命と健康を大きく害すると分かっている場合は、やってはならない。つねに患者の生命を最優先させなければならない。生命に対しては、医者も患者も自由に使用する権利はないからだ[8]」。

生命をすべてに勝る超越的価値とみなす倫理学において、人体実験は基本的に禁忌である。少なくとも、人命を危険にさらすものは。しかし、医者が治療目的で患者の命を危険にさらすことは許容されるかどうか、という問題は残る。引用した神学者にとって、それは許容範囲である。もちろん、神学者同士の議論を呼ぶものであることは確かなのだが。

医療実践に関する倫理規定

もちろん、治療的試験の徳義性は、医療と関係のない条件によってばかり規定されるのではない。試験なしには立ち行かない臨床医にとって、その道徳的側面についての議論は、彼らの実験医学者としての倫理の樹立と切り離せない。一八世紀末、医療実践に関する倫理規定が樹立される中、実験行為の根本的な約束事も表明され始めていた。臨床試験の必要性はその項目の一つだった。

こうした約束事はまず、慎重さを奨励していた。医者はまず、慎重な人間でなければならなかった。ヴィック・ダジールは言う。「医療のあらゆる場面で、どこよりも完成された慎重さと健全な判断力が必要である[9]」。

グレゴリーは、医療倫理に関する最初の論考の一つにおいて、「もしも患者が効用不明で危険な治療法を試したいとの決意を表明したとしても、その医者はそうした願いを頑として拒絶しなければならない。一方で、彼の拒絶に従わずに試験が行われたとしても、それを嘆くべきではない[10]」といった表現をする。なぜならば、「医者の義務は、犯罪者になることなく、しかしあらゆる方法を使って、患者の命を長らえさせること[11]」だからだ。

この医療実践に不可欠な慎重さのモデルは、大胆すぎる医者のイメージと常に対置して示される。医学史文献にはこの種の対比的レトリックによる告発が多く見られる。それら告発には、不穏当とすら言いたくなる証言が付随していることが多い。たとえば、一八一七年、あるミローの医者は喉頭炎の子どもたち何人かに硝酸を吸い込ませたと記録している。「この方法は一人にはよく効いたが、後の五人はそれで死んでしまった[12]」。医学ジャーナルにこの実験の報告をした同時代の医者は呆気にとられたコメントを残している。「現在、非常に激烈な毒薬や化学剤を調合して患者に飲ませる医者がいるが、責められるべきことである。特にそれが子どもを相手にしたものであるときには[13]」。

その次に、医療実践者の個人的特質としての慎重さに、実験行為を支配する規則要綱という支柱が加わる。あらかじめ配慮しなければならないことや、踏むべき行程を定めた規則が、次第に実験プロトコールのようなものに変わってゆく。そこでは、科学的方法としての要請と同時に道徳的行動規範の要請が表明されていた。

そうした道徳的行動の規則をリストアップしてみよう。薬の調合は慎重にやること、同じ実験を反復せず、また先人の失敗を繰り返さないためにも、現在の医学の状況について情報を把握すること、患者の病気についての確かな知識、同業者の意見を参照すること、医学界が一致して同意した決定など。また、実験医学の隆盛とともに、まず動物で実験した結果を示しておくことが不可欠となった。医者たちは、正しい実験を行うにはまず制度的条件を満たすべきという点を強調した。医学の知識と技術の向上を目指して、ベーコン的精神のもとに、実験報告を一点に集中させ、知られている病気とその治療法についての国際的な病像の統一を図ることが提唱されている。

エイキンは、新たな薬剤や治療方法について、「その安全性が最大限に保証されていることと、明快なアナロジーによってそれらを試したときの効能を想定することは不可欠である」と言っている。「これまでも、いくつかの公明正大な大学医学部は、何らかの危険が危惧されたときには、まず自らの構成員において繰り返し試験を行い、社会最低階層の人間を最初に実験台に選ぶことはしなかった[14]」。言い換えれば、未知の薬効や治療の効用については基本的にありそうかどうかという指標で想定されるべきということである。この想定の原則はアナロジーである。すでに効能がよく知られた治療法の効能とその類似のものとの間のアナロジー。あるいは、すでに確立した治療法を持つ疾病と、治療法の開発を待っている類似の病の間のアナロジー。かくして、治療法の開発と実験の方法論という領域の重心として、アナロジーによる推論があった。アナロジー推論は、さまざまな疾病種と治療法について、それらの特徴を体系的に類別し、統合して、新たなグループ分別の方法を生み出した。このようにして治験は、起こり得る確率に従ってなされる帰納をたどって段階を経て実行されるものとなり、その場その場でなされるものではなくなった。

治療的試験は慎重さを要求し、慎重さの根本には合理化の努力があった。ここから、疾病分類の再編成がなされたに違いないと考えることができる。ピネルが言っているように、「医学的知見の間に緊密な関連の絆を設け、合理的な実験を考案するためには、それについて研究しているところの疾病を分類し、それら個別の疾病を基本的な病気の型に体系的に配置することが、どうしても必要である[15]」。

疾病分類に呼応するように、同じ頃、薬学においても同じような分類体系の再編成があった。特に植物学者カンドールにおいてその意図は明らかである。「薬学は確かに人間が所有する知識分野の中でも最も人間生活にとって直接な有用性を持つものであるが、それと同時に、最も未完成な状態にある学問である。薬学を完成に近づけるためには、次の問題を解決しなければならない。曰く、何であれ、ある自然の産物について、それがある一定の条件下で人体に投与されたとき、その産物の構成部分はそれぞれどのような作用を見せるかということを、我々はあらかじめ特定してなければならないという問題である。最初の試験は暗中模索で行われた偶然の連続であり、その頃は薬学自体、そうしたバラバラな発見の寄せ集めに過ぎなかった。実験が証明した数多くのさまざまな事実の関連の法則が探求され始めたのは、この数世紀のことである[16]」。

ピトケアンの格言、「病気を確定したならば、治療法を見つけよ」を合い言葉にピネルの哲学的疾病分類再編が開始されたならば、カンドールは主補逆転させた補完的格言をもってそれに応答する。「治療法を確定したならば、病気を見つけよ[17]」。一八世紀末の医者および薬剤師にとって、ピネルとカンドールの格言は、臨床単位として現実的な疾病名の探索と分類、およびそれら病気に適用される治療法のリストアップを完成させるための仕事の二重の柱であった。二つの視座をとることによって、疾病分類は完璧になった。それは、病の本質とその症状の揺らぐことのない関係性の上に成り立ち、アナロジーによる推論に支えられていた。アナロジーによる推論は、治療的試験を合理化するのに役立った。合理化とは、科学の信憑性と安全性を同時に拡大して見せることに他ならない[18]。

ここで、医者の職業倫理の問題は社会的な問題となる。その問題を担うのは医者の団体である。ヴィクトール・パランによれば、この時期、「医者の職業倫理は徐々に、医療に従事する職業団体が表明するものとなり始めた。特に医者の組合においてそれが顕著であった。法学者たちはこの組合のことを『職業的規則の監督者の集まり』と呼んだ。ともあれ、この時代、医療倫理の分野において、個人的な意識における道徳的判断を基礎としない、集団的な決定によって定められた道徳という概念が生まれていたことが認められる[19]」。

治療的試験へのアナロジー原則の適用（もちろん、確立された治療法が一切ない場合にのみ許されたことであるが）に加えて、試験の決定には必ず医者仲間の判断を仰ぐことが義務となった。生まれたばかりの臨床医学は、アナロジーと仲間意識という二つの原則を指標として治療的試験を確立したのだ。

治療的試験の法文化

慎重である必要が長く続き、慎重さに規則が伴うようになれば、それは単なる模範的態度というものから道徳という立場に移る。実験プロトコールが徐々に姿を現す行程において、慎重を促す点は成文化された条項となる。ここで注意すべきは、こうした態度上の諸規則が、同時に、道徳および科学的方法論に関わる問題として表象されていたことである。道徳と科学を結びつけるこうした展望のもとでは、実験の方法論を厳密に確定することは、すなわちその倫理的正当性に保証を与えることであった。ここには、方法の中に倫理規定を統合、ないしは溶け込ませようという理想がある。理想が見つかる。道徳的な規則は、医学の規則と一体となるべきものであった。もはや、倫理的規定は、際限なくふくれあがり、危険で、本質的に冒険的な性格を持つ「知的欲動」を外から撓《たわ》めるものではなく、当該欲動の活動がよく理解された上で展開する、同時に倫理的で認識論的な形式そのものとなるようにも思われよう。正しい方法で行われた実験は、もはや道徳的であることなくして科学的にはなり得ないのである。

ショメルの規則

一九世紀初頭の医師ショメルは、治療的実験を行う上で医学生が準拠しなければならない慎重さの規則を、簡便にまとめた。彼はまず、二つの大きな「実験」のタイプを分ける。一つのタイプは、「すでに診断がついた特定の病気について、新しい薬の作用を確かめる場合[20]」の実験であり、もう一つは「ある薬品が身体機構に及ぼす一次的作用を知る場合（たとえば、排泄作用や発汗作用）[21]」の実験である。

実験者は、次の三つの条件をクリアした上でなければ、開始してはならない。医者は、まず「その効能を調べようとしているところの薬物を知り、実験台の患者をよく知り、実験でそれに対する効薬を探そうとしているところの当の病をよく知っている[22]」必要がある。

この三つの条件に加えて、実験者に課せられる一連の規則が列挙される。まず、医者は「その構成を知らない混合物質を使った試験には、決して賛同してはならない[23]」。彼の読者である医学生たちに指標を与えるかのように、ショメルは彼自身が医者としての良心に目覚めた出来事を逸話として挿入する。それは、ストリキニーネを試していたときに起こった話である[24]。「ペルチエが、この物質で実験するように私に頼んだ。他のホミカ種子〔マチン〕から抽出合成した物質に比べて、ストリキニーネは最も強力であり、かつ効果が安定しているからという理由だった。私は、脳性麻痺の若い患者を実験台に選んだ。彼は数週間にわたってアルコール抽出物による治療を受けており、その頃三二グレーン〔一・七グラム〕という高配合に達していたが、筋肉の麻痺には何の効果も見られないままであった」[25]。ショメルはこの患者に規定量のストリキニーネを与えたが、効果はさらになかった。ショメルは、自らの責任で規定の量を増やした。「ストリキニーネの力を知らないまま、私は規定の四分の三グレーンを二グレーンにまで増やすという愚を犯してしまった。実験はサン・ルイ病院の入院患者に行われたが、ストリキニーネ投与から一五分後、まだ私が病院の回診にまわっていた間に、患者は痙攣に襲われた。初め手足にとどまっていた痙攣は、次第に呼吸器官の筋肉に蔓延した。患者は、最も重傷の破傷風発作を思わせる激しさで痙攣し始めた。それから、半時間にわたって、ますます間隙を狭めながら、呼吸困難の発作が連続した。患者の横隔膜の痙攣はあまりに激しく、あまりに長く続いたため、私はみすみす目の前で死なせてしまうのではないか、と危惧するにいたった。そのとき私が感じていた不安は絶筆に尽くしがたい。患者に不安を悟らせてはならないという配慮が、ますます私の心の荷を重くした。私は患者のそばを離れなかった。私にとって、このような悲惨な状況に置かれた患者の看護とその身の責任を最後まで引き受けることは、何を措いても果たさなければならない義務に属していた」[26]。ショメルはある量の阿片チンキを調合し、投与した。それが患者にとって命拾いとなった。投与から四五分後、痙攣の症状は解消した。ショメルは次のように結論して、この逸話を閉じる。「シャリテ病院やオテル・デュー病院で受け持っている臨床の授業で、私はしばしばこの話を引き合いに出したが、それはここに記したのと同じく、教育的理由からである。この話の教訓は、その力がすっかり知られているわけではない薬品や物質を治験に用いるときには、これ以上はないほどの慎重さで臨むことが必要だということである」[27]。

二番目の条件、「医者は実験台の患者をよく知ること」[28]についてであるが、ショメルは「その道徳性、判断力、興奮し易さ」[29]を知ることは必須であると特記する。道徳性が大事だと言う意味は、患者の中には嘘をつく者がいるからである。間違った診断を下さないためにも、医者は患者の嘘をできるだけ早く見抜かなければならない。

三つ目の絶対条件は、「医者は、実験で効薬を探そうとしているところの当の病をよく知っていること」、つまり病気の進行の仕方、速度、さまざまな段階を把握しているということである。試した薬物が患者に及ぼす影響を見極めるためには、病気の正常な進行についての知識が不可欠なのである。

重要なのは、薬物の純粋な効能だけを分離して観察することであった。そのため、常に一種類の薬物だけを使用することになっていた。同じ理由から、病気の正常な進行を乱すような要素はできるだけ排除しなければならなかった。患者の想像力が症状を作り出すような状況には、特に注意しなければならなかった。(患者が模倣することがないように、彼には投与される薬物の通常の効能については何も知らされていなかった)。

さらに説明を明瞭なものにするためには、ショメルは実験にも異なる二種類のカテゴリーを設けた。まず、「一般的な治療方法について、これまでされなかったほど厳密に、その効用の機序を確かめる」[30]ための実験。この種の実験は、ほとんどリスクを伴わない。医療薬学の知識と実践を効率的に改良するという意味で、むしろメリットのみが想定される。他方、これまで使用されたことのない物質の薬効を発見するために行われる実験がある。この種の実験には重い責任が課せられる。ショメル曰く、医者の中でも一握りのエリートだけが、二番目の実験を行う資格がある。

しかし、実験が「医者すべての義務となる」状況も存在する。たとえば、致死の難病のケースで、あらゆる治療法が失敗した場合などである。そのような場合、「実験は許されるのみならず、奨励される。病因と症状が示唆するところに従い、また医学理論と個別の経験が教えるところに従って、医者が使用を考慮する、医療にとって新たな物質こそは、完全にその失効が証明されたあらゆる既存の認可薬に勝って、このような場合に望ましい治療法である」[31]。

逆に、「誰であろうと決して行ってはならない種類の実験もある。特に、感染症と思われる病の診断を確定するために、罹患し易いとみられる患者にわざわざ感染させるような種類のものである。なぜなら、これは実験に供される患者の利益を図るものではないからだ。そして、いかなる場合も、人間は医者が実験素材とみなしていいものではない。もしも人間を使った実験が科学と人類の未来にとって大きな進歩を約束するようなものあったとしても、である」[32]。治療的試験、つまり治療を目的とした試験は、それを受ける患者の利益につながるなど特定の条件を満足させれば、正当な手続きとして認められていた。一方、病理実験には重い禁忌がのしかかっていた。

［……］良心的で賢明な医師であれば、このような実験は禁じられていることを理解するだろう。

このように、実験の倫理規定においては、治療的試験と病理実験ははっきりと区別されていた。それは二つの異なる規範体制に従属していた。この二重性は、病理実験が医学に倫理的な危機をもたらし、大きな医療スキャンダルを擁する領域になるにつれて、ますます深まることになった。また、倫理的危機の状況は、治療的試験にかかわる規範すらも見直す必要をもたらした。

一九世紀半ばの医者たちは、ショメルの治療的試験規定を採択するとともに、その臨床実験の合理化プロジェクトについても、全体的な賛同を与えていた。たとえば、一八五一年、医学部に「治療的実験の方法について」[33]というテーマで博士論文を提出したシャルル・タコネの言葉を引用してみよう。彼によれば、広い意味での実験とは「何らかの方法で生み出した事象について、感覚器官による恒常的知覚作用をもってそれを検査し、当該事象が生み出された状況および、当該事象と同時に出現した、それと関わりがあるとおもわれる状況までを確認すること」[34]である。これはまた、「病に罹患した個体に対して、ある治療的作用をもたらす要素の働きを合理的な方法で試験的に繰り返すこと」[35]とも定義されている。この定義は、最初から実験対象を病者に限っており、患者に直接的な益をもたらすことが期待できる場合においてのみ、つまり治療の一環として行われる場合においてのみ、実験は認められるとの立場をとっている。

　患者の利益に加えて、科学のための利益についても考えなければならない、とタコネは言う。科学の利益は、医学生が軽蔑すべき矮小な個人的利益に比して、全員の利益と呼ばれる。「現代において、医者はもはや科学のための実験を行っていない。自分の名声を上げるための実験に専念している。新たな薬物や治療法を探している医者たちは、製造物に改良を加えて特許を得、それによって顧客と儲けを増やそうと考えている職人や労働者にそっくりである。他方、投与の規定量を超えることをおそれなければならないような薬物に効能を認めるとするならば、それはどのような確実な指標によって可能なのか。ほとんどの場合、稀少でかつ不十分な数の観察例のみが確証の基盤となっている。もしも、医師の診察室でこっそりと作り上げられたデータが基盤となっているのではない場合は。もちろん、私はすべての医者がそのような真似をしているとは言わない。商業的な意図や山師的な性質が医師としての良心や科学への敬意を押し殺してしまった例は後を絶たないとしても、医師の任務の偉大さと尊厳の意識を失っていない医者たちは、それ以上に多いはずだ」[36]。

実験者は、科学と人類に益をもたらすという展望のもと、確かな知識と厳密な方法論に支えられた治療的実験を行わなければならない。つまり、ここでさらに、二つの実験の種類を分けなければならない。「一つには、物質の成分、薬効、純粋に生理学的な作用をよく知るために行う実験である。もう一つは、特定の疾患に対して、こうした薬物がどのように働くかを知るための実験である。この二種類の実験は相互補完的なものであり、最初のものが二番目の実験を準備することは明らかである」[37]。タコネは、ショメルが定めた三つの実験の前条件を復唱する。まず、その効能を調べようとしているところの薬物を知ること。二番目は、実験台の患者をよく知ること。三番目は、実験でそれに対する効薬を探そうとしているところの当の病をよく知ること。

最後に、タコネは「実験を行える症例と行ってはならない症例」[38]をどう区別するか、という疑問を持ち出す。タコネがこの疑問で提起しているのは、効能不確かな新療法をいたずらに試すことで患者の健康を害する危険があるかないか、という問題ではない。むしろ、新しい治療を試すことで、すでに存在する効能確かな治療法を使わないこととなるため、それが患者にとっての不利益に働くのではないか、という問題である。しかし、こうした問題は、症例の重軽度によって状況を変える。「症状によって、実験が許されると思える理由には二つある。この二つの理由はかけ離れている。まず、患者の症状が重篤ではなく、もしも実験が失敗しても、それが彼の健康には響かないと思われること。他方で、患者の病気が致死のものであり、かつこれまですべての知られた治療法が失敗していること。しかし、重篤な病であっても、それに対する確かな治療法が存在しており、かつ当面の症例が既存の治療で十分に対処できる重度である場合、実験を行ってはならない。一方、それ自体が重篤でない病気であれば、もしも確かな治療法があるとしても、実験は許される。安全なものであればなおさらである。とは言え、実験をしてみたいというだけの理由では、失敗した際には患者の病気を長引かせるおそれのある実験に踏み込むべきではない[39]」。

しかし、どのように実験の結果について確証を与えることができるのか。間違った方法で行われた試験は、それによって間違った結論を導き出す。それがすぐに目の前の患者の容態を悪化することにはならなくとも、実験に使用した薬物の効能が間違った評価を受けることで、その薬物をベースとした治療を受けることになる将来の患者に大きな害を与えることとなろう。そのような陥穽は限りなくある。実験者が引き出したいと願う治療的要素だけを厳密に取り出すことは、非常に難しいのだ。同時代の博物学者は、そうした困難をこう語る。「医学と関係のない人々は、ある薬物の効能を知るためには、それを処方するだけでいいと考える。つまり、処方してみて病気が治れば治療法にすればいい、治らなければ駄目だと。一般人は、『その後で起こったことは、それゆえに起こったこと (post hoc ergo propter hoc)』に違いない、と思っている。あらゆる領域において、このような考え方は最も過誤を生み易いものである[40]」。この観点からしても、実験という方法は、重大な倫理的問題に満ちていた。

治療的試験の方法論

一九世紀半ばは、治療的試験の方法論の構築のために、医者たちが激しく切磋琢磨した時期である。医学アカデミーの定例会では、常に実験者たちが最新の試験についての報告をしており、それが批判と討論の対象となっていた。たとえば、一八五二年にピオリー医師が報告した間歇熱（リウマチ疾患とともに、この時期、医者が治療的試験の対象として最も好んだ病）の治療結果を受けて、その同僚グリゾルが、基本的な試験の条件についての講義をした。グリゾルによれば、「その条件は［……］三つ。第一に、特定の病気の治療を目指した試験であること。つまり、すでに診断がおりていること。第二に、試験に使用される薬物は、それのみだけで使用すること。少なくとも、他の有効成分と同時に使用しないこと。第三に、患者の病気の自然な進行による現象や、患者の個人的な条件、あるいは外的条件に依存する現象を、使用した薬物の効能と混同しないこと」。グリゾルは、ピオリーの報告にこの三つの条件をあてはめた上で、「ピオリー医師が間歇熱の症状として記述する病的な状態は、しばしば彼が使用した海水塩がもたらした現象である」[41]ことを指摘する。このように、実験者には、さまざまな混同を犯す危険がある。原因が混在した状況は、実験対象、つまり実験薬物が特定の疾患にもたらす効果の正しい把握を妨げる。そのために、実験時には慎重な薬効の判別が必要なのである。

治療的試験の方法論は、ますますその内容を充実させてゆくにつれ、次第に法文化された実験プロトコールに成長する。たとえば、ジャントラックはその『内科と薬学の理論および臨床講義』（一八五三年）で、薬物の効果を正しく評価するための規則を詳述している。「治療に使用する薬物の効能を正しく評価するためには、まず方法を設定しなければならない。そして、間違った推定からできる限り遠ざかるためにも、筋の通った実験態度を貫かなければならない。よって、医者がある薬物や治療に効果的と思われる物質を試そうとする場合、以下の行程をたどって行うべきだと考える。

(1) ある薬物に何らかの有効成分、特に毒性の性質を想定するならば、人間に投与する前に、まず動物に与えることが賢明であろう。その効果がいかなるものかを知り、特に致死量を限定することができる。〔……〕

(2) 治療に役立つ薬物については、その治療的効能以外に、それが身体機構に及ぼす効果の全体的な種別についてよく知っておくことは重要である。そのために、比較的健康な患者にその薬物を投与し、直後の生理学的な効果と神経組織への間接的効果、および身体機構にもたらす特別な変化を観察し、確認するべきである。

(3) 次に、臨床実験についてであるが、これは病気の患者に対して行う同じ薬物投与による実験のことである。薬物の効能の最も正しい評価は、この種の観察において初めて可能である。

(4) 薬物投与を行った症例を詳細に記録すること。それにより、その症例が示す疾患の種別・類別・分類・特殊形態を決定することができる。

(5) 薬物投与を行った患者の年齢、性別、体質、医学的あるいは疫学的な来歴、さらに投与の季節を記録しておくこと。これらは実験結果に影響するものと考えられる。

(6) 薬物投与の形態を変化させること。

(7) 身体上の投与箇所を変えること。

(8) もし薬局で調合された薬であれば、その調合方法は一律であるべきである。異なる調合を経た薬同士の効果を比べることはできない。

(9) 実験に使用する薬剤は、その効力や効果に影響を与える危険がある、いかなるその他の物質とも同時に使ってはならない。薬剤の入っている容器すらも疑ってかからなければならない。

(10) 実験者は、薬物が規定通りに、かつ決まった時間に投与されたことを確かめなければならない。

(11) 同じ実験はふんだんに繰り返されるべきである。実験を繰り返し易いという点で、病院は民間の診療所に比べて、はるかに簡便である。

(12) 実験中は実験の詳細な記録である日誌をつけること。

(13) 蒐集された個別症例は、その間にあるアナロジーの多少に従って比較され、再編成される。実験的方法とは、解析によって合理化された経験的方法に過ぎない[42]。

(14) このように、ある程度の事実に関する情報を集めた後に、それらの情報をさまざまな実験結果の中に加える。確かに、立派な先生方の中には治療における数量的な方法を斥ける方もおられる。ごもっともではあるが、同時に、実験とは一定数以上の観察した事実に依拠する判断ではないだろうか[43]」。

ジャントラックがここで紹介している実験プロトコールは、帰納に基づいたものである。実験結果を細心に集め、分類し、事実として確立することが、すべての出発点である。それから事実の比較検討に入る。ということは、集めた事実は、それが集められた段階での形態、場所、状況がいかに異なっていようと(多様性の原則)、目指している治療においてまったく同じ治療効能を持ち(効能の評価可能性の原則)、別の物質を完全に排除しており、一切余計な二次的治療法が混じりこんでいないこと(分離の原則)にかなっているということである。ということはまた、そうした事実が互いに比較検討できるものだということだ。実験を繰り返すことによって、大量の統合可能な事実は系類に分類され、その分類から同種の事実を統合する、定量化可能かつ恒常的な性格を引き出すことができる。

この種の概説書は、まとめられ、刷新され続ける実験結果をもとに医学的知識を中央集権化すれば、実験台のリスクは減少するものだと説く。研究に不可欠な真のアーカイヴがなかったために繰り返されてきた無意味な試験を削除することができるから、というのである。「もしも、これまでに特権的に行われてきた実験の内容と結果を網羅した一覧表が実験者に与えられるならば、もしも、病の症状と進行経過とその治療法の記述が、たった一人の人の頭脳と手に任されることになったならば、現在猛威を振るっている疫病の性格を推定するに当たって、医者の仕事はただ目の前の事象を観察するだけということになるだろう。医者にとってもはや想定外の事態はなくなるだろう。また、患者にとっては危険極まりなく、医者にとっては神経をすり減らすような危ない実験を行う必要もなくなるだろう[44]」。

ジャントラックが実験を三段階に分けて記述していることに注意しよう。その三段階を通して徐々に実験対象が格上げされる。まず、実験すべき薬物の毒性を確かめるために動物を使い、次にその生理学的作用を知るために健康な人間を使い、最後に病理学的効果を知るために病んだ患者の臨床観察を行う。先に述べたように、実験の方法論というディスクールの特徴は、実験の倫理的正当性と認識論的正当性が分ちがたく結びついていることであった。それゆえに、最初の実験は動物を対象とするのである。「実験のみが未知の薬物の効能を知る方法であることは明白である。とは言え、いきなり人間に対して、その作用も力も分からない物質を投与するわけにはいかない。ゆえに、まずさまざまな種類の動物に、配合の度合いを変えつつ、投与することから始めるのである[45]」。

マジャンディーはクロード・ベルナールの師である。彼がフランスに実験医学の方法を最初に導入した。マジャンディーが行ったシアン化水素エーテルの生理学的作用を知るための実験はまさしく前述の方法で行われた。「六滴のエーテルを犬の口に垂らした。犬はすぐにハアハアと息づかいを荒げ始めた。その体の半分はがっくりと落ち込んだ。脳梗塞の症状が現れた。犬は足をバタバタとさせた。この激しい状態は四分続いた。それから徐々に弱まり始め、三〇分後にはほぼ消失した。次に、もう六滴を今度は頸動脈に注射した。青酸化合物を投与したときとまったく同じ症状が現れたが、死は迅速にやってきた。これらのエーテル実験を繰り返し、さまざまな方法で行った後に、私は病気の人間に同薬物を投与する必要について確証を得た[46]」。

しかしながら、人間に行う前の動物実験だけでは、医者たちと学者たちに実験結果を保証するには不足であった。人間と動物の身体機構の間には大きな違いがあり[47]、そのために、薬物の動物実験はその人体への影響をわずかに示唆するに過ぎなかった。

ともあれ、実験医学が到来したときには、いきなり病人に実験薬物を投与するという方法はとられなくなっていた。もちろん、すべての準備行程は最後に病理実験を目的として設定していたことは変わらなかったが。今や、臨床の場に移る前に、実験室を通ることは義務となった。「新しい薬剤が製造されたとき、その効能についての唯一の判断基準は臨床実験にあると考える間違いは、今日でも頻繁に起こっている。経験的に作られ、それに対する生理学的な身体の反応を限定することが不可能な薬物は、今では存在しない。今実験に使われるのは、すでにその化学的性質がよく知られた物質を厳密な配合のもとに組み合わせた薬剤だけである。治療学は、薬学の医学実験への導入によって大きな進歩を遂げた。現在では、ある未知の薬物をいきなり臨床実験に供することは不可能であるばかりではなく、薬剤調合に混入する物質の組成をよく知ることは医者の義務である。不可能は科学の進歩を口実にした貧者の犠牲を許すことはできないのである」[48]。このように、人類愛《ユマニテ》が始まる前に、実験はすでに始まっていた。まず長い思索の時期があり、厳密な科学的方法と技術を樹立し、実験台の安全を保証するための準備段階があった。

試験行程の監督制度

一九世紀半ば、治療的試験の方法論が法文化されると同時に、試験行程の公式監督制度が設置された。医療機関は、政府を通して最も危険な試験を禁止しようとした。たとえば、一八五〇年には、フランスで医療関係者の委員会が構成され、「梅毒患者のコレラ耐性を証明したとするある医者の手紙についての公式報告」を行った。「報告」はこう続く。「その医者は梅毒の膿の接種によるコレラの予防を講じている。委員会は、梅毒菌接種がコレラの有効な予防法であるなどとするこのような論に対して、厚生省は公式の非難と厳重な警告を与えるべきであると考える。これは受け入れがたい無茶な実験である。大臣には、この手紙の作者である発見熱に駆られた医者に対して、無垢な患者の虐待に過ぎないような事件を今後禁止するように命じる措置を取っていただきたい。この医者に対して、彼の実験は国民の栄誉となるどころか、法によって裁かれるべき重罪であることを警告する労をお取りいただきたい（採択）」[49]。

一八五三年刊行の『医学法典』（ある医者がまとめた医療に関する法律の集大成）によれば、これまで医療に使われたことのない薬物を使用した治療的試験は、管轄行政官と科学的権威による有識者の審査を受けた上で、その厳しい監督のもとに行われなければならないことになっていた。「第九三二条。医療薬物リストに含まれていないいかなる薬物も、当該病院の事務長による許可を得ずに使用することはできない。〔……〕第九三四条。これら医療機関において、医療薬物リストまたは処方に記載されている薬物以外の物質を投与することを望む医者、あるいは外科医は、前もって病院事務長にその申込書を提出し、病院事務長が委員会にその旨報告しておかなければならない。委員会がこの申込書を審査し、四人以上の委員の賛同を経て、申請者に許可書を書面において交付する。この書面があって初めて試験は許される。医療機関の外部の人間、あるいは医者ではない人によってなされた、新しい治療方法やまだ誰も使ったことのない治療器具、あるいは患者に益をもたらすと考えられる何らかの実験についてのあらゆる提案もまた、同じ委員会に送られ、審査される」[50]。医療の規則から外れるあらゆる実験やイノヴェーションの試みは、実行の前に必ず委員会から認可されなければならない。

医者の責任という観点から言えば、イノヴェーティヴな「実験的企図」は、伝統的な「実験」との対比によって定義された。すべて、「医療の現状」から外れたことは、「実験的」とみなされた。当時、もしある医療実践が患者にとって有害であると判明した場合でも、それが治療規範内にある限り、処方した医者の責任は問われなかった。他方、それが規範を外れるイノヴェーションであれば、あらゆる結果は一人医者の責任に帰されるものとなった。このように医者の行動の領域が二分されていたことによって、医者の責任領域は、当時の医学の通常の規範を外れた治療のみに限定されることになった。一方で、規範を外れたイノヴェーションでも、その条件についての規定はあったのだろうか、という問題が浮上する。もし、あらゆる新しい試みが医者の責任（法的責任も含み）のもとで行われるとすれば、医者はどのようにイノヴェーションの意志を持つことができただろうか。

一九世紀の法医学理論家たちは、治療の枠内で患者に害が生じた場合について、その責任の所在を問う規則を作るべしとの意志を表明していた。「次に、ある種の過誤を何らかの科学的理論に基づく実験の結果と主張する原告に対して、法医学者が公理とすべき規則を記す。医療的・外科的・産科的処置から発生した患者の身体損傷あるいは殺傷は、その治療が、現代医学の学問的権威が通常医療として定めた治療法、および現代医療の日常の実践において効用を認められた治療法と異なっていた場合には、医者の責任となる。この規則が科学の進歩を妨げるものであるというもっともらしい反論を唱える人々もいるだろう。たとえば、子どもたちがすべて親と同じようにしなければならないとしたら、何の発展も起こらず、天才は翼をもがれるであろうとか、当時の医学的コンセンサスに反して行われたジェンナーのワクチン実験は、その考え方に従えば慎重を欠いた罪に問われて然るべきであるとか。しかし、そうした異論は、我々の規則をあまりにも文字通りに受け取り、その意義をよく理解していないことに由来する。我々が問題としているのは、患者の健康や生命を危険にさらすような、後先を考えない無茶な実験のことであって、そうした企ては決して実行されるべきではないとの立場を表明しているのである。一方、患者の身に危険を及ぼさないような実験については、それを認めることはやぶさかではない。医学はそもそも経験主義的な要素が非常に強い科学であるから、我々は今後も自然の現象をよく観察して、未だ知られていない治療の方法を探し続けるべきである。医学の徒が最大限の不測の事態への予防対策を固め、卑シイ精神において行動していないことを確信し、自分自身が成功を目するだけの理由を十分に持っており、かついかなる場合にも危険はことは起こらないと知っている実験だけを行ったならば、その実験が不成功に終わったとしても、それは彼の責任に帰されることはなく、その結果に対する責めを負うことはないと安心してもいい。[……]法医学者が確認すべきことはただ一つ、被告の医者が、医学の権威たる先人たちが掲げた規則に反したことや、毎日の医業の実践において禁止されていることをして、患者を危険な目にあわせなかったかどうかということである[51]」。

このように、治療的試験の認可を決定づける原則は、クロード・ベルナールも繰り返した「トモカクモ害シテハナラナイ」である。ベルナールの『実験病理学講義』(一八六〇年)にはこうある。「人間を使った実験は、それが患者を害する危険がある場合、あるいはすみやかに直接的な効果が確認できるものでない限り、道徳によって絶対的禁忌として断罪されるだろう[52]」。

実験的企図の合法性を評価する倫理的規定において、多方向の利害が一致しているか否かが議論の中心となった。常識的に考えたときに患者の健康を促進する効果が見込まれる治療的実験のみを許可すべしという規則は、こうした利害の一致原則に基づいて打ち立てられた。

一八八三年、「いきあたりばったりの治療法を試みる医学の軽騎兵[53]」に対する警告として、アメデ・ドシャンブルは正しい医者の行動を導く指針を再設定した。それによれば、「決して患者を実験台に転換すべきではない」ことが定められていた。ドシャンブルは言う。「私は、すでに動物実験でその作用が確認された新しい薬物を人間を使って試す医者の権利を疑問に付すわけではない。そんなことは医療から科学を排除することにも等しい。そうではないが、そうした行為にはしかるべき慎重さが必要だと言っているのである。現状においては、学会に報告されたケースが一つでもあれば、あるいは学会の雑誌に掲載された論文が一本でもあれば、新しい薬物治療は認可されたものとみなされる。そのせいで、多数の患者が荒唐無稽な医学的発明の前に命を落とすのである[54]」。

次第に、業界の賛同を受けた治療的試験の基本的規則が形作られ始めた。「新しい治療法の実験的使用は、使用する薬物の組成と機序についての深い研究、そしてそれを使った動物実験を経た上で、慎重を期して行われ、かつその対象は不治あるいは重篤な病の患者に限られ、さらにその症例に対して現在の科学が持ち得る武器が限られている場合に限られる。そのような限定的な場合に行われる実験こそは、現代医学の功績である。［……］いかなる患者も、危急の状態から彼を救うものでなければ、何らかの危険を孕んだ実験の対象となる必要はない。たとえば、たちの悪い熱病のように、患者が病膏肓に入っており、その死が迫っているとしても、病に認可薬が残っている間は、実験的で効果不確かな薬物の使用を合理的な医療に代替させてはならない。医者の責任は、その無鉄砲さと軽薄さをもって量られるのである[55]」。

まず、日常的な医療実践と実験的医療実践の間を分ける差異は不確定である。そして、合理的な実験と無謀な試験の間の違いもはっきりしていない。失敗は自動的に医者の責任とはならないが、無謀な試験については、そのすべての結果は医者の責任となる、とドシャンブルは続ける。その反面、外科の領域においてのみ、「現在の外科技術の限界を押し広げるような、思い切った、しかし合理的に考案された試験」は妨害されてはならない。医療倫理が定めるのは、思い切った試験が無謀な実験と隣り合わせでありながら絶対に混じり合わない、微妙なあわいである。換言すれば、医者の治療の義務が、その実験の欲求に乗り越えられない境界を設けるのである。

このように、一九世紀を通して治療的試験と実験の医療倫理、方法論、規定が形成された。こうして、医療という職業に関わる倫理的な規則、科学的な方法論に関する規則、そして、実験者は慎重であるべしという原則に従う法的規則によって、治療的試験への権利には限界が定められたのである。

第7章

治療的試験の危機と変容

よって、科学史とは、それ自体が一つの歴史であるような対象の歴史である。そうした対象の歴史にもまた歴史がある。歴史的形成の過程がある。他方、科学は常に歴史のない対象、つまりまだ歴史的に客体化されていない対象を研究する。［……］では、歴史的ディスクールの対象とは何か。それは、その科学的ディスクールの歴史性、つまり歴史的形成の過程である。そうした歴史的形成の過程は、規範を内面化した科学的企図が、さまざまな偶発事の介入を受け、障碍によって実現が妨げられ、審判と真実の瞬間であるような危機的状況によって中断されつつ、実現されてきた過程なのである。[1]

カンギレーム「科学史の対象について」

試験の歴史的形成

エルヴェシウスとブラジルの木の根

一六八六年、啓蒙の世紀の哲学者エルヴェシウスの父、アドリアン・エルヴェシウス医師は、偶然の事情からブラジルから着いた数キロの木の根の包みを手に入れた。それはトコンの根であった。エルヴェシウスは、この根を何人かの赤痢患者に与え、当該病気に対するその効能を確信した。彼は新しい特効薬の効果を謳った広告をパリの街頭に貼り出した。しかし、その効果がどのような種類のものであるかは明かさなかった。この話を簡単にまとめた作者によれば、「若いエルヴェシウスは『卑シイ魂デ試ス』ために病院に走った。そこで植物の効能を知り、広告を出した」[2]。

幸運な偶然と言うべきか、ちょうどそのとき、宮廷にも赤痢が流行しており、王太子も罹患していた。コルベールからエルヴェシウスの特効薬について聞いたルイ一四世は、一〇〇〇ルイでその薬を買おうと申し出た。「その後、オテル・デューで何度も行われた試験は、常に輝かしい成功で飾られた」[3]。

一七世紀末に持ち込まれ、成功を博したキニーネのおかげで、当時のヨーロッパの医者と薬剤師たちは、未知の異郷の植物を好んで試すようになっていた。こうした試験は秘密裏に行われたが、そこには経済的な目論みもあった。誰も知らない「秘薬」の効能を世の中に信じさせることのできた医者には、当然栄光と、莫大な富が約束されていたからである。当時、医者たちは競争で新しい療法を考案していたが、彼らにとって試験は戦略的手段の一つであった。

エルヴェシウスの行った見せ物的な実験は、彼の新薬が王室に迎えられることで、その行程についての監視も受けた。偽医者の騙りを警戒していた王室は、その新薬の効能を厳密な条件下で証明することを要求した。

ペショリエ

それからほぼ二世紀後、まったく同じ物質についてなされた実験の記録が残っている。前例と比べると興味深い。一八六二年、クロード・ベルナールの弟子であったペショリエ医師は、医学アカデミーに「トコンの生理学的作用についての実験研究」という報告を提出した。ペショリエは言う。「トコンの組成の中で生理学的作用を持つ物質はたった一つ、エメチンである。〔……〕エメチンの作用は、動物実験で明らかになった。この物質は、第一に心拍数と拍動力をはなはだしく減少させる。実験に使ったウサギは、実験前には一分一六〇から二〇〇の心拍数があったものが、五ミリグラムから五センチグラムの間のエメチンを投与された後には、一分一二〇、一〇〇、あるいは九二にまで落ちた。第二の効果は、はなはだしい呼吸数の減少である。一分一五〇回であったものが、五〇回、四〇回、あるいは三二回にまで減った。〔……〕前段階の実験結果から、我々はトコンには、ウサギやカエルに見られたように反刺激性の作用があるものと考えた。しかし、人間にも同じ効果が見られるだろうか。アナロジーからさまざまな仮説をたてることはできるが、確証にはいたらない。治療における効果を確立するためには、臨床実験をする以外にはない。そこで臨床実験をしたのであるが、その結果は動物における生理学的実験の結果と同一であった」[4]。

ここにはもはや経験主義的なものは何もなく、実験科学的記述そのものとなっている。ペショリエは、病人が治るかどうか観察するために薬物の投与を思案しているのではない。これは、もはや純粋な治療的試験とは呼べないものである。医学的研究の最初の関心は生理学的な作用に向かうようになった。研究行程は数段階に分かれ、各段階の対象は異なり、その舞台も変わった。まず、実験室で動物実験が行われる段階。それからアナロジー原則に従って仮説を立てる段階。次に、人体を使った臨床における確認の段階。ここでは、薬物が果たす治療の効用を知るとともに、その薬物の作用を説明する方法を探すことが問題となっている。効能の機序を説明するための知的手段を得るためである。一九世紀の医者が試している物質は「ブラジルの木の根」ではない。植物に含まれる化学物質である。化学的な方法で分離され、個別化された有効成分（エメチン）である。実験的行程は、ここでは喧伝用の簡単な見せ物ではない。経済効果は見込まれていたものの、もはやおおっぴらには語られなくなっていた。実験の行程を組み立てるに当たっては、常に客観的に科学的な手続きを踏んでいること、そして実験者が公正で非利益的立場を取っていることとを明らかにしなければならなかった。あらゆる実験の行程は綿密に記述された。実験環境のデータと実験結果は細かく計測された（時間、温度、頻度、配合など）。実験は医学の手段となった。つまり、医学の過剰なまでの厳密さの要求を表現する方法となった。実験者たちは、実験的な科学的証明という方法論を明らかに標榜していた。彼らはその方法論の公理を繰り返した（「治療における効果を確立するためには、臨床実験をする以外にはない」など）。実験者は、実験が要求するものを条文化した。彼らはもはや「この薬物は治すだろうか」という疑問は口にしなくなった。その代わりに、その有効成分の生理学的効能を解明するための決定的実験を規定する言説を用いるようになった（たとえば、「この薬物には『活性化』作用があるのか、それとも『反刺激性』作用があるのか」など）。二つの仮説を立てておき、その裁定をするのは実験であるという筋書きが生み出された。

つまり、実験の規範的枠組みのみが変化したのではない。実験の構想自体が大きな変化を受けたのである。この時代、試すことの意味、つまり医学実験の意味は、隅から隅まで変わったのである。より本質的な話をすれば、ここで変わったのはただ倫理的考察の対象だけではなかった。それよりも我々は、歴史的な対象《オブジェ》（客体）について、あたかも同じ名前が同じ実質を保証しているかのように、それが恒常的実体であったと思い込む危険に十分注意しなければならない。（たとえば、エルヴェシウス父によるトコンの「実験」とペショリエによる同物質の「実験」は、二つの異なるものである。意味も、形式も、道具も、技術も、すべて異なる二種の行為である）。また同時に、実験的な医学実践が刷新され、内容を変化させていく段階で、新たな倫理的問題をも生み出すということにも留意しなければならない。その意味で、規範の「枠組み」という考え方は現実を矮小化するものである。実験的な医学実践と倫理的な言説の間には、何らかの枠組みに規定されたような関係性はない。なぜなら、両者を構成するあらゆる要素が、枠組みなどとは無関係に、別々に変化する可能性を持っているからである。両者の間にあるのは、むしろ実験的医学実践そのものを貫く規範を作り出す力とも言えようか。その力こそが、同時に認識論的でもあり、倫理的でもある言説の組み立ての基盤なのである。

この章で御覧にいれようとしていることの一つは、認識論としての医学実験理論の変化がいかにして新たな倫理的問題を生み出したかということ、そして実験的エヴィデンスについてのより厳密な再定義の試みを経て、そうした変化がいかにして医学実験政策の再考を導き、ひいては医学的人体実験にまつわる倫理的・哲学的な問題を問いかける基準を変えていったかということである。方法は、係争を引き起こすがゆえに、倫理を生み出すのである。

＊　　＊　　＊

この時代、治療的試験の方法はさまざまに変化したが、そのことは賛否両論の的となった。試験をある意味で合理化することが、同時に患者の身の安全の保証と実験の科学性を高めることであるとみなす点では一致していた学界であっても、こうした方法論的改良に付与すべき意味と形態については、意見は散り散りにわかれた。

前章でも引用したピトケアンの格言（「病気を確定したならば、治療法を見つけよ」）は、ここでかなり敷衍した解釈を受けかねなかった。つまり、病気を知ることから治療法の同定は始まるといった、あるいは換言すれば、治療学は疾病分類から派生する一分野であるといった解釈である。しかし、病気についての知識から治療法を引き出すなどということが本当に可能だろうか。むしろ、まずいろいろな治療法を試してみて、ある程度確かな結果が出るまで続けるだけのことに落ち着くのではないか。病気から治療法を引き出すという方法は演繹的推論に類似しており、後者の方法は幸運をあてにした手探りの経験主義的なやり方に近い。

確かに、治療的試験の歴史において、薬はしばしば病気よりも先にあった。新しい物質や新しい現象が医者の使用に供されたとき、医者はそこに何らかの治療的な効能を思い描くことが常であったが、それがどんな効能であるかはしばしば誰にも限定できなかった。そこで、さまざまなやり方で薬を試し始めた。こうした原初的実験においては、ある治療法をある病気に合致させると言うよりも、ある病気をある治療法に合致させると言う方が近かった。たとえば、一七世紀の旅行者がパリに持ち帰った異郷の物質についての実験はそのようなものであった。異郷の植物の効能については、すでに現地での観察に基づく知識はあったものの、その効能の実験による確定は「発見者」の幸運な功績に帰されるのが常であった。それから、公的な「医療物質」のリストに加えられるのであった。この時代の例が示すのは、初歩的治験の性格である。

試験が法文化されるに伴い、方法論についての激しい争論が始まった。それらの争論の中心には、演繹と帰納という二つの推論の型の対立があった。見えない原因の探索を目指す論理と目に見える効果の確認に終始する論理の対立があった。つまり、合理主義と経験主義の対立があった。

比較対照実験の最初の定義

太陽王の嚢胞

一六八六年二月五日、ルイ一四世は「数日来続く激しい痛みに堪え兼ねて、ベッドから起き上がることができなくなった。その原因を探したところ、我々は王の肛門周囲に嚢胞が形成されていることを発見した」[5]。王の健康状態について報告を受けた宮廷の人々は、それぞれ奇跡の秘薬を持ち寄った。「数知れない人々がそれぞれ効験あらたかと主張する治療法を薦めた。我々は外科医のメスに頼るよりも、宮廷の貴婦人、ドービエル夫人によって作られた石膏ギプスを選んだ。ドービエル夫人の目の前で行われなければこの治療には効果がないと思われたため、彼女にも同席を願った。我々は王にギプスをつけた。五日後にそれを取り払ったが、夫人のギプスは王の苦痛を増大したのみで、嚢胞には何の効果もなかった」[6]。

それでは、その他のさまざまな治療法をどう配分すればいいのだろう。提案されたさまざまな治療法の中から、王を危険な目にあわせず、治療に効果あるものを見つけ出すにはどうしたらいいのだろうか。「ある意味、王の命の責任を負っていた」大臣ルーヴォワは、「それら提案された治療法のいずれも、実験によって危険がないことが証明される前には、王に試すことを許すつもりはなかった。[……]もちろん、多数の提案に困惑しつつも、大臣はそのいずれもすぐには却下はしなかった。実験によってその効果の有無が確認されるまでは。提案された治療法の効果を自ら確かめるため、彼はその住居であった宮殿総支配人住居の数部屋を実験用に模様替えさせた。大臣はそれらの部屋にさまざまな治療の試みを望む瘻孔《ろうこう》患者を数人集めた。そして、フェリックスの立ち会いのもと、提案されていた治療法を、提案者自らの手で彼らの上に試させた。それら治療の試みは実に長い間続いたが、まったく成果は上がらなかった」[7]。

この実験のパターンは、結果優先的なものである。多くの異なる治療法を集めて、何が一番有効で無害かを比較によって探るのである。実験台としてリスクを負う患者は最初に選ばれており、国王の権威のもと、その健康に利するための奉仕という名目のもと、実験者の手に引き渡されるのである。すでにこれまでの章で見たことであるが、歴史的には、この君主制的モデルに続いて「扶助契約」モデルが現れた。後者のモデルは、入院患者を使った病院内での臨床試験を可能にした。

ダヴィエルによる白内障手術

一七五三年、白内障の新しい術式がダヴィエルによって開発された。それまで水晶体を突き落とす方法〔カウチング法〕で行われていた白内障手術であったが、ダヴィエルは、それに対して水晶体を摘出する方法を提案した。[8] 外科医たちは、新しい術式の検討と、改良された手術道具を用いて改良することを提案した。

外科アカデミーの支援を受けたポワイエ、ラフェイ、モランといった医師たちは、さまざまな白内障の術式と道具の比較検討を目的とした大規模な実験を開始した。「ポワイエ氏はすでに、アカデミーが任命した審査官の目の前で、その考案の手術道具の実験を、死体において何度も行ってみせたことがあった。それらの実験は死体の上においては、常に見事に成功したらしい。よって、モラン氏はアカデミーに実験の成功を約束した。その約束は今回果たされたことになる。モラン氏は、王立廃兵院の主任外科医としての立場から、同病院の事務長である戦争省書記官であるポールミー侯爵に願い出た。ラフェイ氏とポワイエ氏が、収容されている廃兵において、すでに死体で繰り返されてきた実験を行う許可を与えてくださるようにと。パリの外科医たちの職業への愛に心打たれた侯爵は、快く実験を許した。モラン氏は、明白な白内障の症状を示している一九人の人々を集めた。〔……〕一七五三年六月一一日、彼らは皆、速やかに手術された。六人をモラン氏が通常の方法で手術し、六人をラフェイ氏が、七人をポワイエ氏が手術した」[9]。ポワイエの手術道具は役に立たないどころか、危険であることが判明した。ここで実施された手術の一部は、白内障を治すどころか、患者の身体を著しく損傷する結果となった。「七二歳の兵士、クロード・ブーシェの両眼は陥没し、両瞼はくっついてしまった。ポワイエ氏の右角膜切開が不十分であったため、水晶体を取り出すために目を強く押さえなければならなかったからである。さらに手術後、激しい炎症が起こり、眼球全体が膿み始めた。最終的に、眼球をすっかり取り出さなければならなかったのである。患者は完全に失明した」[10]。

先に引用したルイ一四世の瘻孔問題のときと同じように、ここでも比較対照実験が行われた。比較対照実験とは、同じ病気について、複数の治療法と術式を類似の条件下で試し比べ、その効果を検討するというものである。一つの疾患に対するさまざまな治療法を比べることで、それぞれの効果を相対的に知るための方法として、比較対照実験は医学研究の一部となった。

一八二五年、白内障についての治療法が外科医を二分していた。リシュランは、同じような比較原則に基づく実験を提唱した。「医学領域において、法的真実を制定することと同じくらいに真実の証明が非常に困難で、そのためにはあらゆる微細な配慮と最大の厳密さを発揮しなければならない問題があるとすれば、白内障の術式の選択であろう。現代においてなお、外科医は、水晶体を突き落とす派と摘出派に分かれて議論している。［……］こうした矛盾に満ちた意見の迷路から抜け出し、この問題についての学説を決定するために開かれた道はたった一つしかない。アカデミーの采配のもとに、十分な数の白内障患者を適切な場所に集め、二つのグループに分け、それぞれに各術式を実施して、その結果を比較検討しなければならない。この場合、疲験患者はできる限り同じ条件のもとに置く。このような実験を企て、そこから全人のためへの利益を引き出すことができるのは、公正に真実を追究するアカデミーのみである」[11]。

リシュランが、医者の指針として法的真実を引き合いに出していることは、とりもなおさず、当時の医療にエヴィデンスによって公正を確立するという法律家の方法が導入されていたことを示す。法廷におけるエヴィデンスとは、反証と対比した検討によって確かめられるものであった。ある事実が真実であることを証明するためには、その他の事実と対照して検討されなければならなかった。

比較対照なしには真の治験はないという考え方は、現在においては「科学者の礼儀作法」の初歩的な規則となっているが、最初からそうだったわけではない。この方法が確立するまでには、複雑で波乱に満ちた歴史があった。

リンドの壊血病実験

しかし、科学史家が比較対照実験の歴史の中で最初に注目したエピソードは、白内障の手術ではない。少なくともアングロサクソンの科学史において、近代的臨床試験が生まれた契機とみなされ、定期的に論じられ続けているのは、一七四七年のジェームス・リンドによる船員の壊血病の予防研究である。壊血病はビタミンC欠乏に由来する重篤な病であるが、当時は理由も分からないまま、恒常的に船員を襲う病として知られていた。リンドは、通常の航海生活において壊血病が発症するための条件を考慮した後、六つの治療法を二人ずつに分けた船員グループにそれぞれ試すことにした。「これら患者のうちの二人には毎日一パイントのシードルを飲ませた。別の二人には一日三回、二五滴の硫酸エキスを処方した。食事の消化が終わった後に、硫酸エキスを溶解した水でうがいをさせるためである。別の二人のグループには、二さじの酢を一日三回飲ませた。うがいもさせた。消化後の彼らの排泄物には、摂取した粥とその他の物が酢の摂取と酢を使ったうがいによって酸味を帯びていることが確認された。病が最も進んでおり、すでにふくらはぎの腱を切除されていた二人の患者は、海水治療にまわした。〔……〕別の二人には、毎日異なる時間帯に、食事の消化が終わった後に、二個のオレンジと一箇のレモンを与えた。彼らはこれらの果物を貪り食べた。［……］最後の二人のグループにはナツメグの種子を、病院の外科医の指示に従い、ニンニク、マスタード種子、生姜の根、ペルー香料とミルラ樹脂の没薬と調合して、一日三回与えた[12]」。柑橘類の果物を処方された船員は快癒した。この治療法の優越がこうして証明されたのである。

確かに、合理的な比較対照実験の成功によって既知の重篤な病が乗り越えられた例として、リンドのエピソードは史上初のものであるように思われる。ウルリッヒ・トレーラーは、一八世紀までの医学は実証を問題にはしなかったと言う。トレーラーはさらに進んで、彼が実に正しくも「客観性の手続き」と呼ぶところの考え方、つまり実験医学の知識をさらに確実なものにするために設置された実験の行程を法文化するための戦略に支えられた考え方が確立し、実践に向けて発動するときの最初の契機となった事件がリンドの実験であったと言う。しかし、この時代の実験者たちは総体的に、ある治療法が人間身体に現す効果のみに関心を持ち、治療的効果が現れればそれを成功として満足し、なぜそのような効果が生まれたかという理由を実験によって知ろうとする行程にいたることはなかった。フランソワ＝アンドレ・イザンベールが言うように、治療的試験を導く原則は二つ、「すでに効果が知られている治療法の拡大応用に当たってはアナロジーによる推論を用いること」、あるいは「治療がないときには、同様の条件下における複数の治療法の比較」であった。つまり、当時の実験の論理は「厳密に結果優先的なものであり、仮定と演繹に基づく科学の一部としての実験を成立させているような思考方法と結びつくものではなかった[13]」。

医者たちの戦争、そして実験という武器

一八世紀末より比較実験には注目が集まった。メスメルの催眠術や動物磁気の学説やホメオパシー説などの異端の学派が、体制的医学の支配にさからって論争を繰り広げるに従い、この実験方法にも著しい改良がほどこされていった。「逆症療法《アロパシー》」◆に基づく制度的医学はこれら新しい潮流を疑似科学とみなし、その効果を否定していた。しかし、制度的医学もまた、その技術を証明する必要に迫られていた。

問題は、有効な証明、すなわち疑似科学の主張を反駁するに足る証明にいたる試験を行うには、いかなる行程を踏むべきであるか、ということであった。この問題から、「実験科学の証明」という新たな認識論的領域が開けることになった。この認識論の目的は、科学的医学の効能を疑問に付す非科学的な代替医療の主張を斥け、科学的医学の立場を確保することにあった。このように、証明の手続きや実験科学における真実の指標をめぐって、この時代、体制的医学と代替医療の間に闘いが繰り広げられた。盲検《ブラインド・テスト》というコンセプトが生まれ、制度化されたのはこの文脈においてであった。

メスメル磁気に対抗する医者たちの「盲目の《ブラインド》」闘い

フランツ・アントン・メスメルは、手を患部に当てるだけで病気を治すという「動物磁気」の理論を掲げて登場した。一七七八年、ウィーンから追放されたメスメルはパリに到着した。メスメルの

磁気理論は、パリの上流社会で大きな反響を呼んだ。パリの名士たちは、この新現象と動物磁気が示しているような新しい時代の医療について、口角泡を飛ばして議論した。一九世紀初頭に『いかに動物磁気は開発されたか』という著書をものしたジョゼフ・フィリップ・ドゥルーズは、こう記した。「メスメル自身、その理論が審査されることを長く望んでいた。医者の治療法に対して彼の方法が勝っていることを証明するためにも、比較実験を行ってほしいと申請していた。メスメル派の数は毎日増加した。一方、偏見なく物事を審理したいと願う人々は、メスメル理論には間違いに混ざって真実が含まれているに違いないと考え、その真実が明らかになるのを待って、自らの立場を決めようと考えていた[14]」。メスメルの動物磁気現象は大きな社会問題に発展した。医学界の権威は、この問題に決着をつけるべく、検証委員会を設立した。一七八四年には、この委員会による「動物磁気[15]」に関する詳細な報告書が提出された。

メスメル磁気の実験は、数回にわたって委員会の監査官の前で繰り返された。監査官の中には、ラヴォワジエ、フランクリン、ギヨタンがいた。実験に立ち会った後、彼らは同様の現象を自ら再構成してみた。まず、メスメルが見せた動きを、彼らは自分自身の身体に向けてみた。何も起こらなかった。それから、異なる社会階層に属する実験台グループをいくつか構成し、それぞれに向かって同じ

◆**逆症療法（アロパシー）**　ホメオパシーが、ある症状に対して同じ（homo）働きを持つ物質を薬として作用させるものであるとすれば、アロパシーは異なる（allo）効果を持つ物質を薬として使う。生体内に症状と逆行する動きを強いて誘導励起することで治療を図る代替医療の方法である。この語も、ホメオパシーと同じくハーネマンに由来する。

ことを行ってみた。彼らの記録を読むと、その頃、メスメル催眠術の説明は心理的作用や社会学的作用に求められていたことが分かる。動物磁気のセッションにおいて、実際に患者がトランス状態に陥ったり、痙攣を始めたりすることが起こっていた。それら不可思議な現象は、対象者が女性や社会的に下層に属する人々であったことから、精神が単純であるほど支配力を強める想像力の効果であろうと説明された。

しかし、どうやってそのような仮説を実験科学的に証明できるだろうか。学者たちが編み出した方法はよく工夫されたものだった。彼らはまず患者の目を覆って、何もしなくても、磁気をかけたと信じ込ませた。もし、磁気を通さなくとも磁気の症状が患者に現れたならば、それは純粋に想像力の産物ということになる。実験者たちが、ある召使いの「目を、準備したサッシュで覆う」[16]ことを決定したのは、何度も磁気実験を繰り返した後のことであった。「ジュムラン氏の召使い」をこのように目が見えない状態に置いた後、彼に「磁気が通されたと信じ込ませた。すると、召使いは体中が熱くなった、腹の中で動きが始まった、そして頭が重くなったと言った。彼はうとうとし始め、ついに眠りこんでしまったかのように見えた」。同じ実験は別の若者にも繰り返された。若者は発作のようなものを起こし、同じく磁気催眠にかけられたと彼が信じた木に抱きついてキスをした。「実験者たちはデロン氏に始めてください、と話しかけ、あたかも磁気が通されたかのような印象を女性患者に与えた。三人の監察官は黙ったまま、何が起こるかを見つめていた。三分も経った頃、患者はゾクゾクするような感じがすると言った。それから、頭の後ろと両腕に痛みを感じ、次には手の中に（彼女の表現によれば）しびれを感じると報告した。彼女は体を硬直させ、足をバタバタさせた。非常に典型的な発作だった」。[17]この実験は、動物磁気の効果が何ら身体的な機序を持たず、すべて想像力の産物であることを示す決定的証拠とみなされた。これら実験の結果を受けて、同年、医学アカデミーはメスメル催眠術の実施を禁止する決定を出した。

　私が見た限り、メスメル催眠術の事象は、系統だった「盲検《ブラインド・テスト》」が組織され、実施された史上初のケースの一つである。「盲《ブラインド》」という表現は文字通り受け取らなければならない。「目が見えない状態で」行われる実験という意味に。なぜなら動物磁気実験検証のための実験では、実際に患者たちの目が覆われており、自らに磁気がかけられているかどうかが見えない状態におかれていたのだから。「盲検《ブラインド・テスト》」の「盲《ブラインド》」は、まず実験用に考案された特別なサッシュで目を覆われた患者の見えない状態を意味した。見えない状態を作り出す道具は、その後、実験条件を多様化させる必要から、障子やドアなどに代替された。無知のヴェール◆という言葉は、まず文字通り受け取られるべきものである。患者の頭にかぶせられたシーツや枕カバーのようなものとして。

　テッド・カプチャックは、盲検《ブラインド・テスト》を「意図的に無知な状態を作り出す方法」と呼ぶ。[18]一八世紀末、医療の領域にもこの方法が登場したのである。盲検《ブラインド・テスト》は、いかさま医者や非制度的医者たちのごまか

◆**無知のヴェール**　すでに一九世紀の功利主義理論やカントの社会契約論にあったコンセプトであるが、アメリカの哲学者ジョン・ロールズが、一九七一年の『正義論』で実験的思考モデルとして再提示した。「無知のヴェール」とは、社会構成員の各人が、社会一般の知識はあっても、自分自身の属性、家族関係、ジェンダー、資産などについて無知な状態である。人々が自分の利益に基づいて政治的決定をくだすことを防ぐ装置である。

しを暴き出す目的で導入され、正統的な医療と、そこから乖離した異端な実践の間にはっきりした区別を設けることにつながった。正統医療の医者たちは、その対抗相手がいかさま医者に過ぎないことを証明するため、真偽を判定する異論を許さない検証プロトコールを編み出す必要に迫られた。真実のための道具としての検証プロトコールは、かくして医療の制度的監視体制の武器ともなった。こうした状況の中、実験による真実の暴露は、実験台である患者がそれについて何も知らされていないという前提に基づく、というかつての公式が再び浮上することになった。さまざまな科学の間の闘いから、実験台の実験についての無知を前提として集められた情報に科学的価値を認めるような方法論が生まれたのである。

ホメオパシー治療、あるいは白パンの薬効

同じことがホメオパシーの歴史にも見られる。刹那の流行であったメスメルの動物磁気に比べて、ホメオパシーはより深く大きな潮流を生み出した。それだけに、正統的医学にとってホメオパシーを反駁することはより困難な企てであった。ホメオパシー療者たち自身、系統だった大規模な試験を組織し、実践していたのであるから。

ホメオパシーの創始者ハーネマンは、ホメオパシー実験を実践する際の細かな規則を紙に書き残した。記述だけを見れば、それは非のうちどころのない方法に思われる。「私自身、自分で行ったすべての実験において、まず心がけたのはできるだけ純粋な薬剤を使用することである。実験結果において、それぞれの薬剤の本来の効能をはっきりと見極めるためである。また、実験台とした患者たち

は、皆考え得る限り健康な者たちであった。また、すべての患者に対し、できる限り同じ環境と条件を維持するように努めた。しかし、実験の最中に思いもかけないことが出来することもあった。たとえば、患者が悲しみや恐怖を覚えたり、強い痛みを体に感じたり、食事内容が規定のものからはなはだしく乖離したり、その他あらゆる重大な偶発事が起こって、ほとんど考えられないことではあっても、実験結果がそれによって影響を受けないことは完全には保証できないような事態になったときには、我々はすぐに症状記録を打ち切り、実験そのものを中止した。一切の不純物が観察対象の中に紛れ込むことのないように気をつける必要があったからである」[19]。

ハーネマンの医学書には、実験結果をまとめた表が数多く掲載されている。それらの表は、たとえば薬を摂取した時間帯の違いなど、さまざまな条件の変化による観察の変化を記録している。

ホメオパシー的な効能の表によれば、大麻の興奮効果は夜間、特に深夜前後に最大を記録する。しかしハーネマンは細心の注意を払って観察した事象を系統立てて概括し、実験結果を分類して表にした。ハーネマンの方法にはそれ以上重要な要素がある。ホメオパシー理論は、もちろん少量の有効成分が大きな効果をもたらすということもあるが、何よりも悪をもって悪を制するという考え方に依拠している。つまり、あらゆる病気は、健康な人間にその病気の症状と類似の状態を引き起こす物質の微量配合によって治療されるべきだ、という考え方である[20]。こうした根本的な考え方から、ホメオパシー実験は、薬物を病人に投与する前に、健康な人間に少量投与することでその生理学的効果を確認する、という行程を取る[21]。

ホメオパシー施術者は、健康な人間に少量の薬物を試す。この二点において、ホメオパシー療法は、当時すべて「逆症療法《アロパシー》」の考え方に依拠していた通常の医療とは正反対のものであった。通常医療の医者たちは、むしろエネルギーを与えるような薬剤投与を志向していた。一方で、慎重さの原則という観点から、ホメオパシー療法が通常医療よりも優れていることを認めないわけにはいかなかった。「この方法を信奉する医者たちは、それだけですでに何の効果ももたらさない薬の量をさらに一〇〇分の一、あるいは一〇〇〇分の一に減少して患者に投与するという勇敢な行為を行うのだ。ホメオパシーはジュネーブの湖で溶かした一粒の塩化水銀でヨーロッパ中の天然痘を治せる業、といった冗談はこのような実践から生まれたものである。［……］この慎重な方法を、ラゾーリやトマシーニの方法と比べてみるといい。後者は、病気が重いほど薬の量も増やすべきだと信じて、恐ろしい量の薬を、その都度果敢にも配合し、投与しているのだ[22]」。

ホメオパシーは、方法という点と慎重さという点の両面から、体制的で伝統的な医療を凌駕しかねないものであった。体制的医療がホメオパシーに対抗するには、ホメオパシーの臨床上の利点を認めつつも、実験結果の信憑性を反駁する必要があった。

まず、薬剤の少量投与というホメオパシー治療的試験の長所をかえって欠点とみなした。ホメオパシーは有効成分の微量配合ゆえに安全性が高いものとされていたのだが、少量投与ゆえの危険についてのエヴィデンスを導入した。ホメオパシー理論に反対する医者はこう言っている。「ハーネマン氏は、彼が推奨する微量の薬の処方に従ってさえいれば、何の危険もないと言っておられる。起こり得る最悪のことは、まったく薬の効果が現れないということであろう。私自身も、時間をかけて治療することができる疾患については、ホメオパシー療法を使うことには異存はない。一方、医者の迅速な決定を必要とするような劇症の緊急の疾患については、無効果の薬を試し続けるほど重要な間違いがあろうか。そんなことをしている間に病気はますます進行し、患者を助ける唯一の機会すらも失われることになるのではないか[23]」。

注意すべきは、これまで試験の危険は有害な薬剤を使った場合においてのみ考慮されてきたが、ここでは薬剤が働かなかった場合も危険とみなされていることである。

次に、ホメオパシーに対抗する医者たちは、より厳密な方法によって、ホメオパシー実験の結果をくつがえす新たなデータを作り出そうとした。闘いは実験方法と実験方法の間に展開した。

病院内におけるホメオパシーの効用を証明するための実験を指導したのは、逆症療法医《アロパシー》たちであった。たとえば、一八三四年にオテル・デュー病院でアルマン・トルソーが行った数セットの実験がある[24]。まず、トルソーは健康な成人（医学部の学生たち）を数人選んで、微量配合の薬物を投与した。何も起こらない。彼はこの実験を「純粋実験」と呼んだが、その純粋実験が無益であることを確認したトルソーは、次に病人を同じ実験の対象とした。しかし、この場合に投与したのは偽の薬であった。トルソーは、実験台の病人たちに白いパン、あるいは澱粉を固めた錠剤を与えたのだった。

トルソーは、ホメオパシー薬餌法が何らかの効能を見せていたとしても、それは特定の薬剤の力によるものではなく、純粋に想像力の産物に過ぎないという立場を取っていた。彼は、医療環境と薬剤の外見に刺激された想像力が同種の効果を生むことを証明しようとしたのであった。

トルソーの偽錠剤は、病人の実験台に症状を生ぜしめた。かくして、仮説は証明されたとみなしたトルソーは、こう言っている。「澱粉のような何の薬物的効能も持たない物質でも、ホメオパシー療法の方法に従って投与すれば、つまり、患者の想像力に働きかける方法で投与すれば、最も強力なホメオパシー薬剤と同じ程度の強壮効果をもたらすのだと結論できる」[25]。

この方法において、盲検《ブラインド・テスト》（メスメル磁気実験のときには、術者の不在を隠すために患者の目を覆うことで行われていたが）に求められているのは、薬剤の実際の効能と見せかけの効能を区別する技術的役割である。当時、この実験はヨーロッパ各地で行われていた（セント・ペテルスブルグ、ウィーン、ナポリなど）。薬剤の効能についての盲検《ブラインド・テスト》としては史上初の試みであった。薬物の効果と見えるものには見せかけのものと実際のものがあるという差別原則に基づき、立会人グループは、実験の外見にのみ起因すると思われる効果を観察し、同定した。換言すれば、欺きの手口によって、研究者は実験を幻想や思い込みやごまかしの影響から切り離し、実験の核である真実を暴き出すことができた。これは、最初のプラセボ実験であった。もちろん、当時はまだそう呼ばれていなかったが。

一八三四年を境にして、同種のプラセボ実験はますます増加した。ピチエ病院の医師であったアンドラルは、ホメオパシー治療を何十人もの病人に試した[26]。同年、医学アカデミーは大臣からの問い合わせを受けた。政府は、ある種の医療機関でホメオパシーを唯一の治療方法として確立するに当たって、本当にこの療法には危険がなく、確実に有用であるかどうかを問い合わせたのだった[27]。一八三五年のアカデミーの返事は、ホメオパシーに関するさまざまな実験の結果に鑑みて、ホメオパシー専門の診療所は認可すべきではない、であった。

こうして体制的医学はホメオパシーに勝ったのだが、その勝利は長く続かなかった。逆症療法《アロパシー》に従っていた制度的医者たちが援用した武器が、かえって彼らの破滅を招いた。これによって、公式医学の内部において未曽有の紛糾が発生した。治療における薬効の評価手続きのすべての見直しが必要となった。

たとえばトルソーの実験は、プラセボ実験ではあったものの、比較実験の要素はなかった。トルソーは、同じ病気に対して、ホメオパシー療法と通常の逆症療法《アロパシー》を並べて比較することはしなかった。プラセボがホメオパシー療法と同じ効果を生じさせたことを確認した実験者は、ホメオパシーの効果は何らかの化学的な有効成分によって引き起こされたものではなく、純粋に心理学的な心身相関プロセスに関わるものであると結論づけるにとどまった。この結論は、ホメオパシー療者の野心を挫くのには役立ったかもしれないが、公式医学の治療的優越性を証明するには役立たなかった。

確かに、ある種の伝統的治療方法にもプラセボ効果が不在であると証明するものは、とりあえず何もなかった。つまり、こうした実験によって、医療の治療的効果には想像力の影響があると認められたのである。そのことは、伝統的治療も含めたすべての治療の効果を評価するに当たって、純粋に器官的なものと心因性のものをはっきりと分ける必要を生み、そうしたことができる手続きを設置せしめた。そこで、以下のような帰結を述べることができる。疑似科学を反証する目的で導入された盲検《ブラインド・テスト》の方法は、結局公式の治療方法も検証する方法として広がった。もちろん、そこには激しい反発の動きもあったのだが。

つかの間の勝利

伝統的な治療方法の優越を証明するにはどうすればいいか。逆症療法《アロパシー》による治療とホメオパシーによる治療を実験的に比較しなければならない。奇妙なことに、ホメオパシーに対抗する医者たちの論文や著書には、こうした比較実験の記録は一切見つからない。ホメオパシー療者の目はごまかせなかった。彼らは、公正を欠いた検証がまかり通っている状況を声高に批判した。ホメオパシーに批判的な実験の中にはホメオパシーの優越性を証明する結果となったものもあり、それらの結果は隠蔽されたと訴える者もいた[28]。

こうした訴えの信憑性はともかく、一九世紀の逆症療法《アロパシー》が認めていた治療法はホメオパシー療法と比べて格段に劣っていたということは、おそらく大部分の症例において事実であっただろうと思われる。なぜなら、単純に、当時の正統的医学の治療法はそれが打ち倒そうとしている病気と比べてさえ、はるかに有害なものであったからである。換言すれば、公式医学とホメオパシーそれぞれの病人の快癒率と死亡率を比べたならば、前者は後者に明らかに敗北を喫したであろう。

ということは、比較実験が実現すれば、確かにその結果はホメオパシーに有利なものとなっただろうということである。ホメオパシー擁護側はその点を鋭く感知し、比較実験を組織した。「オテル・デュー病院の離れであるサント・マルグリット病棟には、テシエ医師監督下にある集団病室がある。その病床のうち九九床がヴァレックス医師とマロット医師に、一〇〇床がテシエ医師に任されている。最初の二人は逆症療法《アロパシー》の施療者であり、テシエ医師はホメオパシー療者である。つまり、この病棟では、二つの治療法が同時に観察できるのである。[……]病院総合事務局は、サント・マルグリット病棟における二つの治療法の比較実験のごとき、決定的な判断をもたらすに足りる結果を、あまさず公開することになっている。一八四九年から一八五一年にかけて、ヴァレックス、マロット両氏は治療した三七二四人の患者のうち、四一一人を亡くした。つまり、逆症療法《アロパシー》では患者一〇〇〇人につき一一三人が死亡するという計算になる。対してテシエ氏は、同じ三年間で、治療した四六六三人の患者のうち、三九九人の死亡者を出した。つまり、ホメオパシーでは患者一〇〇〇人につき八五人が死亡するという計算になる[29]」。この文章を書いた医者は、別の比較も動員して総合的な結論を引き出していく。「まとめるとこうなる。瀉血を行わず、ブラウンとラゾーリの方法で治療された肺病患者二九〇人のうち四五人が死亡した。つまり一〇〇人中一五人。瀉血を行った肺病患者二万八二一八人のうち、八四六八人が死亡した。つまり一〇〇人中三〇人。ホメオパシー療法を行った肺病患者六七九人のうち、三七人が死亡した。つまり一〇〇人中五人[30]」。

数字で示された揺るぎない死亡率の統計をもって、ホメオパシー療者たちは起死回生を果たせると思った。当時、ホメオパシー研究の記事は同種の統計をまとめた長い表で誇らしげに飾られていた。ホメオパシー運動の指導者にとって、こうした統計結果は「ハーネマン学説を敵視する陣営に対する破壊的な力を持つ。とは言え、最初に統計の方法を推奨したのは彼ら自身だったのである。彼らは統計の重要さを強調するあまり、それが研究方法のすべてであるかのように考えてしまった。それほど頼りになるものと考えられていた統計の方法は、現在、彼ら自身の足を掬っている。なぜなら、彼らの辛辣なホメオパシー批判がいかに根拠のないものであったかを暴き出したからである[31]」。

これらはホメオパシー擁護のためのテキストなので、もちろん公正ではない。それ以上に、ここにはある種の混同がある。現行の治療方法に有害なものがあるとしても、それがホメオパシー療法の安全性を保証するわけではないのであるが、ここには両者を混同した論理が見られる。一方、そうした混同を考慮に入れた上でなお読み取ることができるのは、この時代、ホメオパシー療者が「古い医学」と呼ぶ制度的医学が、確かに大きな窮状にあったということである。

「古い医学」の認識論的危機

「古い医学」とホメオパシーの違いは、特に肺疾患の治療をめぐって明確になった。一九世紀初頭にいたるまで行われていた肺疾患治療の実態を知れば、それは驚くべきことではない。グリゾルは言う。「医学の曙の時代から、世界中の医者という医者の闘いであった扁桃腺と胸部の疾患、特に肺疾患に対する最大の対処方法、かつ最も頻繁に使われてきた方法は、抜血であった。胸膜と肺の炎症をおいて、かくも大量の瀉血が、かくも頻繁に行われる病気は、おそらく他になかったと言えよう」[32]。グリゾルは続けて、瀉血に関して古来議論が絶えないことを嘆く。彼にとって、肺疾患のように広く見られる病気についての治療方法が賛否両論を呼んでいることは、公式医学の権威を危うくするに等しい。「恒常的な実践について矛盾を言い立てることほど、効率的に医学の殿堂からあらゆる確実性を奪う方法はない」[33]。

肺病に対する瀉血についての賛否両論に終止符を打つ方法を、緊急に見つける必要があった。そのためには、実践的な検証手続きを樹立しなければならなかった。そんなものはどこに見つかっただろうか。医者たちは、代替医療に対する闘いの中で編み出した方法を、今回も使用することにした。しかし同時に、その方法は彼ら自身の権威も危うくする結果を招いた。
どんな方法であったか。二つあった。まず、ある患者グループをコントロール・グループ◆として、病気の進行と薬剤の作用を比べるという方法である。第二に、この比較を合理化するために、観察結果すべてを定量化し、統計データとして記録することである。この二つの検証の機軸は公式の治療方法にも適用され、そのとき、医療に大きな危機をもたらすことになるであろう。

コントロール・グループの倫理的問題

グリゾルは、コントロール・グループを介した比較対照が、方法論的にも戦略的にも必要であると見抜いていながらも、倫理的理由からそれを斥けた。現代人には驚くべき理由である。「肺病の治療に瀉血は有効であろうか。換言すれば、肺病の診断を受けた患者には、瀉血をすべきか、それとも自然の治癒力に任せて放置すべきか。世の多くの人にとって、このような問いは不可思議と映るであろうが、肺病治療として認められているさまざまな方法の正しい価値を厳密に判定するためには、まずもって、放置処置をとったときにこの病気がどのような進行を見せ、どれくらいの時間続き、どのよ

◆コントロール・グループ　科学研究において、結果を検証するための比較対照を設定したタイプのものを対照実験と呼ぶが、そうした実験において、実際に実験が行われる対象である人々のグループ（実験グループ）に対して、実験を行わないグループのことをコントロール・グループと呼ぶ。たとえば、薬の開発のための実験であれば、試験薬が実際に投与されるグループが実験グループで、偽薬が投与されるグループがコントロール・グループ。対照実験はコントロール実験とも呼ばれる。

うに終結するかを見定める必要があることは疑いを得ない。ただ、その場合も、我々には比較対象が欠けている。[……] しかしながら、私自身は、このような危険を孕んだ実験を行う企図を持ったことは一度もない。また誰にも勧めはしない」[34]。

グリゾルの論理に従えば、自然状態で放置した病の進行を観察するためにも、コントロール・グループの中で比較を行う必要が自ずと理解されよう。この新たな実験医学の要請は、かつてない倫理的問題を孕んでいた。病の自然進行の観察を行うということは、わざと治療をしないまま、患者を放置することと同義であった[35]。ここで、責任の在処が逆説的に入れ替わっていることに気がつく。ここでは、危険な薬剤に患者の身をさらすことが道徳的な問題となっているのではない。むしろ、彼を治すことができるかもしれない治療を施さないことが問題なのである。薬剤には不作為という危険もあるのである。有害な成分のみならず。

この時期の医療文脈において、治療しないということは患者をその病の犠牲となるままに放置するということであった。医学理論において、もはや「自然」は医療を助ける自律的な治癒の担い手として現れず、あらゆる無治療は医者の責任問題となっていた。

病の進行に対する治療という介入と自然治癒に任せた無治療の間にあった古典的な対立は、この時代、姿を消していたのである。医療行為と無治療の選択の間にあった道徳的な意味は、治療効果を数値的に比較する方法によって無効となった。医者は、その無治療の結果にも責任を負うべき存在となったのである。このことは、「害すべからず」というヒポクラテスの箴言の解釈にも、大きな変動をもたらした。この言葉は、もはや効果が定かではない治療よりも無治療を選ぶべし、という意味にはとらえられなくなった。

　かつて、無治療は「自然治癒の選択」とされた。つまり、身体の自然な治癒能力を自発的に作用されるための待機の選択とされた。しかし、それは今では治療を必要とする患者を放置する罪深い行為とみなされるようになった。一方、一部の症例には、治療的無治療が処方されることもあったのだが。治療の効果を確かめるためにいくつかのコントロール・グループを配置することは、方法上、不可欠のことであった。であるにも関わらず、無治療が患者の放置と同義となった時代において、医者は不道徳の批判を受けることなく、このような方法を選ぶことはできなくなっていた。病をよりよく理解する目的で患者の一部を放置した医者は、病人に対する補助義務放棄によって、責任を問われることになっていたのである。

　このように医療責任が拡大された結果、医者の慎重さは、無治療の待機ではなく、むしろ積極的治療にあるという逆説的な状況が生まれた。しかし、実際の治療的効果に乏しいはずのホメオパシーが、症例によっては逆症療法《アロパシー》にはるかに勝って、確実な治療効果を見せるということが起こっていた。このことから、何を結論すべきだっただろう。無治療、あるいは「腕組みして待機する医学」の方が、積極的ではあっても有害かもしれない従来の治療より、根本的に優れていることのあきらかな証明ではなかっただろうか。一八六一年、トルソーが繰り返しホメオパシー療者による治療の効果を認めたことは、当時の医学雑誌の評者の一人を驚かせた。「これは、この時代、診療室の中であれ、著書の中であれ、表明されるだけでも信じられないような意見である。すなわち、肺疾患治療においては、腕組みをして待機する医学（オテル・デュー臨床講座の学識ある教授の一人の言葉に従えば）が効率的だという意見。我々は、この意見を重大な誤謬と考える。不道徳な実験によって証明するまでもなく、そのことはすべての明敏な精神の持ち主にとって明らかであろう」[36]。

プラセボ実験の発明

コントロール・グループを配置して、病をよりよく知るための比較観察を行うという企図は、治療を最優先する倫理と対立した。対立とは言わないまでも、緊張関係を生んだ。比較実験が実際に軌道に乗った途端、この緊張関係は具体的な障壁となって、医者たちの前に立ちはだかった。医者の良識において、医者と患者の関係における倫理的問題には政治的様相が加わった。

医学者たちは治療的試験の参加者を患者の中から募ったとき、その一部を、介入なしに病気を進行させる観察用グループとして分離した。彼らの企図は、大変な抵抗と重大な問題に遭遇した。実験への抵抗があからさまな反対運動にまで発展した医局もあった[37]。すべての患者たちは治療を要求していた。実験の「無治療」組に参加する患者を探す困難は大きかった。プラセボによる盲検《ブラインド・テスト》の方法が再度導入されたのは、このときであった。しかし、このときの導入は、公式な治療方法を批判的に検証する方法として、また無治療実験の参加者を手に入れるための解決策としてであった。無治療状態を患者に隠すための偽薬として使われたのは、澱粉やパンのくずでつくられた錠剤、色をつけた水であった。無治療実験のコントロール・グループを構成する患者を見つけられるとは思われなかったからである。このように、プラセボがもともと持っていた役割は、治験における治療の不在を隠すというものであった。実験行程への導入はその後のことであった。心気症の患者に対してであれ、治療がまだ見つかっていない疾患の症例に対してであれ、プラセボは、患者とその親近者が医者に抱く信頼を維持するため、治療方法を持たない医者の無力を隠すために使われた。カプチャックが言うように、「実験行程の一部としてのプラセボによる見せかけ治療は、まず、対照試験における無治療側であるコントロール・グループに、無治療の事実を隠蔽する装置として考案された[38]」。プラセボは、ごまかしによる結果獲得の手段であった。

一九世紀後半になって、盲検《ブラインド・テスト》の方法は医者同士がそれぞれの治療の効果を推し量る方法となった。ホメオパシーの実験的検証の大流行から二〇年後、ヴェルポーは偽薬を使った治療を行った。「梅毒に金の溶液を使ったという話を聞いて、私はそれをがん治療に適用しようと思った。〔……〕金の塩化物が腫瘍に一切の効用を持たないことは、すぐに証明された。しかし、がん患者の想像力に働きかける治療として、私は塩化金溶液と白パンで作った錠剤を交互に与えた。既知の結果は、白パン錠剤においても塩化金溶液においても、同じく観察された。金と炭酸ナトリウムを加えた塩化エタノールに、何に対しても一切効能がないとは言わない。しかし、それが口腔がん、特に舌がん、さらには乳がんに一切の薬効を持たないことは、明らかである[39]」。

最初は対立する学説の反証を挙げるために使われた方法であったが、一般化され、実験医学における真実検証に不可欠な方法とみなされるようになっていた。ここで起こった変化は、それまで外部に表明するためにあったコントロールという方法が、実験を行う上での基本的規則として、実験医学の内在的条件となったことである。

このとき、実験プロトコール内部においてさまざまなコントロールの方法が完成されるにつれ、古来医学が標榜していた「真実という倫理」（つまり、医者はその本分として真実を述べなければならないという考え方——いつ、誰に、どのような状況でそれを述べるかというそれに付随する難しい問いも含めた問題枠）に、「真実の技術」による付加価値が加えられたのだとも言えよう。真実を知るには、医者は自ら目を覆って何も見ない必要があったのである。ここに記述されている実験手続きは、そのまま科学者の主体を形成するための技術である。ハリー・M・マークスの言うところによれば、治療的実験の歴史は不信の歴史であるらしい。患者の言葉、自分以外の臨床医の言葉、薬剤師の言葉、さらには自分自身の言葉までを疑い、検証する手続きが治療的試験であったという。[40] 真実を作り出す主体になろうとすれば、科学者は自分自身にも厳しい規律を課さなければならない。こうした真実の技術あるいは方法は、一くくりに「批判のテクノロジー」と呼ぶことができるだろう。医学は、新たな批判のテクノロジーを考案し、それによって多くの場合自らを批判することによって、科学に近づこうとしていた。盲検《ブラインド・テスト》はそうしたテクノロジーの一つであった。こうしたテクノロジーには、その改良と体系化の過程において、倫理的危機を含む多くの危機的状況が待っていた。科学的検証の歴史は単に認識論的歴史にとどまらない。それは、道徳的・政治的な歴史である。

　盲検《ブラインド・テスト》という方法は、まず科学と疑似科学を峻別する技術として活躍した。だからこそ、この種の試験が外用の武器としてとどまらず、公式医学が正統と認めていた治療法の内部において、有効な手段とそうでないもの（もしくは有害なもの）を峻別するために使われたとき、公式な医学の基盤を揺るがすという結果を招いたのである。瀉血など、公式医学に名声を確立していた治療法はすべて、実験によってその効果を試されることになった。それが、新たな問題とともに一八三〇年代に浮上した統計と数値的方法をめぐる係争の意味するところである。

数値的方法についての係争

治療的試験の方法が合理化され、制度化されるとともに、初め外に向けられた武器であった試験は真実探求の規則となり、当時使われていた治療の信用性を失墜させるにいたった。そのことは、医学界の内部において重大な危機を招いた。科学的な医学の領域からあらゆる代替医療を閉め出し、真実の指標を作り直そうとしていた医者たちは、そのことによって自らの治療法の大部分を失う羽目になった。これら医者たちがそのキャリアの大部分において使い続けてきた治療法は、ある日突然統計による公正な事実検証の試験を受けて、偽医者の薬と同じく失格とされたのである。

確かに、臨床試験はある新しい物質の薬効を発見するためにのみあるのではなく、既存の治療法を事実検証のふるいにかけ、必要に応じて再施行させたり、あるいは治療法として失格させたりするためにもある。

一八二八年、ピエール・シャルル・アレクサンドル・ルイは、『一般医学アーカイヴ』に瀉血の効果についての論文を発表した[41]。この論文は発表と同時に有名になったが、一八三五年に学説の形で再発表されたときには、医学界に大きな波乱を巻き起こした。著者は、その結論の過激さと結論を招いた方法について、あらゆる方面から攻撃された。ルイがやったことは、多くの症例において瀉血は病の進行を遅らせるものではなく、むしろその進行を促す有害なものであることを、統計を駆使して証明したのだった。さらに、彼は瀉血について広く信じられていたことをくつがえすような数値を公表した[42]。

ルイの使った方法は複雑だった。彼は、病気の進行状態を分けて（初期、あるいは発症から数週間後など）、それぞれにおいて瀉血を行い、瀉血の頻度を区別し、その上患者の年齢も考慮に入れた上で、データの比較対照を行った。研究の最初の目的は、瀉血のさまざまな施行方法の間を比較対照することによって、つまり瀉血と瀉血を比べることによって、瀉血が最高の効果を示す時期と頻度を決定することにあった。他の治療法と比べて、瀉血の効果を云々することではなかった。

ルイは、病気の進行時期の間に段階を設けて、瀉血を開始した時期の遅いか早いかによってその効果を比べた。瀉血開始の時期の違いを比較することは、一時的無治療の状態における病気の進行と瀉血によって起こる進行の変化を比べることに等しかった。ルイの方法は無駄に複雑に組み立てられているように思われたが、実は瀉血のさまざまな効果と一時的無治療の効果を比較するというメリットがあった。当時、無治療は治療放棄と同義であり、倫理的な理由から医者にはそれが許されていなかったことはすでに述べたが、ルイの方法はその禁忌に逆らうことなく、比較対照の方法論的要請であるコントロール・グループの必要を満足させるものであった。治療開始時期に段階を設けたルイの比較対照の方法は、すでに述べた実験医学の矛盾を解消する究極の方法と思われた。

一八二九年に発表された胃腸炎についての論考の中で、ルイは次のように説明している。「最も難しいことは最善の治療法を見つけ出すことではなく薬効成分の効果を厳密に評価することである。しかも、その直接の効果だけを見て満足していてはならないが、これは想像するよりずっと難しいことである。薬の効能を測るには、死亡率および病の進行に薬が与えた影響を示さなければならない。そのためには、同じ疾患、同じ重篤度の症例を相当数集め、比較検討しなければならない。その中には、病んだまま放置されていた者もいるであろうし、またさまざまな薬を処方されてきた例もあるであろう。次に、同じ薬効成分の働きを、重篤な症例とさほど重篤ではない症例の間の比較、さらに同じ薬が大量処方された症例と少量処方された症例の比較、そして発症直後に処方された症例と発症からかなり時間が経った後に処方された症例の比較、最後にその薬だけが単独で使用された症例と他の薬と併用で処方された症例の比較検討を行わなければならない。しかし、この方法はかなりの労力を要する。特に膨大なデータを一堂に集める必要は大きな困難を招く。特に、医者があらゆる手を使って救わなければならない重篤の患者については、医者は何もせずに病の進行を傍観しているわけにはいかない。なぜなら、実験の目的はある程度の治療成果をあげた方法を示すことにはなく、特定の薬について、疑いを得ない確実で決定的なやり方で、薬効のあるなし、害のあるなしを断定することだからである。また、使い方の如何に従って、その効力および有害度がどのように変化するかを見せることだからである[43]」。

さて、肺炎に対する瀉血の問題において、ルイが説明しているような比較の方法は予期せぬ結果をもたらした。死亡率は驚くべき数値を見せた。当初、治療の時期が遅れれば遅れるほど肺炎の死亡者数も増すであろうと考えられていたが、実際には逆のことが起こった。この実験の「一見したところ理解不能な、恐るべき結果[44]」を、ルイは次の表で示した。

図表11　ルイによる瀉血の比較実験において死亡した患者数[45]

1	6						6
	5						5
	16						
2	53	12	8	12	17		20
	5	3	2	1	7		3
	65	69	65	55	75		
3	4	16	6	6	47	11	15
	1	2	3	4	2	4	3
	57	54	30	47	75	45	
4	29	29	12	15	17	20	20
	2	4	1	3	1	3	2
	19	46	85	37	67	22	
5	16	8	9				11
	4	2	4				3
	58	63	24				
6	62	10	29				23
	4	2	3				3
	20	40	24				
7	20						20
	2						2
	68						
8	25						25
	1						1
	40						
9	22						22
	1						1
	50						

この表の1から9の数字の隣に並ぶ数字は、それぞれの段について上から下に、発症後経過した日数、瀉血の回数、そして死亡時の患者の年齢を示す。一方、1から9の数字は何日目に最初の瀉血が行われたかを示す。各段それぞれは特定の一人の患者のデータを包含する。最左列の数字は、病の継続日数と瀉血回数の平均値である〔原文に掲載されていたルイの表には明らかな計算間違いと思われる数字があったため、訳者の方で訂正した〕。

この表に明らかかと思われるのは、死亡した患者のほとんどが非常に早い時期で瀉血を受けていることである（発症後一日から四日後）。また、彼らは大量に血を抜かれている（ほとんど、少なくとも三度の瀉血を受けている）。反対に、発症から時間が経った症例について行われた瀉血の場合には、ほとんど死亡者は出ていない。こうした事実について、ルイは慎重を期した上で、瀉血が有効である場合は実は非常に限られているのではないか、と述べる。しかし、ルイ自身よく分かっていたように、慎重を期そうが期すまいが、この実験結果が示しているのは瀉血は有効どころか危険だということであった。表の中に黙々と並んだ数字が教えることは、瀉血の致死的効果であった。

この時代は、瀉血はまだ有効な治療方法として広く用いられていた。ルイの研究結果がもたらした反響は想像するにあまりある。すでに、ルイの別の治療法についての研究を読んだある医者はこのように予告していた。「硫酸キニーネで凶暴な失調症を制圧する医者たち、完全なる平静をもってカンフルを痙攣に処方する医者たち、錯乱に麝香《じゃこう》を処方する医者たち、梅毒派生の症状とされるものにはすべて水銀を処方する医者たちは、彼らの処方箋は病の進行をほとんど変えることはなく、彼が何をしようが治るべき病は治り、治らない病は増悪の一途をたどるというルイの考え方にはおそらく絶対に賛同しないだろう。もしもルイ氏の言うところを認めるならば、彼らは一〇年や二〇年もの間、薬物の膨大なリストを駆使して処方してきたのがすべて徒労だったということを白状しているも同然だからである[46]」。

事実はもっとひどい。ルイの瀉血についての研究の数値を認めれば、医者たちはこれまで彼らが治していると思っていた患者たちを、その治療によって殺してきたこと、また今も殺しつつあるということを認めることになる。そのような現実は、何があっても受け入れるわけにはいかず、白状するなどもってのほかであった。

ルイは、「さまざまな事実をその外見の類似に従って整頓し、それから治療効果を持っている要因そのものの効用について理解するために、それらを数値で示す」[47]という科学的な方法を一般化すべきことを提唱する。それから、こう結論する。「数値的方法は、治療学における前世紀の経験を有効に利用するためには不可欠である」[48]。

一八二八年の論文から一八三五年の論考出版までの間に、統計による比較対照というルイの方法、あるいは治療の段階的効用評価に応用された「数値的方法」は、他の医者たちによってさまざまな方法で実施されるようになった。彼らがルイの方法を応用したやり方は、ルイ自身のやり方とほとんど同じであった。特に、一八三二年のコレラ流行（ちなみに、ヘーゲルはこのときにコレラで亡くなった）の際に一般化された。

このとき、多様な治療法を統計によって比べるということが行われた。ブイヨーは『パリのコレラ流行に関する実践的・理論的・統計的論考』にそのとき比較された治療法をまとめたが、その中の二つの例を次に挙げておこう。

図表12　フランダン氏のデータ[49]

第一グループの観察結果

	罹患者	無治療で死んだ者	治療された者	死亡者
男	10	1	9	10
女	7	1	6	7
計	17	2	15	17

第二グループの観察結果

	男	女	計
寒気コレラ罹患者	42	61	103
無治療で死亡した者	6	3	9
吐剤、刺激剤、反対刺激剤、消炎剤による治療を受けた者	10	20	30
吐剤なしに快癒に向かった者	2	2	4
死亡者	20	40	60
コレラ前駆症状の後に死亡した者	4	9	13
吐剤と刺激剤なしで、消炎剤・鎮静剤のみで治療された者	4	9	13
快癒者	4	9	13

記録をとった医者〔フランダン氏〕は、第一グループの観察の対象患者の中に「コレラ勃発の最初の八日間の間に病に倒れ、外用あるいは内服用の刺激剤、および阿片を処方された者[50]」を含めている。また第二グループの対象患者に、「まず吐剤で処置され、恒常的に反対刺激剤、軽い消炎剤および刺激剤を処方され、快癒した者[51]」を含めている。

図表13　ビエ氏のデータ[52]

	罹患者	死亡	快癒
石炭	99	48	51
阿片	50	22	28
消炎剤	35	11	24
ビスマス	41	19	22

	罹患者	死亡	快癒
塩化水素ナトリウム	10	2	8
トコン	7	5	2
無治療	7	7	0

図表13はより大雑把であるが、さまざまな単独治療を互いに比較し、また無治療のコントロール・グループと対照させるとより明快である。このことは指摘する価値がある。

この時期、「数値的方法」にはまだ統一された指標システムはない。しかしながら、すでに大規模な賛否両論を呼んでいた。

反対派は、二方向からこの方法を攻撃した。まず、データに信憑性がないということ。そして、数値的方法は医学的な知識と形式的に合致するものではないという理由から、医学への応用自体が間違っているということ。

しかしもちろん、反対の本当の理由は別のところにあった。現行の治療方法が無意味かつ危険であることを公衆の視線にさらすものとして、統計はおそれられていたのである。

公式医学のある種の潮流にとって、数値的方法は医学的な知識の基盤を揺るがすものであった。数字によって治療の是非が決定されるということは、絶対とされるべき医者の判断力をその座から引きずり下ろすことに等しいと思われた。それまで実践されていた治療方法は、統計によって客体化され、批判の目にさらされることになった。統計は伝統的な医学の知的権威にとって、危険極まりないものと映った。
それゆえに、数値的方法は激しい批判にさらされた。医学アカデミー内部でも、次々に発表される賛否両論の論考を通して、喧しい議論が続いた。[53] こうした議論について時系列に従って羅列するよりは、異論とそれに対する返答の要点をかいつまんでご紹介しようと思う。

もちろん、統計そのものの有益性を疑う者はいなかった。批判されたのはその医療への応用である。最も一般的だったのは、医学的知識はその性質上、統計の応用を許さないという論である。この論はさまざまに形を変えて繰り出されたが、その根本には同じ考えがあった。医学が何を置いても個人についての知識の総体であるならば、統計は、個人性を剥奪され、一般化された抽象的な人間グループを対象とするという考えであった。換言すれば、医学は人間の集団にそれぞれ異なる個人の集まりを認めるのであるが、統計は平均値のみを認識し、操作するばかりであるというのである。もちろん、平均値は個人的データの集計から出される。しかし、その逆はあり得ないのである。統計学者はどの治療が平均的に最も優れているかを知ることはできても、どの治療がある人の個人的心身の特質に最も適したものであるかを知ることは決してできないのである。個人というものの理解としての医学は、純粋に治療的なものであり、数値で表現された何らかの実験データの枠の中に閉じ込められはしない。むしろ、臨床医の手と目による経験の累積の中にその場所を持つ。臨床医の経験は、驕った数字に勝る価値を持つのだ。

医者たちの反論は、一般的性格が個別的性格に対して持つ関係に言及している。これは、個人を知るためには技芸のみが有用であり、科学は役に立たないというアリストテレスの格言をなぞったものでもある。平均という観念を一様に斥ける医者の態度はこれに由来する。また、数値的方法はデータの比較対照という約束を含んでおり、よって一部の患者を無治療のままに放置することを前提としているという点を強調した職業倫理的な批判もあった。個人を治療するという医療の義務と、一般的状況を知ろうとする意志が対立したのである。症例は常にそれぞれが個別で特殊なものであるから、一般性の概念とはそもそも相容れなかった。数値が切り開く一般性の医学に対して、生気論を中心とするモンペリエ医学に傾倒するリスエノ・デ・アマドールが一種の診断を下しているが、これは当該医学に当時の医者が見ていた哲学的な意味を最もよく伝えている。「医学は個々の人間を診るものであり、人類すべてに適応するものではない。人類を治すのは自然のみである。よって、医療をその拡大適用の意図に従って評価してはならない。それは、医学そのものの基盤を崩すことだ」[54]。統計データは、想像の産物であるような、きわめて抽象的な病者像しか与えてくれない。反対に、医者が治療すべきは具体的な個人なのである。

こうした医者の意見を代表し、数値的方法に激しく対抗した医師ドゥーブルは次のように述べている。「数学的分析は、過去の事例から将来の可能性を探ろうとするときに用いられる。しかし、この方法は最大多数に合致する普遍的法則の名のもとに、あらゆる個別の事例の適用を却下するものである。実践医学が数値的方法から得ようとしていることは、その逆である。医者は、過去の事例観察の結果をもとに、今目の前にいる患者に最適な治療方法を割り出そうとする。もしも、数値からそんなものが割り出せるとするならば、医者の仕事はもはや技芸を必要とはせず、科学ですらなく、あるいは職業ですらなくなるだろう。かろうじて、各部門の調整の方が実践そのものの習得よりも難しいといった、機械工の仕事の立場を保つに過ぎなくなるだろう。しかしながら、医療はそのようなものではない。幾何学において最大多数の法則と呼ぶものが成立するためには、それについての数値を測り出す事象の原因となる物事に、いかなる方向であれ、一切の価値づけの行程があってはならない。よって、この法則がもたらす最初の結果は、事象間の差異を作り出している要因がすべて相殺され、数量的な指数のみが残るということだ。つまり、何一つここには医療に適用し得るものはない。医療が扱う問題はすべて、それぞれの症例の個体にのみ関わるものだからだ[55]」。

しかし、この弁論にはごまかしが多い。ドゥーブルの言う通り、平均的な確率計算が個別症例についての医者の判断に置き換わるとするならば、処方の手続きも大きく変わることになるであろうが、数値的方法はそのようなことを目指したものではない。ただ、現行医療の規定が定める治療の効率を平均的に高めることだけを目的としている。他方、数値によって平均的な効率がゼロと出た場合、なおそこに医者の判断力を認めることは難しい。医者による薬の個別的処方と配合が一般的真実をくつがえし、間違った薬に効験を与えるなどとは主張できないだろう。

果たしていったい誰が、判断力の行使において、多少なりとも定型化された一般化の方法をすべて排除することができると考えるだろうか。議論の中で、この立場を取るのはレイエ医師である。彼は「授業においても、診察においても、この種の平均的確率の数字を受け入れないことは」不可能だと言う。「病理学についてもそれは然りである。平均的な病像を心に描いた上で、医者は治療を組織する上で不可欠な方法を手に入れることができるのである[56]」。このように、数値的方法の擁護者にとって、医者の帰納の力と統計による一般化を対立させる見方は、まったく的外れだと思われる。誰でも無意識のうちに計算をしている。それが、「大体」の値から厳密な値に変わっただけの話である。それはつまり、毎日の仕事で行っている大雑把な推論を、確実な記録を残し、一般化できるような手続きに変えるだけの話である。

アカデミーにおける議論では、ブイヨーが恒常的に取った立場も際立っている。ブイヨーはこう言う。「医者はいつも治療するときには比較対照の手続きを行ってきたという。しかし、その比べ方が問題だ。厳密に計測して比べたのか、それとも、この脈はやや速いなどといった比べ方をしたのか。脈拍の数を数えてから比較した方が、やはり厳密とは言えないだろうか。また、医者は患者の肌を触って体温を確かめるが、体温計を使った方がより確実に測れるのではないか[57]」。ショメルも同じ弁を繰り返す。「確実な指標を得るためには、何についても数えなければならない。もちろんどんな医者でも、統計学者が紙の上で行う計算を目算で行っている。しかし、目算と数字を使う計算のどちらが望ましいかは明らかではないだろうか」。ルイも同じ意見である。「科学の法則は一般的事実によって作られている。一般的事実とは何かと問われれば、比較され、分類された個別な事実の総合だと言えよう。いかなる治療行為も、観察した事実に依拠しなければ厳密ではあり得ない。しかるに、これまでの医療は事実を数値化してこなかった、あるいは間違った測り方をしてきた」。これからは、『多かれ少なかれ』、『ほとんど』、『頻繁に』など、何ら確かな価値を持たないのに医学書に蔓延している曖昧な測り方をあらためて、その代わりに数字という実証的に決定されたデータを使う[58]」べきである。こうした数値的方法派の主張は共通して、「医者は、黙っていても、公表しながらも、常に数えているものだ[59]」であった。

数値的方法においては、まず実験結果を計測するための定量的単位を決定しなければならず、次に比較対照するための統計データのグループを構成しなければならない。二つ目の点については、平均値というコンセプトに対する数値的方法批判のより繊細なヴァージョンとして次のようなものがある。数値的方法は、さまざまに異なる個別的特徴を示す個人のグループを集めて、あたかもその間の差異は無視できるものであるかのように扱い、個別的事象をすべて同一のものとみなして、治療薬の彼らに対する効果を比較検討すると標榜するが、そのような一般化を行う資格は誰にもない、というものである。この弁をきわめて論理的に練り上げたのが、ゲノーという医者である。ゲノーは対照的な治療法を比べる比較対照実験の方法をこのように批判している。「治療は効率をあげることを目的としている。効率的以上の効果は望めない。なぜならば、さまざまな症例が示す事象がいかに外見上似ていようとも、それらは同一のものではあり得ない。医者が異なる患者に同じ治療法を提示するのは、彼らの間に同じような効果を想定した上のことである。非常によく類似した事実を多数集めて比べることで、我々は平均値を手に入れる。この平均値が新たな一連の事象に適応される場合、新たな結果が前の結果と完全に一致するためには、新しい事象が前の試験のときに使った事象群と同一のものである必要がある。つまり、異なる事象群の間には結局類似の関係しかないということである。［……］同じ名前の病気に罹患したさまざまな患者から集めたデータを二つに分けた事象群が、互いに完全に一致しているという前提のもとに出した結論が、どれほど奇妙なものとなるかは想像できるだろう[60]」。

このような弁術を用いられれば、平均値を斥ける主張は水も漏らさぬものと見える。数値的方法派も、この主張は受け入れざるを得なかった。もちろん、そこにさまざまなニュアンスを設けはしたが。

たとえば、症例データをアトランダムに集めた事象群を構成する要素の間に完全なる同一性を認めることは実践においては不可能であるが、その欠落を埋めるために、差異を差異によって補塡するという手がある、などである。具体的には、比較対照する二つの事象群の間にほとんど差異がなくなるまで、互いを果てしなく増幅させることが提案された。平均値に対する反論を予測していたルイは、最大多数の法則に依拠した抗弁を用意していた。「数値的方法に向けられた反論は、さまざまな症例を集めて類似の事象群を構成することの困難、ないしは不可能であることの主張である。これは、数値的方法の代替を提示するあらゆる議論の共通点である。しかし、なぜどうしても数えなければならないかという理由は、まさにここにある。各症例の様態をいわば数学的に評価し、数値で表現することが不可能であるからこそ、数える必要があるのだ。なぜなら、異なる治療を受ける二つの患者グループのデータには必ず間違いが混入しているが、これらの間違いは共通しており、互いに補完し合って、見過ごしてもいいものとなる。症例に関する誤差が、観察の結果の確実さをきわだって害するということはない[61]」。

ラプラスもまた確率計算の治療学への応用を想像しており、平均値の問題についてルイと同種の解決法を提案していた。「確率計算は、推論的科学において現在使われている方法の長所と短所を評価するために有効である。たとえば、ある病気に対して使われる複数の治療法のうち、何が一番優れているかを知るためには、それぞれの治療法を一定数の同じ病気の患者に対して、同じ条件下で試せばいい。集めた患者の数が増えるほど、最善の症例の長所はますます明らかになるだろう。その治療の効率性と他の治療法と比べた時の相対的メリットは、確率計算によって確かめることができるであろう」[62]。

ラプラスの提言は、ガヴァレが明快に定義した医学統計の条件につながる。ガヴァレによれば、医療に関する統計は、次の二つの条件を満たす場合においてのみ有効であるとされた。第一に、類似の疾病においてのみ行うこと。第二に、大量の数値データだけを扱うこと。ガヴァレは言う。「少しの数値データから帰結した結論は、治療に使うものとして信用に値しない。〔……〕統計が治療において許容し得る指標にいたるためには、数百以上の観察例があることは不可欠である」[63]。数値的方法は、それが包含する確率の論理ゆえに、できる限り長大な事象リストの間を比較し、多数の患者集団の間を比べる方法であった。

しかし、この新たに現れた数値的方法の条件には、重い倫理的問題が含まれていた。多数の人間集団を用意する必要があるということは、実験のリスク、ないしは待機的無治療のリスクにその集団の身をさらすということである。方法論をさらに突き進めて突破したかに思われた実験の合法性の問題が、ここで新たに浮上し始めているのである。しかも、数値的方法がその厳密さの要求を限界まで押し進めたことによって、倫理的な問題も数倍の重さで問われるようになったのである。「数値的方法を治療に応用し、実際の医療の場で使うための条件は、特定の治療方法を単独で使った症例を多数集めたものでなければならないということである。この条件はきわめて重大な意味を孕んでいる。数値的方法が何らかの確かな結果をもたらすためには、多数の患者集団を対象としなければならず、それら症例に対して同じ単独治療を施さなければならない。これくらいの犠牲を払って初めて、こうした数値的方法による実験から有効な結果を得ることができる。実験プロセスはただこれだけである。数値的方法の危険を知らしめるには、ただ実験のやり方を提示するだけで十分であろう。このようなやり方が合法であり得るだろうか。生きた人間を使った実験と何が違うというのか[64]」。

すでに過去のものとなっていたはずだった人体実験の倫理的問題が、このとき再び現れたのである。

＊　＊　＊

医学は本当に実験科学になり得るのだろうか。数値的方法に関する議論を概観したところ、答えはノーであるように思われる。医学の研究対象であるような複雑な事象はすべて個別で、画一化できないゆえに、統計的比較も大量の数の症例を集めた特殊な形式をとらなければならないと言う主張は、換言すれば、物理学の実験をモデルにする実験によって得られたエヴィデンスは、医学においては何の根拠にもならないと言うに等しい。

イザンベールも言うように、ルイの同時代人のほとんどの結論は次のようなものであった。「決定的な実験とは、完璧にしつらえられた環境内でたった一つの病の原因を作用させ、それによって病の一般的様態を一症例の上に展開させるといったものであるが、生体を使って行うことはどだい無理な話である。理論的に言えば、実験は再現できるはずである。つまり正しく実行された実験は必ず同じ結果を生むはずである。しかし、複雑な事象に対しても同じ実験を繰り返さなければならないからと言って、そうすることで実験結果の再現ができて、仮定の真偽が確定されるというわけではない。たった一つの決定的な実験を行うことができないから、複雑な事象に対して同じ実験を繰り返さざるを得ないというだけに過ぎない。多数の原因がおびただしく複雑な様態を生み出しているような環境において、たった一つの原因を作用させる実験を繰り返し行い、重要度もさまざまな変化を観察して、それを有意な実験結果とみなすためには、十分な数の症例集団を用意しなければならない。このように、症例数を増やして実験結果の確かさの証拠を固めようという常識的な動機に支えられているかのように思われる実践は、理論によっても正当化されるのである」[65]。

さらに言えば、統計的エヴィデンスを確率論からとらえることは、病の原因に関する仮説、およびその治療に有効なものに関する仮説をすべて机上の空論にしてしまう。できることはせいぜい、特定の薬が特定の状況下で処方されたという事実と、一定の現象の間に恒常的な関係性を認めることだけである。換言すれば、ある治療薬の効能や作用が不明なままでも、その有効性を統計的に評価することはできるということである。何らかの効果が規則的に観察されるだけで十分であり、その機序を仮説的に説明する必要もないということである。極端な言い方をすれば、医療は病因の理解も、あるいは医学理論さえも必要ないということだ。

ある治療薬の有効性を証明するに当たって、統計的な指標は、薬の機序の説明に代わるものとなる。統計的指標が与えるのは、理論なき知識、原因なき科学といったものである。こう述べれば、なぜ医学アカデミーにおける議論がしばしば医学的知識の権威の失墜という問題を扱っていたかが理解できる。エヴィデンスという制度が果たした認識論的な転換は同種のものだった。

とは言え、ある治療方法の有効性の証明に当たって、数値的方法が唯一の方法として確立すると信じていた医者はほとんどいなかった。しかも、数値的方法が、極端な経験主義に基盤を持ち、あらゆる原因の探求を妨げ、疾病分類から治療法を導き出すあらゆる試みを無効にする性質のものであるならばなおさらであった。

実際のところ、数値的方法についての議論が尽きるところ、医学的な方法論はマンネリズムにはまりこんでいた。一方で、生理学的病理学の知識をもとに、物理学のモデルに倣った数少ない決定的実験によって治療法を確立するという仮説と演繹の論理に基づく合理主義の理想は、もはや現実的ではなかった。他方で、数値的証明の基本である経験主義を細心に実践するために必要な延々と続く統計数値は、大変な労力を課す上、危険なものであるように思われた。一八三五年の『医学レビュー』に掲載された報告は、当時の医学が臨床研究において立たされていたジレンマを徴候的なまでに如実に表現している。この報告書は、問題の外貌を明快に要約し、「合理的経験主義」といった治療学の中道を探す必要を説いている。

「多少なりとも合理的な分類体系に依拠した治療学の基盤を樹立しようなどということが、無意味な誇張に過ぎないことは明らかである。〔……〕実践的医療を支えるものは合理的経験主義である。病を治す技を進歩させる方法は、患者の枕元で治療方法を繰り返し試すことだけである。〔……〕それは、多数の症例群に対して実験を繰り返すということと同義なのか。ハーネマン氏の体系を反駁する資格を得るためには、氏と同じだけの、あるいはそれ以上の数の事実と実験を積み重ねて、氏の実験に対峙させなければならないということなのか。そんなはずはないだろう。〔……〕よく選ばれ、正しく実行された少数の実験があれば、それで十分だと私は信じる。〔……〕正直言って、これから五〇年をかけて算数を続け、結局同じ結果にしか到達しないなどといったことが私に起こらないことを祈る」[66]。

このあまり知られていないテキストを通して、一九世紀前半における方法論の問題が明らかになる。治療学研究は合理化の方法を探して論争を繰り返していた。議論はエヴィデンス確立の技術に集中しており、そのことが人体実験の合法性の問題を再び表舞台に引き出した。

第8章

病理実験

エヴィデンスという論理の内在的要請に従えば、研究に強い明証の力を与えるものは、唯一、人体実験だけであった。［……］人体実験は、実験科学の方法がいったん受容されたならば、論理的にそれに続く帰結だったのだ。[1]

バルバラ・エルケレス『一九世紀医学における人体実験に関する道徳的言説』

実験医学の入り口

治療学の起源

生理学知識から派生するべき治療学を、実際に生理学理論に依拠した体系として樹立することは可能か否か、という疑問は昔から存在する。この問いは、病理学的生理学は治療学の基盤となり得るか、あるいはこれからも実験に基づく治療方法の発見が治療学の根幹であり続けるのか、という二者択一の形を取る。

一八六一年、ルヌアールは次の表現で同じ問いを投げた。彼の結論は、生理学理論は病理学の基盤となる力を持たず、実験は不可欠であるというものであった。「ある病気の観念（それがいかに完璧に構想されたものとしても）と、その病気に効く治療方法の決定の間には、人間の知性がとらえることのできるいかなる関係もない。換言すれば、病理学的状態を構成する一連の現象は、いかなる状況においても、どの治療法がそれに対してどのような効果をもたらすかを予測させてはくれない。そうした効果は、少なくとも一度はある症例において観察された上でなければ知ることはできないのである。生理学的現象と病理学的現象の間には、人間精神が飛び越えることのできない段差がある。二つの間を連続させるための唯一の方法は臨床実験である。つまり、経験主義である。〔……〕ある疾病について知ることと、その疾病に効果を持つ治療方法を決定することの間には常に溝があったし、これからもその溝は埋まらないであろう。人間精神は、実験によってのみ、その溝を埋めることができる」[2]。当時、疾病分類理論によって治療学を合理化しようとする動きがあった。ルヌアールは、それに実験を対峙させたのである。

実験の再定義（クロード・ベルナール）

クロード・ベルナールがこのような二者択一の論理を乗り越えて、実験生理学の必要を説いたのは、このような文脈においてであった。そのことを踏まえて、ベルナールの認識論的貢献を理解しなければならない。彼が行った決定的な刷新の功績は、生理学と実験を対比させることをやめて、治療的試験の基盤となるような実験生理学の樹立を提唱したことであった。生理学的「実験(expérimentation)」と治療的「試験(essai)」は、日常的用法においては混同されることが多いが、この二つはまったく別のコンセプトである。今後、臨床試験は生理学実験に基盤を置くことになる。ベルナールの根本的な改革により、臨床試験の意味、条件、方法は完全に変わった。その変化は、数値的方法が目指していたのとはまったく違った方向に現れた。

医学における「実験（expérience）」という言葉には、二つの概念が含まれている。二つの概念はそれぞれ異なる系譜を背負っている。この言葉は、一方で「試験としての実験」という介護実践から生まれた意味を持ち、他方で自然科学や生理学や生体実験の先駆者である偉大な「生物学者たち」の伝統に依拠する「研究としての実験」という意味を持っている。マジャンディーやクロード・ベルナールが引き継いだのは、後者の「実験」概念であった。

一九世紀の実験医学は、この二つの伝統を結びつけようとしたものとみなすこともできる。あるいは、この二つの伝統が互いに依拠し合うような学問を樹立する企図であったと言う方が正しいかもしれない。つまり、実験に依拠した臨床試験、実験室の仕事に依拠した臨床、動物実験に依拠した人体実験、生理学に依拠した治療学、ひいては科学に依拠した技術として。この新しい医学は、経験主義や単純な観察の方法とは対立するものと自認しており、その意味で自らを「実験主義的」と名付けた。実験医学者は、それら経験主義や観察主義を医学の前科学的段階とみなしており、これからの治療は病理学に依拠し、病理学は生理学に依拠するはずと考えていた。その意味で、ある病気の治療はその病気についての理解がもたらすべきものであった。つまり、当該疾病の発症の機序がしっかりと理解され、かつ実験的に確かめられたならば、治療はおのずと決定されるはずだった。その件について、カンギレームはこう言う。「クロード・ベルナールは、異常現象に対して合理的な介入の手段を講じるためには、正常から異常への方向で探求しなければならないと考えていた。彼は、生理学に発し、生理学を通して得られる病理学を目指したが、そうした病理学はとりもなおさず、経験主義との決定的断絶を経た治療学の基盤となるべきものであった」[4]。

しかし実際のところ、クロード・ベルナールは病理学の経験主義からの断絶を提唱しつつも、自分は長い経験主義的医学の系譜に名を連ねることを肯んじた。経験主義的医学は、ベルナールの時代においても、古来変わらぬ二つの命題を抱えていた。曰く、まず医学的知識が前進するために不可欠な条件として実験を持続させること、次に経験的な試験の段階からより科学的で厳密な実験の段階へ移行させること、つまり真に科学的な医学実験の方法論を打ち立てることである。一方で実験者精神の持続を唱え、他方で方法論の断絶を唱えるという原則が見て取れよう。つまり、実験は続けなければならないが、実験の認識論は刷新しなければならない、ということである。

実験という語の意味も、ここで変わる。ベルナール以後、実験は治療の方法や薬物を単に直接人体に処方することではなくなる。新たに開けた展望のもとでは、ある治療法の効果を経験的に確認することは後回しとなり、何よりもまず実験的にそうした効果の因果の機序を確立することが重要となる。これまで、ある物質のある効果が規則的に現れることを経験的に確認する必要が実験を導いていたのだが、それに原因と結果の決定論的機序を発見する意志が取って代わったのである。ある物質のある効果が恒常的に現れる条件を、経験主義的な確率計算で想定するという目的は姿を消した。実験によって因果関係の連鎖を究明することが、新たな研究の目的となった。

クロード・ベルナールの実験医学の方法は、先行する病因学的研究を必要とするものである。生理学実験および病理実験の目的は、何を措いても因果関係のエヴィデンスを引き出すことであった。これらエヴィデンスは、ある治療法の効用を原因から結果に降りる方向で探し求め、決して症状の内的原因にさかのぼることのない通常の治療的試験がもたらす効果のエヴィデンスと混同されてはならない。

ベルナールはこう言っている。「実験という方法は我々を病気の根源的原因にまで遡及させ、病の発症機構を説明してくれる。そうして、我々に合理的な対処の仕方を教えてくれるのである」[5]。まだ原因が不明であった頃の疥癬を例にとってみよう、とベルナールは言う。原因が分からないからこそ、「この病気についてどの治療が有効であるとか、どの局部外用薬が他の薬に比べて高い奏功率を示したとか、統計を話題にすることができたのである。かつて疥癬の原因と治療についてさまざまな説が出されたが、それはまさしく、現在我々が、原因がまだ実験によって確定されていない疾患について推量をめぐらせている様子とそっくりである。しかし、疥癬の真の原因が明らかになったとき、我々はダニが人間の肌に住みつき、そこに穴を掘って繁殖し、皮膚下の痒みやその他の疥癬の外部的症状を引き起こしていることを認めざるを得なかった。そして、我々は懸案のダニの生態や習性を研究し、ダニを殺すと思われたさまざまな成分をテストしてみた。これらの研究がすべてを説明した。人間は、疥癬の原因を制圧することで疥癬を克服したのである。そのとき以来、疥癬の神秘的な原因についての仮説は消失した。そのとき以来、さまざまな経験的治療法を比較して、相対的奏功率を測っていた統計研究も消失した。ダニを叩いて殺してしまえば、疥癬は治るということが分かったためである。よって、今日サン・ルイ病院に入院している疥癬患者たちは、皆完治して退院するのである」[6]。

このベルナールの言葉に、実験医学の認識論と数値的方法の認識論の違いが見てとれるだろう。もちろん、実験医学は統計を除外するものではない。ただ、ある治療法の処方とある治療結果に見られる、原因の分からない恒常的な関わりや規則性を、平均値という安定した形で設定して、そこに治療学における確実性の指標を求めることはなくなったのである。いかなる薬物も「一か八か」で処方はされない。実験によってあらかじめ、その薬効の根拠が確立されていなければならない。臨床試験に先立つ生理学的実験と病理実験の手続きが必要なのである。この方法上の原則はまた、そのまま倫理的規則でもある。ある治療法を試す前に、まず疾患を合理的に考察し、そこから引き出した仮説がその治療法をほぼ確かなものとして示していなければならない。実験は合理的試験に先立つ。このように再定義された実験主義的試験は、それまでの経験主義的なものと正反対である。

ベルナールの再定義は、また別な結果を伴う。統計や確率による証明の行程と異なって、因果関係を証明する実験においては、その結果を保証するための追試を繰り返す必要はない、ということである。反対に、「決定的実験」という概念に近似する証明のモデルは、実験行程の効率化を伴う。『実験医学研究序説』で、ベルナールはこう説く。「実験のもう一つの原則は、ある問題の解決に対して、できるだけ実験の回数を減らすことである」。つまるところ、ある恒常的な事象の間に、自然現象の正当性と統一性の法則に従って因果関係を打ち立てるためには、証拠と反証があれば十分なのである。[7]

また、実験生理学に基盤を置く医学は、臨床試験の反復を要請するどころか、臨床試験をある意味不必要なものとする。動物実験が十分に人体機能への実験結果を予測させてくれるのだから。

一八七四年、『医科学辞典』の「薬」の項目を寄稿した人物は、実験という方法が治療学に大きな進歩をもたらしたことを強調しつつも、実験プログラムとその現実への適用は別としている。確かに「クロード・ベルナール氏による見事な発見と、ひいては実験科学の方法のおかげで」、薬物の実験行程はずいぶんと改良された。しかし、「解釈が困難な事象に突き当たるところ、実験科学もまた確認の手続きに戻らざるを得ない。つまり、経験主義に戻ることは仕方ない。もちろん、目の前の出来事しか見ようとせず、理性の神聖な権利である推論を斥けるような愚かな経験主義ではない。そうではなく、ある治療法が効果を発揮したときに、その理由が分からないことを認める賢明な経験主義、そしてできるだけ早く、理解できないことに光をあてようとする経験主義である。薬物実験における経験主義は、まだこれからも長く残るであろう。なぜなら、それが消失するのは生理学研究と臨床観察が薬効についてのあらゆる未知な部分を解明し去ってからのことであるが、現在、まだ我々はそれとはほど遠い状況にいるからである」[8]。

しかしながら、世紀初頭の実験の概念にあった、緊張を孕んださまざまな対立関係は、ここでようやく鎮静化してきたように思われる。科学的方法論は、科学性の要請の名のもとに、それ自体が倫理的な保証を包摂すると見られるようになったのである。方法と慎重さ、真実と善意、科学と倫理は、ここで手に手を取って、同方向へ収斂されていくことになる。実験科学者よ、ただ方法に全面的に従え、そうすれば完全に道徳的な仕事ができるだろう。この時点において、倫理や職業倫理といったものは、もはや外からやってきて、科学者の果てしない知識欲を制限するものではなくなっている。ある方法が科学性の指標を満たしていることは、自動的にその方法が倫理的であることを示すのである。

こうして倫理と科学が美しい調和の中に一体化したモデルが生まれたのであるが、その結果、何をなすべきかというあらゆる決定が医者の手に委ねられるということが起こった。医者は、科学と倫理という分かつことのできない二重の叡智を備えた唯一の存在となったのである。倫理という機能は、科学的方法論の中に吸収された。裁けるのは、もはや医学者のみとなった。この点に関しては後ほどより詳しく述べる。一方、ここですでに、つまり知識という基盤に全面的に立脚した、科学と倫理が一体化した実験医学のモデルにおいて患者の承諾が医療決定の中心に据えられるなどあり得ないということが、すでに見て取れる。

さて、まさにこの善と真を見事に結びつけた方法論の勝利の中に、この美しい統合の中に、実験医学における最も輝かしく、最も希望を与える前進の中に、新たな危機が生まれることになる。新時代の危機は、実験医学という装置の中心において、臨床家と学者の利害を対立させるものとして現れる。治療と研究は衝突し、クロード・ベルナールが成功裏に成し遂げたと信じていた倫理と科学の統合を見事に粉砕するのである。

どうしても病理実験は不可欠であったこと

一九世紀を通して、医者の職業倫理は、実験者の側の要請を治療の側の要請が制限することによって形成された。そうした倫理においては、患者の治療に貢献する実験、あるいは少なくとも患者の健康を害することがない実験のみが許されていた。しかし、この均衡はいつしか崩れ始めた。

新たな危機について説明するには、少し時代をさかのぼらなければならない。この本の第6章と第7章において、我々はすでに、治療的試験とその方法論的・倫理的枠組みの成立を概観した。一方で、新しい治療法や薬剤の試みのみが医学実験の領域を埋め尽くしていたわけではない。臨床試験と生理学実験の他に、病理実験というものがあり、医者たちはしばしば実行していたのである。

梅毒という問題

病理実験とは何か。ある病気の発症と進行の機構を知るために、人工的にその病気を作り出して行う実験である。歴史的にこの方法を最も多用した医学研究の領域は、おそらく性病研究であろう。特に梅毒が感染症であるか否かという問題に決着をつけるために行われた実験はよく知られている。

梅毒に関する最大の理論的問題の一つに、それが何らかの「梅毒菌」による感染症かどうかということであった。医者たちの見解は分裂していた。梅毒の予防措置の決定はこの問題の解決にかかっていた。そのためにも、病理実験は不可欠であった[9]。

しかし、梅毒はそうした視点から眺めたとき、特殊な難題をつきつける病気であった。当時の梅毒研究の第一人者、ジョン・ハンターの言葉を聴いてみよう。「性病研究には医学が通常用いる探索の方法が使えない。梅毒は人間特有の病気であるため、動物実験は不可能である。解剖はほとんど何も教えてくれない。梅毒菌は目に見えないし、さほど自明ではない病変にしたところで、目がとらえることはできないほどかすかなのである」[10]。動物に梅毒の膿を移植することができないならば、人間に行うしかこの病気を研究する手段はなかった。動物実験が不可能であったことは、健全な人体を使った実験という選択を不可欠としたのである[11]。

性病に関してはもう一つ別の疑問があった。淋疾と梅毒の症状は、単一の病気によるものか、それとも異なる二つの病気によるものかという疑問であった。「同病派」は「異病派」と対立した。この問題を解決するため、医者たちはここでも膿の接種による病理実験を行うことにした。確信的な異病派であったジャン＝フランソワ・エルナンデスは、この実験をトゥーロンの獄囚を使って行った。囚人を対象としたのは、ダニエル・ヴァラックが言うように「獄につながれた人間は外出できないために、外で性病に罹患するなど、実験結果を無効にするような事態を起こさないだろうと思われていた[12]」からである。一八一二年、トゥーロンの監獄で、「エルナンデスは三人の囚人に淋疾を接種した。彼らの陰茎に切り込みを入れ、そこに淋疾膿を含めた糸を縫い込んだのである。傷はすぐに閉じた。この後、リコール氏が同じ実験を繰り返し、多くの外科医がそれに続いた。結果はいつも同じであった[13]」。これらの実験によって、淋疾と梅毒が別の病気であることが証明された。なぜなら、「淋疾菌」を健全な三人の男に接種した結果は、良性と思われる限局的な変化を見ただけであったからである（下疳を発生させるものではなく、すなわち梅毒性のものではない）。結論として、淋疾は下疳を生じせしめるものではないと分かった。

健常者の体に病原体を接種するという実験は、当時まったく珍しいものではなかった。一九世紀を通して、ほとんどの性病研究書がこの種の実験を報告している。

しかし、すべての実験者がこのような実験に賛同していたわけではない。たとえばリコールは個人的に反対しており、実験によって病気が悪化しない限りにおいて、すでに同じ病に罹患している患者を使った方がいいと言っている。リコールは、病理実験に関する自らの逡巡や危惧をこのように述べている。「どのように病理実験を遂行すればよかったのだろうか。病気の人間から健康な人間に病原体を移植することによってか。それとも、病者だけに限った実験によってか。［……］病気の人間から健康な人間に膿を移すことは、いつの時代であれ、医者がすべきことではないと思われた。そのような実験をする権利が医者にあるとは思えない。医者には自然な権威が備わっているが、その権威を行使してこのような実験を誰に対してであれ行うなど、許されないことである。それだけではない。もしも、患者自らが実験がもたらすかもしれない恩恵を信じて、その身を医学のために投げ出す献身の喜びを感じているとしても、それを利用してはならないのである。もちろん、それでも実験を敢行する人々に対して何の責も負わせるものではない。私は個人的にそのようなことはできないが[14]」。

一八五六年、ある医者は、ウォラスが成功裏に行った第二期梅毒の感染性についての実験を報告している。「梅毒の接種には、これまで一度も梅毒にかかったことのない一五歳の少年が選ばれた。そのやり方は、梅毒の第二期にある女患者から三〜四ドラクム〔一一〜一四ミリリットル〕の血液を抜き、その血を少年の皮膚に開いた傷口から注入した。〔……〕三四日経って、血を注入した場所にはっきりした結節が多数できていることが確認された。これらの結節は徐々に大きくなり、一つになって、潰瘍化した。梅毒菌接種から六五日後、そして最初の結節の発現から三二日後、患者の下腹、背中、胸部、腿の皮膚の上に発疹を生じた。この発疹は、梅毒の明らかな症状である紅斑以外の何ものでもなかった。紅斑は体全体を覆い尽くした。次いで、腿と腹部の斑は盛り上がって丘疹となった。これら症状の診断において評価を得ている専門医の意見を訊いたところ、患者が発症した病気の名前は明らかであった[15]」。しかしながら、この報告を作成した医者は、イギリスの医者の実験方法がフランスのものと決定的に違っていることを主張する。「しかし、フランスの医者たちは彼らの栄光を羨む必要はない。イギリスの実験は、医学の尊厳を重んじるフランスの医者にはとうてい受け入れがたい条件のもとで実行されたものだからだ。彼らは、梅毒の研究のために、これまで一度も梅毒に罹患したことのない健康体の人間を選んで実験した。実験に供された人々は、自らの体を使った実験に承諾するか否かという選択を与えられなかったのである[16]」。

この報告から四年後、『医学年報』に試問を受けたばかりの医学博士論文についての報告が掲載された。すなわち第二期梅毒の感染性についての「ギュエノ氏による『体質性梅毒◆の接種不能について』（パリ、218番論文）であった。氏によれば、感染性には二種類のエヴィデンスがある。まず、臨床的エヴィデンスであり、もう一つが実験的エヴィデンスである。臨床的エヴィデンスは溢れているので、ギュエノ氏は実験によるエヴィデンス確立に専念した。氏は、［……］第二期梅毒を健康体の患者に接種したとき、感染性の下疳が発症することを証明しようとした。この論文には、氏自身の手による二二人の患者への梅毒接種の成功例が報告されている[17]」。

これらの梅毒接種実験の一つに、リヨンのランティカイユ医療施設で一〇歳の子どもを使って行ったものがある。この子どもは瘰癧《るいれき》と白癬持ちであった。実験者が子どもを選んだ理由は、性病の来歴がないことであった。なぜなら、病理実験は病気を発症させて最初の経過を観察するものであるゆえに、当然、研究対象である病気にこれまで罹患したことのない体を実験台に使う必要があった。梅毒についてそれを適応するならば、それはこれまで性行為の経験がない体、すなわち児童、ないしは十代前半までの未成年ということになる。

◆**体質性梅毒**　ジョン・ハンターの理論によれば「体質性梅毒」は第一期梅毒のことである。

このような実験が大きなスキャンダルを呼んだのは当然であろう。訴訟が起こったことも頷けよう。訴訟はフランスとドイツで起こった。

ギュエノの病理実験はもちろん、大きなスキャンダルを巻き起こした。訴訟も起こった。この訴訟は、その後のフランスにおける実験に関わる問題の法解釈の基準を定めたため、歴史的に重大な意味を持つ事件であった。その後、この訴訟を指標として、臨床実験の規範が確立されていくことになる。同時に、医者の責任という概念もさらに明瞭化されていく。[18]

リヨンの訴訟

リヨンの軽罪裁判所が同地で起こった梅毒菌接種事件について下した判決は、その後のフランスにおける同種の問題の法解釈の指標となった。その意味で、画期的な事件であった。実験者たちは、故意の傷害罪で起訴された。裁判所は、意図的に他者の身体に傷害を負わせる行為を罰した刑法三一一条を、ギュエノのケースに適用した。確かに、彼は実験目的で患者の身体に傷痕を残したのであるから。換言すれば、一九世紀においてはまだ、「医者の責任を明白に定義したいかなる法律もなく」、当該責任は「非常に一般的な規則、つまりやったことの悪い結果はやった本人が責任を取るべきであるという常識レベルの規則によって、唯一問題視される」[19]程度のものであった。

『リヨン医学ガゼット』による訴訟の報告記事を読んでみよう。「一八五八年一二月四日、慈善施設に住む一〇歳の少年Bは、頭皮全体に広がった白癬症の治療を受けるため、ランティカイユ施療院の扉をくぐった。子どもには瘰癧《るいれき》の症状もあった。全体的にその健康状態は悪かった。一ヶ月にわたって、少年には当該疾患に通常適用される薬が処方された。症状には何の改善も見られなかった。性病部のインターンであったギュエノ氏が介入したのはそのときである。一八五九年一月七日、ギュエノ氏は体質性梅毒患者の膿(粘性プラーク)を少年に接種する許可をガイユトン内科部長に求めた。接種の許可は与えられた。少年は右腕に四回の注射を受けた。その後一月《ひと》の間、少年の身には何の変化もなかった。二月一〇日になって、直径二ミリほどの潰瘍が二ヶ所に現れた。二月中に、患者の胴体に紅斑が現れ、六日後に消失した。四月九日、すべての発疹が消失した。同時に、少年の白癬症は軽くなり、快癒の一途をたどるように思われた。八月になった頃、白癬症状は完全に消失した。少年は健康体そのものであった。ギュエノ氏は、この実験の経過をパリの『ガゼット週報』上で報告したが(一八五九年四月一五日号)、そのとき以来、患者の健康はさらに良好になっていた。国選の原告弁護士は、科学者の努力は尊敬に値するが、彼らはいつまでも監督なしで実験を続けることはできないことを主張した。それでは正しい実験の条件とはいかなるものか、という問いに対して、弁護士は次の三点を挙げた。第一に、実験者が科学者としての知識と資格を持っていること。第二に、研究の唯一の、本質的かつ根本的な目的は患者が最終的に快癒すること。それは、たとえば既知の治療がすべて効を失し、希望が失われた病の症例に対して、新しい治療法を試してみるときも然りであること。第三に、実験の目的が患者の治癒にはなく、純粋な科学的関心に基づく実験に過ぎない場合、その実験を実行するには実験台となる患者の承諾が必要であること。弁護士はこの三つの原則を提示した後、今回の事件の概要を紹介した。そして、ギュエノ氏に起訴内容を申し立てた。氏は、医学博士の資格を持たないままに実験を行ったことと、患者の治癒を第一目的とした実験を行わなかったことについて譴責された。次いで、事件内容そのものの検討に移った弁護士は、注射を打ったことや、特にその結果起こったことによって、医者は故意による傷害罪に問われるに十分なことをしたと述べた。原告弁護士は、害する意志はなかったのだという被告弁護士の抗弁に応えて、それは患者が決めることであると述べた。患者には梅毒接種を受ける何のメリットもなかったのだから、と。最後に、原告弁護士は、ギュエノ氏が実験を行った目的は個人的名声のためであったとし、いずれにせよ、資格なしに実験を敢行したことで彼は有罪であるという弁論を行った。一方、実験を許可したガイユトン氏は明らかな共犯であるとされた。患者の子どもは彼の保護下にあったのだから、実験に差し出すなどもってのほかであった。［……］一五日、裁判所は判決を下した。ギュエノ氏には一〇〇フラン、ガイユトン氏には五〇フランの罰金が課された」[20]。

この判決から、次の二つのことが確認できる。第一に、ギュエノの行為が「傷害」と呼ばれたということから、実験が作り出す「病変」の語が広義に解釈されていたこと。第二に、医者の義務である科学的真実の追究は「患者への敬意の前に停止すべきものである」[21]とされていたことである。この第二の点の意味するところは、新しい治療方法を試す行為は実験台となる患者の治癒を目指すものでなくてはならず、実験欲求を満たすだけのものであってはならないことである。リヨンの訴訟事件で問題とされたのはこの点であった。裁判所は、医者たちの目的は実験にあって、患者を治すどころか、患者の病に関わるものですらなかったことが問題視された。第三に、この種の実験に罪科が認められるためには、実験者がその実験の患者にとって有益ならぬことを知った上で行ったものでなければならない。もちろん、意図的に害するつもりでなかったとしても。この点から言えば、リヨンの事件の実験者たちは患者にとって有害と分かりきった実験を敢行した。その実験結果は医学的知識の発展に寄与したかもしれない。しかし、患者の身体的安全は完全に無視された。

ドシャンブル編『医科学辞典』の「医療責任」の項目は、このように締めくくられている。「リヨンの判決は、医学実験の法的限界を示したという点で、当該領域に関わるあらゆる懸案において決定的な意味を持っている。実験の目的は単に科学の進歩であってはならないのである。新しい治療法の実験台として用いる患者の身体への有益な奉仕がそこになければならないのである。医者の職業的義務が医学実験を導く。今後、医者は『卑シイ体デ試スベシ』という格言がもたらす非難にさらされることはないであろう[22]」。

一八八三年、科学の祭壇に患者を生け贄にするような実験の否定は、ドシャンブルによって普遍的な原則の様相を与えられた。ドシャンブルは、臨床試験についてその意見を述べた後、このように続けている。「もう一つ、臨床試験以上に許されない実験がある。それは、科学的仮説の証明を目的とし、患者の身を犠牲にすることをはばからない実験である。近年話題になった梅毒実験のケースが、まさにそうした実験の例である。［……］彼らは、病院の入院患者に第二期梅毒患者の膿を接種することによって、その感染性を証明したのである。しかも、私の見たところでは、当該感染性は臨床観察によって十分証明されていたにも関わらず、である。このような実験は、その結果がいかに公的に有益なものであるにせよ、正当化されるべきではない。イスラエルの救済のためにたった一人の犠牲もゆるされるであろうか。イピゲネイアはもういない。生きているのはクルチウス◆だけだ。彼としてもこのような犠牲を自ら払うことはあるまい。このような例は医学史には事欠かない。梅毒の研究においても然りである」[23]。とは言え、これ以後病理実験への要請は高まり、当該実験は大きな発展を遂げることになるのである。

微生物学と病理実験の新たな必要条件

一八六三年、ドゥルダンのある医者は、隣の農家で炭疽病によって数頭の家畜が死亡したことを聞かされた。この農家はダヴェーヌ医師に死んだ羊の血液を送った。ダヴェーヌがその血を何匹かのウサギに接種したところ、ウサギは同じ病気を発症した。病気に感染した血液を調べているうちに、ダヴェーヌはその中に透明で不動の小さな無数の棒状のものがあることを認めた。彼はその棒を「バクテリディ」と名付けた。

ダヴェーヌはここで感染源を見つけたと思ったのであるが、確認のための実験しようとしても同僚からの反対に遭い、また炭疽病の感染源に関しても議論が起こった。バクテリディは本当に炭疽病の原因なのか、それとも副次的な現象なのか。この問題をめぐって、ヨーロッパ中の研究者が観察例を増やした。ヴァレリー・ラドはこう伝える。「最初ドイツの小さな村の開業医から出発したコッホは、一八七六年、バクテリディを培養することを思いついた。牛やウサギの眼球から採取した液が培養に適していることを発見したコッホは、その中でバクテリディを増やした。数時間も経たぬ間に、バクテリディの数は一〇倍、一五倍、二〇倍にふくれあがった」[24]。

こうした炭疽病の病因探求はコッホやパスツールの思索を刺激し[25]、「実験微生物学」という新しい医学領域の開発を促した。

確かに、病原体がある種の発酵を起こすことによって感染症が生まれるという考えは、一九世紀以前にもあった。今回新しかったのは、発酵の考えを基盤として、まったく新しい実験科学が樹立されたことである。この新しい学問が医学研究の方法を刷新し、新たな実験技術が発見されるもととなった。

微生物研究の場所はもはや臨床ではなく、生物実験室であった。その道具は実験炉であり、顕微鏡であった。この新しい科学分野においては、少なくともその最初の段階では、病気の観察のために人間の体を使う必要はなかった。病原体と見られる細菌を分離し、人体から切り離した人工的な環境で培養さえすればよかったのだから。

◆**イピゲネイア……クルチウス**　イピゲネイアはギリシャ神話の王女。父はミュケーナイの王アガメムノン、母はスパルタの王女クリュタイムネストラ。父王の女神アルテミスへの不遜な言葉への罰として、生け贄となった。ヨーロッパ古典文学における「贖罪の子羊」の人格化の最たるものである。エウリピデスの戯曲に名が残っている。クルチウスは、ドイツの古代史家、考古学者エルンスト・クルチウス（一八一四～九六）。ドイツ帝国の国家的事業となる聖地発掘の口火を切った。一九世紀末、ドイツとギリシャ政府の架橋となった。『ペロポネソス』、『ギリシャ史』は名著として知られている。一九世紀後半において、クルチウスの名は「ギリシャ古典注釈者」の代名詞だった。つまりこの部分の含意は「実際に世のためにその命を落とそうなどという奇特な人がいないのは当然のこと、そうした人を誉め称える側の人であっても、彼自身は真似をする気などさらさらない」。

微生物学の中心課題は、「微生物が病気の原因になり得るということを、いかにして証明すればいいのか」という病因研究の方法、あるいは手続きに関わる問題であった。

コッホの公準

コッホが一八八四年に発表した論文は画期的なものであった[26]。この論文が定式化していた「コッホの公準」に従って、その後の研究の原則は樹立されることになった。換言すれば、研究対象である微生物が病原体になることの証明をする方法は、当該公準によって確立された。微生物と病気の因果関係を証明するためには、病人の体にそれが存していて健康体にないことを見せるだけでは不足であった。人体から抽出され、実験室において培養された微生物を健康体の動物に接種する必要があった。接種を受けた動物が病気を発症すれば、研究対象の微生物を病原体とみなすための揺るがぬエヴィデンスが与えられたとされた。

より詳しく言えば、ある微生物がある病気を発症させる証明を得るためには、第一に当該疾患のすべての症例にその微生物があることを示し、第二に当該微生物が実際に生きていることを示し、第三にその分布が症状を説明することを示し、第四に病んだ動物の体から抽出した微生物を培養し、その他の潜在的病原体から分離しておき、第五に培養した微生物を健康な動物に注射し、その動物が病んだ動物と同じ症状を示すことを確認する、という一連のプロセスが必要であった[27]。

要約すれば、病原体である微生物は分離され、培養され、接種されることで、最初の疾患のあらゆる症状を再現させなければならない。数時期に分けて練り上げられたコッホの公準は、こうした研究の規範となった。実験室内での培養と動物への培養微生物の接種は、微生物学が切り開いた新時代の病理実験の二大原則となった。

この場合、実験者が試験管内で培養した微生物の病原体としての性格を証明するのは、動物への接種のみである。微生物を病因として証明する実験は、どの段階も欠くわけにはいかない連鎖的な一連の行程となったのである。この時代、生きた動物への実験という新しい時代の実験科学の要請と結びつくことで、微生物学は華々しい勝利を勝ち得たと言えよう。

一方で、生きた人間への病原体の接種は、すでに説明した通り、道徳的な理由から禁忌となっていた。明証の段階において、この禁忌は障碍となった。動物実験で証明されたことを、そのまま人間に適用するわけにはいかなかったからである。最初の微生物学入門書には、必ずこの躓きの石についての警告の言葉が述べられている。「微生物研究の目的を医学的応用とするならば、現在の研究行程にもう一つの段階を加えなければならない。微生物が病原体とみなされる病気を、実験的に再現する段階が。この再現を行えなければ、観察した事象の解釈は非常に難しいものとなる。［……］人間を使った実験が禁止されているため、我々は動物実験に頼らざるを得ないのだが、微生物への耐性は動物の種ごとに大きく異なるものであることは知られている。よって、動物実験の結果を人間に適用することは非常に危険なのである」[28]。動物の病が「人間における類似の病と臨床的・解剖学的に同類であり、ほとんど同じ病である」[29]場合においてのみ、動物実験の結果は異論を許さないものとみなされる。

しかし、もっと緊急な問題があった。人間のみにみられる重要な病、たとえばコレラ、チフス、ハンセン病などの病原体については、罹患する動物がいないために実験室での培養も接種実験も不可能なのである。動物実験の段階が欠落せざるを得ないため、これらの病気の原因とみられる微生物の実験は直接人間を使う他はない。道徳的禁忌にも関わらず、人体実験の誘惑は強かった。そして、微生物学が制度化した新しい証明技術は、その内的必然から、必ず人体実験へと導くものであった。かくして、新しい実験科学の認識論的要請は、一九世紀末になって人体実験という問題を再び俎上に乗せた。バルバラ・エルケレスが言うように、「エヴィデンスという論理の内在的要請に従えば、研究に強い明証の力を与えるものは、唯一、人体実験だけであった。〔……〕人体実験は、実験科学の方法がいったん受容されたならば、論理的にそれに続く帰結だったのだ[30]」。

新たな卑しい体

検証のプロトコールという実験科学の方法自体が、その内在的論理から自然に人体実験に傾きつつあった頃ではあったが、それはまた、大衆の情報蒐集能力が向上し、社会運動がますます激しくなり、医者の職業倫理の法文化が進み、また司法の注意も厳しくなっていた時代でもあった。このような文脈において、臨床の場における人体実験はますます困難であった。敢行すればすぐに世の中に知れ渡り、スキャンダルを巻き起こすだろう。その分、誰からも見捨てられ、忘れられ、望まれない日陰の存在である人間を使った実験への誘惑はいや増した。ボングランは、この時期に行われた実験のほとんど体系的なリストを作成した。そのリストには、精神病患者、不治の病の患者、瀕死の患者、麻痺患者といった、その人生に何の価値もない、あるいはもはやないとみなされた人々、その身を犠牲にしてもかまわないと考えられやすかった人々を使った病理実験が、この頃急増していたと記されている。病理実験は卑しい体の新しいカテゴリーを必要としたのである。

ボングランが報告しているこの時代の数多い実験例の一つに、一八八二年に行われた健康な人間への淋疾の接種実験という象徴的なものがある。「リネケルの助手であったマックス・ボックハルトは、ある患者に淋菌を接種した。四六歳の精神病患者で、錯乱症状と麻痺と痴呆の症状を呈している者だった。[……]患者には、ペプトン溶液で培養された淋菌が注射された。潜伏期間は二日半。患者には大量のビールを飲ませていたので、それが体液の滲出を促した。化膿した傷口からは大量の淋菌を含んだ膿が溢れた。一〇日後には患者は沈下性肺炎によって死亡し、剖検を実施することができた」[31]。

実験医学の方法は、このような形で微生物学の領域で発展を遂げた。そのわずか前に信じられていた科学的方法と倫理性の幸福な一致は、ここで脆くも崩れ去った。学者の利益と治療者の関心は分裂した。治療と研究の間にあった緊張関係が、さらに激しくなって現れた。

科学研究の方法論や目的意識が刷新されつつあったこの時期、パスツールはブラジル皇帝に宛てて、人体実験の許可を申請する手紙を書いていた。この手紙についてはすでに触れたが、その内容は、狂犬病の予防薬を試したいというのみならず、コレラ菌の病理実験を生きた人間で行いたいという希望を述べるものであった。パスツールの言葉を引用しよう。「ストラウス、ルー、コッホ博士の全員が、コレラを動物に発症させることに失敗しました。そのため、コッホ博士が病原体と考えているコレラ菌の発症機序は、実際にはまだほとんど分かっておりません。現在やるべきことは、培養したコレラ菌を死刑囚に呑ませる実験であると思います。発症とともに、我々はそれら死刑囚たちに最も確かと思われる治療薬を処方するでしょう。私はこの実験を非常に重要なものと考えておりますので、もし陛下が私の目的に賛同していただき、実験をお許しくださるならば、高齢で衰弱しているこの身に鞭打ってでも、リオデジャネイロに参上する所存でございます。そして、狂犬病予防薬の研究とコレラ感染の病理学、およびその治療薬の開発を、現場において監督するつもりでございます[32]」。

同時に、一九世紀最後の二〇年間は、医療スキャンダルが相次ぎ、一般人の意識が覚醒した時期でもあった。そうした社会の背景を伝えてくれる文学作品がいくつかある。たとえば、フランソワ・ド・キュレルの戯曲『新しい偶像』(一八九九年)は、医学という祭壇の生け贄となった人々の話である[33]。登場人物の医者、アルベールは、治る見込みがないと思われた女の患者を危険な実験に供する。しかし、その患者は死なない。治療義務と実験への関心の間に、ドラマの緊張は生まれる。アルベールの恋人ルイーズは、それを殺人行為であると責める。アルベールは答えて言う。「あの患者は死にかけていたんだ。すでにあらゆる手は打っていたんだよ。あれほど進んだ病状の患者は、それが国王の娘であったとしても、僕は治療をあきらめただろう。あの状態で治す見込みがあるなんてぬかす医者がいたら、そいつは誰からも低能呼ばわりされたに違いない、これは確かだ。僕は死体を使った実験はすでにやっていたし、あの患者は、何をこれ以上されたって、病の痛み以上の痛み、病のおそれ以上のおそれを感じることはなかっただろう。注射だって、痙攣の最中にやった。患者は何も感じなかったはずだ。注射で打った病原体が症状を引き起こすには少なくとも六ヶ月は待たなければならなかった。六ヶ月なんて、あの患者には永遠の生にも等しかったんだよ」。ルイーズは皮肉な調子で応答する。「残念ね、それでも死んでくれないなんて!」アルベール「僕は確かに罪を犯したに違いない。そんなふうに感じるのは、今が初めてだ。僕の立場は確実に安泰だったはずなのに[34]……」。一九世紀末、実験者の「安泰の立場」もまた、音を立てて崩れ去っていた。

一九世紀最後の四半世紀において、病理実験は進歩を遂げた。この時期には、医学史において最も毀誉褒貶にさらされている実験が集中している。ドイツではスキャンダルが相次いだ。一八九八年、ブレスラウの皮膚科医アルベルト・ネセルは一八九二年に行った梅毒病理実験についての結果を報告した[35]。ネセルは、梅毒菌を複数の女性患者に接種したのだが、そのうちの多くは売春婦であった。ネセルは起訴され、訴訟は大きな事件となった。

フランスでも、一八九一年にパリの医学アカデミーが発表したところによれば、悪性腫瘍を数人の女性患者の胸部に移植して、その感染の可能性を研究するという実験が行われ、世の中は憤った[36]。一八九一年に『ル・ラディカル』誌に掲載された記事には、こうした実験への告発が見られる。「貧民は医学実験の生きた道具ではない。大事な市民を使って、卑シイ魂デ試スベシを実践するなど許されない[37]」。

実験医学の知的要請がその基盤であるべき医療倫理と矛盾していることは、誰の目にも明らかであった。この矛盾から生まれた危機的状況は、医者たちが作りあげた厳しい倫理規約だけでは解決できないものであった。これ以後、医学実験はますます司法が睨むところのものとなった。つまり、医学実験についての判断は、医者の職業倫理という枠を超えて司法の管轄となったのである。医学は実験台を手に入れるための新たな制度を作り上げなければならなかった。そうした制度の決定的切り札として現れたのが、次に紹介する新しい概念である。

第9章

モルモットと交わされた実験承諾書

リコール氏「オージアスさん、実験台になることを承諾した患者が売春婦で、実験が続く間、あなたが彼女の素行を完璧に監督できるならば、梅毒の接種実験を実行するお気持ちはありますか」。

オージアス氏「ただ、そのような売春婦は、一度は実験台になることを承諾しても、周囲の圧力を受けて取り消すかもしれません。自由意志で承諾し、かつ私の意志に完全に服従する患者が見つかれば、梅毒接種実験を行いたいと思います」[1]。

一八五三年の警視庁報告

見当たらない概念

この章はないものについて書かれている。一九世紀の人体実験に関わる医療倫理言説にほとんど存在しないある概念について書かれている。それは承諾《コンセント》の概念である。[2] もともとは結婚法の枠内で生み出された法概念であった。[3]「理解にいたること」という意味であり(リトレ国語辞典)、申し込みに対する同意の表明と定義された。承諾とは、許可を求められたとき、それを与える行為であった。契約が発効するためには不可欠な条件だったようである。自由意志による、正しく情報を伝えられた人による承諾がなければ、何の契約も成立しなかった。

一九世紀末まで医療における患者の承諾は、ほとんど無視してもいい条項に過ぎなかった。医学的実験を行うための倫理的規範の構築においても、まったく当を得ない問題であるかのように扱われてきた。

奇妙な不在

近代医療倫理の最初の大きな文献においても、この概念は存在しない。グレゴリーの理論書にもなければ[4]、実験医学の倫理的事項を規定したマックス・シモンの『医者の職業倫理』(一八四五年)にもない[5]。医学実験の合法性について議論が起こるたび、それは同業者の間で話し合って解決すべき職業倫理の問題と解釈された。医者の義務ばかりが議論され、患者の権利には誰の注意も向けられなかった。このような状況において、患者には、与えるべき承諾もなく、治療の種類についても、自らの病の診断についても、進行具合についても、受け取るべき情報などさらになかった。

バルバラ・エルケレスが言うように、一九世紀の医療実践を支える道徳的言説の装置には、自律した個人といった観念はまったく見つからない。「ブルジョワのリベラリズムが市民の自由意志と自己決定の権利を称揚する一方、実際の個人は社会や家族、所属団体や国家に縛られていたのである[6]」。

実験台の患者をだまし、意のままにすること

多くの実験例において、患者は単なる道具である。患者が実験に合意しているか否かという問題は問われもしない。さらに、医者は患者をだまそうとした。さまざまに策略を弄して、患者が実験され

ていると気がつかないまま、実験を行おうとした。

一九世紀には売春婦を使った性病実験が多数行われたが、それらの中からこのタイプの実験の典型であるような例を挙げよう。当時、梅毒の治療には主に水銀をもとにした薬が処方されていた。この伝統的な治療法に疑問を持った医者たちは、売春婦を使った比較対照実験を考案した。しかし、売春婦は難しい患者だった。パラン・デュシャトレは、病院に収容されている売春婦の不服従について嘆息している。「大人しく服従する代わりに、これらの女たちはいつも不満だらけで、ひそひそと話をし、お互いに批判をし、時には正面切った反抗を試みる者もある」[7]。売春婦収容に特化された医療施設が必要だ、とパラン・デュシャトレは提唱する。そしてその監督は、警視庁の医者に任されるべきだと。「一般の患者と売春を職業としていた患者を区別することは、当事者にとって有益なだけではない。医学にとってもそうである。なぜなら、二グループの間でさまざまな治療法の奏功性について、比較検討ができるからである。収容された売春婦は、常に事務局の直接監督下に置かれており、その行動は逐一チェックされている。よって、薬物試験や医学実験の簡便さという視点に鑑みて、好きなときに外出できる一般患者に比べて格段の利点を備えており、医者にとっては千載一遇のチャンスである」[8]。

一八二八年、こうした医者の嘆願に対して、警視庁総監は病院行政の事務局に向けて賛同の意を表明する詳細な手紙を返した。「手紙には、警視総監が要求する実験が、現在必要になっていることが仄めかされていた。また、それら実験は一般人に行っても確実な結果をもたらさないこと、なぜなら病気が治ればいなくなるような患者では、実験後の観察はおぼつかないからだということ。そして、唯一実験後の監視が可能な患者は売春婦だけであるということが述べられていた。病院に収容されている売春婦は病院事務局の直接かつ持続的な監視下にあり、それゆえに医者が望むどのような治療にもその身を供することができる存在である、そして、退院後も引き続き、医者はその衛生状態を好きなだけ長く、望む頻度で検査することができる」[9]。病院事務局は、警視総監の実験施行の要望を聞き届ける返事を返した。その返事には、「警察の要望は博愛主義的目的にかなっている」[10]とあり、ミディ病院は警察の望み通りに対処するであろうとあった。

パラン・デュシャトレが語ったところによると、実験は次のように実行された。「実験は、一八二九年一〇月一三日に開始された。売春婦たちが続々と到着した。彼女たちは二つのグループに分けられた。水銀薬によって治療されるべきグループと、薬効ゼロの茶を処方されるグループである。すべてはうまく行ったが、途中で一度だけ、予測しなかった事態が起こって実験の流れを乱した。水銀治療を受けていた売春婦たちが、水銀なしで治療されているグループのことを聞いて、薬を拒むようになったことである。このとき、正真正銘の反乱が病院内に起こった。ただの色つき湯を与えられていた女たちも、不愉快な水銀薬を処方されていた女たちのために反抗の気配を見せた。このような状況において、厳格な対処が求められていたため、我々はその旨警視庁に知らせて、許可をもらった」[11]。一方、医療施設長は別の解決法を見つけた。「薬剤師と相談の上で我々は次の決定に達した。茶を与えられている女たちには、今後スミレの浸出液に無害な薬品を加えて水銀溶液に外見も味もある程度似たものとした飲料を与え、別グループの女たちとの間に治療上の差別がないと思わせることである。外見はどうあれ、二つのグループの受けている処置は、これ以上はないほどに異なっている。こうして実験は続けられた」[12]。

ここに現れているのは、患者の統制・支配・強制的隷属という手段であり、この手段が実験環境を監視下に置く立派な方法の一つとみなされていたということである。実験すべき人体を探している医者は、まず病院などに収容されている患者を選ぶ。そうした患者は常に監視することができるからだ。確かに、実験科学という知的領域と矯正施設の体制との親近性は明らかである。

実験に使う人体の選択論理には社会的な支配の形式が反映されている。ジェンダーによる非対称の支配と被支配の関係に鑑みれば、医者は男女に対して同じ態度で実験を行うわけにいかないのだ。たとえば梅毒実験について言うなら、同じように厳密な監督下にある男の患者の観察も不可欠なことではあった。しかし、ヴィダルがこぼしているように、「病院に厳しく監督されている女の患者を訪問することが難しいなら、訪問すら許されない男の患者についてはどうすればいいのか。唯一の例外は軍隊である。軍隊では規律と服従の原則が行き届いているので、男たちの病気を監視し、治療を行うことができる」[13]。男の患者を使うときの最大の問題は、彼らが医者の言うことをきかないということであった。つまり、自由な行動が許されている人間は実験台には適していなかった。

当時の哲学的・制度的な風土において、患者側の承諾は医学実験の合法性の指標とはなり得なかった。ゆえに、患者を説得することができない場合には、強制力を行使した。強制が反抗に遭った場合には、患者をだます策略を講じた。承諾が指標として求められていなかっただけではない。医者は全力を挙げて患者をだまそうとした。

これ以外にも多くの例を挙げることはできる。そうした文書を読めば、実験者にとっての最重要課題が患者から承諾を得ることではなかったことが分かる。大事だったのは、むしろ、いかにして力によって患者を服従させ、策略によって逃げられないようにするかにあったのだ。

慈善に対する自律の図式（医療パターナリズム）

クロード・ベルナールもまた、実験者が遵守すべき道徳的規則を記した長いページを残したが、その中に承認概念は見当たらない。「人体実験は許される。しかしそれには条件がある。まず、懸案の実験が目の前の患者の治癒を早める、あるいは治癒を可能にするなど、患者にとって有益な場合は実験はむしろ医者の義務である。つまり、医師や外科医が準拠すべき医療上の道義の真髄は以下の通りである。実験台となる患者に少しでも害を与えることが危惧される実験は、それが科学に利をもたらすものであったとしても、つまり当該患者以外の人類に利をもたらすものであったとしても、行ってはならない[14]」。実験が通常治療の一環に組み込まれ、臨床観察の一部をなすものと考えられるとすれば、その実行には誰の承諾も必要ない。治療を願った段階で、患者は自動的に治療に含まれる実験の対象となるのである。しかし、ベルナールの引用に見られるように、医師は治療的実験を行うときの条件について考察していた。実験者は、何よりもまず治療者として、どこまで実験の自由の限界を広げていいだろうかという問いに対し、ベルナールは実験対象である患者の意志を考慮する条件を設けてもよかっただろう。しかし、そうはならなかった。実験の限界を定めるのは患者にもたらされる実験の利益という客観的指標であり、その利益の評価は医者に任されていた。患者の意志の表明は実験に何の限度も設けなかった。このような関係において、患者の承諾は完全に取るに足らない要素であった。だからクロード・ベルナールは、実験台の患者が知らないままに行われる実験に道義上の問題を認めなかったのである。

　このように、人体実験の合法性を問う重要な歴史的文献において、承諾の概念は存在しない。これら医者の誰一人、「人体実験が許される条件は何か」と考究しながらも、「患者の承諾」という条件については思いいたらなかった。

　伝統的に医者と患者の間には保護者と被保護者の関係があったが、そうした関係性においても、医者には患者に真実を述べる義務も、治療内容を正しく伝える義務もなかった。患者から承諾をとりつける義務などはさらになかった。医者の道義は患者のためになる行動をすることに限られていた。その唯一の原則は、患者の自律した意志以上に重要な、患者にとっての客観的利益を損なわないことだった。この時代の患者の承諾という概念の不在は、医者と患者の間にあったパターナリスティックな関係と深く絡んでいる。[15]

二重に不備な概念

　科学主義的言説は、医者の権威を削減するような結果をもたらしかねない「患者の承諾《コンセント》」概念を斥けた。それは十分理解できることである。しかし、患者を医療過誤や医者の行き過ぎた研究方法から守ると宣言する人々の筆による文章にも、この概念が見当たらないということはかなり不思議である。患者擁護を目的としていた人々すらも、コンセントの概念を明瞭な形では使っていないのだ。

　一九世紀における人体実験に関わる倫理的言説が「啓発された承諾《インフォームド・コンセント》」という概念を二重の意味で辺

縁においやったとすれば、その理由はまた別のものである。クリスチアン・ボナが言うように、かつての人体実験に関わる承諾の機能はおそらく二つあった。「自由意志に基づき、十分に説明を受けた上で与えられる承諾は、患者を守ると同時に、法の前で医者の安全も守る」[16]。この二番目の解釈に従えば、患者から承諾をとりつけることは医者の責任を軽減することになる。

しかるに、この二つの視点から見て、一九世紀の承諾概念は同じく不完全な状態にある。医学実験者の行き過ぎから患者を守る概念として不完全であるならば、医学実験者を医療訴訟から守る概念としても不完全だ。利害がさまざまに交錯するなか、この概念は結局誰にとってもその目的の達成を助けるものではないというコンセンサスが生まれた。

実験台となった患者が事前に承諾を与えていたからと言って、医者がその行為の結果に対する民事的・刑事的責任から免れることはない。もっとはっきり言えば、患者の承諾は医者の尻拭いをしない。「手術や施療が不運な結果を併発した場合、あるいは医者が過誤を犯した場合に一切の補填の要求しないという患者の誓約文書、つまり医療への承諾は、法的に何らの実効性も持たない。古い法解釈によれば、被害があった段階で、過りを犯した者の責任を免除すべく定めた契約は、すべて失効する」[17]。

もう一つ明言すべきことは、自由意志に基づき、十分に説明を受けた承諾を、実験を実行するための必要条件として提示することは、その時点ですでに実験台になり得る人間から多くの種類の人々を排除してしまうことになったはずだ、ということである。法的責任能力がないとみなされた人々は、承諾を与える資格もないものとされたであろう。それらの人々には、年齢的な無責任状態にある者（子ども、あるいは未成年者）もいれば、彼ら自身の能力的問題によって無責任状態にある者（精神病者）、あるいは社会的立場が自律した意志の表明を許さない者（たとえば囚人には、自由意志が認められたのだろうか）がいた。換言すれば、患者の自由意志と知的・社会的責任能力に基づく承諾を実験の条件として認めるならば、「弱者」と呼ばれるこれら多くの人々を実験台の候補からはずしてしまうことになる。しかるに、これらの人々を排除することは実験者にとって有りがたい話ではなかった。歴史的にも、こうした人々こそが実験台として役にたってきたのだから。

本章の冒頭に挙げた対話は、一九世紀の医学実験者の立場を見事に凝縮したものだと思われる。対話主体は、当時最大の梅毒の専門家の二人、リコールとオージアス・チュレンヌである。彼らは梅毒の人体実験の方法について話し合っている。オージアス・チュレンヌは、売春婦を対象とした梅毒実験の許可を申請している立場にあり、リコールは彼の申請を検分する審査委員会のトップである。リコールの「実験のために売春婦の承諾を得る必要はあるか」という問いに対するオージアス・チュレンヌの答えは、この時代の医学実験者の矛盾をあらわにしている。「自由意志で承諾し、かつ私の意志に完全に服従する患者」が見つかるならばその承諾も実験の条件として考慮することはできる、と彼は言うのである[18]。「自由意志で承諾し、かつ医者の意志に完全に服従する患者」とは、普通考えも及ばない組み合わせである。実験者は、それが絶対に撤回されないものである限りにおいてのみ、患者の承諾を受け入れることができる。実験者の意志の影響のもとにある患者にのみ、その意志は認められる。つまり、実験の制限的指標としての「自由意志に基づく患者の承諾」は、それが患者自身から自由を奪うものである限りにおいて、実験者にとって受け入れ可能なものとなるのである。

医者の保身を第一に考える以上のような立場とはまったく別の理由から、同じく患者の承諾を中心的な問題とみなすことを拒む二番目の立場がある。この二番目の立場を取る人々は、患者を医学実験の行き過ぎから守ることに腐心している。彼らもまた、患者の承諾は実験の必要条件であっても十分条件ではないと考える。ともあれ、これらの文章を残した医者たちは、医学実験を行うときの条件について倫理的な言説を作り上げるにあたって、患者の承諾を評価基準の中心に置くこともなく、論理の縦糸とすることもなかった。患者と医療機関との力関係を見れば、患者の承諾が患者を保護する力などあまりに弱く、表面的なものと思われたのである。

一九〇二年に刊行されたアルベルト・モル著『医療倫理』において、この考えははっきり現れている。[19]モルは自問する。世の医者たちは、危険な実験を人間相手に行うに当たって、実験台となる患者から事前に承諾をとりつけておけば、後で罪に問われることはないと考えているが、そんな承諾に何の価値があるだろうか、と。承諾自体が無意味であるのみならず、それが患者の自由意志によるものであることからして疑わしい。「入院患者が病院の医者、特に臨床課長に抱く畏敬の念を考慮すれば、彼らの承諾が、実験を断ったら院内で睨まれるのではないかというおそれから発せられたものであることは明らかだ。そのようなおそれに根拠があるかないかは別として」[20]。それよりもまず、懸案となっている承諾を得るために患者に提供された情報がいかなるものだったか、また、それら情報がどのような話し方で提示されたのか、という問題が残る。アルベルト・モルは続ける。「もしも、次の言い方で実験の申し出がなされていたならば、患者たちの多くが承知しなかったのではないだろうか。『我々医師は、あなたの体を使って、研究に必要な実験を行いたいと想っている。実験によって身体に生じる結果や副作用など、今のところ一切分かっていない。何も分かっていないというまさにその理由で、実験が必要なのだ。この実験によってあなたが死亡しないということ、あるいは持続的な後遺症に悩むことがないということ、そうしたことの確証はまったく与えられない。少なくとも、手術による一時的な傷痕には、少しの間苦しまれるだろう』。このような警告を聞いて、どれだけの患者たちが実験されることを承知しただろうか。入院患者のほとんどが無学で、医者に承諾を与えるということで何が起こるかを予測することができない人々である。よって、少数の、学があって判断力を備えた患者から得た承諾のみが、医者にとってある程度有用な実験の正当性の証左とみなされる」[21]。危険な実験を正当化するためには、患者の承諾だけでは足りない。口先の承諾以上に、当該患者が、予定されている実験から予測される結果や、望ましからぬ副作用などに対するある程度明瞭な展望を抱くことができる能力を備えていなければならないのである。

続いてモルは、一九〇〇年に発布された人体実験に関連する法規政令を解釈してこう言う。このテキストは、当該医療実践の条件として患者の承諾を課した史上初めての法律の一つ、あるいは初めての法律である。モルの懸念は、病院や医療機関の権威者が、患者の承諾を得るに当たって、実験の状況を正しく描き出したかどうかという点にかかっている。この政令が認めているものは、患者の承諾を得た治験のみである。しかし、一見善意に見えるこの規制も患者の安全を保証するには不十分である、とモルは言う。より安全性を高めるためには、政令に「患者個人の利益となる実験」のみが許されるべしという条項を加えなければならない、と。

モルは、ここで検討している著書の前に、すでに「自由意志に基づく承諾」という表現を批判した記事を書いていた。この記事は、この表現が聞かれるところ、ほとんどの場合において、医療機関の権威者たちによる権威濫用が見られることを明らかにしている。モルは、当時の医者が「患者の自由意志に基づく承諾」と呼んでいたものを明らかにするために、次の例を挙げる。一八八四年、アーニングによってハワイで行われた実験の例である。アーニングはある死刑囚に、処刑かハンセン病の実験台になるか、どちらかを選ぶように迫った。実験とはハンセン病の菌を顔面に植え付けるというものだった。モルはこの例について、こう述べる。「この実験例で死刑囚が医者に承諾を与えざるを得なかった状況は、まるで長旅の途中で強盗の群れに囲まれた旅人が、命か財布のどちらを取るかと迫られている状況に等しい[22]」。

モルの比較の正しさは、その半世紀前のトルソーの著『オテル・デュー病院における臨床』が証明している。トルソーは、そもそもオテル・デューの患者たちは承諾を云々する立場にはなかったと言う。「病院行政の言うことを聞かなければ病院から追放され、身を寄せるところも援助も失ってしまう、というおそれの中で、ただ服従に徹している患者ばかりがいるところで[23]」、院内での実験への興味を抑えきれない医者たちは、どれほど罪深い存在であることか。

換言すれば、権威主義的な支配と従属の関係が構造的に成立している世界において、患者の自由意志に基づく承諾などという項目を掲げたところで、それは患者にとって何の安全の保証ともならず、医者の道徳的保証としてもあまりにお粗末なものであった。

一九世紀、実験を行うときの医者の倫理的規制について議論していた人々の間には多くの賛否両論があったが、それでも、医者と患者の間の序列が成立している臨床実験の枠内では患者の承諾にまったく意味がないと考える点では、彼らの意見は一致していたように思われる。ネセルという実験者は何人もの患者に梅毒実験を行ったことで起訴されていたが、もしも彼が患者から形式的に承諾を取り付けたと弁明したところで、果たしてそれが訴訟において斟酌されたであろうか。ネセルがこの種の証拠の提出を拒否したということは、むしろその正直さのあらわれとみるべきではないだろうか。なぜなら、この時代、紙切れに過ぎない患者からの承諾証明など、どの勤務医にとってもそれほど簡単に手に入るものはなかったからだ。[24] そう、あまりにも簡単に手に入る証明書など、ネセルには何の価値もあるものに思われなかった。医学実験を法律と規制によって厳密に管理された行程にしたいと考えていた人々ですらも、承諾という指標を審査の基準に組み入れはしなかった。

医者への従属を強いられ、院内では絶対弱者の立場にある患者の選択と自律は、大きな制限を受けていた。このような状況において、制度側が患者の自由意志に従ってその権力の限界を自ら狭めるということに何の保証があったであろうか。承諾を与えないという選択は、患者にはほとんどなかったのだから。「これは私が選んだこと」とは現代人がよく使う表現だが、自分が選んだことではないことを選んだと言わざるを得ないとすれば、この言葉は別の意味を持つだろう。構造的に医者が患者に強制できる関係性を考慮に入れれば、患者の自由意志など、実験医学者の権力の行使を阻む何の障壁にもならない。

社会的拘束と医者が患者を支配する関係を意図的に無視した上で、社会集団の慣習的制限や法的枠組みよりも患者の自由意志の方が実験の認可において重要な条件であったなどと主張することは、逆説的に、当時の医者の支配の強さを証明することに他ならない。承諾の原則を必要としたのは医者の方である。承諾原則とは、自由意志を十全に保持し、あますことなく実験についての説明を受けた患者が、目に見える脅しによってでも、拘束によってでもなく、自ら承諾を与えるということであり、これはいかなる道徳的クレームも却下する力を持つ。そのような文脈において、個人に提案され得る選択を集団によって規制すべしという勧告はすべて、個人の自由の侵害であると非難されることになる。この歪んだ理屈からすれば、承諾に傾く心は不当な枷をはめられてはならないのである。

しかし、むしろここでは答えから問いの方へ、つまり答えとしての承諾から承諾の提示の意図の方へ注意を向けるべきではないだろうか。そして、承諾という選択肢が提示されたとき、むしろ選ぶことを許されなかった選択肢がなかったかを考えるべきではないだろうか。カンギレームが言ったように、「患者の承諾のあり方と医者の研究者側からの実験参加の示唆のやり方を同時に評価し、批判の対象とし得るケース」[25]がどれほどあったかを考察すべきではないだろうか。承諾が隠すものを探り出すためには、個人意志による承諾の義務について考究するだけでは十分ではない。自由意志を尊重する医療倫理だけでは説明はつかない。まず、集団的（政治的）な制限をもって、承諾の内容を定めなければならない。つまり、社会にとって個人の承諾に帰することが正当であるような対象を定めなければならない。そうした制限なくしては、個人の自由意志による選択を条件にすること自体が自由意志の存在を危うくする結果になりかねない。

承諾概念の浮上

承諾という概念が浮上したのは一九世紀後半のことである。承諾はその後次第に、医学における人体実験に関わる倫理の鍵概念となった。どのような道筋をたどって、患者の承諾が実験の合法性の条件となったのだろうか。なぜ、承諾が実験行程の中心に据えられるにいたったのだろうか。

スキャンダルと訴訟

最初の人体事件に関する法規制が生まれたのはドイツである。性病発症を調べるための実験が大きなスキャンダルを呼んだことの結果であった。同時に実験医学の倫理的基盤についての哲学的談義が持ち上がったが、そのとき発表された論文の中でもアルベルト・モルのものが際立って明快である。

人体実験に関する倫理的・法的規制を問う意識は、試験についての議論の中からではなく、病理実験についての公開議論の中から生まれたのだが、それは決して無意味なことではない。病理実験はさまざまなスキャンダルを巻き起こし、裁判所と一九世紀末に生まれつつあった「世論」の注意を惹くところとなっていた。スキャンダルを巻き起こした実験の特徴を検討してみれば、なぜ承諾という概念に医者たちが固着したかという疑問が解けるように思われる。二種類の特徴がある。まず、それらの実験のほとんどが未成年、つまり法的に承諾を与える力のないカテゴリーの人間を対象としたものであったということ。次に、それらの実験すべてが、対象患者の病に対しての一切の治療的意図を含まないものであったことである。換言すれば、病理実験において、実験に供される患者はすでに患者ではない。治療的試験の場合、その対象となることを受諾した患者は治療に含まれる研究という未知の部分を受け入れる無言の制約をしたとも言えよう。しかし、病理実験にそうした治療の意図すらないのである。実験と治療をつなぐ糸は断たれている。実験台の承諾が必要となるのはそのようなときなのである。治験においては実験の延長線上に治療という目的があるという名目があるために、患者はリスクも含めた実験行為すべてに承諾を与えるという一般的な認識がある。そうした認識は治療という要素を含まない人体実験において、齟齬をきたす。病理実験において承諾という概念が前面に押し出されたのはそのためだったのである。病理実験における医者の行為には、治療という当然の含意を期待することはできない。そうした行為の合法性が問われるのは当然である。医者が行うことが治療でないならば、それはいったい何なのか、と。こうした瞬間を皮切りに、人体実験の法的・政治的な問題としての側面が露呈し始める。こうした瞬間を境にして、直接的な治療行為と切り離された病理実験が司法の領域に取り込まれる。こうした瞬間をきっかけにして、患者の承諾は医療倫理に関する議論の中心となるのである。

フランスで実験台患者の承諾問題が浮上したのは、すでに見た通り、リヨンでの非治療的人体実験に関する一八五九年の訴訟をきっかけとしてのことであった。弁護士の意見書は「起訴対象となっている被告たちの行為はそもそも違法であったが、それが自由意志による承諾の能力をまだ持たない子ども、しかも公的な慈善の主体としての医者に任された寄る辺ない子どもに対して行われたという点で、さらに許すべからざるものとなった[26]」と断罪した。帝国選任弁護人が読み上げた陳情書には、二つの種類の人体実験を区別する由が述べられていた。治療を目的とする実験と「科学的実験」の二つである。「決して害をなしてはならない」という医学の大原則を適用するに当たって、科学的実験についてのみ、実験患者の承諾という条件が追加されるのである。

一八七四年の『新版実用医学・外科学事典』で、ジャクーはこう書いている。「科学研究に患者を参加させるに当たっては、その患者が実験に伴う危険をよく知っていること、あるいは適切な説明を受けていること、そして自発的な参加の意志を見せていることが必要である」[27]と。これ以後、患者の承諾のない試験は行えなくなった。しかし、この条件もジャクーによれば治療目的の実験に限られている。ということは、健康な人間を使った実験は最初から考慮に含まれていない。二〇世紀初頭、ボングランからこの点についての質問を受けた法律家は次のように答えている。「法律的観点から言えば、危険な実験を患者の承諾なしに行うことは非常に困難です（それが卑シイ魂であっても）。そうした実験は、実験台となる患者にとって最終的に治療的な効用を発揮するものであるか、あるいはその場のみであれ、益をなすものでなければなりません。ただ、その患者が自由意志による承諾を与えたとなれば、物事は大きく様相を変えるでしょう」[28]。

二〇世紀初頭において、承諾なしの実験は法的に断罪されるべき他者の身体への毀損行為となっていた。[29]

ボングラン、あるいは実験の契約化

人体実験に関する法制度や規制がむしろ不足していたフランスにおいては、医者たちは次の選択の前に立たされた。まず、幸運な実験の機会を得るために、医療機関の寛大な目こぼしを乞うという選択があった。[30]次に、医者と実験台となる患者が法の糾弾から互いを守る対策として、両者の関係性の公式の確認を残しておくという選択もあった。

一九〇六年、ボングラン博士は『科学雑誌』上に「実験病理学おける人体実験の価値」についての短い論考を発表した。ボングランはまず次の確認から論を始める。「人間を使った実験は現実に存在する。これまで、人体実験による解明を必要としなかったただ一つの感染症もないのである。感染症の病因に関する疑問のうち、たった一つの疑問に限定したところで、我々は比較的容易に、これまで懸案の疾患に罹患したことのない多くの人間を使った、六〇〇ケース以上の病原体接種のデータを含む一二〇サイクル以上の実験データを得ることができた[31]」。そして、ボングランはウィリアム・ウォラスの梅毒実験および、一九〇〇年にアメリカの医師団がキューバで行った黄熱病の集団実験を証左に引くのである。[32]

ボングランはこう言う。「一切の治療的性格を有しない上に実験台にとって危険ですらあるような人体実験は、もちろん不道徳きわまりないものと映っても致し方ない。無意味な言葉を弄するのはやめよう。そうした実験は集団的利益と科学に捧げられた個人の命の乱暴な犠牲なのである[33]」。しかしながら、「もしも実験台である患者が、実験内容をよく理解した上で、奉仕の精神あるいは何らかの報酬と引き換えに自ら進んで体を投げ出したとすれば、そうした実験も受け入れられるものとして映らないだろうか[34]」、とボングランは続ける。それゆえに、黄熱病研究のためにキューバに赴いたアメリカの医師団にとって、「やや報奨金をつり上げただけで、もともとあらゆる危険を冒すことを生業としていた者たちから必要以上の参加者を得ることができたのである」[35]、と彼は駄目押しをする。

ここで、アメリカ医師団による黄熱病の感染媒介の調査という医学史のエピソードを振り返ってみよう。この事件こそが、「実験者と実験台の関係の契約化」というボングランの企図に最初のヒントを与えたのであるから。医師団派遣の目的は、黄熱病の感染物質を運ぶ要素の同定であった。最初は蚊が怪しいと考えられていた。実験病理学の要請に照らしてその仮定を確かめるには、健康体の人間を使った実験が必要であった。具体的にどのような実験が行われたのだろうか。それは数人の人々を一室に閉じ込め、その中にすでに感染者を刺したことのある蚊を何匹も放つというものであった。もし部屋にいる健康な男女が黄熱病を発症したとすれば、仮定通り蚊が感染の媒介を果たしたということになるのだった。リードはこの実験を、まず調査団の医師たちから始め、次に軍隊の兵士たちを使って、最後にスペイン系移民の労働者を使って行った。リードがこの移民労働者たちに署名させた書類が残っているが、それこそ史上初めて明白な意図のもとに交わされた「実験契約」文書である。そこには、次のように患者の承諾の状況が明記されている。「以下に署名した者は、もしもこの実験が黄熱病の発症を招いたときにはその命にも危険が及ぶであろうということを明瞭に理解している。いずれにせよ彼がキューバにとどまる限り、黄熱病の危険からは免れ得ないという事実を考慮した上で、また実験に参加することで最良の医療介護を受けることができると納得した上で、自分の意志でこの実験に参加することを決意したのである」[36]。ボランティアは署名ごとに一〇〇ドルの金を受け取った。実験のせいで病気を発症した者たちの支払いにはさらに一〇〇ドルが追加された。

個人の命と引き換えに集団の益を図るということは、確かに不道徳である。とは言え、実験を避けて通ることはできなかった。医学的要請と倫理の間の緊張が高まると同時に、実験回数も増えた。実験はいずれにせよ行われるのだから、禁止するよりもその条件を規定する方が理にかなっていた。よって、「道徳的観点からの人体実験の衝撃を和らげるために、実験者と実験台となる患者はどのような条件を満足させるべきか[37]」ということが問われたのである。ボングランは、「実験者が義務的に実験台との間に契約を結ぶ」ことが解決をもたらすと考えた。しかし、ボングランにとって嘆かわしいことに、世の中の常識はまだその段階まで進んでいなかった。当時、人体実験は多くの場合、病院内で実行されたのだが、その環境たるや、ボングランの目にはひどいものに映った。彼の記述によれば、病院内実験は次のようなものであった。「ある種の医科長にとって、その監督下に置かれた病棟は単なる実験と研究の場所に過ぎず、入院患者たちは好きなだけ切り刻むことのできる配下に過ぎない[38]」。このような状況は黙認しておくわけにはいかない、とボングランは言う。一人の人間である実験台を「その意識的な承諾もなしに[39]」利用し続けることは許されない、と。ボングランの結論は次の通りである。「今後、あらゆる実験報告には患者が承諾を与えた由の記載が必ず含まれるべきであり、必要とあらばその事実を証明する契約書も添付しなければならない[40]」。

そうした契約には報償が伴ったであろうことは想像できる。ここで、モルモットの仕事は有償の労働となったのである。誰かに対して、その健康や命を危険にさらす仕事と引き換えに金銭を支払うということは、そもそもが不道徳なことである。しかし、それは「身体の危険を伴う職種」がその危険性ゆえに高い報償を与えられることと同じではないか、とボングランは弁明する。たとえばペンキ屋の仕事には、大気に放出された化学物質を吸い込む危険が常につきまとう。では、医者の監督のもとで実験に参加することで賃金収入を得ている人間には、なぜ職業上の危険を冒すことが認められないのか。ボングランの弁明は実に巧妙にできていて、反駁は不可能に思われる。「我々は、他の人々に危険を冒させることで自分の身の安全を守る権利を認められている。たとえば、人間の体にとって危険な仕事を職業とする人がいる。マッチ工場の労働者はいつ燐による骨の壊死を蒙るか知れず、ペンキ屋は鉛白中毒の危険に常にさらされている。人体実験を危険ゆえに許さないということは、ある種の職業においては日常のことであるこうした現象に対して対価を払い、医学という最も人類にとって有用な科学の研究において活用することを禁じているようなものである。しかも、医学実験がもたらす危険は、しばしば多くの職業的な危険よりもはるかに軽度であるにも関わらず」[41]。我々は、ある種の職業に健康被害がつきものであることを批判することなく受け入れている。ならば、実験契約の効力のもとに健康体の人々を病理実験の危険にさらすことについても批判なく受け入れることこそ、論理的に一貫した態度と呼べるのではないか。他方、逆もまた真なりである。つまり、職業的な危険を批判する態度は、そのまま危険な人体実験に人々をさらすことの批判につながる、と[42]。

ボングランは、法的・倫理的な土俵において、人体実験を労使間の契約によって確立される労働の枠内に統合しようとしたのである。そうした企図のもと、人体実験は実験台の自由意志による承諾のみを唯一の条件として合法化され得るものとなったのである。懸案の自由意志が明らかな教唆のもとにあったとしても、確かな意志の奪取が認められたとしても、もしも目の前で当人が緊縛されたとしても、これ以外の条件はあり得なかったのである。人間主体が実験対象となるには、そこに自由意志による選択がなければならなかった。

何かが変わりつつあった。リヨンの訴訟事件では、帝国弁護士の陳述書は承諾を患者の保護措置とみなしていた。それが、ボングランの計画においては実験台を募るための口実となった。募集の対価は承諾のみならず、実験がもたらすリスクに応じた実質的な報償であった[43]。

実験のための人体を獲得する技術には、実験台とする他者を脱主体化し、その者が自らに対して保持する自己保存の権利を剝奪するというものがある(「お前の体はすでにお前に属していないのだから、私はそれを好きにする権利がある」という理屈)。また、それとは完全に対照的なものとして、その者が自らの身体に対して保持する私有権を認めることで行う逆説的な獲得の方法もある。つまり、「私はお前の自己決定権を認めよう。お前にその力、身体、生命活動を私に与える十全な権利を与えよう」。これこそボングランが夢見た実験契約の骨子であった。

承諾の難題《アポリア》

人体実験を合法化するに当たって、実験台の承諾を主な基準とすることは、多くの難題を呼ばざるを得なかった。まず議論されたのは、誰が承諾を与える資格があるのか、という問題であった。一九〇六年、ボングランは次のように定めている。「知的能力を完全に備え、承諾を与えることによって起こり得る結果を予測できるだけの年齢に達している人間が与えた承諾でなければ、有効ではない[44]」。つまり、精神病者と未成年者には承諾を与えることはできなかった。

承諾の質を確かめる基準がもう一つあった。それは、「実験台がその身に行われようとしている実験の質とそれによって起こり得る結果のみならず」、「実験者が望むと望まないに関わらず、実験関係におけるその権威的立場が実験台に及ぼす圧力をよく理解する能力を有すること」[45]であった。完璧な認識能力と自由意志に基づく承諾から、たとえば暴力による純粋な強制による承諾という両極端の間で、社会生活はありとあらゆる中間的な状況を提供する。そうした中間的状況を道徳的に把握することは非常に難しい。たとえば、教授や師匠が生徒や弟子から承諾を取り付けたとき、「そこには意図せざる教唆があったとは言えないだろうか[46]」。

　正しく自由意志に基づく承諾とは、そもそも何を指すのか。それは、明らかな強制の有無以前に、十全に機能している自律した意志が実在していることを条件とするものではないだろうか。そうした意志こそが、自己決定能力としての自由を支えるものではないだろうか。そこまで完璧な承諾を見つけ出すことなどほとんど不可能に近い。承諾を与え得るのはただ完全に自由な個人のみである一方、我々の生きる現象界においては絶対的な自己決定能力など存在しないのである。人間の自由意志を自己決定能力としてとらえる限り、承諾の質についての議論は果てしない泥試合となる。この泥試合は、人間の意志の決定論と自由の古く力強い対立の図式を、ほとんど形を変えずに蘇らせるだけのものとなろう。大体、ある哲学カテゴリーが包摂すべき現実に突き当たるとき、避けることのできない困難が生まれる。たとえばこの場合、現実においては連続している現象（実験台となる個人がそれぞれの主観的生活と社会活動において行使する個人としての自律性の異なる度合い）の間に、哲学カテゴリーは意志的分断（自由かそうでないか）を設けるからである。では、自己決定能力による承諾という基準は現実に適用可能な条件としてよりも、むしろ理想的水準とみなすべきであろうか。啓発された個人の自由意志に基づく承諾という要請は、言葉をそのままの意味で取る場合、実現不可能なものである。実現不可能なほど高尚な承諾の定義は、実現不可能であるからこそ、無限に道徳性を高める科学実践の展望を生み出し、実験者にたゆまぬ倫理的な努力を強いるものとなる。ここで、「承諾」の基準には適用領域が二つあると理解しなければならない。もともと「承諾」概念には、否定的な意味と肯定的な意味がある。「弱い」意味と「強い」意味がある。あるいは、日常的用語としての意味と、ほとんど形而上学的な用語としての意味が。これら二つの側面のどちらであるかによって、承諾が適用される領域は二つに分かれた。一方で、承諾は実験台の権利に関わり、他方では科学研究の精神的な面、すなわち科学者の道徳に関わっていた。

もう一つ、中心的な問題があった。それは何に承諾を与えるかという問題であった。どんなリスクに対して承諾を与えるのか、またそのリスクを評価するのは誰か、という問題であった。医者は患者に対して、取ると決めた措置がもたらす偶発事についてのみならず、さまざまな意見に鑑みたときにあり得ると考えられるリスクの大きさと確率についてきちんと教えなければならない。問題は、リスク評価は常に不安定なものだということである。残念ながら、どのようなリスクがどれほど存在するかは、実験を行うことによってしか確かめられないのである。実験的な企て特有の合意の難しさは、患者が何に承諾を与えているのか、自分自身分からないところにある。医者自身が実験結果について無知であるとき、「啓発された承諾《インフォームド・コンセント》」などどうしてあり得ただろうか。もしも、実験目的がまったく不明の状態であったとしても、実験台の意志的な参加は可能であったと主張できるだろうか。

カンギレームは医療倫理の鍵となる承諾概念についての考察の中で、まとめた表現でこれら二つの問題を提示している。「一方ですべての合法的外貌を備えた極端なケースがある。他方、明らかに搾取でしかない別の意味で極端なケースがある。後者においては、社会的な逸脱者、あるいは身体的な劣等者として、立法者から価値を剝奪された人間が実験道具として強制的に動員されている。この二つの極端の間に数限りない中間のケースがある。こうした中間のケースにおいては、リスクがあったとしてもその内容を知ることができないため(実験者自身が一番知り得なかったリスク内容である、なぜならそれゆえに彼は実験しているのだから)、半分治療・半分実験の営為に参加している患者が承諾を与えたか否かという問いに答えることは非常に難しいものとなる[47]」。

難題は承諾の質とその対象を定めることのみにあったのではない。より根本的な意味で、個人の自由という問題を、承諾を行うときの条件としての自由意志という枠に限定し、縮小してしまうことにあったのである。カンギレームが言うように「承諾を与えるということは、他者の主張を自らのものとして引き受けること[48]」であるとすれば、承諾の定義自体が、十全な自己決定能力として考えられた主観的自由と齟齬していると言えないだろうか。なぜなら、こうした主観的自由、つまり実質的な創造性に規範を与えるものとしての自由に鑑みれば、承諾は実験台が実験プロジェクトの全行程に参加する承諾であったはずだからだし、すでに作成された承諾書にサインするだけの受け身の行為ではなかったはずだからだ。

第10章

現象世界の実験領域への変貌

もしも、死に瀕した体に起こっていることで人の目がとらえることができる現象があるならば、そうした現象は実にしばしば医者が偶然手にするところではないだろうか。[1]

ケルスス『医学について』

それは、まさしく「卑シイ魂」を使った人体実験だった。カエルやその他の実験動物を使った生体実験とそっくりだった。[2]

マルクス『資本論』（一八六七年）

開かれたまま動き続けた胃

アレクシ・サン・マルタンの物語

一八二二年六月、カナダ、ヒューロン湖畔のマイキリマキノーで、アレクシ・サン・マルタンという名の若いカナダ人毛皮猟師が、暴発した猟銃の弾を腹部に受けるという事故に遭った。傷は重かった。彼がかつぎこまれた現地の医者ウィリアム・ボーモントはもともと軍医であったが、この患者は救えまいと判断した。しかし、その判断に反してアレクシの傷は徐々に癒えていった。が、その腹に開いた穴は完全にふさがることはなかった。これ以後、アレクシは腹部に大きな瘻孔を抱えたまま一生を過ごすこととなった。彼の腹に空いた孔の向こうには、動く胃壁が見えたのである。アレクシは事故に遭ったとき二八歳だったが、その後ほぼ健康に長寿をまっとうした。掲げた肖像は彼が八一歳のときのものである。

この事件は、もちろんアレクシにとっても人生を揺るがすほどの重大なものであったが、科学史、特に消化器系統の生理学の研究の歴史においては特におろそかにできない意味を持っていた。なぜだろうか。

ボーモントが記録しているように、傷が癒える過程で「あたかも自然の障壁のごとくに、胃に空いた穴の周りには肉芽が形成され、それによって胃の外膜は徐々に胸膜および肋間組織に固く付着した。外から見たとき、胃の孔は脱腸気味の自然の肛門にそっくりであった（直腸がないことを除けば）[4]」。「腹に空いた自然の肛門」という現象を前に、医者は異なる二つの手段を講じた。ボーモントはまず、傷を縫合して孔を塞ごうとした。次には、その穴を実験的な人工肛門にするために洗浄した。医者は作りたい瘻孔《ろうこう》の輪郭に沿って、外科用小ノコギリで仮肋軟骨を切除した。換言すれば、彼は機能する人工器官を外科手術によって作り出したのだった。

図表14　アレクシ・サン・マルタンの肖像[3]

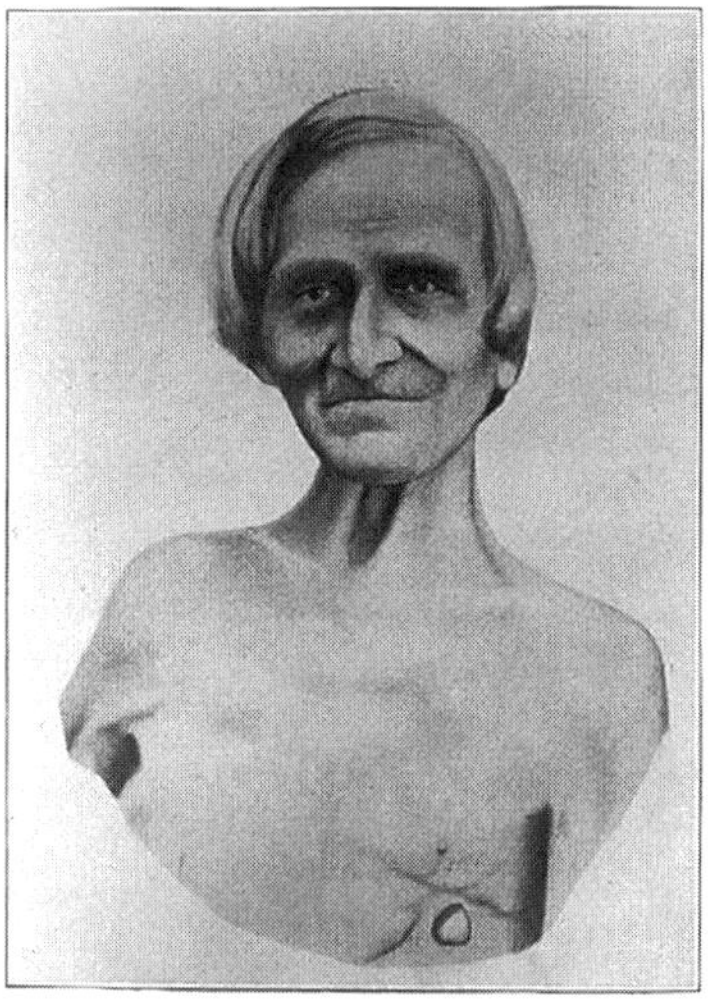

図表15　アレクシ・サン・マルタンの胃の瘻孔[5]

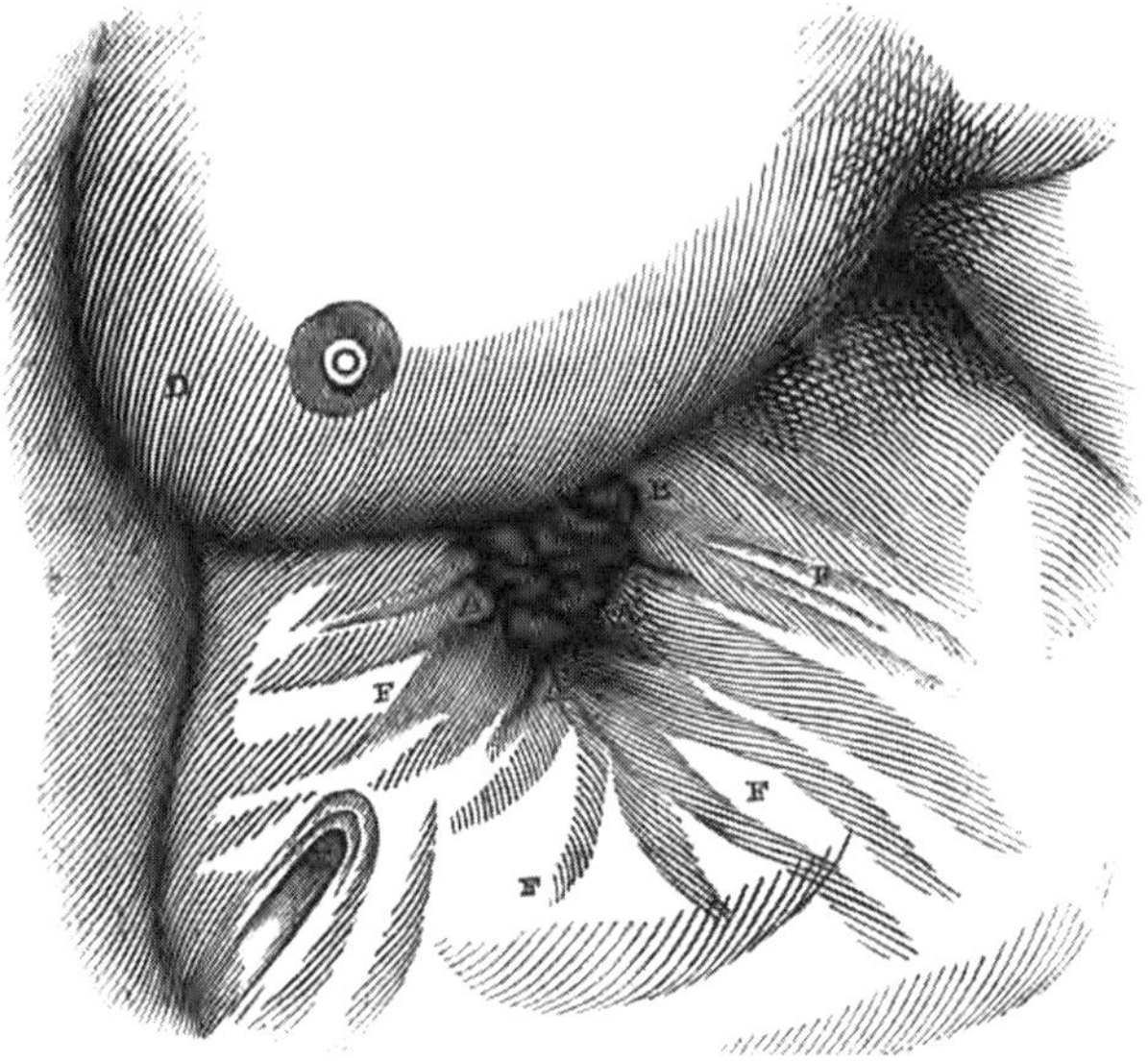

図表16　アレクシ・サン・マルタンの胃の瘻孔。弁が開いたときの様子[6]

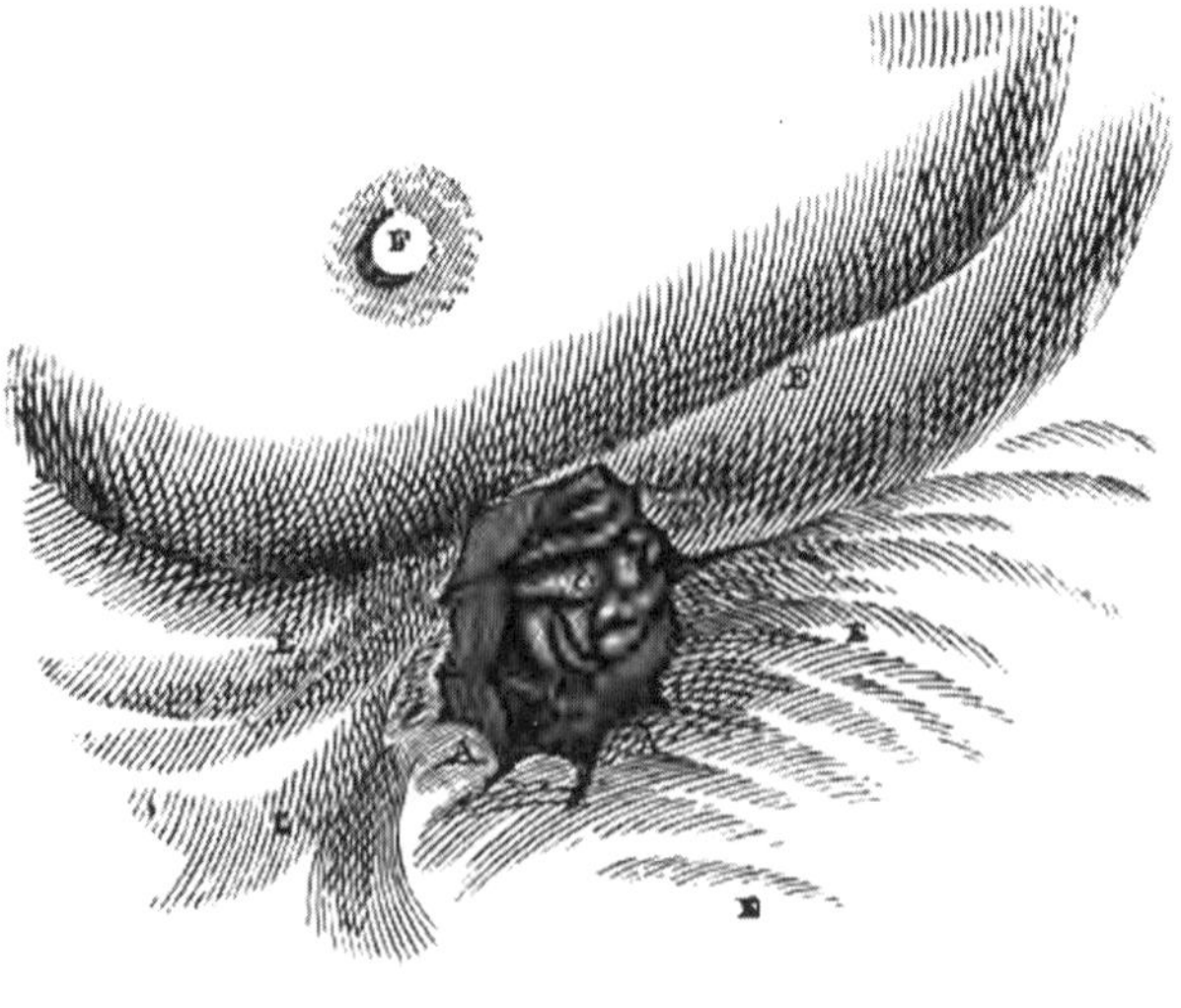

図表15は、手術後のアレクシ・サン・マルタンの腹部を描いたものである。

図版には立っている患者の左胸と脇腹を認めることができる。胃の粘膜が一種の弁を形成して開いた傷口に内側から固着し、開腹部分を塞いでいる。開口部の周囲には、最初の傷が星形に跡を残して癒えているのが見える。その下にあるのが、肋間の軟骨を外科的に切除したことによって作り出された大きな傷跡である。

患者の胃に◆食べ物が差し込まれ、弁が半開きになるたび、医者は胃の中の様子を見ることができた。アレクシの胃を描いた二つ目の画像がその様子をあらわしている。

この画像には、胃の粘膜によって閉ざされた弁が胃の中で下がったときの状態が描かれている。弁の向こう側には、胃の空洞が見える。

このように、ボーモントはしばらくの間、患者の胃に直接食べ物を入れることで栄養補給を行った。そうするうち、医者はアレクシのケースを使った生理学的実験を思いついた。稀な事故の結果を利用して、消化プロセスの解明に役立てようと考えた。アレクシが最初の傷から癒えるとすぐに、ボーモントは彼にその身体を実験に使用させてほしいと申し出た。アレクシは医者の小使いとして雇われたため、その給与と実験台としての謝礼をあわせた金額を受け取った。こうして、アレクシ・サン・マルタンは、生物医科学の歴史上初の、契約と給与を与えられた職業モルモットとなった。実験者である医者と実験台の患者の間には、語り尽くせない変転と軋轢に満ちた関係が生まれた。[7]

◆**患者の胃に……**　この部分はJesse Myer, *Life and letters of Dr. William Beaumont*, Saint-Louis, C. V. Mosby Company, p. 122 を参照して訳した。

アレクシ・サン・マルタンのケースは消化機能解明の歴史において決定的な出来事であった。なぜならこの偶然の出来事は、当時実験生理学の躍進を阻んでいた根本的な認識論的難題に対して、想定外の答えを与えるものだったからである。一九世紀前半、生体内での消化プロセスを理解するには死体解剖だけでは無理だという考え方が医者の間に広まりつつあった。医者は生体解剖によって生体内での消化器官が活動している最中の様子を観察することがどうしても必要だと考えていた。しかし、生体を開いて中を観察することはそれ自体大変な難題だった。なぜなら、解剖のメスを入れた途端、生体内のバランスは崩れ、機能は混乱してしまうからである。解剖学者が生体解剖において観察する機能は、最初から自然な器官の活動とはかけ離れたものであるか、まったく自然には存在しない現象ばかりであった。生体解剖は観察すべき対象を壊してしまうものだった。その難題は周知のところであった。生体機能理解における生体解剖の有効性については、昔から常に賛否両論があった。ケルススはそのことを語っていた。また、一八〇五年にはキュヴィエもこう述べている。生きた有機体は「壊すことなしには解体できない機械」[8]であるゆえに、生体実験は生理学においては無効である、と。人体消化機能の研究では、そうした難題に加えて生きた人間を使った実験ができないという障碍が立ちふさがっていた。

消化プロセスの研究には「生きた人間の実験が完全に不足している」[9]というスパランツァーニの言葉は、このような状況に鑑みて理解されなければならない。消化機能の研究のためには、当時多くの犬を解剖していた。何かを食べさせた後ですぐにその腹を切り開いても、犬ならば司法上の問題にはならなかった。犬の解剖所見からそれとよく似たものと推定して、人間の消化プロセスを推測するという方法しかなかった。直接人間の消化器官を使って生体実験をしたくても、人間の生体解剖は禁止されていた。こうしたことを吟味した後、スパランツァーニは次のように結論した。消化機能に関する実験には「大きく分けて二つのやり方がある。まず、人間の消化液を手に入れ、それによって動物の体内で消化実験を行う方法。次に、さまざまな植物性・動物性の物質でいっぱいにしたチューブを我々自身が呑み込む方法[10]」。最初の方法は簡単である。人間の消化液を手に入れるには、誰かに絶食状態において嘔吐させればいいのである。そうして手に入れた消化液を使って、「人工的消化プロセス」の再現をフラスコ内で行い、どのように「生体機構外で消化液が食物を溶かすか」を観察するのである。第二の方法では、実験者はまず食物を穴の開いた木製のカプセルに詰め、それを人間に食べさせる。消化が終わり、排泄物に混じって出て来たカプセルを調べれば、咀嚼の機械的粉砕効果や有機体内の粉砕効果とは別の純粋な消化液の化学作用による食べ物の変化を調べることができた。両方ともよく考えられた方法ではあったが、生体内における消化プロセスを観察するに当たっては何の役にも立たなかった。

こうした方法的な不備を払い去り、消化機能の実験的研究に新たな可能性を開いたのが、サン・マルタンの腹に偶然形成された瘻孔《ろうこう》であった。瘻孔は新しい器官として、非常に興味深い特徴を備えていた。その中でも、生体機能を壊すことなく体の内部の観察を可能にするという特徴は際立っていた。この瘻孔を通して、観察者は直接胃の内部を覗き込むことができた。科学的観察はサン・マルタンの身体機構にほとんど何の影響も与えなかった。観察の窓自体が患者の体の有機的な一部として、生きて動いていたからである。患者にとって胃の中を観察されることに伴う痛みはほとんどないか、皆無であった。また、観察対象である消化機能自身についても、観察の副作用はほとんどなかった。

こうして、新しい器官は新しい医学研究の道具となった。それは観察のみならず、実験も可能にした。ボーモントはまず、瘻孔部分の外貌を形容して「一種の肛門」と呼んだが、実際彼が目にしていたのは「腹に空いたもう一つの口」であった。と言うのも、医者はこの孔を通して食べ物を直接胃の中に差し込んでいたからであり、実際の口のように唾液を分泌し、噛み砕く歯を持っている場所だったというわけではない。一方、腹の口に唾液や歯がなかったことで、ボーモントは純粋な消化液の作用を確かめることができた。つまり、胃に空いた孔は、胃と胃液の純粋な動きと作用を咀嚼や唾液の効果から分離して観察することを可能にしたのである。つまり、この瘻孔のおかげで、医者は消化プロセスの各段階を実験的に分けて観察することができた。それは実験科学の方法である分析の要請と合致していた。口から入った食べ物は食道を通って胃に運ばれるが、その間さまざまな化学的な変質効果を受けている。実験医学にとっての疑問は、「普通の消化器官を経た食べ物、つまり喉から入り、食道を通り、唾液と接触した食べ物は、直接胃に入った食べ物よりも消化の度合いは高いのかどうか」であった。食べ物の二つの消化状態を比べることは、「唾液が胃の消化作用を助けるかどうかを知る唯一の方法[11]」だった。

こうした疑問にアレクシ・サン・マルタンの胃の孔は答えを与えた。それは新しい器官であり、実験医学に与えられた新しい機能的道具であった。

瘻孔からカニューレへ――偶然の出来事を技術的に再構成すること

サン・マルタンの症例が医学界に衝撃を与えて以来、医者たちは偶然生まれた史上初の瘻孔と同じものを計画的に、実験的に再現しようとした。フランスで初めて犬を使った実験で人工瘻孔を作り出したのは、ブロンドロ医師である。クロード・ベルナールは、ブロンドロの実験を振り返ってこう言う。「ブロンドロ氏は、人間が胃に空いた孔によって死ななかったとすれば、動物の生存能力ははるかに高いに違いないと考えたのですね。だから、消化液を生体から抽出してその成分を調べる実験に犬を使い、瘻孔にも関わらず犬は簡単に死なないことを証明したのです[12]」。

ブロンドロの実験行程には二つの段階があった。第一段階において、彼は犬の腹部を縦に切り開き、胃の位置を切開場所まで下げた上で、胃にメスで孔を開けた。次に、銀糸で孔の周りをかがり、胃の傷口と開腹部分の内側の縁が癒着し、傷が治るに従ってそこに瘻孔が形成されるようにした。続いて、傷口がすっかり癒えた後も瘻孔が塞がることのないように、開口場所にカニューレを挟んで固定した。

クロード・ベルナールは、◆この方法をより簡便化し、完成に近づけた。ベルナールは、〔二四時間絶食状態に置いた後大量に餌を与えることで、その胃を腹部内壁に密着するほどに膨らませた〕犬の腹にカニューレを差し込み〔そのためには、まず胃を破らずに腹部上部を三センチほど切開し、その切開口からカニューレを胃に向けて一気に差し込む必要があった〕、切開された胃が腹部の内壁と瞬時に癒合するよう、カニューレをすかさず締め

◆**ベルナールは……**　ベルナールの実験行程および図版の説明に関しては、『実験生理学講義』第二巻の同実験の記述を参照した上で、本文にいくつかの補足を加えた。Cl. Bernard, *Leçons de physiologie expérimentale appliquée à la médecine*, t. II, Baillière, 1855 ; « Quinzième leçon », p.385-388.

上げた。図版17にあるような金属製のカニューレは、手で閉めて固定する空洞のネジのようなものである。カニューレを固定させるためには手でねじ込む必要があった。そうすれば即座に、かつ恒常的に、胃には有機的に機能する弁が付け加えられるのだった。そこにゴムでできた小さな膀胱のようなものを付け加えることもあった。ゴムの膀胱は消化液を運ぶチューブだった。クロード・ベルナールが残した図版には、彼が消化についての実験のために編み出した装置の断面図がある。そこでは、犬の外皮を通して犬の腹部に差し込まれたカニューレによって、犬の胃が外部と連絡している様子が示されている。

図版17　銀製カニューレ[13]
AB：カニューレ断面。A側とB側に分割され、延長できるようになっている。c：カニューレ両縁。C：カニューレを2つに分割したり締め上げたりするためのネジに嵌まるようになっている突起。D：カニューレに嵌めこむネジの頭を正面から見たところ。E：分割されたカニューレの断端正面全体図

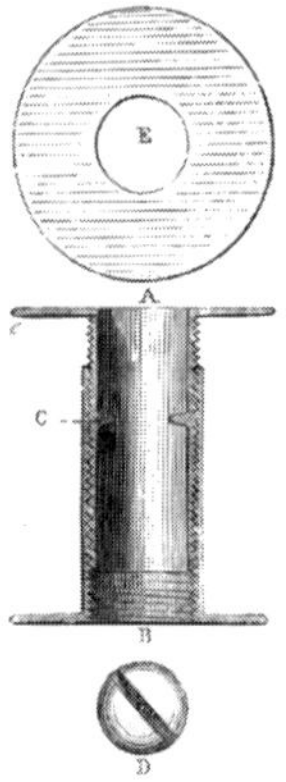

これは、偶然起こった出来事を実験科学が積極的に再現し、画一的行程を作り出し、研究の一般的な道具として確立したことを示す完璧な例である。瘻孔が偶然の現象であったときには、医者は好奇心に突き動かされてそれを観察し、おずおずと消極的な実験を行っていた。しかし、その医者の態度は見る見るうちに瘻孔を再現する積極的な意図に変わっていた。偶然は規範化された手術行程に姿を変えた。そのために考案された道具を備えて。カニューレという小さな道具は、ここで胃瘻そのもの

図表18　カニューレを設置された犬の胃[14]
E：胃。D：十二指腸。M：腹壁の筋肉の断面。O：胃瘻開口部。

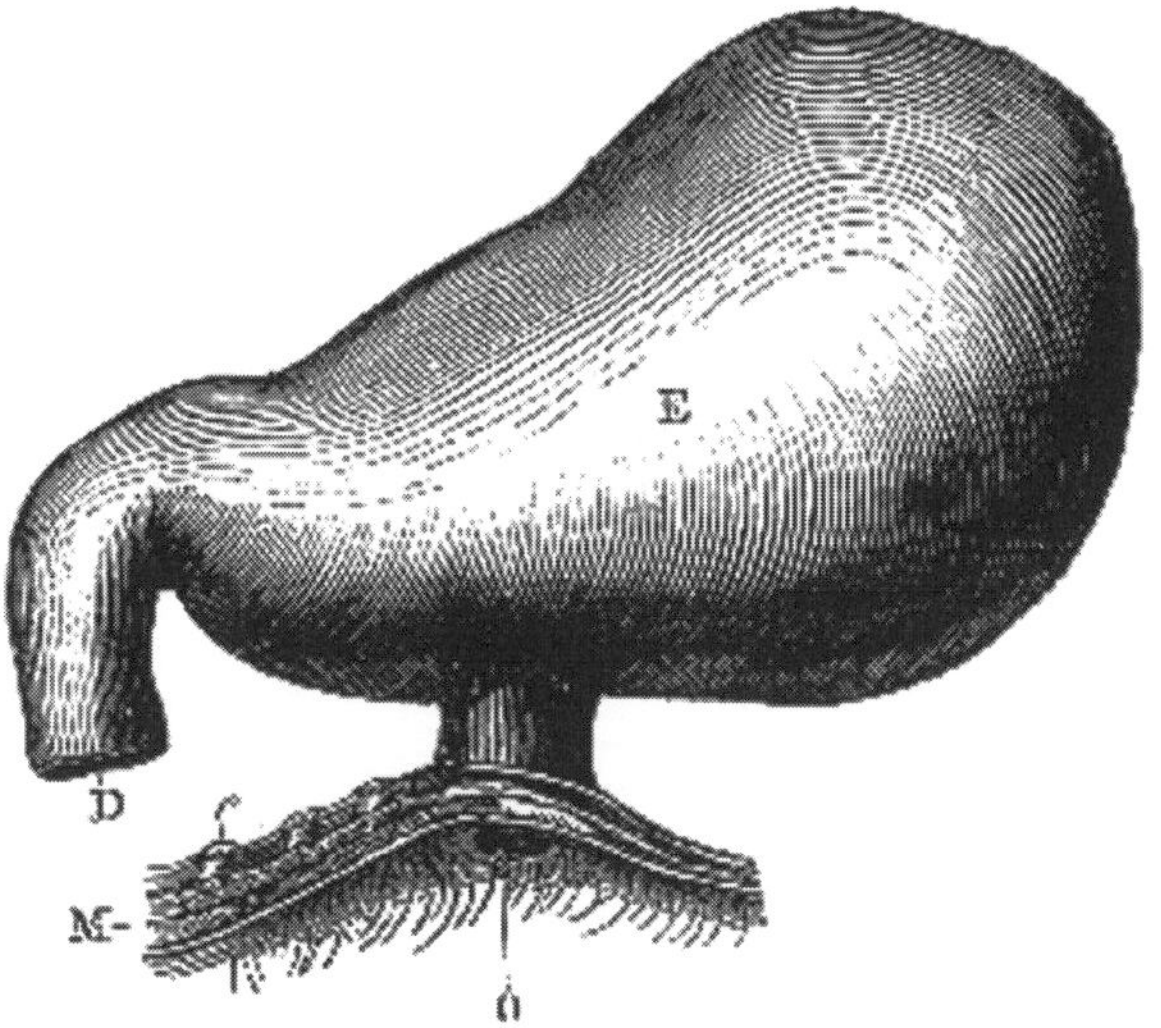

図表19　犬の胃瘻
M, m′, m″：腹壁の断面。S, s：胃壁の断面。C, c：胃粘膜の襞。O：傷痕が瘻孔の外枠を形成している様子。

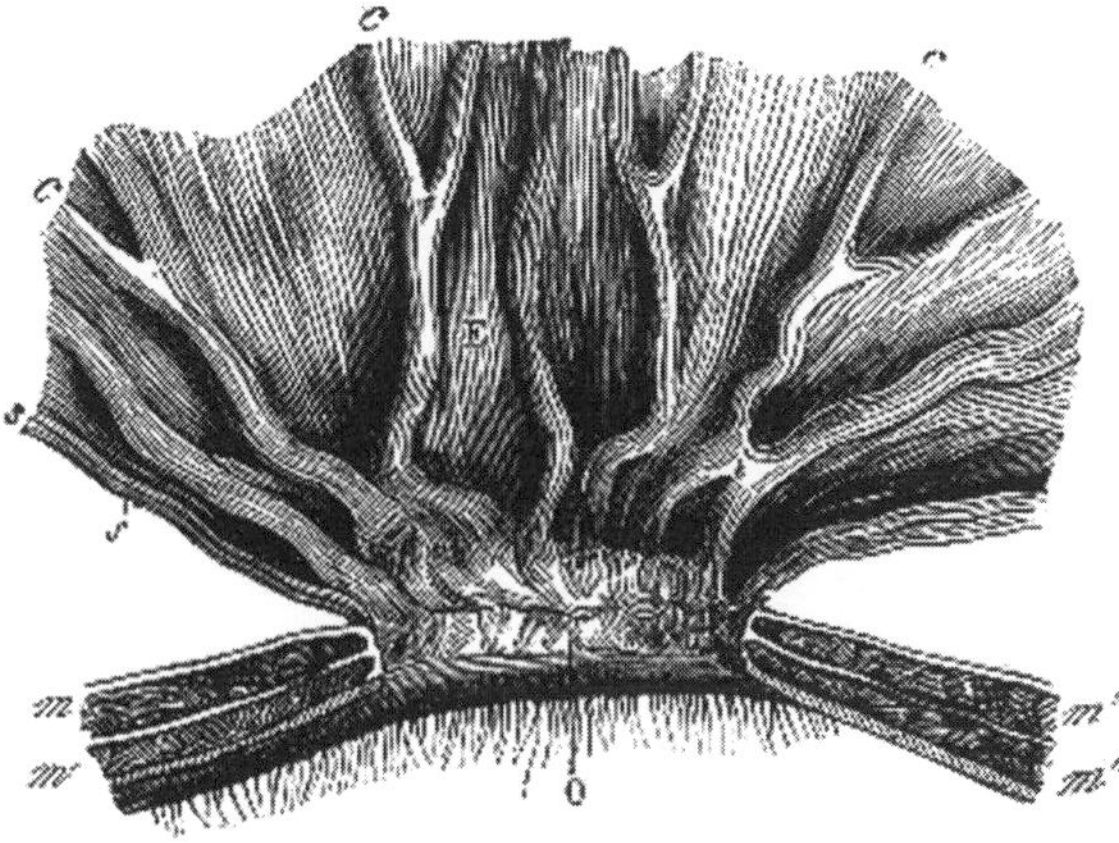

に変わった。つまり、人工器官である。ブロンドロとベルナールは生体機構を模することで、偶発的な自然現象を手術行為に変えた。彼らはある意味、技術によって人工的に器官を増補された犬を作り出したのである。

受動的な実験

この実験は事故が偶然生み出した瘻孔の再生であった。その原点には、ボーモントによるアレクシ・サン・マルタンの傷口の観察があった。しかし、ボーモントの観察は実験だっただろうか。偶然生まれた症例を記録することは実験医学的と呼べる行為であろうか。

自然観察と実験の間の違いは、実験医学を定義する要素でもある。クロード・ベルナールは『実験医学研究序説』において、この差異の重要性を説明した。まず、観察と実験の間には基本的な違いがあるとされる、とベルナールは言う。観察の最初の定義は自然現象に対して人間が受動的に行う確認作業というものである。一方、実験の基本的定義は、実験者によって誘発された、あるいは限定された現象を確認する行為というものである。この場合、実験者の立場は能動的であることもあれば、受動的であることもある。ベルナールはこうした観察と実験の対立の根拠をよく吟味した後、最初の定義を反駁して、もう一度定義し直すことを提案する。そのために、ベルナールは観察と実験の境界を問い直すような臨界例を持ち出す。サン・マルタンの瘻孔の例はベルナールにとって最適な例と思われたに違いない。ブロンドロら生理学者たちは、消化のプロセスを研究するために瘻孔を作り出した。彼らにとって、それは「自然には見ることのできない現象を生み出そうとする」[15]意図に基づく医者の能動的な営為という意味での実験に他ならなかった。では、ボーモントの観察は実験ではなかったのか？　研究対象である現象を目の当たりにしていたにも関わらず、ボーモントは何の意図的な介入も行わなかった。実験とは呼べないと考えられても無理のない話であっただろう。しかし、クロード・ベルナールにとって、物事はそれほど単純ではない。「最初の例においては、生理学者は消化機能の研究というあらかじめ用意された企図に従って、能動的な実験を行った。次の例では、事故が偶然に胃瘻を作り出し、その幸運な状況がボーモント医師の注意を惹いた。我々の定義によれば、ボーモントの観察は受動的な実験だったと言えよう[16]」。

ある営為が実験と呼ばれるには、実験者が自らの手を使う必要はない。なぜなら、受動的な、あるいは偶然生まれた観察とも呼べる現象が存在するからだ。医者が意図的に作り上げたものでなくとも、そうした現象は医学にとって立派な実験である。そう考えれば、観察と実験の相違は次の点にあると言えよう。前者が事実確認の行為に過ぎないのに対して、実験は観察された事象を通してある実験企図を統制する行為であるということである。実験を意図的に生み出された現象の観察と定義するとしよう（同時にそれは、実験者が意図的に誘発しなかった現象が観察の領野から排除される可能性を含むということであるが）。クロード・ベルナールによれば、実験は作り出された観察である（とすれば、研究者が積極的に生起させなかった現象は観察対象からは外されるだろう）。作り出された観察には、実験的な意図のもとで誘発されただけの観察も含まれる、とベルナールは言う。「それが自然のものであれ、偶発的に起こったことであれ、あるいは他の研究者の手によって記録されたことであれ、すでに確立している観察があれば、我々はその観察をそのまま受け入れ、我々の実験の基礎であるアイデアを確認するものとして単に誘発するにとどめよう。このような場合において実験は、確認のために誘発された観察に過ぎないと言えよう」。受動的実験はこの誘発された観察の一つのパターンである。

この誘発する力こそが私の興味を惹く。この力は実験科学特有のものである。実験科学は、まさにその「現象を誘発する力」という側面によって特徴づけられている。

実験領域化というコンセプト

一九世紀を通して「現象世界の実験領域化」とも呼べる巨大なプロセスが進行した。これが私のテーゼである。「実験領域化」とは、自然な現象を実験に転換するプロセスのことである。

定義

同プロセスにはさまざまな側面がある。一方に実験者のまなざしの変化があり、技術的な介入があり、実験的な事象の再現がある。実験領域化はまた、近代実験科学の「傾向」でもある。うまく編成された一連の手法によって観察された事象を組織的実験に転換させる傾向は近代実験科学を特徴づけるものとなった。

実験領域化のプロセスは、一連の段階を踏んで展開する。第一に、偶然の事故の段階がある。人の意志と関係なく、偶発的に生まれた意外で幸運な出来事である。第二に、誘発したわけではないそうした事象を観察する段階がある。第三に、ある実験的企図に照らして、この観察を実験のために誘発する段階がある。第四に、観察対象である患者を実験に巻き込む段階がある。（サン・マルタンをその診療所の小間使いに雇ったボーモントの例は典型的である）。第四に、同じ偶発事を何度も引き起こす技術が完成に近づく段階がある。（これは、ボーモントがサン・マルタンの胃の孔を塞ごうとして何度も外科手術を行ううちに、偶然の瘻孔を人工臓器にしてしまった段階である）。ここから偶然の技術的操作が始まる。第五に、同じ事象の技術的再現の段階がある。この段階では、偶然の事象は実験者にしっかりと把握され、副次的要素を取り除かれている。その本質的な特徴のみに還元された形で、確かな外科技術を持つ手によって再現される（我々が挙げた例では、これは実験用の犬の胃に瘻孔を作り出した段階に相当する。犬の腹部は偶然の事故によって引き裂かれたのではなく、手術用のメスで順序正しく切開されたのである）。

古代の受動的実験と近代の受動的実験

受動的実験、あるいは幸運な偶然による実験という概念は、医学史においてはさほど新しいものではない。フィリップ・マドリーによれば、ケルススの『医学について』には古代世界の経験主義的な医学が「実験に二つの側面を認めていた」ことを明記しているという。「その一つに偶然の実験という側面がある。自然の意図したところであれ、落下、怪我、患者の気まぐれなどによる偶発的な状況によるものであれ、人の意志と関係なく、ある事象が勝手に生み出された場合である」[17]。

ケルススが行った実験の二つの側面の区別は、一九世紀にいたるまで医者の伝統に残った。一八三四年、医学事典の「偽医者」の項目を担当したドゼメリスは言う。「観察には自然・偶発的なもの、または意図的・人工的なものがある。自然な観察と呼ぶものは、何が病気の原因であるか、そして医療を介さずに人体が自然に回復する方法についての知識に関わるものである。偶発的な観察とは、偶然が与える情報を拾い上げる観察である。たとえば、激しい頭痛に悩まされた男が千鳥足で歩いている。彼は転んで額に怪我をする。額の傷からはたくさんの血が出る。結果的に彼の頭痛は消失する。このような観察が偶発的観察と呼べるものである。意図的・人工的観察とは、ある特定の症例についてテストを行って得る観察のことである。しかし、この種の観察がはっきりした理論的アイデアや仮説によって導かれていることは稀である。多くの場合、夢のような想像や、まだ同種の症例に試したことのない治療薬を試そうという意図が決め手となって行われる」[18]。

この伝統的な観点からすれば、偶発的実験は意図的な形では実践できない実験を補完するものとして現れる。たとえば、人体実験のように。禁止された実験の代わりをするのは、偶然の事故が生み出した実験である。

一六世紀、生体解剖を行っているのではないかと疑われたベレンガリウスは、もし行っていたとしても、それは「偶発的解剖の機会」が許す限りにおいてであると弁明した。つまり、人体の生体解剖は偶発的な状況下での観察の機会に限られていた。そうした偶発的状況とは、ある種の手術やある種の怪我の手当の場合が多かった。一九世紀半ばにおいては、「生体を解剖することはほとんどない。例外的に、医者が偶然行ってしまうことはあるが。嚢胞を切開しているときなどに偶然生まれるそうした状況は、私もしばしば経験している」[19]。臨床観察は、禁止された生体実験に代わるものとして考えられていた。一九世紀の医者の証言がそのことを示している。「生体解剖が与えてくれるはずのものを、医学は臨床観察から受け取る」[20]。

骨相学と軍事医学

一八六一年、オービュルタンは銃創患者たちの臨床記録を発表し、その結論としてこう述べた。「ここで私が引用した手術の中には生体解剖に匹敵するものがある。たとえば、銃弾が脳の前葉を貫いて言葉を奪った場合である。我々は、その部分の創傷が知的機能を奪うものではないことを学んだ。生理学者にとって、これは科学的意図によって作り出された傷痕の観察に等しいと思われる」[21]。オービュルタンはもう一つの症例を挙げながら続ける。「ここに、生体解剖と同様に明らかな理論の証明となると思われるいくつかの外傷に関わる事象がある。キュルリエ氏による臨床記録にあるものだが、ここで引用するにふさわしい。サン・ルイ病院に運ばれた自殺未遂の患者の例である。この患者はピストルで至近距離から自分の額を撃ち抜こうとしたのである。額の骨は完全に粉砕され、脳の前葉が剝き出しになっていた。しかし、傷は前葉に及んでいなかった。それにより、患者は言葉も知的機能も十全なまま維持していた。彼はなお数時間生き延び、その間、医者たちは次の実験を行った。患者にいろいろ質問している間、その前葉に大きなへらを当てたのである。へらを少し強く押し付けただけで、患者の言葉は突然停止した。患者の発声は途切れ始めた。圧迫を緩めると、患者の言葉はまためらかになった」[22]。このように、偶発的に起こった脳の外傷についての臨床的・病理学的な観察は、脳内の知的機能の中枢を探索していたガルからブローカまでの医者たちに情報豊富な観察の機会を与えたのである。このような機会は、どの道禁止されていた実験では得られないものであった[23]。

特に言語機能についての実験脳科学研究という領域においては、実験動物との比較検討による推論はそもそも不可能だった。オービュルタンも言うように、「この分野では動物の生体解剖から学ぶものはほとんどない。なぜなら動物は話さないからだ。ブイヨー氏は前葉を切除された犬が吠える力を失うことを観察したが、犬の吠え声と人間の言葉を比べるわけにはいかない」[24]。人間の知的機能はあまりにも特殊な構造を持っているので、動物はその代替物にはならない[25]。脳を解剖するためには、教示するところ豊かな事故に頼るしかない。かくして、分節言語機能の消失現象を調べるためには、ブローカもまた、不可能な実験的介入に代わるものとして病理学的観察に頼らざるを得なかった。

軍事外科は病理学的観察の宝庫であった。戦場では身体の切断損傷は日常のことであるため、軍医は各器官について生理学的観察を行う機会をふんだんに得られた。一九世紀の高名な軍医ラレーは『外科の臨床』の中でこの種の受動的実験の例を多数挙げている。特に脳の損傷の例が顕著である。そうした経験はラレーにこのような自信を与えた。「フランスでは、ガル博士の学説の根幹をなす点を実際に確認した外科医は私が最初である。そのため私は、大脳が受けた損傷と、それぞれの傷に特徴的な徴候と、患者の身体機能におけるそうした損傷の影響を調べ上げた」[26]。ラレーの症例は次のようなものである。「二一歳の若い男性。エスリンゲンの激戦で、左こめかみの眼窩すれすれのところに銃弾を受けた。彼の話す言葉は一変し、喋り始めた幼い子どものような話し方になった。たとえば、肯定の意を示すために『ババ』と言い、否定するときには『ララ』と言い、その他の欲求を表明する

ために は大きな声で『ダダ』や『タタ』という音を繰り返すのだった。しかし、この男は一二月初頭に院内感染による熱を発症し、すぐさま死亡した。男が死亡するひと月前、私は帰国する必要があり、フランスに発っていた。現地の病院の指導は別のフランス人の外科医にまかせていたが、その外科医は実に親切にも、私がこの兵士が死んだときの対応として依頼していたことを実行してくれた。その頭を過酸化塩化水銀に漬けた樽を送り届けてくれたのである」[27]。

ボーモントが軍医であったことを思い出そう。意味のないことではない。軍事医学においては、日常のように観察は実験に変換されていた。この領域には立派な受動的実験の伝統があった。

一方、「受動的実験」が医学の長い歴史において恒常的に見られる概念であることは確かだとしても、古代医学の「偶発的で幸運な実験的状況」とクロード・ベルナールが実験医学の原則を述べる中で説明した「受動的実験」の間には大きな隔たりがある。前者において医者は、偶発的に発生した事象を通して経験を手に入れる。後者においては、医者はそうした事象から教示を受けるのみならず、その事象から実験科学的な推論を引き出し、事象をその本質に従って再現する一連の実験化のプロセスを誘発する。再現技術が完成に近づくにつれ、再現された事象はますます単純な形を取るようになる。換言すれば、近代実験医学の考え方では、偶発的な事象は実験化プロセスの第一の段階とみなされる。古代の医者にとっての偶然の観察と一九世紀の実験医学者にとっての受動的実験の間の隔たりは、経験主義的態度とそれに続く実験科学的態度に間の隔たりであった。

慣習が意味するところ

受動的実験は外部的事象を実験科学の言説内に取り込んだ。そして、実験の領野を拡大した。しかし、外部的現実の中に知られざる事象を探し、それを慣習に変えていくということは、いったい実験者にとってどのような意味を持っていたのだろうか。

カンギレームのラット

まったく異なる文脈においてであるが、生命科学における実験道具の慣習化について、カンギレームもまた同じような疑問を発している。第三者によって生み出された事象を実験科学が慣習化するとは何を意味するのか。たとえば、人工的な交配によって生まれた実験室のラットを使うことが慣習となるということは、何を意味しているのか。それは畢竟、使用することの意味である。

カンギレームはこの疑問に答えるため、一つの比較を持ち出す。「たとえば、ルーペのような無性格とも見える道具をまったく何の意図もなく物理学者が使用したと想定しよう。デュエムも言うように、ルーペを使用することによって物理学者はある理論への支持を表明しているのである。ウィスター研究所によって育成された白ネズミを実験に使う生物学者においても、まったく同じことが言える。この生物学者は、その使用によって遺伝子学を支持する態度を表明したことになるのである」[28]。つまり、実験科学の主題や道具はそれぞれ特定の理論を「運んで」いるわけであるから、それらの採択や使用によって科学者たちは当該理論への賛同を表明しているということである。物が理論を運ぶという考えは強い示唆を含んでいる。実験科学が研究する現象は自然のものとして製造されたものであり、製造にはある種の規則が働いており、製造時と同じ道具を使うことは当該規則に則った知的態度を示しているという示唆である。

カンギレームの考え方にヒントを得て、同じ問題を別の文脈で論じてみたい。しかし、ここでは認識論的な問題としてではなく、倫理的・政治的な問題とみなす。私の最初の疑問は次のようなものである。科学研究における特定の道具や手段の使用は、そうした道具が製造された社会的条件への賛同も含んでいるだろうか、ということである。カンギレームが実験道具の製造理論について言ったことは、社会的条件にもあてはまるだろうか。自然現象を対象とする実験科学としての医学研究において、医者には当該現象の発現の責任は問われ得ないが、実はそこにも医者の倫理的責任はあるのではないか。実験者自らが手を下さない受動的実験の中でも、彼は「誘発された」、あるいは「わざわざ引き起こした」事象の観察に責任を負うのではないか。

ボーモントの受動的実験に関する限り、この問いの答えは否である。アレクシ・サン・マルタンが事故によって負った腹部の瘻孔を実験的に観察したからと言って、ボーモントに当該事故の責任はない。患者の体を実験目的で使用したからと言って、猟銃の暴発事故を医者に帰するわけにはいかない。換言すれば、実験科学の理論に従った受動的実験の援用、そして取り込みは、それのみでは実験事象を自然事象として再製造する科学の行為への恭順を意味はしない。

しかし、最初の例であるボーモントの観察を除けば、その他の場合においては必ずしも同じことは言えない。別のシナリオを想定してみよう。たとえば、毛皮猟師の胃を狙って打つようにと医療権威から命を受けた猟師の団体が五大湖地方に組織されていたとしたら？

そうすれば、サン・マルタンが遭遇した事故は偶然ではなく、周到に用意されたものであったということになろう。実験者側の需要とモルモットの供与の間に幸運な偶然の一致があったとは決して言えなくなるだろう。

サン・マルタンの最初の傷は偶然の産物であった。つまり、一回きりの、繰り返されることのない事故に依っていた。その一回きりの偶然が、軍事外科医の実験医学的探求と軌を一にする要素を備えていたのだ。しかし、先ほど想定した「医療機関から命を受けた猟師の団体」が繰り返し猟銃事故を引き起こす状況が本当のものだったとすれば、実験者はあたかも密売業者のように、自ら手は下さないにしろ許されない行為に加担したものとみなされるだろう。

では、実験科学が意図的に製造した現象を規則的に、恒常的に使用する実験についてはどうなのか。現象の製造とその使用という一連の行程に参加することで、実験者は科学権威の正規の協力者、つまり共犯者となるのではないか。特に、科学的に作り出された事象を繰り返し使用することで、作り出した行程を正当なものとして保証することにはならないか。

実験のパラドックス

まずこう述べた上で、実験科学者は同時に相容れない二つの態度を表明していることを指摘したい。

まず、「現象世界の実験領域化」に傾く態度、つまり科学の外にある偶然の出来事を科学研究の対象として取り込み、科学理論に統合し、実験において利用する態度がある。他方、その同じ偶然の出来事の倫理的評価において科学者の言説に統合されるべき問題領域と「外部の」問題領域、つまり科学者には無関係とされる領域を峻別する態度がある。

「科学」と「外部世界」が科学言説によって峻別されれば、科学者のやり方は外部の事情に鑑みた批判を受ける必要はなくなる。言い換えれば、学者というものは一般の人間とは異なる価値観と視線を有するものであるということ、ゆえにその科学研究の方法がいかなる状況においてなされたものであれ、それが科学である限り世俗的な理由によって断罪されるべきではないという常識が成立する。実験領域が拡大するとともに、科学者の政治的意識は縮小するという現象が同時に起こることが認められよう。

この二つの変化は相矛盾したものであろうか。医学研究は、学問の条件として政治性があることを否認することによって、実験科学のレベルを手に入れた。別の言い方をすれば、現象世界が実験領域と化した変貌の背景には、学者が徐々に自分たちの仕事に対する政治的・社会的な批判の目を失ったことがある。近代実験科学の言説は無批判なものとなった。その無批判性は、常に当該言説を補強し、持続させようとする予備的努力によっても培われた。科学研究を可能にする条件は、常に研究内部のロジックに統合され、研究者によって統合されるものである。それにも関わらず、責任や道徳的意識の問題として提示された途端、それらは「外部の」状況に起因するものであるとされる。その傾向が極まるところ、科学者自身がその研究を可能ならしめている社会的状況についてまったく無知であることが、逆説的に彼の科学者としての価値を保証するものとなる状況が生まれるのである。こうなれば、実験科学界もその世俗的実践条件について自問することはなくなり、同時に、科学が自らを世俗社会と切り離すことによって、その言説の科学性はますます保証される。

ここで問題なのは、一般的に「外部」との関係と呼ばれるものである。たとえば経済理論には「正の外部性」という観念があるが、それはある人々に有意な利益をもたらした出来事で、彼ら自身が関与しなかったある政策の決定プロセスを変え、その政策から期待すべき効果を引き出すことに貢献するような出来事のことである。[29] 正の外部性への関係を支配するのは、余剰利益の論理である。あるいは外部的な出来事の利益化と言ってもいいだろう。かくして作り出された「外部的出来事」は新たに利用されることを待っているように見える。この事情をもってすれば、すでに開発された製品を何度も使い直すことができる。その開発経費も使用料も支払うことなく。倫理的・政治的責任の問題などを一切考慮することもなく。

しかし、正の外部性を系統だった方法で、かつ恒常的に利用し続けることで、その事象の定義も二次使用の正当化も積極的に行わない実験科学者は、一種の密売業者的な、あるいは受動的共犯者とでもいった立場に立たされることになる。

外部性には、実験科学者の観点からすれば正であっても、実験される側からすれば負としか思われないものもあるからである。そのことは銃創を利用した実験において明らかであろう。こうした価値評価の不一致によって、実験する側とされる側の間に軋轢が生まれたのは当然である。

現象世界が実験科学の領域に変換されてゆく行程において、科学研究の社会的・政治的「外部性」とどう接するかという問題について、実験科学者には二つの選択肢があった。権威への追従的な協力、あるいは批判的な検討の態度のどちらかである。

一九世紀を通して、この問いはむしろ富の生産の条件（とそれに付随して現れる衛生条件や社会環境へのインパクト）の文脈において、劇的な形で医者に提示された。同時に、実験医学と国家的植民地主義的企図との関わりにおいても。後者の関わりについては次章で詳しく考察する。

労働現場での実験

この段階で理解しておかなければならないことがある。医学界が一致して植民地における実験に対して表明した決定的な立場はなかったということである。医者たちは正反対の意見を戦わせていた。

一九世紀の工業化は、受動的実験という形で人間の体に新たな労働条件と新しい化学物質の作用のリズムを課した。そのように、実験医学は新たな正の外部性を作り上げた。しかし、労働者を使った受動的実験に対する実験医学の態度は決して一様ではなかった。

三つの態度

新たな外部性に対して、実験医学者たちは大きく分けて三つの異なる態度を採った。

最初の態度は何も言わないことだった。彼らは外部性を実験に利用するに当たって、その製造の条件について一切の説明を行わなかった。彼らはそれら条件の社会的な意味について一切考慮することなく、ただ科学や学問の理論的問題を解く上で、あるいは単に事象の理解において、それらが二次的性格として持ち合わせた解明の力だけに関心を向けた。

次に、外部に起因するものとみなされる事象を製造する過程に積極的に加わる態度があった。この場合、当該事象はもはや思弁の道具として加えられたものではなく、実験者が自ら協力して作り上げたものとなる。

最後に、専門家による批判的監査という態度があった。これは、医学研究における観察と実験の行程がより大きな社会調査の一部となるような探求の態度のことである。こうした社会調査にあっては、外部性は単なる採択されたデータではなく、調査自体の動機や目的、それに根ざす疑問の方向に従っているはずである。こうして、社会調査は一部で社会批判の研究ともなるのである。この態度においては、これこれの事象製造技術はどんな結果や効果をもたらすか、もしも有害な結果が待っているなら、どのようにして被害を最小限に抑えればいいか、といった疑問が問われる。

第三の展望において、実験者によって考察される事実はもはや単なる統制《コントロール》のロジックに収まっていない。統制のロジックの目的は科学的真実の検証にあるのであるが、受動的実験はもはや単なる検証の機会でも手段でもなくなっている。むしろ、現実における実験の効果を測る道具となっている。実験例は、実験者の統制手段と言うよりも、それ自体がすでに統制対象なのである。ここで統制《コントロール》と呼んでいるのは、ある理論的仮説を実験によって裏付ける、あるいは無効にする行為のことではない。それは、実験の法的規制に向けての当該実験がもたらす人体への影響を評価する行為のことである。前者がクロード・ベルナールが理論化した実験医学の態度であるとすれば、後者は「公衆衛生」や「労災医療」の態度、あるいはまだはっきりと姿を現していなかったにせよ、実験科学が生み出した外部事情に対して実験科学とは異なる態度を取ろうとするその他の領域に特有の態度であった。

実験医学と労働災害

一八五七年、トゥルド医師は酸化炭素の麻酔的効用についての一連の研究を行った。実験はウサギや鳩を用いてなされた。このガスによって、動物たちは完全に麻酔下の状態に陥った。しかし、人間についてもそれは同じだろうか。幸運にも、ある受動的実験の機会が与えられ、その問題は解決した。「酸化炭素の吸引が人間の生命を脅かさないことは、すでに観察が明らかにしていた。鉱山の溶鉱炉では、エベルメンの工法に従って酸化炭素を用いる冶金加工が行われていた。そこでは多くの鉱夫が窒息を起こして、つまりガスの急激な麻酔の効果のもとに倒れていた。しかし、その効果は一時的なものであって、彼らは皆、短時間で回復した」[30]。この受動的実験と動物実験の結果が一致したことで、自らの仮説に信を強くした医者は、医療用麻酔としての酸化炭素の性質を研究するためのさまざまなテストに踏み切った。この場合、受動的実験は前述したケースと同じやり方で利用されている。鉱夫たちの窒息状態は、医者にとってそれ以上のものである。実行すればリスクが大きい実験を代替するものとして、偶然与えられた観察の機会なのである。

一方、労働環境における外部性とでも呼べる事故に対して、実験的ではあるが、まったく異なる態度を示す医者もいた。この異なる態度こそ、公衆衛生と労災医療の態度であった。

一八六三年、デルペシュ医師は膨張ゴムの化成工場に働く労働者の病気についての論考を発表した。

彼の結論は次のようなものであった。[31]

「(1) ゴム工場の工員たちは以下の被害に遭っている。

●消化機能の不調として、食欲減退、吐き気、嘔吐、下痢、あるいは便秘。

●知性の著しい劣化の徴候として、茫然自失状態、記憶力の減退、過活動。

●理解不能な暴力的行動。神経系の最重要機能の著しい劣化の徴候として、頭痛、めまい、視力減退、聴力減退、インポテンツ、さまざまな麻痺状態、特に運動機能の麻痺。

(2) 病に陥った工員の神経系機能を観察し、同じ環境の影響を持続的に受けたために同種の被害を受けた動物を使って行った実験の結果、蒸気に含まれた二硫化炭素の吸引が原因であることが分かった。

(3) よって、工員を有害な空気から保護する最も効果的な方法を探し出すと同時に、この点を考慮した公衆衛生規定の発布を促す必要がある[32]」。

デルペシュの言いたいことは明らかである。まず、産業活動においてなくてはならない物質となっていた硫化炭酸の「労働者の健康に対して有害な要素をさまざまな状況のもとで研究」することは医学の務めであるということ。なぜなら、「当該物質の有害な性質、あるいは環境的要因を孤絶して明らかにすることで、その悪影響下に置かれる職業の条件を規制し、労働者を機能失調や疾患の危険から解放することができるからだ。[33]」これが、労災医療が職業病を研究する上で最も配慮した点であった。

デルペシュはゴム工場を調査し、化学物質の揮発物の影響下において労働者が蒙っている重篤な健康被害のリストを作り上げた。それによれば、工場内で自殺する者が後を絶たない他、痙攣性の神経発作を起こした者もいた。デルペシュは、こうした工場内では変質した化学物質が、人間の心身の状態を変容させる効力を持つ「悪性の空気」に変わるかのように論じている[34]。

現場観察を済ませたデルペシュは、次に実験室でのさまざまな実験に移る。彼の目的は、工場内で見つけた複数の化学物質を分離し、それが生体機構に及ぼす影響を確認することで、病を起こしている因子を確定することだった。「労働者において観察されたある物質の影響を増幅して再構成する[35]」実験においては、実験動物に当該物質を高い配合で与えるという行程があった。たとえば、そうしたウサギの実験により、工場の労働者に観察された機能失調の原因が硫化炭酸から揮発する空気であることが明らかになった。

一九世紀後半の公衆衛生の専門誌や理論書を読むと、現場観察と実験室での現象の再現を効率的に提携させる方法論が、ある程度標準化された形で確立していたことが分かる。

たとえば、染料工場でのベンジンの使用が労働者の錯乱や酩酊の状態に関連があるのではないかと考えたペラン医師は、一八六一年、「ベンジンの生理学的作用を知るためのいくつかの動物実験を行った。三グラムから四グラムくらいのベンジンを入れた鉢に一羽の雀を数分とどめ置いた。雀は急に暴れ出し、その足と翼はぶるぶると震え始めた[36]」。同じ年、ルクレール医師は、「テレビン油の塗料職人と新たにペンキを塗られた家に住む人の健康に与える影響を調べるために」、「実験動物を内側の壁にペンキを塗った樅材の箱に閉じこめる」という実験を行った。樅材の箱には「鉛含有塗料で塗られているものと亜鉛含有塗料で塗られているものがあった[37]」。その他にも、労働災害に関する実験の例は後を絶たない。特に、マッチ工場の労働者が悩んでいた燐の被害や鉛白の合成工場に勤める労働者たちが悩んでいた鉛の被害についての実験は多かった。

どの例においても共通しているのは、実験者が明確に問題として打ち出し、実験によって答えてみせると明言している課題は、特定の化学物質が有害か無害を証明することであった。よって、我々はこの時代の公衆衛生における実験科学的研究の諸段階を次のようにパターン化することができよう。まず、労働者の機能失調や職業に付随する病気の認知があった。次に、問題を抱える工場での製造工程の観察、労働者の症状のリストアップ、そして彼らが恒常的にその影響下に置かれている化学物質と彼らの症状を経験的に対照させるという段階。三番目に、実験室における当該物質の影響の再現（動物実験）および、当該物質の有害性を実験によって証明したならば、その病因となる要素を確定する段階。四番目に、そうした実験結果の労働条件規制への反映の段階が来る。（たとえば、権威的機関への学者による意見書であったり、工場の製造工程の監督であったり、あるいは公衆衛生の観点から製造工程を変えさせたり、禁止したりという措置であった）。

これら医者の筆による以下のような一文が、述べたような研究行程の特徴をまとめている。「疫病は同じ工場で働いていた労働者の間にしか発生しなかった。この工場はフクシャやアニリン赤染料を製造していた。製造工程そのものが有害であったと断定するのは当然であろう[38]」。公衆衛生の実験の目的は、つまるところ製造工程そのものを断罪するかどうかを判断するというところにあった。

こうした化学物質による「被害」を未然に防ぎ、労働者の健康を保護するため、工場での製造工程を改善する必要があるとき、その目的で行われた実験は最初から排除すべき有害物質の源泉を断定するための専門家による監査過程とみなされた。この場合、医者は、産業化学が「偶発的」にもたらした実験的状況において自然に生み出された知識を一般的な医学知識に昇華することはせず、あくまでも労働者の健康被害に関わる「特殊な知識」として扱い続けた。実験の行程は批判的社会調査の目的と齟齬することなく、その一貫した一部であり続けた。このような実験態度は、外部性が偶然生み出した情報を無批判に受け入れ、再現するだけの実験とは正反対の態度である。労災医療の実験では、実験者は幸運な偶発事による観察の機会を「利用して」、事象そのものの教示の力に頼って科学的真実を白日のもとに引き出そうとしているのではない。そうではなく、その事象の実際の健康や人間社会にもたらす有害な影響を、物質的効用の中に明らかにしようとしているのである。

ここで確かめられるのは、一九世紀の実験医学には、外部性に対する二つの立場が同時に認められるということである。一方には実験を通してただある理論を確認しようとする立場があり、他方、それ以上に必要とあれば労働の実践行程を無効にするという現実に立脚した立場があった。一方に外部的事情から利益だけを引き出そうとする実験があるとするなら、他方では外部性が与えられるときの対価を考察する実験があった。一方に実験の条件について一切問わない実験医学があるとすれば、他方には専門家による実験的検証が批判言説そのものであるような実験医学があった。

資本の無制限な実験

一九世紀にはまだ専門的な職業病研究は生まれていなかった。一方、塗料に含まれた鉛白の害などは昔からよく知られていた。一八世紀のラマッツィーニは職人の病気についての研究書を書いたが、その中でも多くのページが鉛害に割かれている。[39] しかし一九世紀には、産業の急速にかつ恒常的な進化と刷新の動きの中で新たな製造方法が現れ、労働者階層の人々は常に新しい化学物質の影響にさらされた。そうした化学物質の中には人体に対する害がまったく未知なものもたくさんあった。工場で使用することは同時に人体実験を行うことでもあった。

大多数の工場労働者にとって、実験科学の産業領域への導入は彼らの健康と生きた身体を使った無制限な実験が起こることを意味した。多くの場合、製造工程で使用するある化学物質について、それがどのように技術的に役立つかはよく知られていても、その物質を扱い、吸い込み、あるいは呑み込むかもしれない労働者の生きた身体への影響については知られていないことがほとんどであった。化学物質の人体への影響は実験の第二の段階に来るのであって、それは実際に使うことでのみ明らかになる知識であるとの認識が一般的であった。人体に有害であると判明した化学物質が禁止されるには、現行の製造工程におけるその有害な影響が医療委員会によって審査され、認定されなければならなかった。規制するにはまず使用しなければならなかった。

しかし、科学者のみが実験をしていたのではない。学者による超合理的で特殊な規範による統制を受けた実験は、むしろ社会全体の実験領域化の動きの一部に過ぎなかった。産業資本主義は、その領域の拡大とともに、多種多様な実験をひっきりなしに、いたるところで必要とした。

マルクスは『資本論』において「労働者の利に反するような製造工程の変化」について述べている。「その方法はまさしく卑シイ魂になされる実験だった。カエルやその他実験動物に行う実験と同じものだった。レッドグレイヴ監査官はこう言っていた。『確かに私は多くの工場で労働者の給金についての相場を示しましたが、彼らが毎週同じ給料をもらっていると信じてはなりません。給金の額は、工場にひっきりなしに起こっている実験の結果によって毎週大きく変わります。綿の合成物質の純度の高さによって、労働者の給料も上がったり下がったりするのです。規範的数字との誤差が一五％程度に過ぎない週もあれば、その一週間か二週間後には五〇％から六〇％の平均からの乖離が見られることもあるのですから』。このような実験を受けることで労働者にとって生活の大部分を犠牲にするのみならず、五感のすべてで名状しがたい苦しみを味わわなければならなかった。レッドグレイヴはこう続けた。『綿を洗う役についている者たちは、綿から立ち上る匂いで気分が悪くなると言っていました。梳綿と混合の仕事場は埃と不潔な空気に満ちていたので、労働者たちは頭部に開いた穴という穴に刺激を受けて、咳き込んだり、呼吸困難に陥ったりしていました。短い繊維の糸を縒りあわせるために、この工場では使用済み小麦粉の代わりになるさまざまな物質を使っていました。紡績工員の吐き気や消化不良の理由はここにもありました。埃は気管支炎や喉頭の炎症を起こし、不純物による刺激が皮膚病を起こします[40]』。

ここで懸案となっている実験は、技術的・経済的な内容のみならず、人間の健康状態も対象とするものであった。製造工程や方法の変化は労働者の生活に給金の増減と健康状態への影響を同時にもたらすものだった。

マルクスは「卑シイ魂」という慣用表現を本来の文脈から敷衍した意味で使っている。ここでは厳密な意味での医療実験が問題となっているのではない。モルモットの生命と健康を一顧だにしない最も現代的な実験者とは誰でもない、資本である。資本の支配下において世界の実験領域化が飛躍的に拡大したとすれば、結論はすでに明らかである。マルクスの時代の卑シイ体、それはプロレタリアなのだ。

マルクスはイギリスの工場監査官による報告書をもとにして、資本による実験領域の拡大がどのように実践されていたかを記述する。マルクスはこれら報告に讃辞を惜しまない[41]。マルクスの讃辞は報告者たちの知的・社会的・科学的・政治的な立場の明確さに向けられたものであり、資本家の言うなりに研究する科学者の追従的で無知な態度と正反対であることを指摘したものであろう[42]。

科学的知識が労働と同じく私物化され得るものであるとすれば、その内容は搾取関係に従って二つに分かれる。一方で、実践研究の名目で資本に統合され、資本から好き放題利用される実験科学者がいる。他方で、そうした利用そのものを科学的および実験的に研究し、実験科学的な行程が製造に適用されることで生まれる影響を科学的に検証する実験科学者がいる。科学的観察者（医療調査員）は、産業用実験（資本）を批判的に包摂するという新たな立場を取り始める。化学者と医者の新たな言説と外部性への関わりは、この包摂関係によって定義される。実験科学者が産業における経験主義的実験のあり方を批判的に監査するという関係が可能となるのである。

マルクスが讃辞を向けたのは、科学知識を社会的・技術的に利用する際の条件についての調査が示していた認識論的に明確な立場に対してであった。実験科学的知性は自らに自己言及的な視線を向けつつも、外部の現実を抽象化したりしないものとなった。それどころか、実験科学は自らの外部性との関係と科学知識の実践を研究対象ともするようになった。この自己言及的な科学の立場を通して初めて、実験科学はその政治的良心を取り戻すことができるのである。

第11章
植民地の実験

入植者が彼自身のために用意したゲームの中で、現地人は動物と同じような生体実験の道具として使われる。入植者と現地人の間に一切の本質的共通点はない。そして現地人はそのことをよく理解している。〔……〕しかし、入植者もしばしば現地人と同様の死に方をする。やせ細った顔と飛び出した骨格をさらけ出し、唇の間から歯と舌を突き出して、白濁した目をぽっかりと開けて、真っ裸で、惨めに。そのときの彼らの顔は朽木で作った仮面にそっくりだ。[1]

アシル・ムベンベ『ポストコロニー』

プランテーション農場主による奴隷を使った実験

奴隷たちの種痘

一七二一年六月六日、ザビディエル・ボイルストン医師はボストンの『ガゼット』誌の有料の広告欄に自分が行った種痘についての宣伝を載せた。それによれば、医師は息子と彼が個人的に所有する奴隷から選んだ二人の人間に対して種痘を施したという。[2] これがアメリカにおける種痘論争の発端となった。

私がこの話に関心を持つ理由は、実験台の選択の奇妙さである。医者は王侯の権力を介して動いているのではない。自分一人の権限の範囲内で動いている。そのことは、彼が選んだ実験台が、関係性は違うとは言え、彼個人に同じように服従する者たちであるということも意味する。ボイルストンは、自分の子どもたちと奴隷を使って実験をしたのだが、それは奴隷が彼に絶対服従の身であり、子どもにしても家庭内では彼の権威に従わざるを得ないからだ。実験者ボイルストンは、主人として、かつ父としての権威に基づいた行動をしている。

誰にとっても自明だった上位者が下位者を使って実験する権利、そんなものがこの挿話から読み取れる。自分の子どもを使って実験する権利は父権と混同されている。一方奴隷に対する同じ権利は、ボイルストンが享受していた「主人の権利」に含まれている。

ボイルストンの種痘の後、奴隷を使ったさまざまな実験がアンティル諸島のヨーロッパ列強の植民地で行われた。その規模ははるかに大きく、もはや数人の個人奴隷を使った実験ではなく、プランテーションに働く人口全部を動員するような実験だった。「アメリカ大陸、セント・クリストフ島に広大な土地を所有する、ある信用に値する人物がミードに語ったところによれば、天然痘のはやったある年、彼はその手で三〇〇人あまりの使用人に種痘を施したらしい。その使用人のほとんどが黒人だった。結果、一人の死亡者もなかった。一七六八年には、あるジャマイカの地主が三〇〇〇人の黒人に種痘した。このときも死者はわずか一人だけだった」[3]。

死亡率に関しては、別の典拠により信憑性の高い数字が見つかる。もちろん、もっと悪い数字である。「黒人奴隷の種痘のケースは、その後の医療や診察がまったくない場合、どれほど種痘が危険になり得るかということを語っている。種痘を受けた奴隷の一三九人中六人、つまり二三人に一人が、その後のケアを受けなかったために死亡した。これを白人と比べると重大さは明らかである。白人の種痘による死亡率は八二人中一人であった」[4]。この報告の作者プレヴォ司祭は、黒人の死亡率の高さが彼らのための医療的配慮の不足によるものとしている。確かに、種痘が予防の効果を発揮するためには、患者がそれなりに感染の危険に耐え得る健康状態にあることが必須条件であった。種痘は患者が元気なときにすべきものだった。しかるに、プランテーションにおける劣悪な労働や「生活」の条件は、黒人奴隷を衰弱させ、感染に耐えられない体にしていたのである。

死の危険にさらす権利——奴隷使用者の権利

イギリスにおける種痘実験のシステムがいかに複雑なものであったかを思い出そう。そこでは、死刑囚に実験への参加を呼びかけるために、王侯がその恩赦を与える権威を医者に委託するという仕組みが作られていた。しかし、プランテーションにおいてはこのような権力譲渡の仕掛けはなかった。奴隷から承諾を受け取る必要はなかったからだ。また、ある社会集団を代表する人間のタイプを奴隷の中から選び出して試験グループを構成するという我慢強い行程も必要なかったからだ。奴隷への実験は、一方的に、強圧的に、一斉に、一まとまりの集団すべてに対して実行されるものであった。それは主人が持つ任意の指令権に基づいて実行され、奴隷の生殺与奪権を握る主人には実験を正当化する必要もなかった。

植民地における奴隷の一斉種痘の論理は、ヨーロッパ本土のものと正反対である。本土では予防論理が主導的であった。それによれば、種痘は社会を将来のより危険な感染から守るための措置として説明された。植民地においては、黒人労働者に課されていた酷な生存状況（海を運んで連れて来られたことから始めて）に新たに加わった生物学的劣性排除の措置であるかのようであった。奴隷たちを、その健康状態を問わず、一斉に種痘という人工的な感染にさらすということは、その中で最も耐性の強い者たちを選び出し、ひいては将来の自然な天然痘の流行において最も有用な奴隷たちまでも失う羽目になることを避ける経済的利点も併せ持つ手段であった。

ここには補助契約のモデルも、刑罰に替わる犠牲というモデルも存在しない。ヨーロッパ本土の生政治モデルは一切機能しない。ここにあるのは、本土とはまったく別の統治の仕方と切り離せない独自の実験科学的権力である。なぜなら、そうした実験科学の目的は、奴隷たちの健康と生命をできるだけ長引かせることにあったのではないからである。最大多数の生命の保持という原理は奴隷制の論理とは合致しない。奴隷制の論理は生命保持の原則よりも、最も耐性の強い生命の淘汰原理によって成り立っている。実働人口のほとんどが死に絶えることを想定した不吉な計算である。死による劣性排除の論理。そうした論理に従えば、確かに船に積み込む奴隷の数は多ければ多いほどいい。少々減ったところで埋め合わせがつくように。奴隷貿易の商人は、航行中の事故を減らす努力をするよりも、最初にたくさん積み込んでおく方が得策と考えた。ともあれ、大事なのは最後に残る生存力の高い人間の数だった。厳しい船旅の試験を乗り越えた人間ならば、プランテーションでの過酷な労働に耐え抜く力もあるはずだ。奴隷たちを恒常的に死の危険にさらすことによってその労働力を測り、最も耐性の強い者を選択するという原則によって、奴隷制の権力機構は動いていた。人間を選択する原則というよりも、より効率のいい生産手段の選択であった。ただ、その生産手段は生きた人間であった。

奴隷たちは個人ではなく、法律によって守られる存在ではなかった。主人の動産として、その社会的存在価値は主人への従属によってのみ保証されていた。主人が人間ならば、奴隷は物であり、両者の間に本質的な共通点はまったくなかった。[5]所有者と所有物の関係という支配の形式は、どうしても被支配者を物に変えてしまう。具体的に言えば、物に変えられた人々はその財産を没収され、荷物のようにあちこちに送られ、必要とあらばその身体も簡単に抹消される存在となる。奴隷たちは人間主体でも、患者でも、社会扶助を受ける身でもない。彼らは財産である。所有された物質である。主人の無制限な権力の行使を受ける生きた道具である。その権力は生殺与奪権も含んでいる。

奴隷制におけるこうした究極の支配形態を研究したオーランドー・パターソンは、奴隷の置かれた状態を「社会的死」という言い方で表現した。その折にパターソンは、奴隷制はもともと死（特に急激な死）に替わるものとして構想されたことを想起する。すべての奴隷制の歴史的形態は、それが社会と自然における個人の死であったことを示している。[6]古代法における典型的な形態は、戦争における敵軍の捕虜の奴隷化、また死刑囚の無期懲役としての奴隷制だった。奴隷制の根本的性質を要約すると、死刑の可能性を常に維持しつつも執行を際限なく引き延ばしている時間において、死刑囚に与えられる「条件つき減刑」といったものであることが分かる。一言で言えば、奴隷とは、生物としては生きているが、社会的には死んだ人間である。

このような歴史的背景において、奴隷人口を利用した集団的実験が生まれた。人間としての立場を剝奪され、物に還元されてしまった生体を利用する科学実験が。

奴隷化された人間集団に対して、実験医学はいかなる規模の支配を行使したのだろうか。組織化された方法が使われたのだろうか。いかなる実験形態と条件があったのだろうか。フランス領アンティル諸島における集団実験の歴史はまだ十分開拓されていない。

異質な人種でも身体の取り替えは可能――奴隷制医学のパラドックス

この分野では、北米の英領植民地についての調査は仏領よりもずっと進んでいる。最近の研究でも、ロンダ・シービンガーが一八世紀のジャマイカにおけるイギリス人の医者クイアーが妊娠中の種痘の影響を調べるために女奴隷に行った実験について調べたものがある。クイアーの報告を聞いたロンドンの医者たちはすぐに、ジャマイカの黒人奴隷の女から得られた結果はイギリス人の母親にも適用可能だろうか、医学は人種の差を超えるだろうか、という疑問を抱いた。

ロンダ・シービンガーによれば、このような疑問自体が比較的新しいものであった。「黒人に行った実験の結果は白人患者にとって有効であろうかというクイアーの研究が提示した新たな問題は、革命的とも言えた。一七世紀から一八世紀初頭にかけての博物学者はこのような問題について考えたこともなかった。カリブ諸島の奴隷や先住民への医療について論じるときでも、ヨーロッパの医者たちの関心は風土と気候の違いへの懸念に占められていた。寒いイギリスの薬が暑い東インドでは効かないのではないかという懸念である。人種間の生理学的な差異が問題になり始めたのは一八世紀末から一九世紀初頭のことだった。[……] 人種の概念が変わったとき、実験医学者たちはヨーロッパの白人の体とアフリカの黒人奴隷の体は完全に取り替え可能であるという考えに基づいたかつての医療を再考し始めた」[7]。

その頃出現した科学的人種差別の理論によれば、人種の間の差異は表面的な見かけの違いといったものではなく、深くそれぞれの人種の本質に関わる内在的な決定論に従うものとされていた。しかし同時に、この理論は黒人の体を白人の体の代替物として利用するときの妨げとなった。卑しい体が人種の区別と重なったとき、人種差別こそが彼らの体を実験に利用するときの障碍となったのだ。要約すれば、それは次のようなパラドックスだ。黒人差別は、劣った存在としての黒人を人間ではない物として実験に利用するときの政治的立場を正当化する。しかし、その蔑視の理論基盤となる人種間差異の認識論的決定論が黒人の体を白人とは本質的に異なるものとしているため、逆説的に、黒人を使った実験の結果を白人医療に利用できないという状況が生まれた。

トッド・L・サヴィットの研究[8]によれば、科学的人種差別にも関わらず、アメリカ南部でも黒人の身体は貧民の身体とともに、実験や解剖授業の道具として使われていたという。少なくとも、南北戦争までは。その理由はもっぱら実際的なものであったようである。「〔アメリカ南部という〕白人支配が強力であったこの地方では、黒人の身体は一番簡単に手に入るものだった。黒い肌が彼らを特殊な存在としていたとはしても、他方で奴隷という立場が彼らを社会的に透明な存在にしていた」[9]。サヴィットは、死体解剖はほとんどすべて黒人の体を使って行われていたのみならず、実験台も黒人ばかりが使われていたことを述べる。サヴィットが引用しているように、南部の医者たちは解剖や実験に使うための奴隷を手に入れるために、プランテーション主に向けた広告を新聞などに掲載していた。その広告には、実験用にしかじかの病気に罹患した黒人奴隷の提供を望んでいること、提供に対しては謝礼を保証する由、明記されている。[10] こうした実験の中でも最も有名な例は、おそらく「近代産科学の祖」ジェームス・マリオン・シムズ医師が一八四五年から一八四九年にかけて行ったものだろう。シムズは、プランテーション主のお墨付きで買い入れた女奴隷を使って、繰り返し膀胱膣瘻治療のための外科的実験を行っていた。彼はそうした実験で完成させた手技を、実験の段階が終了した後に白人女性患者の治療に用いた。サヴィットはこう結論する。「奴隷制社会では、当然、奴隷はあらゆる機会に徹底的に搾取された。南部では、奴隷はただ召使いや労働力として奉仕していたのではない。医学実験のサンプルとしても奉仕していたのだ[11]」。生体実験のモルモットとされることも、強制労働など社会的に認知された形での奉仕と同じく、奴隷にとっては大きな搾取の一部に他ならなかった。

この本でも「死刑囚の体」の章で、王侯貴族を守るために実験台となる賤民の役割を「代役」と呼んだが、植民地の奴隷が白人に対して務めた役割も似たようなものである。彼らは白人が危険で不快な経験をしないように自ら犠牲になったのだから。一方でその犠牲の関係は、白人の体と黒人の体がその本質において同質であり、交換可能であるという考えに基づいていた。その点についてサヴィットはこう述べる。「興味深いことは、黒人の体の観察から得られた情報がコーカサス人種に適応可能という暗黙の了解があったことである。アメリカ南部に存在した白人医療と黒人医療の分離を目指す政治言説の理屈に反して、医学研究と教育では両者は同じであるという立場がとられていた。医者たちには、黒人という解剖や実験のための人体サンプルを禁止するほどには、黒人の身体機構と白人の身体機構ははなはだしく異なるようには思えなかった[12]」。

白人と黒人の差異論はここで言説と実践の間の緊張関係として現れる。白人と黒人の間には根本的な生物学的差異があるとする人口に膾炙した考えと、実験において両者は完全に交換可能であるという事実、この二つは和解不可能のように思われた。人類学者たちは差別を奨励するような微細な人種的差異を積み上げていたが、それらのテーゼを実験科学者が採用した形跡はない。でなければ、言説と実践の間の明らかな矛盾は説明できない。一言で言えば、医者たちが公式に表明していた人種間の生物学差異を支持する言説は欺瞞であり、実際の医学研究はそれを裏切っていた。

　こうして、人種差異論は黒人の体をサンプルとして扱う医学実験の現場において、実践によって否定されていた。このことは、人種差異論が実は深いところで人類学的な人間の同質性を受け入れる性質のものであったことを示す。終局的に医療人類学と人種差別は両立しないのである。人種差異論の根本的な矛盾が確認されれば、差別的言説は単なる口実として、つまり実践に働きかけ、組織する現実的な力を持たない純粋なレトリック、欺瞞、嘘という性質が明らかになる。差別主義者たちは自らの非一貫性に足を掬われる。彼らの理論は、彼ら自身がその基本的な意義を理解していないがゆえに、まったく信用するに足りないものとされるのである。

　しかし、こうした解釈の基本にあるのは、人種の間の差異を唱える主張は実験医学においても異人種間のデータの利用を妨げたに違いないという前提である。それゆえに、この解釈にも弱点がある。なぜなら、いかなる理論も人種間の差異と序列が絶対的な異質性であるとは証明しきれないからだ。いかに正反対とされる人種の間でも、劣性の人種を優性人種の代替物として実験することに何ら理論的問題はないからだ。その通り、どんな差別主義的な考え方も、その人間の「種類」についての差異を強調する姿勢を崩さないまま、ある人種に対して行われた実験の結果を他の人種にアナロジカルに転用することを許す程度には、両者の間の親近性を認めているものである。実験医学における比較の方法を導くのは決して同一性の原則ではなく、アナロジーの原則であった[13]。換言すれば、人種の間の本質的な差異と優劣の序列を信じることと、劣等とされる人種（優性人種の実験における代役）から得た実験結果を一般医学に「アナロジカルに適用」することの間には何の矛盾もなかったのである。矛盾がないどころか、医者にとっては最初に認めた人種間の本質的差異と序列が、その差異と序列のみが、人体実験を倫理的規則に照らして合法的なものとするのである。

実験医学の人種論についての私のテーゼは以下の通りである。植民地において奴隷や現地人がモルモットとして生体実験に利用されたのは、その「人種」というファクターを抽象的にとらえた差別意識のせいではなく、むしろ「人種」ファクターは緩く使われる傾向があった。つまり、実験行程において「人種」の不確定要素が明らかにされるうちに、そうした不確定の側面を持つ「人種」の現実そのものが実験対象となったのである。そうした不確定要素は、実験医学者たちに次のような疑問を抱かせた。なぜ黒人と白人は、あるいは現地人と入植者は、同じように病気にならないのか。なぜ両者の間には治癒率と死亡率の違いがあるのか。肌の色の違いのみならず、人種によって異なると考えられている解剖学的・生理学的身体機構の差異は、そうした病気の罹患に関わる統計と関係があるのだろうか。

そうした疑問が発展する先には三つの理論的方向があった。一つには実験科学に裏付けされた人種研究へ向かう方向。二つ目には、人種別医療へ向かう方向。三つ目には人間の風土適応能力の理論化へ向かう方向であった。

ところで、一八世紀および一九世紀のフランス領アンティル諸島の歴史には、サヴィットが見つけたような、プランテーション主の白人の代わりに黒人奴隷を使って一斉に、かつ定期的に行われた実験の記録も形跡もない。もしも、今後の研究がフランス領におけるそうした実験の不在を確認したとしても、おそらくそれは、英領に比べてフランス領は北米の先端医療機関や大学医学部やアカデミーや病院などの学問的中心から地理的に遠いところにあったという単純な理由によるであろう。アンティルの地理的に孤立した状況はフランスの奴隷制に島嶼的性格をもたらし、そのことは奴隷を使った一斉生体実験という企図を妨げた。フランス本土の医者たちにとって生体獲得には大きな障碍がなかったことを考え合わせれば、そのことは確かと思われる。フランスの大医療機関は植民地の奴隷や現地人人口から遠かった。サヴィットはアメリカ深南部について、奴隷を使った一斉の臨床実験があったことを証明したが、それに類似した事実がフランス領になかった理由はひとえに、この地理的な距離であろう。

実験科学的人種研究

近代的な実験科学に裏付けされた人種研究が形成され始めたのは一八世紀である。それは、皮膚から体液の流れにいたるまで、身体機構のあらゆる場所と機能に人種の差異の証左となる徴候と理由と座を探求するという研究を通して行われた。最初は肌の色に拘泥する表面的差異の話であったが、そこから医学は実験的方法によって文字通り人体の皮を剝ぎ、バラバラにし、各臓器と体液を緻密に検分することで人種的差異の「座」となる場所を血液の中に、あるいは肉体の中に探し求めたのである。古代医学は肉体の中に魂の座を求めたが、近代医学は人種的特徴の座を求めた。

「なぜ黒人は黒いのか」（ルカ）

最初の問いは「なぜ黒人は黒いのか」であった。その理由として、大きく分けて三つの仮定があった。まず、体内に理由があるという仮説。次に、体外にある（太陽光や気温）という仮説。最後に、両方に理由があるとする仮説。黒い肌の色についてのこうした異なる観点は、人類学的な違いについての異なる考え方を生んだ。肌の色の理由を体内に求める観点からは、肌の色が単なる表面化に過ぎないようなより深い差異が黒人にはあるという考え方が育った。環境にその理由を求める観点からは、黒人の肌の色は一過性のもので、白くなることもあるという考え方が生まれた。

さまざまな学派が理論を戦わせた。純粋に理論的な意見の交錯を打ち切るため、実験による解答が求められた。こうした状況下、ルカはまさしく実験科学的人種研究と呼べる研究を行った。彼は白人の血液と黒人の血液を比べ、組成的に両者には何ら違うところはなく、ゆえに黒人の肌の色の理由はその血液の中にはないと結論した。

ルカの証明は次のように行われた。それは一種の比較対照実験を盲検《ブラインド・テスト》と合体させたような実験だった。「一七六四年一一月一八日の朝、［……］ルーアンの外科医であり、私の生徒でもあるルペール氏から、彼が一七歳の黒人女から採った血液のサンプルが送られて来た。そのサンプルで私が行った試験は次の通りである。それぞれA、B、C、Dの文字でマークした長い布と、a、b、c、dと明記したまったく同じ形の布を用意した。まずA布を黒人女の凝固した血液に浮かんだリンパ液に浸した。次にB布を血液に浸けて、その上に血の跡を残した。一方、C布は凝固血液の上に置き、棒で強く押し込んだ。また、血液から凝固部分を分離し、その分離した液にD布を浸した。まったく同じ実験を、私はa、b、c、dと打った布についても行ったが、それには白人の血液を使った。それから、私はその八枚の布を保存した。翌日の一一月二九日、ルペール氏から同じ黒人女から採取した前日と同量の血液が送られて来た。血液は採取されたばかりだった。私は前もってルペール氏に私自身が実験で使ったのと同じ布を一枚渡していた。その一方の端にはルペール氏が採血している間に飛んだ血が点々と残っており、別の端は血液がまだ温かいうちに浸された跡が残っていた。この包みは二九日の午前中、ちょうど私がオテル・デュー病院で瀉血回診を行っているときに着いた。私は瀉血中の白人患者から吹き出した血を用意していた白布の一端に飛び散らせ、もう一端を別の患者から採った温かい血の中に浸させた。こうして、二九日に新たに採取された黒人と白人の血液とリンパ液を使って、私は二八日に行ったのと同じ実験を、新たな布を使って繰り返した。布には同じ文字がマークされていた。その日の夕食後、医学アカデミーのユベール氏とルシュヴァン氏、私の家族と友人グループ（全員が学者というわけではないが、皆いい目を持っている）が揃ったところで、私はまず、使用した文字マーク付きの布を検分してもらい、次にフラスコの底に沈んだ凝固血液を上から、また下から見てもらい、最後に血液から分離したリンパ液をじっくりと観察してもらった。誰もが、黒人と白人の血液の間に何の違いも認められなかった。血液が誰から採られたかを示す布の文字は、もちろん検分者の目から隠しておいた。彼らには知る由もなかった」[14]。ルカは、同じ実験を血液以外の体液（胆汁など）を用いても行った。彼の方法は一律であり、結論も同じであった。彼は肉眼で判定したことを顕微鏡でも確かめた。そして、黒人と白人から採取した体液の間には何の違いもないゆえに、黒人の肌の色素沈着の要因は体液の中にはないと結論した。

人種と風土

当時、人種の環境および風土による形成論とも呼べるものを支持する識者のグループがあった。当該理論は、人類のさまざまな類型をなす異なる人種はそれぞれ外部的条件が時間をかけて作り出したものだという説であった。その説によれば、黒人の黒い肌は、長い期間にわたって幾世代も熱帯地域に住み続けた人々が環境から得た影響の結果である。ド・パウは、人種間の肌の色の違いは気候の違いによるものだと考え、次のような理論的実験を考案した。「黒人を白くする実験だって考えられる。彼らを寒い国に何世代も住まわせることだ。その場合、彼らの子孫が決して混血しないよう気をつけなければならない。そうすれば、その肌を黒くしている直接の原因にさらされないでいるうちに、彼らの肌はどんどん白くなり、その末裔はきっと実験が行われた寒い国の住民よりも白い肌になるだろう」[15]。一方、何世代にもわたって移民し、祖先が暮らしたのとは正反対の風土に住み、子孫を残した民族が、その新たな地理的条件に見合った新しい外貌に変化しなかったことを指摘して、この説に反対する人々もすぐに現れた。

この問題は議論を呼び、実際の実験が続々と続いた。たとえば、一八二〇年代の『一般医学アーカイヴ』誌には、エヴェラード・ホーム卿が行った「黒人の粘膜網内の黒色」の実験についての結果が報告されている。ホームによる観察と結論は以下の通りである。「第一の観察では、白人患者の手の甲あるいは剝き出しの腕を温度の異なる太陽光にあてたとき（体の当該箇所に当てた体温計の示す温度はそれぞれ華氏84度、90度、98度、つまり摂氏28・8度、32・2度、36・6度だった）、患者は太陽が当たった部分に強い痛みを感じ、皮下には凝固性漿液が溜まった水泡を生じた。漿液はホームの目の前で血管性の液体になった。次に、黒人を使って同じ実験を行った観察がある。黒人の皮膚に当たる太陽の熱は華氏85度と100度（摂氏29・4度と37・7度）だった。黒人の肌は何の痛痒も覚えなかった。三番目の観察では、白人の手と腕を黒い布で覆い、それぞれ華氏90度、94度、106度（摂氏32・2度、34・4度、41・1度）の太陽光に触れさせたところ、彼は何の痛みも感じず、その肌にも目に見える変化はなかった。第四の観察。その手と腕を白い布、あるいはキャンバスで覆って熱にさらした。すると華氏85度（摂氏29・4度）で、水泡が生じた」[16]。よって黒色には太陽光の熱を遮断あるいは緩和する役割があるのだ、とホームは結論した。

これらの研究は実験科学的人種研究と呼べるものであろう。つまり、各人種の身体特徴の理由と効用を明らかにする領域である。主に、白人と黒人の間の解剖学的・生理学的な特徴の比較実験が行われた。この場合、黒人と白人の身体が医学的に代替可能であると考えたから白人には行えない実験を黒人に行ったのではない。そうではなく、黒人に見られる人種としての特徴の理由と性質を把握するための実験だった。実験の対象は人種そのものであった。

ヨーロッパの学者たちは二世紀にわたってこの種の研究を続けた。彼らの体温と居住環境の間に因果関係を見つけることで、黒人の肌の色の謎を解明しようとした。一八三二年、フランスの高名な学術誌に、中央アフリカでフランス人探検家が行った実験の報告が載った。「午前七時、まだ観察対象たちが屋内にとどまり、朝の太陽の光を浴びていない時間帯を狙って、ドゥーヴィル氏は彼ら一人一人に丸めたレオミュール体温計を握らせた。水銀がきちんと手のひらに包み込まれていることを確認した。彼らの手のくぼみの中で体温計の目盛りは上昇したが、その数字は次のことを語っていた。

(1) 12歳の白人少年の体温は列氏$29\frac{3}{12}$度。(2) 12歳の黒人少年は31度。(3) 20歳の白人青年は29度。(4) 20歳の黒人青年は29度。(5) 14歳の黒人少女は$29\frac{8}{12}$度。(6) 14歳の黒人少女は$32\frac{3}{12}$度。

この記録を見れば、実験対象の間には列氏二度以上の体温差があった。［……］ドゥーヴィル氏はこの観察において、個人の体温の高低はその知的能力と深く関わっているという説が証明されたと考えた。たとえば、七月に海抜二一五〇メートルの場所でドゥーヴィル氏が行った実験によれば、次のデータが確認された。

(1) 18歳の怠け者で愚かな黒人の体温は列氏$29\frac{11}{12}$度。(2) 18歳の怠け者黒人は$29\frac{8}{12}$度。(3) 18歳の賢い黒人は$29\frac{4}{12}$度。(4) 18歳の賢く活動的な黒人は$29\frac{1}{12}$度。

ドゥーヴィル氏は、この結果から、愚かな人間ほど血が熱いことが証明されたと考えた[17]」。

人類学的実験

これら実験科学的人種研究は、人種差別と人種の序列を基本とする人類学の発展に寄与した。差別の人類学は、当然のことながら、植民地経営を合法化する役割を担っていた。人種の序列を実験によって証明する科学は、西洋諸国による新たな領土の拡大とそこに住む現地人の隷属を知的に正当化するレトリックを提供した。

土地を奪い、征服しただけでは、そこに住む人々の上に立つ理由にはならない。そもそも征服とは戦闘の結果起こることなのだから、勝敗の関係が転覆する可能性を常に孕んだ脆い状態なのだ。支配者として永く君臨するためには、もっと別の理由が必要である。ルソーも言ったように、拘束するだけでは持続的な統制を固めることはできない。科学的理由に基づいた人種差別とその基盤となる実験が不可欠である。そのような基盤があって初めて、力による勝利を権利に変換することができる。力が生み出した支配関係を、被支配者の劣性に起因する状況と解釈させることができる。実験科学的人種研究は、その他のさまざまな手段と協働して植民権力に知識によるサポートを与えた。「生まれついての奴隷」という古い主題を現代的な形に変換するような知識によって。植民地における支配関係は人種差別という動機によって条文化されており、人種差別の名のもとに機能し、人種差別によって維持され、温存されるものであった。人種を実験対象とした科学的営為は政治的支配関係を自然の序列として言い換えることに寄与した。科学は政治に実験という科学的真実が依拠する権威の支えを与えた。科学は世論に科学的知識の装いを与えた。そのようにして、科学は人種差別の基盤となり、人種差別を拡大したのである。

こうした人種についての科学研究の一端として、比較形質人類学に属する実験がある。頭骨の形態と大脳のサイズについての人種比較研究である。この学問領域は、アフリカ大陸の植民政策が実施され始めるとともに大きな躍進を見た。例は溢れるほどにある。特に典型的な文章を引用しよう。ブローカの大脳解剖学の影響が明らかな文章である。「下顎前突症はすでに劣性のしるしである。径を測った数字はすべて黒人が劣っていることを示している。黒人の頭蓋容積の小ささの指標として、ゼンメリング、パルシャップ、ファン・デル・ホーヴェン、グラシオレの実験が示した、白人の頭蓋水辺面面積（平方センチメートル）は黒人を一〇〇としたとき一一二・一一という結果がある。垂直径を計算に入れれば、その差は数倍にふくれあがる。しかし、この真実を特に疑いを許さないものにしているのは頭蓋の容量の違いである。ソーマレズが黒人の頭蓋を水でいっぱいにする実験で明らかにしたところによれば、黒人の頭蓋容量は対照した三六人の白人の頭蓋のいずれに比べても、もっと小さかった[18]」。

フランベジア、別名「黒人の病」についての実験

このように、黒人の体内に黒人種の特徴の源泉であるような「場」を探し求める研究が続いていた。しかし人種研究がその真価を発揮するのは病理学との関連においてであった。人種は、一方で、そこから一般的疾患が分岐してさまざまな「民族的」疾患の亜型が形成される特殊化の土壌として考えられており、他方では民族特有の病気がそこから派生する特殊な病理的傾向が根付く基盤と考えられていた。実験科学的人種研究と並んで、それと理論的に対応しながら発展したのが、ある種の「人種別医療」といったものだった。患者の人種に特化した病態論と治療方法を持つ医療である。「黒人の病気[19]」を研究する医療は、まずアンティル諸島という恵まれた自然の研究室にあった奴隷制プランテーションの「住人」たちの中で発展し、その姿をますます明らかにしていった。

プランテーションに働く医者たちは、黒人のみがかかる病気を診ていた。その筆頭にフランベジアがあった。フランベジアは梅毒に似た感染症であるが、そのルートは性交感染に限らない。皮膚に潰瘍ができる、発疹のような嚢胞ができるなどが初期症状である。フランベジアは熱帯病である。「黒人の病気」と類別されていたにも関わらず、感染症として肌の色を問わず誰にでも感染する。一八世紀の医者たちは、大きな対価を払ってそのことを学んだ。

彼らはこの疾患の原因と性質を知ろうとした。この病気はもしかしたら、白人もかかるようなよく知られた病気の変形ではないのか、あるいは黒人の体質や生理学的条件によってのみ説明がつく黒人特有の病気なのかとさまざまに問いかけた。レナール司祭はこうした疑問を総合して、このように述べている。「プランテーションの黒人たちは、ギニアで生まれた者も、アンティルで生まれた者も、男も女も、全員が一生に一度はこの病気にかかる。家畜が必ず振り落とさなければならない腺疫のようなものである。一方、一度かかって完治した者がもう一度この病気にかかるという例は未だかつてない。ヨーロッパ人は絶対にと言っていいほど、この病気とは無縁である。毎日黒人たちと接触しているにも関わらず、である。白人の子どもの乳母を罹患した黒人女が務める場合もある。しかし、彼女たちの乳で育ったにも関わらず、白人の子どもには病気はうつらない。これら紛うかたなき事実を、すでに確立されたかに見えるフランベジアの診断システムに照らして矛盾なく理解することができるだろうか。黒人が、その特殊な精子、血液、皮膚の中に彼ら独自の毒性物質を抱えているかもしれないと、なぜ考えてはならないのだろうか。この病気の本当の原因はもしかしたら彼らの肌の色にあるのかもしれないではないか。肌の色の違いはあらゆるその他の違いを反映しているだろう。自然には、個体から切り離して考えることができるような属性は存在しないのだから」[20]。

植民地における実験医学の発展という背景のもと、フランベジアをめぐる人種論と病態論、つまり人類学的な人種理論と医学的な疾病理論は奇妙な協働関係に入っていたのである。

体質の違いが症状の違いに反映することは知られていた。フランベジアを梅毒の黒人型と考えることはおかしくなかった。一方、人種によって気質の違いが存在し、それが病態に反映するなら、ある人種がかかっても他の人種はかからない病気があるだろうという推論を呼んだ。フランジベアは黒人の梅毒というよりも、黒人以外の人種には類似疾患すら見つからない特殊な病類であろうと思われた。

いずれにせよ、知られた病気を引き合いに出してさまざまな治療を試してみることには問題はなかった。医者たちはそれを目して、植民地のプランテーションに押しかけた。

医者たちがある種の「黒人がかかる病気」の中にヨーロッパ人の病気の黒人型を見たのは、その前提として人種の違いが病気の際の生理学的反応を決定し、それぞれの病気を人種ごとに特殊なものにしているという謬見があったからだ。その好例がフランベジアであった。この病気は梅毒とよく似た症状を呈したが、病因と有効な治療法において梅毒とは別の病気だった。また、アンティル諸島ではアフリカ出身の黒人奴隷のみがかかる病気だった。そうした状況のもと、フランスの医者たちはこの病気を一方で黒人特有のものとして、他方で白人の天然痘と類似した、あるいは同等のものであると考えた。かくして、フランベジアは性病の一類型とされ、梅毒と同じ方法で治療される病気となった。

一七七三年、マクグリュダンという名の医師がポルタルに宛てて手紙を送った。それは、彼がジャマイカのプランテーションで行ったフランベジアの実験の報告だった。マクグリュダンはまず、梅毒の治療薬である結晶物（水銀由来の化合物）をフランベジアの患者にも処方したと述べた（現在、この物質の有害性はよく知られている）。「彼の家の居住者の診察を頼んできたプランテーション主から、その奴隷のうち罹患した六人に結晶を投与してほしいと頼まれました。私はこの薬が危険であることを知っていましたし、それよりもこの主人が望む治療を行うための場所は屋敷の中になかったので、まったく乗り気ではありませんでしたが、嫌々ながらもそのようにしました。［……］その他、二人の子どもが同じ病気にかかっていました。その一人は脚に潰瘍を作っており、その傷から血や膿が流れ出ているせいで完全に衰弱していました。もう一人は胃と胸部に強い痛みを感じていました。［……］この二人も、三週間にわたって、テリアカ・ゴムを混ぜた水銀溶剤を飲みました。三週間後、治療を中止せざるを得なくなりました。子どもの一人は常に吐き続け、もう一人は間断ない下痢の発作に苦しみ続けていました。間もなく、下痢はこの子どもの命を奪いました。［……］私のいたプランテーションの周囲でも、結晶を使って治療された奴隷には同様の不幸な結果が待っていました。この屋敷の中だけでも、過去二年の間に三〇人もの奴隷が死にました。水銀治療のせいです」[21]。マクグリュダンは、フランベジアが「ギニア出身の奴隷特有の風土病」[22]であること、一度かかって治った者は二度とかからない病気であることを述べ、その病態には天然痘との類似が認められること、よって天然痘と同じ予防の方法が有効ではないかと考えられることを伝えている。「フランベジアの最初の予防接種実験には、自ら実験台となることを望んだ健康な黒人の若者と、まだ乳離れしていない赤ん坊を使いました。まず若者を洗浄しました。二回にわたって瀉血し、ジャラップ下剤と四粒の水銀錠剤で腹を空にさせました。次にその腕に小さな傷をつけ、そこに病気の膿に浸した綿糸を貼付けました。

［……］実験から一六日目、彼の切開傷のまわりには小さな発疹ができ始めていました。それはどんどん大きくなり、天然痘菌とよく似た様相を示すようになりました」[23]。実験台となった患者たちは最初激しい症状を示したが、数週間も経つうちにそれは次第におさまり、予防接種実験は成功したように思われた。

その後、フランベジアの病因と治療についての実験は繰り返され、少なくとも一九世紀中盤まで続いたと思われる。一八四八年、フランベジアの原因と治療について、ポーレという医師が『一般医学アーカイヴ』誌に新しい論考を寄稿している。それによれば、ポーレ医師はフランベジアの感染経路についての実験を行ったらしい。「私はこの病気が感染症か遺伝病かを明らかにし、その蔓延を助ける状況的要素を知りたいという意図から、次の実験を行いました。まず、ワクチン用ランセットを用いて、病人から採取した膿液を、四人の健康な黒人の太ももの内側に注射しました。注射をした場所には何の目に見える反応もありませんでした。しかし、一二日から二〇日経った頃、彼らの額、顎、腕、腹などに小さなできものが現れ始めました。［……］それと並行して、私はこの病にかかった親から生まれた一二人の乳児を誰も近寄らない場所に隔離しました。子どもたちには健康そのものの乳母をつけました。乳母には何の病気もなかったにも関わらず、その子どもたちは生後三ヶ月、四ヶ月、七ヶ月経った頃、フランベジアの症状を示し始めました。さらに、二日間にわたって、一日中一五分おきに、三人の若者の腕の内側を数分間こすり続けることを繰り返す、という実験も行いました。彼らは一七歳で健康そのものでした。彼らをこするための道具は、病人の膿に浸したガーゼ布でした。彼らは実験を始めてから二〇日後、病気が感染した明らかな徴候が見られました。最後に、私は健康な若い娘を病気にかかった若い娘と一緒に眠らせるという実験も行いました。一週間から五週間にかけて、一〇回ほど同じベッドを使っただけで、健康な娘たちの肌には特徴的な嚢胞ができているのが認められました。他方、私が膣鏡で罹患を確認した黒人の女たちと性交渉を持った黒人の男たちのうち三〇人が、性交渉後二五日から五〇日の潜伏期間を経て、立派な嚢胞の形成を示してくれました」。

ポーレはこれら実験から、フランベジアが「感染症かつ遺伝疾患である」こと、そして「接種・授乳・感染者との一定時間以上の接触・性交、その他非感染者の皮膚に感染するに足る病原体を付着させ得るあらゆる方法によって[24]」感染すると結論した。ポーレによる実験は、フランベジアの病因が黒人の人種的特徴に内在するものという説明を失効させた。ポーレは言う。「一般に黒人の体は解剖学的・生理学的に白人の体と異なっていると言われますが、私はフランベジアが白人よりも黒人に多く見られる理由がそのような差異にあるとは信じません。私が診察した一〇〇人以上の患者の中には、黒人だけではなく、混血やクォーター、あるいは白人もいました。白人の血が混ざっている患者が黒人に比べて感染に強いなどということはありませんでした[25]」。

ここでも、医者たちの間に複雑で多様な立場の違いがあったことが窺われよう。医学的人種研究の要で目的でプランテーション農場において黒人たちに対して行われた実験は、その医学的人種研究の要である「人種」の観念を失効させるような結果を見せかねないことが分かったのだった。植民地奴隷の病気は奴隷が属する人種特有の病理学が存在することを保証する、といった理論を根底から崩しかねないことが。しかし、この種の人種差別的医療はなくなることはなかった。それは奴隷制という強制による主従関係が続く限り、主人が設定する労働条件の中で奴隷たちが働き続け、奴隷を擁護する措置は最低限に抑えられ、卑しい体のみに課される危険を彼らが負い続ける限り、生き続けたのである。

一八六一年、アメリカ大陸での奴隷制廃止の後であったか、あるいはフランス本土で初めて起こった医療実験についての裁判の後であったか、リヨンのランティカイユ医療施設の外科局長であったロレ医師はフランベジア研究の経緯をさかのぼって調べていた。この疾患についての実験が不道徳きわまりないものであったことは、彼自身認めざるを得なかった。確かにロレの時代には、我々が見たような実験は道徳的、あるいは（特に）法律上の理由から実行不可能になっていた。ロレは言う。「トムソン氏やポーレ氏が行ったフランベジア予防接種の実験、つまり健康な人間と感染者をわざわざ接触させたり、病人から生まれた新生児を健康な乳母と接触させたりするような実験は、結果として当該疾病が梅毒と同じ感染の仕方をすることを証明した。ここでも悔やむべきは、実験者たちのコメントが少なすぎることである。これほどに教示豊かな実験ならば、その詳細な記述が我々にとってどれほど有益であるかは言うまでもない。特に、現在ではこのような実験を繰り返すことのできる医者はいないのだから。新大陸であれ、旧大陸であれ、この種の実験は必ず厳しく訴追されるだろうから」[26]。

風土適応という問題、そして植民地医療の経験

ハンナ・アーレントは、一九世紀に形成された人種論の発動とヨーロッパ列強の国土拡大政策の間には深い関係があることを力強く説いた。彼女は言う。「おそらく人種論もまた、その他の一九世紀

の産物である無責任な思想とともに自然消滅していただろう。もしも、アフリカの内乱と帝国主義新時代の幕開けによって、西洋の人類が新しい衝撃的な体験をすることがなかったなら」[27]。

アーレントが問題としているのは、一九世紀に学者たちによって作り出された人種というコンセプトが人種不平等政策の一部として差別を正当化する概念に生まれ変わったとき、歴史的企図のもとに発動され、そのレトリックと概念機構に新たな力と意味を付与された人種論のことである。

一方、ヨーロッパの帝国主義が植民地政策を遂行するために科学的人種論を援用したとしても、その最終的な目標は決して思想的操作のためだけではなかった。人種についてのレトリックは植民地の拡大を正当化するためだけに必要だったのではなく、入植者にとっての生存をかけた問題を把握し、解決するためにも必要だったのである。

入植者の生き残りに関わる問題

アフリカ大陸を目指した最初の征服運動、つまりナポレオンのエジプト遠征において、この問題はすでに現れていた。その後、一九世紀前半を通してアルジェリアが植民地化される間にますます大きな問題となった。

すでに米大陸の植民地において予感されていたこの問題は、エジプト遠征ではっきりした形をとった。エジプトではフランス人兵士が大量に死亡するという事態が起こったからだ。

政府の上層部、軍医たち、医学アカデミーの学者たちは軍隊の死亡率についての統計をすぐに手に入れたが、そこに見た数字はおそるべきものだった。疫病は戦闘よりも情け容赦なく兵士の命を奪っていた。一九世紀を通して、兵隊と入植者の高い死亡率は植民政策における中心的課題となった。それは政策の遂行を妨げたのみならず、政策自体の存続にも関わることだった。フランス本土の人間を植民地という異なる風土の土地に送り込むことは、果たして彼らの生物学的生存条件にかなったものかどうかという問題について議論したのは、植民政策に反対の立場を取る者だけではなかった。植民政策を推進していた人々もこの問題を真剣に受け止めていた。

植民は軍事的問題である以前に医学的問題だったのである。植民地医学が発展したのも無理からぬことであった。

植民地医学は、その実験医学の側面も含めて植民政策を支える基盤であったが、それはフランス人が衛生的に、生物学的な生存の条件を満たした上で侵略を行うためには医学的知識がどうしても必要だったからであった。熱帯病・植民地における現地病の研究には、そもそも軍事戦略の一部としての性格があった。フランスの植民政策は貧しい世界の辺境に医療や義務教育や国道や病院を持ち込み、無知な民族を啓蒙した、とする帝国主義の正当化の試みに過ぎない伝説がまかり通っているが、医療に関して言えばそれは当たっていない。ヨーロッパ列強は植民地における医療の発展に力を注いだが、それは現地人の病を治すためのものなどではなく、白人入植者だけが生き残るための手段としてであった。その頃、ヨーロッパが知らない病に襲われた駐屯軍が一斉に全滅する事件が多かった。植民地医学の歴史的発展があたかも啓蒙主義的慈善事業であったかのような伝説は、後に作られたものである。ヨーロッパの帝国主義を美化する神話を補強するものとして付け加えられたのである。植民地医学はその初期においては遠征軍の兵士たちの医療であった。その次に土地を収奪にやってきた入植者の医療として発展した。現地人の医療という側面は皆無であった。現地人はむしろ研究の対象であり、実験の道具であった。現地人の病を知ることは、その土地と財産をよりよく支配することと等しかったからだ。

ナポレオンの軍医デジェネットは、フランス軍にとってエジプト遠征は、異郷の風土への困難な適応経験に他ならなかったと語る。「この不幸な遠征に続いて三年半の間、三万人のヨーロッパ人がアフリカおよびアジアへ移住した。我々はそこからどんな結果を引き出したのだろう。最初の問題は現地の風土への適応だった。これにはおよそ二年かかった。戦争の後我々の捕虜となったイギリス人たちも、同じように苦しんでいた。その体は発疹で覆われ、目の病気と下痢と赤痢に恒常的に悩まされていた[28]」。

穏やかな気候に慣れた身体機構が熱帯の気候に完全に順応することは、少々の時間では不可能だと言う医者もあった。彼らは、環境の変化が入植者を死にいたらしめた過去の例を多く証拠として挙げた。その史実探索に賛同の声を与えたのが、レヴィ医師である。「一七六五年、カイエンヌに送られた三〇〇〇人のドイツ人は二ヶ月も経たないうちに三人にまで減った。そのうちの一人はあらゆる風土病を生き抜いた者だった。レネ・ド・ヴィル・レヴェックに率いられてメキシコ深部に移住した七〇〇人のフランス人は、その後二年間で五三〇人の死亡者を出した。リンドによれば、アンティル諸島に移住したヨーロッパ人は、当初いかに慎重に準備していたとしても、毎年五分の一ずつ減っていく運命には逆らえないということである。英領インドに長く勤めたイギリス人のトワイニング医師によれば、ガンジス川の半島に移住したヨーロッパ人の第三世代には、ほとんど純粋の白人はいないという。これはイギリス人のみならず、ポルトガル人にもあてはまる。黒人は白人よりもやや長く生き残るが、それでもいずれは次々と死に始める。セイロン島〔スリランカ〕でも同じである。またバタヴィア〔インドネシア〕では、一七三〇年から一七五二年にかけて一〇〇万人以上の入植者が死んでいる。エドモンドル氏の統計によれば、イギリス軍の死亡率は平和時に国内で士官一〇〇人中一・二人、兵卒一〇〇人中一・七人、両インドにおいて平均その三倍の割合になるという。マーシャル氏とテュロック氏の計算によれば、英領アンティルにおける駐屯軍の死亡率は二四人中一人の割合である。セネガルにおけるこの割合は七人中一人という高さである[29]」。

同じ医者によれば、アルジェリア侵攻の「最初の数年は、兵士たちに死と服喪の思い出しか残さなかった」。「沿岸地方ではさまざまな疫病が猖獗を極めた[30]」からである。また、別の医者はアフリカ侵攻軍の将軍たちの意見を伝えている。「カヴェニャック将軍は、ヨーロッパ人がどこまでこの国に順応できるか、またそれにはどのような条件が必要か、そうしたことがはっきりするまでは植民地の成功は疑わしい、と言っていた。ビュジョー将軍は、壮健でない兵士をアフリカに送るのは殺すも同じことだ、と言っていた。デュヴィヴィエ将軍にいたっては、すべての風土適応の考えは幻想であり、植民地では死のみが兵士の送還先を決めると言い切った。アルジェリアでフランスが確実に拡大しつつある領土は墓地である、と[31]」。

フランスの駐屯軍が一斉に現地病に罹患すれば、もはや植民政策は立ち行かないだろうという不安が、軍隊幹部、政府幹部、そして医者たちの心を蝕んでいた。今、植民政策の存続のために行うべきことは、植民地の現地人の身体機構を探り、彼らの伝統的な民間医療を研究することであった。

現地人の経験

まず、現地人が握っているかもしれない風土病治療の秘密を探る線が考慮の対象となった。彼らしか知らない薬効植物があるかもしれない、あるいは予防の方法があるのかもしれない。植民地政策を進めていた列強は、新たな民族的薬草研究の分野に多額の研究費を投じた。

黄金の価値を持つ薬草探しは、一八世紀においてすでに始まっていた。そうした自然の治療薬を見つけ出すには、植民地先住民の知恵に頼ることが不可欠であった。彼らの民間治療に含まれる薬草は、彼らの助言なしには見つけられなかった。[32] 現地人から教えられた手がかりと十分なサンプルの収集をもって初めて、その薬効を確かめる実験に移れるのだった。よって、入植者たちは、植民地の自然環境の資源を漁るとともに先住民の民間の知恵も収集したのである。ここで、西洋の医者とその助手たちが植民地の原始的治療者に弟子入りし、その薬品の処方と効能を学ぶという逆転した状況が生まれた。植民地における実験医学は、野蛮な治療を西洋近代科学の方法に転換して実証的な医療として認められるものとしたときに始まったと言える。それは、たとえばキュヴィエが挙げている「グアコ」の例にも見られる過程である。「グアコはサンタフェ近辺に見られる植物である。この草には激烈な毒蛇の毒を完全に中和する効用があることが知られている。最初その効用について知っていたのは現地の黒人たちである。当地の高名な博物学者であるムーティス医師は、黒人からその話を聞き出し、周囲に伝えた。その効用を確かめる実験が考案された。当該協会のメンバーである画家が、毒蛇にわざわざ咬まれた上で、その草の効用を試す実験台になることに賛同した。実験は黒人によって指揮された。黒人は画家の咬み傷をグアコの葉でこすった。画家は蛇の毒に苦しまず、仕事に戻ることができた[33]」。

植民地の医者たちも、現地人の経験主義を表面的には軽蔑した態度を取りながらも、彼らが長年にわたって蓄積した知識は、土地の風土に適したものであるだけに、必ず実践において有効であると深く信じていた。よって、現地人の助言は植民地の医療においてなくてはならないものとされた。たとえば、アルジェの病院では、アルジェリア人医師がフランス人医師に、病院の患者たちの間の絶望的なまでに高い死亡率の原因は頻繁な瀉血にあるのではないか、と教えた。そのフランス人医師が書き残しているところによれば、「いかにアラブ人とは言え、現地人が長年積み上げた観察と経験の成果である知識は、常に我々にとっても有用なものを含んでいる。ここでも、野蛮人の言葉が正しかったことが証明された。一八四三年、我々はアルジェのルデイ病院の戦傷者棟で毎朝モハメッド・ベン・シャウアに出会った。ベン・シャウアはアルジェでは最も高名なテビブ（アラブ人の医者）だった。我々は彼にいろいろ訊いたが、その中には、瀉血をどう思うか、という質問があった。ベン・シャウアは、瀉血が有用であるような病気について、瀉血の方法を説いてみせた。我々の間にはアラブ語とフランス語を交互に訳す通訳のジョコブ氏がいた。その訳から理解したところでは、アルジェのテビブによれば、瀉血が有益な治療法であるような病気は卒中だけらしかった。彼は卒中の場合はよく瀉血を用いたが、その他の熱病などでは決して瀉血しないのだった[34]」。

よって、現地の治療者からその民間治療の秘密を聞き出し、手のうちにすることは、入植者にとっても死活問題であった。手のうちにするということは、現地人の経験主義を実証的科学の知識へと、つまり、偉大なる「西洋」の秘法によって、経験を知識に転化する奇跡を行うことである。[35]

フランスの医者たちは植民地の民間医療の秘密以上に、入植者を風土病から予防するために、特にあることに関心を持った。それは、新参者を一斉に叩きのめす風土病に対して現地人たちに備わっているように思われた耐久力、あるいは強い免疫の力の秘密だった。どこから彼らの耐久力はやってくるのか。どのようにして彼らの免疫力を身につけることができるのか。こうした疑問は、人種と気候の関係に直接基づく疾病分類学の見地から追求されることとなった。

風土適応というコンセプト

そう見れば、植民地拡大事業は自然な医学的実験の行程でもあった。医者たちは、植民地遠征軍の報告書を読み尽くし、その死亡率を詳しく調べ、それらを比較することで、人種と気候の違いに従う病気への耐久力の差を測り出そうとした。

一八四八年、医学文献の知識では誰にもひけをとらないと自負するハイフト博士は「肺病と沼沢地の熱病は互いに避け合う」というテーゼの証明にいたったと信じた。「熱暑の国の住民たちを観察すれば、この事実は明白である。黒人が熱病に一種の抗疫機能を有していることは、現在ではよく証明されている。一方、彼らは肺病にかかりやすい。彼らの多くがこの病気で死亡する。チューディ医師曰く、インドの先住民は白人よりも熱病に弱く、白人は黒人よりも弱いということである。黒人たちは、沼沢地の真ん中で一日中働く生活を何年も続けても、熱病にかからないのである。セネガルでも黒人が熱病に最も強く、胸の病に最も弱い。胸の病は一五人に一人のセネガル先住民を殺すが、ヨーロッパ人の死亡率は一〇〇人に一人である。ヨーロッパ人居住区では、六人の肺病患者を見つけるのがせいぜいである[36]。リオデジャネイロのハリサント医師もまた、間歇的熱病の患者がアフリカ黒人に特に少ないことを指摘している」[37]。

一九世紀は、気候と気質の理論がまだ植民地医療を風靡していた。その理論に従って、医者たちは植民地の風土に対抗し得る強さの源泉は、現地人の身体機構のでき方にあると考えた。入植者と現地人の違いを理解し、現地人の風土病への耐久力の秘密を明らかにすることは、植民地経営の成功と入植者の生存を賭けた課題だった。その秘密さえ探り出すことができれば、将来的にヨーロッパ人を現地風土に適応できる身体に強化することが可能だと考えられていた。当時の医者の表現を借りれば、「現地人化[38]」することが。

「現地人」とはその土地に生まれた者を指す言葉だ。植民地医学は現地人の身体とその土地の風土の関係、つまり現地人の身体機構の特性と土地の影響の関係を最大限に照応させる理論に基づいているので、この定義は非常に重要である。植民地医学の任務は、人種と風土の関係を明らかにし、再生産可能な状態にすることにあるのである。

一九世紀の医者たちにとって、人種と風土の関係は異郷の風土への適応の問題としてとらえられていたことはすでに話した。では、風土適応とは厳密にどのような概念だったのか。

タルデューは次のように定めている。「風土適応とは、生活風土と気候の変化によって健康状態が影響を受け、ゆえに生まれる多くの身体的変化の総称である。異郷に移り住んだ人間は風土適応を経ることで、現地人と同じ風土病への抵抗力を身につけることができる。〔……〕公衆衛生の観点からしても風土適応がどれほど重要な問題であるか、長い説明を費やす必要はあるまい。風土適応現象の掌握がすべての植民政策と軍事的侵略の成果を定めることは周知のところである[39]」。

レヴィは、コンセプトの根源に緊張した対立の関係にある二項を指摘することで、風土適応という言葉が意味するところを定義する。「ある辺境地区、地方、地域の風土的特徴の総体と人それぞれの生理学的個性が衝突を起こすこと、これを風土適応と呼ぶ[40]」。

つまり「風土適応」は、気候風土による外部的決定と生理学的性質による内部的決定の拮抗、つまり場所と人種のダイナミズムの対立を表しているのである。この対立が新しい風土に適応できない人間の身体を壊してしまわないためには、どのような手を打てばいいのか。レヴィ医師は風土適応を成功裏に運ぶために、次の手続きを推奨する。「(1) まず現地人の身体機構がどのように構成され、風土に対して効率的に機能しているかをよく知ることから始めなければならない。(2) 次に、現地人のモデルに従って、新たに到着する入植者の生理学的活動を組織しなければならない。彼らの身体機能を徐々に現地人的なタイプに変更していくのである。しかし、だからと言って、入植者と現地人が混同されることは決してない[41]」。

現地人の身体の人類学的・医学的研究は、入植者の風土適応の実験を準備し、その基盤となるデータとして必要なのである。実験医学的人種研究の成果から直接恩恵を受けるべきは入植者であった。入植者たちは、その召使の健康維持についてなど考えていなかった。異郷の風土における彼ら自身の健康維持と生存ばかりに腐心していたのだ。

植民地の医者たちは風土適応には三つの方法があると考え、それぞれの方向に多様なテストを用意していた。第一に入植者を徐々に適応させていくという方法、第二に従来の気質論に従って生物学的選択を行う方法、第三に現地の女と混血させ、優生学的に優れた種を作り出す方法。

最初の方法の場合、植民地への移動は緩やかに、多くの中継地と休息を挟んで行われることになっていた。「風土を変えることは新しい人生を始めること」[42]という格言を信じるならば、段階を踏めば入植者の身体機構は新しい風土に慣れるはずであった。

二つ目の方法は、生理学および病理学の基本理論としての気質論を基盤に、本土の白人の中から組成的に現地人に近い人間のタイプに属する者たちを選ぶことであった。気質論が近代的な人種論の構築にどれほど決定的な影響をもたらしたかという点については、エルザ・ドルランによる研究がある。[43]人類学的な眼差しは、ここで自国の白人へ向かう。そして、気質論に基づく分類によって、白人の間に人間の多様な類型を見いだす。それら類型は、他人種との近似度によって設定されていた。このように、気質の決定論から入植に向いた人間グループの同定が行われた。[44]

本土の国民の中に見つけ出すべき有望な将来の入植者は、気質的に現地人との近似点を比較的多く持つがゆえに、植民地の気候風土に最も適応能力があるだろうと想定される者たちだった。「テヴノがセネガル・サン・ルイ病院および市中において観察したところでは、我々の海軍兵士のうちフランス北部と中心の地方出身の者たちの死亡率は、南部出身者よりも高かった。フランス南部出身者たちは、身体機能の働き方や体型や組成の性格から言っても、植民地現地人に似ているからである。この事実には、南北回帰線間地域への派遣師団やアフリカ駐屯軍の兵士を選ぶときに注意すべき警戒が含まれている」[45]。

人種研究は国外民族のみを対象としたのではなく、フランス国民も対象とした。その際、気質論の類型が導き出した本土民の多様性は、あたかも自然の産物であるかのごとくに解釈され、説明された。気質というコンセプトを通して人種の下位分類枠である属や綱が樹立され、人種に関わる語彙の中に導入された。

人種研究はまた、植民地の風土により適した人間タイプを作り出すための混血政策にも扉を開いた。一八世紀におけるフランス領アンティルへの植民例を研究したエルザ・ドルランは、そうした政策を「ジェノテクニー」[46]の名で呼んだ。医学の権威は入植者カーストを作り出すための混血実験を奨励した。理想の入植者は遺伝によって風土病に対する完璧な免疫を備えているはずであったが、その免疫力は植民国の利益を図るために与えられたものであった。

ブーダンの『医学的地理学と統計』には、「アルジェリアではヨーロッパ人の両親から生まれた子どもは長く生きられない」ことを確認したジャコという医者が、「ヨーロッパ人と現地人の女との混血を提案」していたという記述がある。「ジャコは、この高い見識から提唱された稔り多いアイデアに対して、政府がほぼ無関心であることを嘆いていた。彼は、アルジェリアのムスリム家族は娘をヨーロッパ人に売り払う、あるいはヨーロッパ人と結婚させる（これは結局同じことだが）のに何の躊躇もないだろう、このような関係を不道徳と思う人もいるだろうが、アフリカでは社会的・政治的な利害がすべてを決定するのだ、と言っていた[47]」。

この世にはヨーロッパ的な道徳規範がまったく関与しない辺境の住民や異民族、そして社会的カテゴリーがあるのだと、強調してもしすぎることはなかった。植民地はその一つだった。それは、「例外的領土」であって、本土の白人の間の関係を規制する倫理的・法的義務は介在しない場所だった。一九世紀末に行われた現地人を使った病理実験において、植民地における道徳的例外という性格がその全貌を明らかにする。

植民政策における「人種」概念は、単に入植を正当化する言説の礎石というだけではなかった。それはむしろ技術的概念だった。風土適応を含めた実際的問題の総体を管理するため、また人体実験を導き、植民地経営に関する具体的措置を採択するために不可欠な理念であった。人種差別は単なる間違ったイデオロギーではない。ある政治的性格を持ったテクノロジーの総体の異名であり、それらに内在する困難や問題がすべて付随した現実的な問題系である。人種差別は簡単に斥けるべきものではなく、真面目に分析すべき対象である。明白な間違いや嘘として簡単に棄却するのではなく、実際に機能している装置として考察しなければならないものである。人種差別は擬似科学ではなく、正真正銘の技術である。だからこそ危険なのだ。

病理実験と熱帯病

熱帯病を把握することは、領土を拡大する上で欠かせない衛生的条件だった。また、それは領土拡大に格好の口実を提供した。

ペストの病因論

一九世紀最初の三〇年間はペストの感染経路について激しい議論が交わされた時期である。植民地の公衆衛生に関する論考は花盛りであった。そうした中で、フランスが乗り出したばかりの植民地経営と密接に絡んだ医学的議論が展開された。それまでのペストの蔓延を防ぐために伝統的に採られていた方法（ハンセン病患者施設や検疫）は、人々の交流を防ぐための措置であった。フランス本土を疫病から守る手段として新たな衛生政策が模索されていた。それは病因について交わされていた数多く議論の目的でもあった。ダニエル・ノルドマンがかいつまんで説明するところによれば、「接触伝染論者《コンタジオニスト》の理論に対して（彼らの言う接触とは直接の接触によるものから外部の要因を通した間接的接触までを含んでいた）、感染論者《アンフェクシオニスト》と自称する医者たちが立ち上がった。感染論者はネオ・ヒポクラテス主義の伝統に従って空気感染を信じ、地理的条件や貧困も標的にしていた。彼らは住居環境、食生活、衣服、町の清潔、水質の管理、人々の性行動、売春、墓地の設置場所などについて多くの助言を持っていた」[48]。一九世紀を通して、数多くのフランスの医者は中東に旅をしてペストの感染経路を同定しようとした。彼らは現地の君主と交渉し、病理実験の許可をとりつけたのだった。

一八二八年、ペストの感染経路についての調査の任務を帯びたエジプト医学調査団（団長パリゼ）は、エジプトに発った。渡航の直接の目的は、何にでも効く消毒剤とみなされていた塩素を現地に導入するためだった。調査に参加した医者の一人が残した報告によると、医者たちは現地で数知れない困難に遭遇し、失敗を重ねたという。「まず、サン＝ジャン＝ダークル〔イスラエルのアッコ〕の君主《パシャ》アブダラからシリア〔現レバノン〕のトリポリで死体解剖を行う許可を取り付けることが大変難しかった。

トリポリではペストが流行していた。我々は墓地で最初の剖検を行おうとしているところを取り押さえられた。町中に一斉に広がった噂のせいで、我々は調査を中止しなければならなかった[49]」。

この事件のせいで、パリゼは君主から譲られた死刑囚に予防接種をする計画もあきらめなければならなかった。帰国した調査団は、実験調査半ばで引き上げて来たことを同業者たちから非難された。ビュルダンという医師の非難は特に厳しかった。「パリゼ氏は博愛主義が嵩じて、現地君主が提供していた人体実験の機会も見逃してしまった。まことに奇妙な博愛主義ではないか。パリゼ氏の五人の同行者の中には氏の家族も友人もいたはずだ。命の保証は一日たりともできないような調査に彼らを同行させることに、氏は何の痛痒も感じなかったのだ。しかし、一方ではアラブ人の死刑囚が恩赦と引き換えに受け入れようとしている実験を実行する勇気すらないとは。実験台になったところで、アラブ人死刑囚にとっての危険はいかほどのものであっただろうか。いったいどんな実験だったのだろうか。単に、彼らに消毒しない服を着せるだけの実験だった。死刑囚たちは、アラブの国では誰もがそうするように、誰が着たのか分からない、洗われていない布を体に巻き付けるだけでよかったのだ。もし懸案の風土病にかかる危険があったとしても、その病気はすべての罹患者を殺すものではなかった。パリゼ氏はその実験を『道徳に反するかもしれない実験』と呼び、犬を使う方を選んだ。氏はまことにお上品な道徳感覚の方だと言えよう[50]」。お上品な感性とはほど遠いビュルダンにとって、医療と医学研究に課されるべき道徳規範は患者が属する民族によって異なり、また研究が行われる土地が本土か植民地かという状況によっても変化することは当然に思われた。

死刑囚はもともと道徳規範の例外とみなされていたが、植民地の死刑囚はアラブ人であるため、その例外性は増幅されていた。植民地では本土の倫理的・法的規則はまったく同じようには働かなかったのみならず、そうした規則による拘束はほとんどなかったのだから。

一八三四年から一八三五年にかけてエジプトを襲ったペストの流行の際には、クロ・ベイという名のフランス人の医者が多くの観察記録を残している。彼はペストの接触伝染理論に反対の立場を取っていた。人間同士の接触によって病気がうつるなどとは考えられなかった。彼は「この病の伝染性あるいは非伝染性について決定を下し、生体病理学の問いを明らかにするために」[51]、いくつかの実験を行いたいと考えた。その後クロ・ベイが行ったペスト菌と思われるものを自分自身に接種した実験は、医学史上有名な逸話である。彼自身も言うように、「この実験はすでに何度も動物で行われていた。人間に試すに当たって、調査団の医者たちはまず自らの身を使って行おうと考えた。しかし、死刑囚を利用できることが分かって、この企図は放棄された。その後、悪意ある解釈や考えうる悪評を避けるためにも、彼らの自己犠牲の精神と誠実さの公式証明を与えておくべきという考えから、彼らはもう一度この実験に立ち還った」。換言すれば、調査団の医者たちが自分自身にペスト菌接種の実験を行ったことは事実であるが、それはアラブ人死刑囚に行った予備実験の結果から実験の成功を確認した後のことであった。しかもその追認実験の理由は、世の中の批判を避けるためであった。

クロ・ベイは最初乗り気ではなかったものの、徐々に同僚の望みに従うようになった。「内務省に死刑囚の身柄の引き渡しを申し込む役目は私が担った。しかし内心では、こうした実験は無意味だと考えていた。[……]アラブ人は貧しく、数ピアストル(一ピアストルは五スーに等しい)も払えば実験台になることを断る者はほとんどいなかったから、実験などは簡単に何度でも行えた。[……]四月一五日午後四時に実験は始まった。イブラヒム・ハッサンという名の死刑囚にペストで死んだばかりの患者が着ていたシャツとトランクスを着せた。死亡した患者の汗でびしょびしょになっている下着だった。イブラヒムは死亡患者のベッドに翌朝まで寝かされた」[52]。イブラヒム・ハッサンは四月二三日に死亡したが、医者たちの見解では彼の死は実験とは何の関係もなかった[53]。実験はさらに繰り返された。クロ・ベイとその同僚の「ビュラール氏」が「他人にした実験を正当化するために」、彼ら自身にも「同じ実験を敢行する義務があると考えた」のは、その後のことであった。二人の医者は、ペスト死亡患者のシャツを身につけ、かつその血と膿を自らに注射するという実験を行った。彼らはペストに罹患しなかった[54]。

植民地医療の歴史と死刑囚を使った人体実験の歴史がここで交差する。ここで人体実験の対象は二重に劣等化されていた。死刑囚であるのみならずアラブ人であり、囚人かつ植民地の現地人であった彼らは、実験者から二重の圧政を受けるはめになったのだ。

ヨーロッパが知らない病

いわゆる征服と植民地化が進みつつあった時代において、医者たちはよく知らない病気に遭遇した。植民地経営の幹部に最も大きな損害を与えたアルジェリアのマラリアはその一つである。最初は、その感染経路もまったく分からなかった。一つだけ誰もが注意したのは、駐屯地が平野に移った途端に患者が急増したことと、その平野付近には水源があったことであった。ミチジャ平原のフランス人たちは、恐るべき確率でバタバタと死に絶えた。マラリアがフランス軍を壊滅に導いている間、疫病に関してはヒポクラテスの文献だけに頼る軍医たちには、感染がどこからどこへ向かっているのかも分からなかった。沼沢地から発される瘴気（ミアスム）が衝突した。瘴気中毒説に反対の立場を取る医者が、実験の必要を説いた。「ほとんど毎年のように、砂漠にいる三〇〇人から四〇〇〇人の兵士を潤すのに十分な水を皮袋で運ぶようなことが行われているとすれば、同じやり方で小さな部屋いっぱいに詰めた沼沢地の空気をアフリカからフランスまで運送できないはずはない。そうすれば、現地特有の要素を介在させずに、沼沢地の空気そのものの効果を観察することができるだろう。アルジェ駐屯地の倉庫には、水を運ぶための皮袋が数多く保管されている。たとえば、そのいくつかを借り出して、ブファリック近辺のミチジャ沼沢地の空気を詰めて送るような実験をしてはどうか。空気を詰めた袋は列車に乗せて海軍基地まで運ばせる。海軍基地には、トゥーロン行きの郵送フリゲート船がいつも停泊しているから、積み荷の袋をそこでおろして、彼らの手に引き渡すのだ。調査団はしかるべき手続きを踏んで、我々にとって不可欠な情報を得るための実験を行うだろう。こうすれば、仮説となっている瘴気中毒が病気の蔓延の原因かどうかということが判明する筈だ」[55]。マラリアの原因が蚊であることを熱帯医学の医者たちが突き止めたのは、その五〇年後のことである[56]。

　植民地経営の次段階の時期には、実験微生物学研究の方法論が規範となったことで、人体を使った病理実験が不可欠であることは明らかになっていた。方法論的要請は道徳上の逡巡と司法上の禁忌に衝突した。しかしそれは本土内のことであり、植民地では必ずしもジレンマは起こらなかった。ヨーロッパで人間を使ったある種の病理実験がスキャンダルを巻き起こし、訴訟に発展していた頃、植民地の医者たちは逮捕や起訴のおそれなど一切ないまま、同じような実験を繰り返していた。

例を挙げよう。一九〇八年、仏領インドネシアに勤務していた二人の医者、イェルサンとヴァサルは、トンキンの労働者《クーリー》のうち「鉄道工事のためにニャチャンから送られてきた者たち」[57]に奇妙な症状を認めた。症状は発疹チフスに似ていたが、医者たちはまだ知られていない病気であろうと推測した。「我々はしばらく推測を確かなものにするため、彼らは実験微生物学の要請に従った研究を開始した。しばらくの間、知られざる病を実験動物(ラット、モルモット、ウサギ)に罹患させようと努力したが、徒労に終わった。結局、人間を使った実験に越したことはないと考えるにいたった」[58]。懸案の病気が比較的治癒しやすいものであったこともあるが、それ以前に黄熱病の実験が同地では行われており、医者たちはそうした先例に鼓舞されていた。「ヴァン・カウ村出身のグエン・ヴァン・キはニャチャン現地病院の我々の診察室を訪れた患者である。彼は脚の潰瘍に悩んでいた。[……]彼は自発的に予防接種実験の実験台となった。実験が吉と出るか凶と出るかは誰にも分からなかった。六月一日、グエン・ヴァン・キは、罹患者チャン・リュアンから採取した〇・五〇グラムの血液の皮下注射を受けた。チャン・リュアンは二日前に病を発症していた。[……]予防接種を受けた患者は高熱に襲われ、その後一一日にわたって熱は下がらなかった。[……]病気のあらゆる症状は正確に再現された」[59]。

植民地には入植者の主権体制が敷かれており、そこでは絶対的な支配者が現地人にあらゆる圧政をふるってもよかった。アシル・ムベンベは植民地政権の基本的な統治方法の性格を「司令」と呼んだ。最初の征服方法の暴力性を反映し、人種差別によって正当化され、日常のあらゆる細部に持続的に再現される無条件の入植者主権のことである。[60] 国家が国民に課す権力関係が契約形態を取ったことに比べて、植民地における圧政には何ら正当化の必要はなかった。入植者と現地人の間には何の等価交換の関係も何の裁定もなかった。植民地経営は、ある国家が他国に一方的に課す庇護の関係として認識されていた。植民国家は自らの文明人としての優越、人種的・知的優越を強調した。入植者が彼ら自身の間ですでに規範としていた基本的な権利は植民地の現地人には適用されなかったから、なおさら本質的優劣の関係を強調する必要があったのである。これが植民地経営の理念的背景であった。熱帯医学の実験が実施されたのもこのような状況においてであった。

収容所という新しい実験装置

植民地経営の最初の時期において、植民地の医者たちは皆、制度的な病院の不在という問題に直面した。言い換えれば、実験台の人間をとどめ置き、監視し、実験の方法論に添う条件下で観察することができる場所がなかった。

便宜的に病院の代わりとなる制度的な場所を見つけ出すか、作りだすことは必定であった。植民地の医者たちにはどのような実験の場所が与えられたのだろうか。

もちろん、実験に使う人間を留置する場所はあった。アフリカの囚人を使った実験のいくつかが監獄内で行われたのはそれゆえである。たとえば、一九世紀末の探検家フーレストのきわめて入植者的筆致によるアフリカの記録には、現地で行われていた毒物実験の記述がある。「女たちが叫びたて、淫らなダンスに身を投じている間、色彩豊かな衣装をつけた男たちは思いのままの飲酒に没頭していた。［……］これら先住民が痴呆状態に置かれている原因の一つにコンゴ産の麻薬煙草の濫用がある。この草の効果については、私はすでにガボンの囚人たちを使って実験したことがある」[61]。

しかし、監獄だけでは十分ではなかった。実験のみに供された場所が必要だった。植民地の医者たちは皆、その経歴から軍事医学との関わりが深く、軍隊のやり方に精通していた。病院に代わる場所として彼らが軍隊の駐屯所を想定したのはまったく自然なことであった。このようにして、植民地の医者たちは新たな研究の装置、新しい実験の場所を作り出した。実験用収容所である。

収容所という新たな医学研究の装置は、同時代、異なる場所に、形態を変えて見いだすことができる。一九世紀末から二〇世紀初頭にかけて、植民地あるいは併合領土において、医学実験用収容所という名の新たな政治的技術の形態が生まれていた。それはたとえば、キューバにおけるアメリカ政府による医学実験にも見られるし、あるいはアフリカの独領植民地でコッホが行った眠り病に関する実験にも見られた。目立たなかったとは言え、フランスの植民地医学も例外ではなかった。

一九〇〇年、キューバで黄熱病の実験を行うに当たって、アメリカ人研究者たちは医師団の指導者ジェシー・ラジア医師の名をつけた「ラジア収容所」を便宜的に設置した[62]。患者たちをすぐに隔離するためのテントや小屋で構成された収容所である。

一八八〇年代を境に、アフリカを中心に世界の植民地医学は実験熱に取り憑かれたように見えた。その理由となった要因はいくつかある。

まず、一八八〇年代がヨーロッパ列強による植民地拡大競争が頂点に足した時期だったということがある。競争は特にアフリカ大陸で熾烈であった。また、競争はあらゆる分野に及んだ。医学的発見の領域においてもヨーロッパの植民大国は互いに争っていた。それぞれの国から植民地に派遣された医学調査団は、過熱する実験レースに追い立てられていたのだ。

また、その頃薬品の製造工程が変化していた。化学は一大産業となり、薬品の大規模な製造を行う企業が次々と誕生していた。[63] 製造方法も変わった。巨大企業が製造販売する化学薬品の時代がやってきていた。古代より継承された「薬草学《マテリア・メディカ》」が現代の化学薬品産業に変貌を遂げるプロセスの中で、数多くの臨床実験が行われたことは容易く想像できる。その中には非常に危険なものもあった。

二〇世紀初頭、トリパノソーマ症〔眠り病の正式名称〕と呼ばれる睡眠異常の病気がウガンダのアフリカ人住民の間に蔓延していた。ウガンダはイギリス領であった。この病気はウガンダから東アフリカのドイツ領に広がる勢いであった。死亡率は高かった。ヨーロッパの医学機関はこの疫病の進展を見守っていた。彼らの懸念は入植者の健康のみならず、現地人労働者の確保にあった。[64]

一九〇六年三月、ロベルト・コッホはドイツ領アフリカの国々に向けて出発した。派遣の目的はトリパノソーマ症の調査とバイエル社が開発したばかりの新薬をテストすることだった。あらゆる製薬会社がアフリカ大陸におけるテストの結果を待っていた。新薬についてはそれまで動物実験しかされておらず、人間を使った実験は望み得ないものとして諦められていたからであった。また、この薬はその有害性が限定されれば、トリパノソーマ症だけではなく他の病気にも処方できるかもしれなかった。アフリカにおけるコッホの実験には、薬品産業と化学と植民地経営の未来がかかっていた。

一九〇六年、コッホとそのチームはヴィクトリア湖の島に実験のための収容所を設置した。収容された、眠り病の実験薬を与えられたアフリカ人の数は千人以上にのぼった。新薬の中にはアトクシルというヒ素系の物質もあった。この薬は患者の体内で血中のトリパノソーマ原虫を殺すと思われていた。注射は痛く、アフリカ人の患者たちは何とか逃れようとするのが常だった。ドイツの重要な医学雑誌に毎週送っていた報告の中で、コッホはアトクシルの重い副作用について述べている。コッホによれば、アトクシルは激しい痛みや重い体調不良などの副作用を起こすわりに、治療法としての信憑性はきわめて疑わしい。一つ確実なことがあるとすれば、アトクシルによって失明した患者がいることである。[65] コッホはその他さまざまな薬を試したが、その一つにこれもバイエル社の製品であった「アフリドルブラウ」があった。ヨーロッパの研究者が人間に使うことは禁忌としていた薬であった。

エカルトが言うように、コッホは「ドイツでは倫理的な配慮と法的制限のせいでできないが、植民地では、特にアフリカでは簡単に実行できる実験を行っていた。アフリカでは、植民地総督政府による監視のもと、どんな命令にも従う先住民を好きなだけ使うことができた[66]」。ヨーロッパ本土で医学実験の倫理的・法的規制が厳しくなればなるほど、ある種の実験はアフリカなどの従属地域に流れていくという傾向が見られた。ヨーロッパと植民地の逆行する動きには明らかな相関関係があるように思われる。

果たして、医学実験に関する職業倫理規制と法文化の動きが史上初めてここで勝利をおさめつつあったときに、禁止された実験があそこで増えていたことは偶然であろうか。アフリカにおけるフランス植民地医学の歴史を研究したギヨーム・ラシュナルによれば、『生命倫理《バイオエシックス》』と呼ばれるシステムの成立において、何らかの暗い秘密が今でも蓋をされて残っている。それは、一切の倫理的規則の適用範囲外である人間たちをまとめる社会的カテゴリーあるいはカーストといったものの半ば必然とも言える存在である。我々自身認めることができないこの秘密を探すことから始めるのが正しいのではないか[67]」。

ヨーロッパから植民地へ、気温の上昇に合わせるように、道徳的温度計によって測られる医学実験のリスクの大きさと危険度の高さも上がっていく。西洋列強の支配の強さに従って、各地方各民族の人権の保証の度合いも変化する。支配が最も強いところでは、被支配者の人権はほとんど無いに等しい。

コッホがトーゴに設置した実験用収容所については、今日かなり史料が揃っている。またコッホ自身、当時の医学雑誌にそれら収容所の運営方法やそこで行っていた実験についての報告を発表していた。それゆえにコッホの実験内容はよく知られているところである。一方、当時ヨーロッパの列強がアフリカ支配をめぐって対立する中、フランスの医者たちも仏領アフリカ植民地において大規模な眠り病実験キャンペーンを繰り広げたが、そのことについてはあまり知られていない。

植民地医学の専門家であり、一九〇六年にフランス政府がアフリカで行ったトリパノソーマ症撃退ミッションについての説明を任じられたラヴラン医師はこう言っている。「赤道直下のアフリカは寄生虫由来の伝染病が猖獗を極めている。[……] 病気は白人にも広がっている。もしも治療方法および予防の方法が見つからなければ、ヨーロッパの人的資源と金銭的資源は甚大な損害を受けるだろう。黒い大陸に入り込むための対価であったとは言え、そのような結果になれば、すべては壊滅にいたるための道であったということになろう[68]」。ラヴランはイギリスとドイツが送っていた医学調査団の例を挙げ、こう締めくくる。「フランスも科学者を派遣して同じような調査を行うべきである[69]」。こうして、フランスの調査団はコッホ率いるドイツの調査団が始めた実験を引き継いだのであった。「治療という観点からすれば、これまで最良の結果を出した二種の薬物を用いた実験をすべきである。その一つは酸化ヒ素とトリパンレッドの混合溶液で、もう一つはアトクシルである[70]」。

二〇世紀初頭、フランスの医者たちは人間に現れたトリパノソーマ症の治療法を探る実験を行った。その記録がいくつか残っている。その中に、セネガルでティルー医師とダンフルヴィル・ド・ラ・サル医師が長期間にわたって行った、アトクシルや雄黄（三硫化二ヒ素の混合鉱石）などその他の薬物についての一連の実験がある。その結果報告を読めば、実験中に何度も薬物中毒が起こっていたことが分かる。一方、実験の正確な状況や条件については、まるで偶然のように謎につつまれている。その上、患者の多くが「逃走した」とある。たとえば、結果の表に見られる「コンバ・サム」という患者は、雄黄・アトクシル・ピクリン酸による「治療中に死亡」したとあり、「ゴンボ・ディアカーテ」という患者は三一日にわたって同じ治療を受けた後、「現在逃走中[71]」とある。

植民地の先住民を使った実験は、一九二〇年代になっても続けられている。その頃ブランシャールとレグレが「ブラッザヴィルの収容所で」行った実験は、「きわめて簡便化され、確実さを増した状況下で行われた[72]」とある。

＊　＊　＊

ここに、収容所という装置と植民地先住民を使った医学実験の協働が成立した。本土の倫理的基準を適用する必要がない領土において、拘束され、連行され、閉じこめられ、その死が誰の関心もひかないような人間たちに対して行われた実験であった。この協働の図式は、さまざまな改良を施されながら、場所を変えて再現され得るものであった。しかし、実験用収容所という装置は、最初は植民地医学の存続のための特殊な形態の道具として生まれたのだった。その後、この技術政治の対象は形態を変えて異なる文脈において、それぞれの文脈に特有の意味と機能と歴史を抱えつつ、再現されることになった。私の意図は、一つの概念のもとに異なる歴史的状況を同じようなものとして提示することでも、恐怖の帳で包んでしまうことでもない。私の意図は、歴史において繰り返し現れ、再生産の連鎖を構成する政治的テクノロジーの発端を示すことである。一九世紀に発展した帝国主義と植民主義的人種差別を支えるいくつかの議論は、ナチスのユダヤ人差別とユダヤ人絶滅のイデオロギーの出現とともに、新しい解釈と改編のもと、再び利用されることになろう。

二〇世紀初頭、卑しい体には新しい顔が与えられた。彼らは浅黒い肌と有色人種を特徴づける外貌を持っていた。この歴史の終着点において、我々は人種化された卑しい体に出会う。

終章

私はこの本で、「人体実験を行う権力」の歴史を書こうと試みた。歴史の縦糸として、当該権力が考案した実験用人体の獲得装置が移り変わるさまを追った。

この歴史の中で、卑しい体はまず王侯貴族の「代役」の資格で現れた。実験する権利は、王侯が囚人に対する生殺与奪権を医学に委譲することによって派生した権利だった。囚人にとって、懲役刑や死刑が減刑されることと実験台になることは同じであった。

種痘で幕を開ける次の段階においては、実験対象は国民全体となった。種痘は王侯による権利委譲の図式を塗り替えた。卑しい体は、王侯のみならず国民全体の「代役」となった。実験を行う権力はもはや単なる生殺与奪権ではなかった。国民の大多数の保護と延命を図る国家の義務という側面を手に入れたのである。

臨床医学の誕生とともに、実験する権力には新たな規範の枠組みが与えられた。階級関係によって構成された枠組みは、交換と負債の論理に沿った「扶助契約」の形式を取った。そこでは、国家補助を受ける者は一種の社会的融資契約に賛同したとされ、その返済として彼らの体を医学実験に差し出すことが決まっていた。他方、融資者である富裕層はその投資の配当金を科学の進歩という「知識による剰余価値」によって受け取るのだった。加えて、社会契約の怪しげなレトリックが「社会」貢献としての実験の権利という説明を補強した。

君主の任意的決定というモデルに替わって「契約」モデルが現れたとは言え、医者にとっては「治療試験に使用してもかまわない」患者や人間たちのカテゴリーがその他の人間グループに対して不平等な立場にあることは変わらなかった。

治療的試験の方法論的・職業倫理的・法律的な条文化が何度も試みられる一方で、医学者たちは薬剤の有効性を証明する合理的方法を探して互いに争っていた。そのため医学界は分裂状態に陥っていた。次の二つの方法論の対立は、ますます激しくなるばかりだった。数値的方法と比較対照の方法である。数値的方法論は長期にわたる一連の実験を必要とし、比較対照の方法は一部の患者を無治療で放置する行為を含むものだった。方法論的な議論は医者に課せられた慎重義務と治療義務を浮かび上がらせた。この時期から医療責任に関する新たな認識が生まれた。

医者たちは、認識論的に確実な成果をもたらしつつも道徳的な規範を超えないような研究方法を探し求めた。実験医学は、生理学的実験の基盤の上に臨床試験を打ち立てた。つまり、介護実践から生まれた治療的試験としての実験的行為を、自然科学から受け継いだ科学的行程としての実験的方法というパラダイムに準じさせた。そうすることで、実験医学は倫理と科学の完璧な合致を達成したかに見えた。同時に、完璧な研究方法と知識を誇る医者の権威を借りて、実験する権力はある種のパターナリズムを手に入れた。

一九世紀後半の微生物学が発展する中、医学は人体を使った病理実験の必要に迫られていた。健康な人間を用いた予防接種の実験は西洋社会に大きな倫理的危機を招いた。その結果、医学が実験用人体を手に入れるための言説装置が一新され、新しい装置の中心にはモルモットの「承諾《コンセント》」という条件が据えられた。この装置の基本モデルは労使関係の交渉のパターンにあった。

同じ頃、フランス本土では医学実験に対する規制が規範の形を取りつつあった。また、医学の領域においても、その実践批判の言説が形成されつつあった。批判的な言説は、社会的・政治的「外部性」と医学研究を結びつける利害関係を明るみに出すことに腐心するばかりであった。一九世紀に進展した「現象世界の実験領域化」がもたらした受動的実験の価値を認めるまでにはいたっていなかった。しかしちょうどそのとき、別の場所で、医学と植民地を支配する権力が新たな同盟を結んでいた。この同盟は、植民地という「例外」的な土地に「例外」的な実験台を見いだした。再び現れた卑しい体は人種的特徴によって定義されていた。

＊　＊　＊

医学の歴史はたくさんあるが、医学のための生体実験にその身体を提供した人々の歴史はこれまでほとんどなかった。

私はこの本で、今では忘れ去られた「卑しい体」という哲学的カテゴリーを蘇らせ、再び世の中にその意味を問おうと試みた。「卑シイ体デ試スベシ」という慣用表現が現れる歴史的文脈をたどれば、各時代の医学的慣習のリストを構成できるのではないかと考えた。ミュレの逸話からカントによる定義を経てマルクスにいたる流れの中で、「卑シイ体」の表現が現れる状況は実にさまざまであった。私はそれら異なる状況を再構成することで、いわば概念を甦生させるような仕事を行いたいと思ったのだ。

私の企図には、二重の批判が込められている。まず、現在フランスで流通しているような、科学者の仕事の実践的側面を捨象する科学史に対する批判である。また、人口に膾炙した科学実験に関する道徳哲学への批判である。実験科学の諸問題を考察する学術書は、ほとんど常に慣習的ジレンマの図式を演出して描き出すことで満足している。慣習的なジレンマ図式とは、たとえば「個人」の生命保護の要請と「科学の進歩」の必要の単純な対立図式などである。こうした学術書はほとんどの場合、対立図式の中に喚起されている問題意識や概念カテゴリーの歴史的系譜や妥当性について問うことはしない。しかし科学的実験という問題を問うに当たって、あらゆる社会的関係を捨象した個人の生命の犠牲に対する科学の進歩の必要といった図式を立てることが現在でも可能だなどと、いったいどうやったら思えるのだろうか。そのような図式を楯にとった問題の提示を受け入れる前に、我々はまず人体実験を擁護するために使われた「進歩」や「社会的貢献」などの概念カテゴリーが歴史的にどのような経緯をたどって形成されたかを考察すべきではないのか。この本でも、特に第2章にはこうした問いへの答えとなる見解がある。「科学の進歩」あるいは「科学」を繰り返し持ち出すことで、科学史家は社会をひとまとまりの動かない物体であるかのごとくにみなす理念を規範化してしまう。しかるに、社会を代表する理念は、ある社会グループを水面下で排除することで成り立っている。社会はその一部を犠牲にすることによって表面的な安定を保っているのである。

社会的弱者のカテゴリーを哲学的な方法で用いることは、社会関係を議論はおろか思考の地平から消去してしまう。「主体」は倫理哲学においてあまりにも抽象概念化され、個人的・具体的な属性を剥奪され続けてきた。倫理問題において異なる主体間の社会的関係があたかも不在であるのように扱われるのは、そうした抽象的な「主体」の肥大ゆえではないのか、というのが私の主張である。

また、人体実験を語るとき、あらゆる歴史的エヴィデンスに反して、「一部の人」が実験台に使われたということの意味を考えないわけにはいかない。一部の人が使われたということはその他の人たちは使われなかった、ということだ。

おそらく、どんな規則であれ、それが誰にとっても有効であるためには一般的なタームで表明することは必要なのだろう。しかし、生体医学研究における実験という倫理的問題を、「人間」一般に施された生体実験の合法性という問題に縮減することは、常にある種の人間を使って行われてきた実験の歴史に目を塞ぐことに他ならない。医学実験の対象とされてきた人々は、ある意味、倫理的言説がその中心に据える「人間《ユマニテ》」ないしは「人類《ユマニテ》」から排除された「例外」的存在であったのだから。

こうした概念的カテゴリーの問題は、倫理的言説が医学という制度に対するときの立ち位置の問題と表裏一体である。スーザン・シャーウィンが言うように、「医療倫理の領域において議論はいつも倫理に密着しており、医者の政治的な役割という根本的問題を正面からとらえたものはなかった。なぜなら、医療倫理の議論において、医学という制度はあたかも議論の前提条件であるかのように最初から受け入れられているからであり、そのために議論は当該制度の枠内で行われる実践の細部に関わるものばかりだからである。〔……〕医学という制度を形成する機能や組織を受け入れることで、医療倫理の議論はかえって当該制度全体に正当性を付与してしまう。収入補助に関するいくつかの議論は例外であったが、ほとんどの場合、医療倫理の議論は医者の役割を特殊なケースにおける詳細の取り決めに限定しているだけのように見える」[1]。シャーウィンが医学という制度について、その歯車と組織について言っていることは、医療の実践の場となっている広い意味での社会内人間関係についてはなおさら的を射ていると言えよう。

卑しい体という主題を通して考察すれば、科学実験を厳密に倫理的な問題として考えることがいかに無意味かが明らかになる。倫理的視点だけでは、卑しい体の歴史を説明し得ない。科学の倫理学は、科学的知識が生産された場所や場面を支配していた力関係を考慮できるコンセプトを持たない限り、つまり人間が人間を卑賤化するときのからくりを考慮しない限り、常に近視眼的で中途半端なものにしかならない。人間が人間を貶めるときのテクノロジーの歴史は、科学実践の政治哲学を新たに作り出すことを要求する。

より一般的な言い方をすれば、道徳的規則の表明において現在不可欠になっている「主体」というコンセプトはあまりに画一的で、卑賤化された人々の身体を搾取した特殊な状況について解き明かす力はない。しかし、歴史的・政治的な「卑しい体」というカテゴリーを解き放てば、特定の人間を狙った卑賤化の仕事を批判的に考察することができる。換言すれば、歴史的現実を倫理的分析の対象として取り込むことができる。「卑しい体」というカテゴリーはそうしたことを可能にする哲学的手段である。非物質的で普遍的な「主体」というコンセプトはあまりに単純で、形式的で、画一的であるために、卑賤化の問題を言語化することができず、告発することなどさらにできないのである。

近代的な「主体」の形成と、社会内のある人間グループの卑賤化、卑賤化された人々が次第に透明な存在となり、最終的に人道的意識から消失したことは、同時に起こったことという以上に、互いに密接に関連したプロセスだったと考えるべきである。ジュディス・バトラーが言うように、「我々は、人間主体が排除によって形成されてきたことを思い出さなければならない。主体として存在することが許されなかった人々を排除することによって、主体になる前の人々を排除することによって、忌避の対象であるような人々を排除することによって、もともと我々の視界に入っていなかった人々を排除することによって[2]」。

訳者あとがき

フーコーの時代

加納由起子

二〇〇七年、三〇歳のグレゴワール・シャマユーは、ドミニク・ルクールを教官として『卑しい体――一八・一九世紀における人体実験の倫理と政治』と題した哲学博士論文をナンテール・パリ第一〇大学に提出した。登場するや否や「フーコーの再来」と騒がれた若きカント哲学者の処女作は、早くも翌年には、『卑しい体――一八・一九世紀における人体実験（*Les Corps vils. Expérimenter sur les êtres humains aux XVIIIe et XIXe siècles*）』のタイトルで、パリの左派系社会科学学術出版の名門であるラ・デクーヴェルト社から刊行された。本書はその全邦訳である。

この本を手に取られる方の関心はさまざまだろう。実験医学の歴史に関心を持つ方もおられれば、この本を通してフランス社会科学の最近の動向を知りたいという方もおられるだろう。アガンベン、バトラーなど、この本にも一再ならず言及が見られる現代の政治哲学者の系列にすでにシャマユーを位置づけている碩学で慧眼な読者もきっとおられるだろうと信じる。また、そうした読者の大多数が、ミシェル・フーコーの「生権力」理論に一度は関心を持たれ、学ばれたのではないかと思う。本書の序文を開けば、「君主制モデル」、「刑罰」、「生殺与奪権」、「知識獲得装置」、「権力の技術」、「作り出された主観」など、『精神医学の権力』（一九七三〜四年度コレージュ・ド・フランス講義）から『監獄の誕生』（一九七五年）、そして『安全・領土・人口』（一九七七〜八年度コレージュ講義）を貫く、フーコーの名を冠したような一連のコンセプトが目に飛び込む。シャマユー自身進んで述べているように、フーコーの著作が彼の社会史への視座に決定的な影響を与えたことは明らかである。

その一方で、『卑しい体』の刊行をいち早く歓迎したのは、決してフーコーのオーラから生きる糧を得ている「エピステモローグ」たちではなかったということも事実である。二〇〇九年、この本は医療の専門誌『プレスクリール』からその年の出版賞を受け、同年にはフランス医学史学会から学会賞を受けた。フランス医学史学会のフィリップ・アルブ事務局長にとって、本書は「目から鱗が落ちる歴史研究」であるが、フーコーの『臨床医学の誕生』（一九六三年）は現在まで「ほとんど理解不能な本」と映る。

興味深い乖離である。おそらく本質的な乖離である。確かに、医学史講座が大学に存在しないフランスでは（日本もだが）、多くが医師である医学史家の集まりにおいて、アカデミックな人文科学の常識や神話がまったく通用しないという（まさに「ヘテロトピア」的）現象はしばしば見られる。それは文化の違いにとどまらず、語彙や概念という分析の道具、ひいては分析の視点の違いの問題でもあるに違いない。フーコーの遺稿が国立図書館に三八〇万ユーロで買われ（二〇一四年）、その『作品』全二巻がプレイヤード叢書に入った（二〇一六年）ことは、その状況を何一つ変えまい。

本書は、フーコーの概念装置を踏襲しているように見えながらも、フーコーが閉じこもった主観哲学の主観哲学による刷新という展望を最初から乗り越えている。「倫理哲学においてあまりにも抽象概念化され」た「主体」（本書、四五五ページ）を中心とした従来の哲学的論述の図式に従わず、多様な歴史的状況を付随させた「卑しい体」というより具体的なコンセプトを重視することによって。あるいは、フーコーが否定し、自らの思考から閉め出した「歴史学の外のまだ名前を持たない思考」[1]、つまり、無名の歴史的存在によって生きられた一回性の時間の総体を受け入れることによって。

フーコーの時代の記憶を刻みながら、テクノロジーへの関心を通して哲学と医学史の新しい協働の可能性を示している本書を、今一度、フーコーの原初的テキストと対比させて読んでみたい。その思いは訳者の個人的な経験に発している。

訳者が刊行と同時にこの本を読んだのは、その数年前からフランス医学史の研究に手を染めていたからだ。医学史を始めたのは学位論文をフランスで用意していた最中のことだった。医学史に出会った途端、文学から完全にそちらに転向してしまった。出すには出した文学博士論文はほとんど医学史論文に様変わりしており、審査員を唖然とさせた。そしてなぜ医学史に転向したかという根本的な理由は、おそらく長年のフーコーの呪縛を解くためだった。呪縛の中心には『臨床医学の誕生』があった。何年にもわたって繰り返し読んだため、多くのページをそらんじているほどであった。史料精読にすべての解決があると信じて、トノンからブルッセーまで、フーコーが挙げている一八世紀の哲学

◆1　Michel Foucault, *Les Mots et les choses*, Gallimard, coll. « NRF », 1966, p. 383.

者や一九世紀の医学者の著作をほとんど読み、ビシャには彼と同様に入れあげた。しかし、訳者の知力では、見事でありながら何かうさん臭いフーコーのレトリックに対して、一片の抗弁すら見つけることはできなかった。本書はそのような模索の果てに出会った。フーコー流の認識論的方法論に基づいて書かれた医学史の中では、際立って歴史的時間の厚みを感じさせる本だと思われた。その印象が綿密に作り上げられた技術論によってもたらされたものと気づいたのは、ずっと後のことである。

本書の「刑死体」の章の冒頭で、シャマユーが「［ここに］展開するドラマの登場人物は三人。死刑囚、君主、医者である」（本書、三四ページ）と言ったとき、フーコーの生権力理論には決定的な転覆の力が加えられた。どれほどの人がそれを正しく理解しただろうか。

中山元はニーチェの系譜学からフーコーが継承した原則をこのように要約する。「ひとつの考え方はさまざまな力の競合と対立関係の中で真理として認められるのであり、対立する力関係の帰結である。系譜学の［……］特徴は、真理をいくさの場、権力の場として描き出すことである」[2]。いくさと言うよりもむしろ決闘であろう。フーコーが描き出す権力関係の「ドラマ」に登場する「人物」は、常に二人であった。それは、見る者と見られる者、監視する者とされる者、支配者と被支配者、権力と反権力という決められた立場を取った。その原則に則って、『臨床医学』では権力主体である「医者の眼差し」の「もの言わぬ暴力」[3]が丹念に描かれる。「この眼差しは主権者として、知り、決定し、統べる」[4]。「臨床において医者の眼差しは、物事をその究極の真実が現れるまで燃やし尽くす」[5]。「医学の目はもはや生きていない。それは、死を一度見据え、生命を解き明かす巨大な虚無の日だ」[6]。「あらゆる可能な知識の領域は、この眼差し一つの支配下にある」[7]。この「眼差し」は、『臨床医学』後半において死という絶対の契機と結びつけられ、超越的にも超越的な意志主体として、「近代的個人」を無抵抗な死体の客体性の中から作り出し、統べるものとして描かれる。この「眼差し」はフーコーのその後の歩みを導く。それは、『言葉と物』終盤の「人間の死」を準備し、『監獄の誕生』における「パノプティコン」のイメージに昇華する。どの時期においても、彼の生権力理論の枢軸にあるのは一対一の二項対立の図式である。

一方、シャマユーは生権力メカニズムの記述の基盤において、支配被支配の二項対立を採択しない。おそらく、彼にとってそのような構図は抽象の段階においてすら無理がある。シャマユーの基本構図は三本柱である。その「君主制モデル」は先に引用した通りで、それは種痘と人口統計の時代において「扶助契約モデル」に変わる。この時代の立役者は「病院と貧者と富裕層」、あるいは「国家と医学的権威と大衆」だ。臨床医学による「患者の客体化」という「道徳的問題」についても然りである。

◆2 中山元『フーコー――生権力と統治性』河出書房新社、二〇一〇、一七～八ページ。哲学者ジャック・ブーヴレスは『ニーチェ対フーコー』で、まさしくこのようなフーコーのニーチェ理解に反論した。Jacques Bouveresse, *Nietzsche contre Foucault*, Agone, 2016.

◆3 Foucault, *Naissance de la clinique*, PUF, 1963, p. 84.

◆4 *Ibid.*, p. 88.

◆5 *Ibid.*, p. 121.

◆6 *Ibid.*, p. 147.

◆7 *Ibid.*, p. 171.

どれほど徹底してその客体化が行われたかという問題ではなく、そうした否応ない客体化にブレーキをかけるものとして、いかなる道徳的言説があったかという問題に焦点が当たっている（本書二二八ページ）。フーコーにおいて「テクノロジー」は支配者の属性に過ぎなかったのだが、シャマユーにとって、それは権力の主客の二点の間に介在して、権力のベクトルをそらし、かつ権力行使のメカニズムを補強する第三の項目である（「この書を通して私の関心は、一貫して獲得の技術に関わっている」、本書二一一ページ）。

この変化はある意味、時間がなし遂げたことでもある。たとえば、テクノロジーの原型である「言語機能（ランガージュ）」について言えば、『臨床医学』ではそれは医者の「眼差し」の第二の性質であった。フーコーの支配被支配の対立構図は「普遍言語」を超越的「主体」の性質に組み込むことで成り立っていた。「臨床家たちの努力を超えて常に想像力を支配していたのは、言語そのものとなった眼差しという大神話であった」◆8。これは、情報革命を経験した世代にはもはや不可能な発想である。今日、グローバル情報集積システムと聞いて、我々は意志や欲望といった人的性格が少しでも備わったものを思い浮かべるだろうか。ビッグ・ブラザーの目は、現在ではむしろ擬人化されたカリカチュアと映るのではないだろうか。シャマユーのテクノロジー観は二一世紀のものであり、本書の「知への欲動」もそれに呼応して分散する運命にある。

本書における「意志主体」は、唯一の絶対知という形では現れない。むしろ人間社会に偏在する現象として、時代ごとに異なる「人間」の理想を刻んで現れる。それがたとえば、刑死体解剖の章における啓蒙主義的な「ユマニテ」理念であり、種痘の章におけるカントの道徳体系であり、マルクス・

ヘルツの医療倫理であり、臨床講座設置にあたっての功利主義と社会契約論であり、クロード・ベルナールによる倫理の高みに達した実験生理学の展望である。とは言え、それらのいずれも、個別の医療実践のエピソードを前にして、最後の言葉を言うことはない。本書に語られる一八世紀から一九世紀の実験医学の歩みは、無名の医者たちが無名の患者たちと日々繰り返してきた折衝と交渉、医学と自らを名付けていなかったような無数の試行錯誤の総体にほかならない。

フランス的な哲学論証の評価基準からすれば、中心が分散した論証は忌むべきものである。本書はその禁をおかした。おそらく著者は、歴史文脈に従った理念と現実の葛藤を技術の歴史として再構成すること（彼自身の言葉を借りれば「哲学の外部性を抽象化せず、対象とすること」）は、それだけで哲学的展望を開くと考えたのだろう。それは成功したと思う。なぜなら、この本の最終行では二世紀の間一度も口をきかなかった「卑しい体」がようやく現れるが、それは不在という実在を証明するために現れるのだから。あたかもテクノロジーが「人間」の理想を超えたときに初めて、哲学に「言説外の名もない思考」とフーコーが呼んだもの、つまり歴史的時間が戻って来たかのように。

『臨床医学の誕生』の完璧な論理構成には性急な熱気が伴う。ある意味ロマンチックなその熱気は、先に述べたような「抗争の図式」のみが許す種類のものである。一方、直接的な二項対立の図式（支配者と被支配者、権力と反権力、純粋主体と純粋客体）は、フーコーにおいては、死に取って代わっ

◆8　*Ibid*., p. 115.

た医者の眼差しと永遠に解剖され続ける死体という関係性にその最高の表現を見つける。それゆえ、一九六三年の「眼差しの考古学」は死の予感に始まり、死の称揚に終わるのである。「死は偉大な分析家だ。解体することで結合の原則を明らかにし、腐敗から生成の秘密を暴き出す」[9]。「死は生を睥睨する絶対的な一点であり、真実に開かれた扉である」[10]。有名なビシャの『生と死についての生理学的研究』の冒頭の句、「生命とは死に抵抗する機能の総体である」を前に、どれほどフーコーが興奮し、勇み立ったかを想像することは難くない。

ビシャの生理学は、死という最終目的地が病気に対する有機体のあらゆる反応に意味を与える世界である。知的権力そのものとなった死を味方につけた医者には、あらゆる特権が与えられる。すでに死んでいる体をさらに切り刻むことが許されている。フーコーは、まず歴史的時間を周到に否定することで、次にビシャの力を借りて、病理解剖学の死の権能のさらに上に立つ認識論者の立場を自ら作り出し、手に入れる。それは権力に命じる権力、究極の「意志主体」の立場である。手に入れた、と思っただろう。少なくとも彼の時代が続く間は。

その一方、「視線の関係」は乗り越えられない関係である。一九六七年、カンギレームはその点を指摘した「人間の死、それともコギトの疲弊?」と題するフーコーへの反論を書いた[11]。カンギレームの論旨は、かつてビシャの冒頭の句を評したマジャンディーの「それはトートロジーではないか」という言葉を思い出させる。マジャンディーもカンギレームも触れないのは、止揚されることのない観念的な二項対立の関係に内包される熱の問題である。まさしくカントが怖れ、シュレーゲルが謳いあげた、愛する対象を理想化すると同時に物象化する、限りなく憎悪に近い欲望の問題である。フーコーは言う。「不動の、注意深い、少し瞳孔が開いた医者の目は〔……〕個々の肉体の隠された傷痕まで包み込み、撫で回し、調べ上げ、バラバラにする」[12]。五感のすべてに取って代わり、手や指さえも備えたこの眼差しの動きはきわめて官能的であり、その客体との関係は被嗜虐性愛の遊戯に似ている（ちなみにフーコーはビシャを医学界のサド侯爵と呼んだ）。そして、おそらくそこから論者が刈り取ったものは、現実との接点を自ら断ち切ったため充足することのない知的、あるいは官能的なリビドーのさらなる亢進だったに違いない。フーコーの時代はそうした不毛な熱気の循環によって特徴づけられていたように見える。そして現代が失ったものは、中央集権的な政治経済の構造以上にその熱気だったのではないだろうか。

制度化が哲学の死にほかならないとすれば、二〇〇〇年代を通して続けられ、今まさに完了しつつあるフーコーの国家遺産化の事業こそは、フーコー自身が望んだ死を意味するのかもしれない。一方で、若いシャマユーがフーコーの時代の名残の中で創始したテクノロジー論は、フーコーが排除した「外部」である歴史的現実との折衝を重ねながら、現在ますます成長している。この本と同時に日本でも邦訳が刊行される『ドローンの哲学』（二〇一三年）は、彼の真骨頂である。

◆9 *Naissance de la clinique, op. cit.*, p. 147.
◆10 *Ibid.*, p. 158.
◆11 Georges Canguilhem, « Mort de l'homme ou épuisement du *Cogito* ? », *Critique*, no. 242, juillet 1967, p. 599-618.
◆12 *Naissance de la clinique, op.cit.*, p. 175.

＊　＊　＊

翻訳刊行にあたっては、あらゆる行程において多くの人から力強いサポートをいただいた。全幅のご信頼をくださった明石書店の大江道雅社長、未曽有の知識と読解力で導いてくださった編集の山本規雄さん、助成金申請にあたってお世話をいただいたラ・デクーヴェルト社のデルフィーヌ・リブーションさんとグウェナウェル・オープチさんには、この場を借りて心からお礼を申し上げる。

そしてこの本は、最初に企画を受け入れてくださった亡き小林洋幸さんに捧げる。

二〇一八年七月三一日

55. この問題については次の文献も参考になる。Constant MATHIS, *L'Œuvre des pastoriens en Afrique Noire, Afrique Occidentale Française*, PUF, Paris, 1946 ; Jean-Paul BADO, *Médecine coloniale et grandes endémies en Afrique, 1900-1950. Lèpre, trypanosomiase humaine et onchocercoxe*, Karthala, Paris, 1996.

終章

1 Susan SHERWIN, « Feminist and medical ethics : two different approaches to contextual ethics », *Hypatia*, 1989, 4-2, p. 57-72.

2 Judith BUTLER, « Contingent Foundations », *Feminist Contentions*, Routledge, Londres, 1995, p. 47.

typhus exanthématique observée en Indochine », *Bulletin de la Société de pathologie exotique*, 1, 1908, p. 156.

58 *Ibid.*, p. 160.

59 *Ibid.*, p. 161.

60 Achille MBEMBE, *De la Postcolonie. Essai sur l'imagination politique dans l'Afrique contemporaine, op. cit.*, p. 44.

61 FOUREST, « Correspondance - Expédition de M. Fourest dans l'Afrique centrale. Le fleuve Ogôoué - Marseille, le 3 novembre 1878 », *La Nature. Revue des sciences et de leurs applications aux arts et à l'industrie*, Masson, Paris, 1879, p. 89.

62 Cf. François DELAPORTE, *Histoire de la fièvre jaune. Naissance de la médecine tropicale*, Payot, Paris, 1989, p. 64.

63 Christian BONAH, Anne RASMUSSEN (sous la dir.), *Histoire et médicament aux XIXe et XXe siècles*, Editions Glyphe, Paris, 2005, p. 33.

64 Cf. Wolfgang ECKART, *Medizin und Kolonialimperialismus, Deutschland 1884-1945*, Paderborn, Münich, 1997.

65 Robert KOCH, « Schlussbericht über die Tätigkeit der deutschen Expedition zur Erforschung der Schlafkrankheit », *Deutsch Medizinischen Wochenschrift*, 33-46, 1890.

66 Cf. Wolfgang ECKART, « Experiments at the colonial periphery : the fight against sleeping sickeness in German East Africa and Togo », Volker ROELCKE, Giovanni MAIO (sous la dir.), *Twentieth Century Ethics of Human Subjects Research*, Steiner, Stuttgart, 2004, p. 65.

67 Guillaume LACHENAL, « Compte rendu de l'ouvrage de Christian Bonah, Etienne Lepicard, Volker Roelke (sous la dir.), *La Médecine expérimentale au tribunal*. Implications éthiques de quelques procès médicaux du XXe siècle européen », http://www.rehseis.cnrs.fr/IMG/pdf/MedExpTrib-2.pdf

68 Alphonse LAVERAN, *Mission d'étude de la maladie du sommeil*, Société de géographie de Paris, Leve, Paris, 1906, p. 3.

69 *Ibid.*

70 *Ibid.*, p. 13.

71 A.THIROUX, L. D'ANFREVILLE DE LA SALLE, *La Maladie du sommeil et les trypanosomiases animales au Sénégal*, Baillière, Paris, 1911, p. 64-65.

72 L. BOYE, « La prophylaxie de la trypanosomiase en Afrique équatoriale. Résultats de la méthode des six injections consécutives d'atoxyl », *Bulletin de la Société de Pathologie Exotique*, 1927, t. 20, p.

［……］熱帯地方の先住民は粘着質、神経質、そして胆汁質である。ヨーロッパ人の中で最も容易く現地風土に適応する者は、現地人に最も近い気質を持った者である。南欧人が暑い国の気候をよく耐え得ることはこれまでも報告されてきたことである。一般的に、現地人と気質が近い者が現地の気候風土にも馴染みやすいと言われているが、現地人の気質と人種の性質への同化についても同じことが言えるだろう」。Ambroise TARDIEU, « Acclimatement », *op. cit.*, p. 11-12.

45 Michel LEVY, *Traité d'hygiène publique et privée, op. cit.*, p. 570.

46 Elsa DORLIN, *La Matrice de la race, op. cit.*, p. 209.

47 Jean BOUDIN, *Traité de géographie et de statistique médicales et des maladies endémiques*, t. II, Baillière, Paris, 1858, p. 173. ブーダンの引用元は 1848 年 4 月 26 日付『ガゼット・メディカル』誌である（p.325）。タルデューもジャコの発言を確証する。「混血によって生まれる人間たちは、原初の性質を伝達することができれば、風土適応に適した条件を備えている。ペリシエ元帥は混血を植民政策の柱として押し出している」。Ambroise TARDIEU, « Acclimatement », *op. cit.*, p. 13.

48 Daniel NORDMAN, « L'exploitation scientifique de l'Algérie (1840-1860) : pouvoirs, savoirs, disciplines », Communications, 2004.

49 *Revue médicale française et étrangère*, t. IV, 1839, p. 221.

50 BURDIN, « De la contagion de la peste, et remarques sur les observations de M. le docteur Pariset relatives à son expérience de désinfection faite à Tripoli en Syrie », *Journal général de médecine*, Juin 1830, p. 295.

51 Antoine-Barthélémy CLOT-BEY, *De la peste observée en Egypte, recherche et considération sur cette maladie*, Avant-propos, Fortin, Paris, 1840, p. IX.

52 *Ibid.*, p. 352-353.

53 後になって、ペストの感染経路はネズミのノミが運ぶ桿菌であることが分かった。おそらくこの場合もペスト患者のベッドにはノミが巣くっていたのだろう。

54 *Ibid.*, p. 349. クロ・ベイはまた、タンジェのソラ医師が 1818 年から 1819 年にかけて 14 人のスペイン人脱走兵で死刑を宣告された者たちに行ったペスト接種実験も引用している。

55 Adolphe ARMAND, *L'Algérie médicale. Topographie, climatologie, pathogénie, pathologie, prophylaxie, hygiène*, Masson, Paris, 1854, p. 80.

56 以下を参照のこと。Alphonse LAVERAN, *Traité de paludisme*, Masson, Paris, 1907.

57 Alexandre YERSIN, Joseph VASSAL, « Une maladie rappelant le

とであったが。この話の教訓は、慈愛に満ちた自然が医術のために提供している資源が人間のものとなるのは、唯一植物学の知識を通してであるということだ」。Michel-Etienne DESCOURTILZ, *Flore pittoresque et médicale des Antilles*, Crosnier, Paris, 1833, p. 11.

34 Adolphe ARMAND, *L'Algérie médicale*, Masson, Paris, 1854, p. 235-236.

35 しかしながら、土着の治療法の中には利用をためらわせるような危ないものもあった。たとえば、「長く続く眼病の治療としてアラブ人が推奨していた治療法に、4月の初日あるいは最後の日に猫を捕らえ、その頭を焼いて灰を集め、濡らした筆で病気の眼にすりこむことがあった。また、私のアルジェの友人は長年の眼病に悩んでいたが、日頃好んで服用していた『キフ』と呼ばれる大麻の煙が症状を改善することに気がついた。大麻を吸っている間は何日間でも眼の痛みがなくなったのである」。Emile-Louis BERTHERAND, *Médecine et hygiène des Arabes*, Baillière, Paris, 1855, p. 509.

36 ハイフトはこの点に関してテヴノの説を参照している。Jean-Pierre-Ferdinand THEVENOT, *Traité des maladies des Européens dans les pays chauds, et spécialement au Sénégal*, Paris, 1840.

37 HEIFT, « De l'antagonisme de la phthisie et des fièvres de marais », *Archives générales de médecine*, t. XVII, Panckoucke, Paris, 1848, p. 198.

38 法医学の泰斗、アンブロワーズ・タルデューも言う。「セル博士の表現を借りれば、外国の風土に適応するためには『現地人化』する以外ない」。Ambroise TARDIEU, « Acclimatement », *Dictionnaire d'hygiène publique et de salubrité*, t. I, Baillière, Paris, 1862, p. 12.

39 *Ibid.*, p. 10.

40 この段落の後にはこう続いている。「人間と新たな環境の間の対立は、最終的に人間を新しい土地の先住民に同化させることで終結する。なぜなら、ある土地に一番適した体質とは、記憶に残らない昔からその土地に生きている人々のものだからである」。Michel LEVY, *Traité d'hygiène publique et privée, op. cit.*, p. 562.

41 *Ibid.*, p. 563.

42 *Ibid.*, p. 567.

43 Elsa DORLIN, *La Matrice de la race, op. cit.*

44 アンブロワーズ・タルデューによれば、「アルジェリアにおける衛生問題を非常に熱心に研究したペリエ医師は『アルジェリアへの駐屯軍と入植家族を選ぶに当たって、現地の気候風土に最も適した個人的体質の持ち主を募るべきである』と言っている。何が最適の体質かという問題については、風土適応に最も適した体質と考え、厳密に定義すべきである。そのために我々は入植者の年齢、性別、気質、人種を調べるであろう。

性・噴出性の病気を避けるが、壊血病のような潰瘍性・慢性の病気を惹き付けるからである」。Julien-Joseph VIREY, *Histoire naturelle du genre humain*, t. II, Crochard, Paris, 1824, p. 165-166.

21 MACGRUDAN, « Lettre de M. Macgrudan, Médecin à la Jamaïque, écrite à M. Portal, de l'Académie royale des sciences, sur l'inoculation de la petite vérole des Nègres, vulgairement nommée Pian », *Observations et mémoires sur la physique, sur l'histoire naturelle et sur les arts et métiers*, t. I, Paris, 1773, p. 37.

22 *Ibid.*

23 *Ibid.*

24 PAULET, « Mémoire sur le pian, yaws, ou franbœsia », *Archives générales de médecine*, t. XVII, Panckoucke, Paris, 1848, p. 392-393.

25 *Ibid.*, p. 394.

26 ROLLET, *Recherches cliniques et expérimentales sur la syphilis, le chancre simple et la blennorrhagie*, Baillière, Paris, 1861, p. 56.

27 Hannah ARENDT, *Les Origines du totalitarisme*, t. 2, *L'Impérialisme*, Seuil, Paris, 1997, p. 110.

28 René DESGENETTES, *Histoire de l'armée d'Orient*, 1840, p. 235. 以下に引用されている。LEVY, *op. cit.*

29 Michel LEVY, *Traité d'hygiène publique et privée*, Baillière, Paris, 1850, p. 563. 以下も参照のこと。Philip D. CURTIN, « The End of the « White Man's Grave » ? Nineteenth-century Mortality in West Africa », *Journal of Interdisciplinary History*, vol. 21, 1, 1990, p. 63-88.

30 *Ibid.*, p. 568.

31 Jean BOUDIN, *Traité de géographie et de statistique médicales et des maladies endémiques*, t. II, Baillière, Paris, 1858, p. 171.

32 この主題に関しては特に以下を参照のこと。Londa L. SCHIBIENGER, *Plants and Empire. Colonial Bioprospecting in the Atlantic World*, Harvard University Press, Cambridge, 2004.

33 Frédéric CUVIER, *Dictionnaire des sciences naturelles*, t. XX, Levreau, Strasbourg / Paris, 1821, p. 5. 植物学者デクルティィルズは、キュヴィエと同じ思考をたどって、サン・ドマングの「ラゴン」という植物についての先住民の知恵を取得する意図における植民計画図を作成した。以下がその結論である。「最初にこの島に住んだ人々は野草の中に現地病に対抗するための薬を見つけたに違いない。彼らのうちの自然の衝動が正しく薬となる植物の方へ彼らを導いたのだ。先住民の中でも特に植物探しに長けた者は部族内で高い地位を手に入れた。ハイチの牧草地管理人は田舎医者あるいは魔術師の扱いを受けた。もちろんそれは、ヨーロッパ人入植者がやってきて、彼らの土着の知恵を我がものとするまでのこ

いは実験結果の応用を基本的に妨げるものではなかった。それと同じように、人種間の「種」の違いは、差別論者にとっても実験の代替と結果の適用可能性を妨げるものではなかった。

14 Claude-Nicolas Le Cat, *Traité de la couleur de la peau humaine en général, de celle des Nègres en particulier*, Amsterdam, 1765, p. 78-80.

15 Cornélius De Pauw, *Recherches philosophiques sur les Américains*, t. I, Berlin, 1777, p. 187.

16 « Compte rendu – sur la couleur noire du réseau muqueux de la peau des Nègres, considérée comme servant à la préserver de l'action trop vive des rayons solaires, par Sir Everard Home », *Archives générales de médecine*, t. I, 1823, p. 91.

17 Douville, « Sur la différence qui existe entre la chaleur animale du nègre et du blanc, suivant l'âge, le sexe, l'intelligence », *Journal de Chimie médicale, de Philanthropie et de Toxicologie*, t. VIII, 1832, p. 97-100.

18 Gratiolet, « Du volume et de la forme du cerveau », *Journal de médecine mentale*, Masson, Paris, 1861, p. 300.

19 この主題についてはドルランの著書を参照のこと。Elsa Dorlin, *La Matrice de la race, généalogie sexuelle et coloniale de la Nation française*, La Découverte, Paris, 2006.

20 Guillaume Thomas François Raynal, *Histoire philosophique et politique des établissements et du commerce des Européens dans les deux Indes*, t.VI, Pellet, Genève, 1782, p. 110. しかし、そのすぐ後に、レナールは黒人の死亡率の理由は、その肌の色ではなく奴隷制度にあるという趣旨の批判を述べている。「この病気が何であれ、確かな事実は現在新大陸にあるヨーロッパの植民地に散らばっている14万から15万人の黒人たちは、アフリカからやってきたときには8000万から9000万人だったということである。この恐るべき人口減少は、決して気候のせいではない。植民地の気候はアフリカの気候によく似ている。また、植民地特有の病気のせいでもない。現地の病気による死者はきわめて少ないことはどの観察者も述べていることである。黒人の大量死の原因は奴隷制の運営によるものであろう。手を付けるのはそこからであろう」。*Ibid.* また、ジュリアン＝ジョゼフ・ヴィレーはフランベジアの病因を気質論に求める。「アフリカ大陸の赤道以南に生まれた黒人は天然痘にかからないと言われる。その代わり、彼らは必ずフランベジアには罹患する。フランベジアは壊血病と同様の悪性の潰瘍によって発症する病気である。海上において病気の致死性は増し、一度かかったら完治はほとんど不可能である。しかし、このように劇症のフランベジアは黒人の中でも黒胆汁質、つまり憂鬱症の気質の者において顕著に現れる。なぜなら、この気質は炎症資本に取り込まれる。一方、科学であれ、物質的富であれ、資本主義がそれを私有化する方法と個人がそれを手に入れる方法は、互いに完全に関係のないプロセスである。ユーレ博士自身、機械を使った生産に従事する工場主たちが、自らが利用する洗練された機械についてまったく無知であることを嘆いている。化学物質を作り出す化学工場の様子などは髪が逆立つほど恐ろしい。リービッヒが例を挙げている」。MARX, *Le Capital*, Livre premier, IV[e] section, « La production de la plus-value relative », Chapitre XV, « Machinisme et grande industrie », *op. cit.*, note 23, p. 419.

第 11 章

1 Achille MBEMBE, *De la Postcolonie. Essai sur l'imagination politique dans l'Afrique contemporaine*, Karthala, Paris, 2000, p. 45 et p. 233.
2 Cf. Raymond Phineas STEARNS, *Science in the British Colonies of America*, University of Illinois Press, Urbana, 1970, p. 418. Cf. Zabidiel BOYLSTON, *An Historical Account of the Small-pox Inoculated in New England*, Chandler, Londres, 1721.
3 Jean-Joseph ROMAN, *L'Inoculation, poème en quatre chants*, La Combe, Amsterdam et Paris, 1773, p. 116-117. この文章の作者には 2 つの典拠がある。リチャード・ミードの著書と『ガゼット・ド・フランス』である。Richard MEAD, *De Variolis*, Brindey, 1747 ; *Gazette de France* (13 février 1769).
4 Abbé PREVOST, *Journal étranger*, Lambert, Paris, 1756, p. 102-103.
5 Cf. Louis SALA-MOLINS, *Le Code noir*, PUF, Paris, 1988.
6 Orlando PATTERSON, *Slavery and Social Deaths. A comparative study*, Harvard University Press, Cambridge / Londres, 1982, p. 5.
7 Londa SCHIEBINGER, « Human experimentation in the Eighteenth century : natural boundaries and valid testing », p. 403.
8 Todd L. SAVITT, « The Use of Blacks for Medical Experimentation and Demonstration in the Old South », *Journal of Southern History*, 48, 1982, p. 331-348.
9 *Ibid.*, p. 332.
10 *Ibid.*, p. 343.
11 *Ibid.*, p. 347.
12 *Ibid.*, p. 332.
13 19 世紀に形成された実験科学の方法論において、動物実験は人体実験に代わるものであった。動物と人間の間の違いはアナロジー原則適用可能な限界において受容されていた。つまり、動物と人間という「種」の違

33 報告全文は以下の文献に見つかる。*Annales d'hygiène publique et de médecine légale*, deuxième série, t. XIX, Baillière, Paris, 1863, p. 67.

34 たとえば、ルイ・フルリーの『衛生講義』には、鉛・亜鉛・銅・ヒ素・水銀・ヨード・臭素・硫黄・塩素に「汚染された大気」が「人体に及ぼす悪影響」をリストアップした章がある。Louis FLEURY, *Cours d'hygiène, fait à la faculté de médecine de Paris*, Labé, Paris, 1852.

35 *Archives générales de médecine*, 1865, p. 361.

36 *Annales d'hygiène publique et de médecine légale*, 1861, p. 220.

37 *Archives générales de médecine*, 1861, p. 243.

38 *Archives générales de médecine*, 1864, p. 214.

39 ペンキ病、あるいは鉛病と呼ばれたものを、1855 年、ラマッツィーニが分類している。「鉛病には、まず蒸気や埃の形で大気に混ざった小さな粒を労働者が吸い込んで起こるものがある。粒は彼らの内臓に染み込み、その機能を混乱させる。他方、体の部分的運動不足、あるいは運動過剰によって起こる病気もある」。Bernadino RAMAZZINI, *Traité des maladies des artisans*, A. Delahays, Paris, 1855, p. 9. 19 世紀工場内の職業病の社会学については、以下の論考に詳しい。Bernard-Pierre LECUYER, « Les maladies professionnelles dans les *Annales d'hygiène publique et de médecine légale* ou une première approche de l'usure au travail », *Le Mouvement social*, 124, 1983, p. 45-69.

40 Karl MARX, *Le Capital*, Livre I, IVe section, Chapitre XV : « Machinisme et grande industrie, VII. – Répulsion et attraction des ouvriers par la fabrique », *op. cit.*, p. 328.

41 『資本論』第 1 版の序文に見られる部分である。マルクスは「ヨーロッパの他のどの国にも、イギリスほど専門的で公平、固く事実に依拠し、かつ利害を離れた工場監査官はいないだろう」。MARX, *Préface à la première édition du Capital, op. cit.* ラファルグもこの部分を引いて、次のようにコメントする。「マルクスは、イギリスとスコットランドの工場監査官の報告や調査を掲載していた青い本の蔵書をすべて読んだに違いない。[……] マルクスにとってそれらの報告書は、資本主義的生産を研究する上で最重要資料に属した。マルクスはこれら報告を非常に高く評価しており、ヨーロッパの他のどの国にも『これほど優れた、これほど公平な、これほど明瞭な工場観察の報告を残せる専門家はいまい』と言っていた。その言葉は『資本論』の序文にある」。Paul LAFARGUE, *Souvenirs personnels sur Karl Marx*, L'Aube, La Tour d'Aigues, 2006.

42 『資本論』から引用しよう（第 15 章「機械類と大工業」、第 1 巻、第 4 篇、「相対的剰余価値の生産」)。「一般的に科学研究は資本主義にとって負担にはならない。とは言え、資本家は科学を利用するにやぶさかではない。他者が作り出す科学的知識は、他者が作り出す労働と同じように、

la physiologie de l'homme et des animaux, t. V, Masson, Paris, 1862, P. 437.

21 Ernest AUBURTIN, « Sur le siège de la faculté du langage », *Bulletin de la Société d'anthropologie de Paris*, séance du 4 avril 1861, p. 217-218.

22 *Ibid.*

23 当該探索について、ブローカは次のように説明する。「精神にはいくつかのグループに分かれた機能が備わっており、脳にはいくつかのグループに分かれた中枢が備わっている。私が別のところですでに言ったように、これまで科学が獲得した観察の事実に鑑みて、精神活動の諸領域は脳の部位に対応していると考えられる」。Cf. Pierre-Paul BROCA, « Remarques sur le siège de la faculté du langage articulé, suivies d'une observation d'aphémie », *Bulletin de la Société anatomique de Paris* (1826), vol. 36, 1861, p. 338.

24 Ernest AUBURTIN, « Sur le siège de la faculté du langage », art. cit., p. 217.

25 Philippe LUSSANA, « Leçon sur les fonctions du cervelet », *op. cit.*, p. 440. しかしだからと言って、人間のケースと動物実験を比較することが実験的に不毛なわけではない。たとえば、小脳と性欲の中枢との関係に関する問題では、臨床観察が提示した仮説を動物実験がエヴィデンスに導いた。「かかりつけ医かつ友人のリュファ氏に若いセネデラが告白したセックスへの異常な関心。レンジの百姓の慢性勃起と性的興奮。[……]この七面鳥をごらんなさい。小脳を取り出すまでは、この動物はメスを探しまわっていた。小脳除去の手術以来、どんなメスを連れて来ようとも、彼は冷然としている」。*Ibid.*

26 Dominique-Jean LARREY, *Clinique chirurgicale, exercée particulièrement dans les camps et les hôpitaux militaires*, Gabon, Paris, 1829, p. VI.

27 *Ibid.*, p. 162-164.

28 Georges CANGUILHEM, « L'expérimentation en biologie animale », *op. cit.*, p. 29.

29 Cf. James E. MEADE, *The Theory of Externality – the Control of Environmental Pollution and Other Similar Costs*, Sijthoff-Leiden, Genève, 1973.

30 *Archives générales de médecine*, 1857, vol. 1, p. 37.

31 この工場の主要生産物は、子ども用の彩色ボールと「避妊具という産業名を与えられた輸出にのみ供される手工業製品」であった。*Ibid.*, p. 68.

32 « Note sur les accidents que développe, chez les ouvriers en caoutchouc, l'inhalation de sulfure de carbone en vapeur », *Archives générales de médecine*, vol. I, Labé, Paris, 1856, p. 236.

« Machinisme et grande industrie, VII. – Répulsion et attraction des ouvriers par la fabrique », Champs-Flammarion, Paris, 1985, p. 328.

3 Portrait reproduit d'après Jesse S. MYER, *Life and Letters of Dr. William Beaumont*, Moby, St. Louis, 1912. 左側に胃瘻が見える。

4 William BEAUMONT, *Experiments and Observations on the Gastric Juice, and the Physiology of Digestion*, MacLachlan, Edimbourg, 1838, p. 11.

5 *Ibid.*

6 *Ibid.*, p. 19

7 この件に関しては、ジェシー・マイヤーによるボーモントの伝記および、ロナルド・ナンバーズの論考「ウィリアム・ボーモントと人体実験倫理」を参照のこと。Jesse S. MYER, *Life and Letters of Dr. William Beaumont, op. cit.* ; Ronald NUMBERS, « William Beaumont and the Ethics of Human Experimentation », *Journal of the History of Biology*, 12-1, 1979, p. 113-35.

8 Georges CUVIER, « Lettre à J. C. Mertrud », *Leçons d'anatomie comparée*, Paris, Baudoin, 1805, p. V.

9 Lazzaro SPALLANZANI, *Expériences sur la digestion de l'homme et de différences espèces d'animaux*, Chirol, Genève, 1783, p. 234-235.

10 *Ibid.*, p. 235.

11 Claude BERNARD, *Leçons de physiologie expérimentale appliquée à la médecine, faites au Collège de France*, vol. II (semestre d'été 1855), Baillière, Paris, 1856, p. 380.

12 *Ibid.*, p. 382-383.

13 *Ibid.*, p. 386.

14 *Ibid.*, p. 387.

15 Claude BERNARD, *Introduction à l'étude de la médecine expérimentale, op. cit.*, p. 36.

16 *Ibid.*

17 ケルススの序文。CELSE, *De Medicina*, Institut suisse de Rome, 1982, p. 125. ケルススが挙げている例はすべて偶然の実験である。

18 « Empirique », Jean-Eugène DEZEIMERIS, *Dictionnaire historique de la médecine ancienne et moderne*, t. II, première partie, Béchet Jeune, Paris, 1834, p. 212.

19 Ludwig CHOULANT, *Geschichte und Bibliographie der anatomischen Abbildung*, Weigel, Leibzig, 1852, p. 28. ロンダ・シービンガーの引用による。Londa SCHIEBINGER, « Hman experimentation in the eighteenth century : natural boundaries and valid testing », *op. cit.*

20 Philippe LUSSANA, « Leçon sur les fonctions du cervelet », *Journal de*

37 Bongrand, *De l'Expérimentation sur l'homme*, op. cit., p. 79.
38 *Ibid.*
39 *Ibid.*, p. 81.
40 *Ibid.*, p. 84. ただ、死刑囚との間のみこの契約書は必要ないとボングランは考えていた。「いつの時代も死刑は、罪人が社会に負う借財の返済の形式、あるいは危険人物を社会から排除する用心の対策と考えられてきた。そのため、死刑に代わるものとして実験が現れたのである。しかも、医学実験は必ずしも致命的とは限らない」。*Ibid.*, p. 84.
41 *Ibid.*, p. 82.
42 本書第10章を参照のこと。
43 報償は承諾の条件を消し去るものではない。ボングランは、ある種の人間カテゴリーに対する実験を禁止するに当たって、承諾の概念をフルに利用した。「唯一知的中枢のみが萎縮しており、その他の身体機能は無瑕で残っている痴愚者を医学実験に有用な素材と考える人々がいる。このような実験台の選択を許さないためには、実験には本人の承諾が不可欠であるという条件を確立しなければならない。もちろん条件としては不十分であるが」。Pierre-Charles Bongrand, « La valeur de l'expérimentation sur l'homme en pathologie expérimentale », *op. cit.*, p. 365.
44 Id., *De l'Expérimentation sur l'homme. Sa valeur scientifique et sa légitimité, op. cit.*, p. 45.
45 *Ibid.*
46 *Ibid.*
47 Georges Canguilhem, « L'expérimentation en biologie animale », *op. cit.*, p. 37.
48 このカンギレームの引用は、1986年4月9日付『フランス倫理委員会ニューズレター』(*Lettre d'information du Comité National d'éthique*, 9 avril 1986)に掲載されたほとんど知られていない短文から引かれている。ジャン=クロード・ボーヌの引用による。Cf. Jean-Claude Beaune, *Les Spectres mécaniques, essai sur les relations entre la mort et les techniques : le Troisième Monde, op. cit.*, p. 229. ボーヌはこの引用の後で、「カンギレームの筆は、承諾に関するあらゆる弁論(特にインフォームド・コンセント)を打ち砕くに十分である」。*Ibid.*

第10章

1 Celse, « De la médecine », *Œuvres Complètes*, Dubouchet, Paris, 1846, p. 6.
2 Karl Marx, *Le Capital* (1867), Livre I, IVe section, chapitre XV :

きりと承諾の意を表明した証拠がなければできないということになっていた」。ボナは「1900年12月付プロシア文化省発布の人体実験に関する指令」の全文を仏訳した。指令の中にはこのような箇所が見つかる。「同法文は、未成年あるいは被後見人である患者に対する、診断ないしは治療ないしは免疫強化の目的に基づかない医療措置（換言すれば、あらゆる研究目的の実験）を禁止する。成人患者については、正しく実験内容についての説明を受け、承諾を与えた場合に限って実験を許可する」。Christian BONAH, *L'Expérimentation humaine, op. cit.*, p. 109.

30 この最初の選択肢においては、医者には法律が制限することのできない「実験を行う権力」があるべきだと主張される。たとえばシャルル・ニコルは、医学者の権威と医者の啓発された意図の領域を擁護するため、患者の自由意志によるインフォームド・コンセントの可能性を斥けた。これは、道徳的な医学実験などあり得ないが、それでも実験はしなければならないという認識の表明であった。ニコルは、ケースバイケースで医者の裁量を仰ぐことを解決法として示した。Cf. Charles NICOLLE, « L'expérimentation sur l'homme », *La Revue de Paris*, année 41, 42, mars-avril 1934, pp. 866.

31 Pierre-Charles BONGRAND, « La valeur de l'expérimentation sur l'homme en pathologie expérimentale », *La Revue scientifique*, 12, 5e série, t. V, jan-juin 1906, p. 362.

32 以下に引用されている。Walter B. BEAN, « Walter Reed and the ordeal of human experiments », *Bulletin of the History of Medicine*, 51, 1977, p. 74-92.

33 Pierre-Charles BONGRAND, « La valeur de l'expérimentation sur l'homme en pathologie expérimentale », *op. cit.*, p. 362.

34 *Ibid.*

35 *Ibid.* 同じ考え方に従えば（しかし命の危険はなしで）、飢えた人間を使ったベラールの実験をどう判断すればいいだろうか。「たっぷりした夕食を与えるからと言って、お腹の空いた少年を午後4時まで絶食状態に置いた。夕食の時間が来たときには、彼は500グラムのビフテキと500グラムのスープを平らげ、ビール瓶を半分空けた。1時間後、私は彼から3オンス（90cc）の血を採った。血漿は白く濁っていた」。Pierre BERARD, *Cours de physiologie, fait à la Faculté de médecine de Paris*, t. III, Labé, Paris, 1851, p. 120.

36 致命的な結果にいたる可能性もあったことは沈黙に伏された。一方、自然感染のリスクは過剰に危惧された。ダヴィド・ロトマンの引用による。Cf. David J. ROTHMAN, *Strangers at the Bedside. A History of how Law and Bioethics Transformed Medical Decision Making*, Basic Books, New York, 1991, p. 26.

ムであり、「お前のため」という弁で表現される）、あるいはより高次の利益を引き合いに出して本人の望みを拒否することである（これは不親切と呼ばれるパターナリズムであり、「社会のため、国のため、人類のため」という弁で表現される）。Cf. James F. CHILDRESS, *Who Should Decide ? : Paternalism in health care*, Oxford University Press, Oxford, 1982.

16 Cf. Christian BONAH, *L'Expérimentation humaine, op. cit.*, p. 150.

17 このボナの言葉は、エチエンヌ・マルタンの書『医者の職業倫理と医療という職業に関する要綱』（1914年）に関する解説に見つかる。Cf. Etienne MARTIN, *Précis de déontologie et de médecine professionnelle*, Masson, Paris, 1914, p. 107-108. マルタンは「病人の承諾なしに麻酔を施すのは医者にとっては軽々しくも無謀なことである」と言っていた。

18 Philippe RICORD *et al.*, « Rapport à M. le préfet de police sur la question de savoir si M. le docteur Auzias-Turenne peut être autorisé à appliquer ou à expérimenter la syphilisation à l'infirmerie de la prison Saint-Lazare », *op. cit.*, p. 333-334.

19 Albert MOLL, *Ärztliche Ethik. Die Plichten des Arztes in allen Beziehungen seiner hätigkeit*, Enke, Stuttgart, 1902.

20 *Ibid.*, p. 564.

21 *Ibid.*, p. 565.

22 Albert MOLL, « Versuche am lebenden Menschen », *Die Zukunft*, 29, Berlin, 1899, p. 216.

23 Armand TROUSSEAU, *Clinique médicale de l'Hôtel-Dieu*, t. I, préface, Baillière, Paris, 1861, p. XXIV.

24 バルバラ・エルケレスの引用をそのまま転写すると、「ただ承諾が形式的なものに過ぎなかったとしても、私の実験は結局大目に見てもらえたはずだ。なぜなら、自由意志に基づく承諾を手に入れることは、優しい態度で頼んでいる限り非常に難しいからだ。また、実験と言っても、毎日行っている無害な注射に過ぎないのだから」。Cf. Barbara ELKELES, *Der moralische Diskurs, op. cit.*, p. 203.

25 Georges CANGUILHEM, « L'expérimentation en biologie anomale », *La Connaissance de la vie, op. cit.*, p. 38.

26 *Archives générales de médecine*, 1860, p. 123.

27 Cf. Sigismond JACCOUD, *Nouveau Dictionnaire de médecine et de chirurgie pratiques*, Baillière, Paris, 1874, p. 111.

28 Pierre-Charles BONGRAND, *De l'Expérimentation sur l'homme, op. cit.*, p. 47.

29 クリスチアン・ボナが述べるように、プロシアでは「1900年付指令によって、治療目的ではない実験は、実験台が事前に説明を受けて、はっ

de la prison de Saint-Lazare », *Revue de thérapeutique médico-chirurgicale*, t. I, 1853, p. 333-334.

2 ニュルンベルク以来のインフォームド・コンセント概念については、以下の研究がある。Cf. Ruth R. FADEN, Tom I. BEAUCHAMP, *A History and Theory of informed consent*, Oxford University Press, Oxford, 1986 ; Rolf WINAU, « Medizin und Menschenversuch. Zur Gschichte des « informed consent » », Claudia WIESEMANN, Andreas FREWER (sous la dir.), *Medizin und Ethik im Zeichen von Auschwitz*, Palm und Enke, Erlangen-Iéna, 1996, p. 13-29.

3 結婚法においては早くから、「説明を受け、自由意志による承諾」という概念は結婚契約の有効性を示す指標として存在した。ルイ・アルマンによれば、「古代ローマでは男女ともに、説明を受け、自由意志による承諾を示していることが結婚の条件として求められた。もしも男女のいずれかが知的能力の欠如ゆえにその意志に責任を持てない場合、結婚は無効とされた。また、暴力的に承諾させたような場合や本人の間違いで承諾してしまった場合も、結婚は無効とされた」。Louis ALLEMAND, *Traité du mariage et de ses effets*, t. I, Durand, Paris, 1853, p. 16.

4 Cf. John GREGORY, *Observations on the Duties and Offices of a Physician and, on the Method of Prosecuting Enquiries in Philosophy*, parues à Londres en 1770. Traduction française : John GREGORY, *Observations sur les devoirs et les fonctions d'un médecin et sur la méthode de perfectionner l'histoire naturelle*, Stoupe, Edimbourg / Paris, 1774.

5 Max SIMON, *Déontologie médicale, ou des Devoirs et des droits des médecins dans l'état actuel de la civilisation*, Baillière, Paris, 1845.

6 Barbara ELKELES, *Der moralische Diskurs, op. cit.*, p. 225.

7 Alexandre-Jean-Baptiste PARENT-DUCHATELET, *De la Prostitution dans la ville de Paris*, t. II, Baillière, Paris, 1837, p. 238.

8 *Ibid.*

9 *Ibid.*, p. 241.

10 *Ibid.*, p. 242.

11 *Ibid.*, p. 243.

12 *Ibid.*

13 Auguste-Théodore VIDAL, *Traité des maladies vénériennes*, Masson, Paris, 1859, p. 586.

14 Claude BERNARD, *Introduction à l'étude de la médecine expérimentale*, *op. cit.*, p. 151-152.

15 パターナリズムを行使するとは、ある人物の願いや欲求を本人にとってよくないことであるとして叶えないこと（親切という名のパターナリズ

of Jacob Henle and Edwin Klebs », *Medical History*, 29, 4, octobre 1985, p. 353-374.

26 Robert KOCH, « Die Etiologie der Tuberkulose », *Mitteilungen aus dem kaiserl Gesundheitsamt*, Bd. II, 1884, p. 42.

27 Voir Lester S. KING, « Dr. Koch's Postulates », *Journal of the History of Medicine and Allied Sciences*, 1, 1952, p. 350-351.

28 Henri DUBIEF, *Manuel pratique de microbiologie, op. cit.*, p. 331-332.

29 *Ibid.*

30 Cf. Barbara ELKELES, *Der moralische Diskurs, op. cit.*, p. 110-113.

31 Pierre-Charles BONGRAND, *De l'Expérimentation sur l'homme. Sa valeur scientifique et sa légitimité, op. cit.*, p. 18.

32 Louis PASTEUR, « Lettre à l'empereur du Brésil du 22 septembre 1885 », *Correspondances, 1840-1895, op. cit.*, p. 438.

33 ボングランの引用によって知られたこの戯曲はクリスチアン・ボナによって分析された。Christian BONAH, *L'Expérimentation humaine, op. cit.*, p. 169. 同じような展望を持つフェミニスト（かつ医者の）作家として、マドレーヌ・ペルチエ（1874-1939）の名を挙げることができる。Cf. Madeleine PELLETIER, *« In anima vili », ou Un crime scientifique : pièce en 3 actes* (1920). 同じく危険な医学実験を告発する目的で書かれた文書として、ロシア人医師ヴェレサイエフの『ある医師の回想録』（1905 年）が挙げられる。Cf. VERESSAIEV, *Mémoires d'un médecin.*

34 François CUREL, *La Nouvelle Idole*, Crès, Paris, 1919, p. 180-181.

35 Cf. Barbara ELKELES, « Medizinische Menschenversuch gegen Ende des 19. Jahnhunderts und der Fall Neisser », *Medizin historisches Journal*, 1985, 20 (1-2), p. 135-138. また、クリスチアン・ボナも参照のこと。Cf. Christian BONAH, *L'Expérimentaion humaine, op. cit.*, p. 130 sq.

36 Cf. Victor CORNIL, « Sur les greffes et inoculations de cancer », *Bulletin de l'Académie de Médecine*, séance du 23 juin 1891, 3e série, t. III, p. 906-909. この報告についてはクリスチアン・ボナによるコメントがある。Christian BONAH, *L'Expérimentaion humaine, op. cit.*, p. 126 sq.

37 ボングランが引用している。Pierre-Charles BONGRAND, *De l'Expérimentations sur l'homme, op. cit.*, p. 63.

第9章

1 Philippe RICORD *et al.*, « Rapport à M. le préfet de police sur la question de savoir si M. le docteur Auzias-Turenne peut être autorisé à appliquer ou à expérimenter la syphilisation à l'infirmerie

de la dermatologie : http://www.bium.univ-paris5.fr/sfhd/ecrits/inocul.htm.

13 Léon-Clément Voillemier, *Traité des maladies des voies urinaires*, vol. 2, Masson, Paris, 1881, p. 14. また、Jean-François Hernandez, *Essai analytique sur la non-identité des virus gonorrhoïque et syphilitique*, Toulon, 1812 も参照のこと。エルナンデスは結局 17 人の囚人を使った実験をした。以下の文献も参照のこと。Antoine Jourdan, *Traité des maladies vénériennes*, Méquignon-Marvis, Paris, 1826 ; Philippe Ricord, *Recherches critiques et expérimentales sur l'inoculation appliquée à l'étude des maladies vénériennes*, Rouvier et Bouvier, Paris, 1838.

14 Philippe Ricord, *Lettres sur la syphilis adressées à M. le Rédacteur en chef de l'Union Médicale*, Aux bureaux de l'Union Médicale, Paris, 1856, p. 10.

15 *Ibid.*, p. 207.

16 彼は続けて言う。「これら実験者の行動に責めるべきところがあったとしても、その実験の結果は科学の進歩のためには失われてはならないものである」。E. Follin, « Revue critique de quelques doctrines modernes sur la syphilis et la syphilisation », *Archives générales de médecine*, V[e] série, t. VII, 1856, p. 205.

17 *L'Année médicale. Annuaire général des sciences médicales 1859*, Delahaye, Paris, 1860, p. 565.

18 Cf. Christian Bonah, Etienne Lepicard, Volker Roelcke (sous la dir.), *La Médecine expérimentale au tribunal : Implications éthiques de quelques procès médicaux du XXe siècle européen*, Editions des Archives contemporaines, Paris, 2003.

19 « Compte-rendu de la Jurisprudence de la médecine de Trébuchet (1834) », *Archives générales de médecine*, IIe série, t. VII, Paris, 1835, p. 146.

20 *Gazette médicale de Lyon*, 16 décembre 1859. 以下に引用されている。*Archives générales de médecine*, Labé, Paris, 1860, vol. 1, V[e] série, t. XV, p. 121-122.

21 Gabriel Tourdes, « Responsabilité médicale », Dechambre, *et al.*, *Dictionnaire des sciences médicales*, 3e série, t. III, 1876, p. 670.

22 *Ibid.*

23 Amédée Dechambre, *Le Médecin, devoirs privés et publics*, Masson, Paris, 1883, p. 213.

24 René Vallery-Radot, *La Vie de Pasteur, op. cit.*, p. 373

25 Cf. Kay Codell Carter, « Koch's postulates in relation to the work

66 « Compte rendu de l'ouvrage de Bayle, Travaux thérapeutiques anciens et modernes sur la digitale pourprée, le seigle ergoté et la ciguë », *Revue médicale française et étrangère. Journal des progrès de la médecine hippocratique*, t. III, 1835, p. 382-385.

第8章

1 Barbara ELKELES, *Der moralische Diskurs, op. cit.*, p. 110-113.

2 Pierre-Victor RENOUARD, *Lettres philosophiques et historiques sur la médecine au dix-neuvième siècle, op. cit.*, p. 61, p. 64.

3 この系譜はクレール・サロモン・バイエによって研究された。Clair SALOMON-BAYET, *L'Institution de la science et l'expérience du vivant. Méthode et expérience à l'Académie royale des sciences 1666-1793*, Flammarion, Paris, 1978.

4 Georges CANGUILHEM, *Le Normal et le Pathologique, op. cit.*, p. 15.

5 Claude BERNARD, « L'évolution de la médecine scientifique et son état actuel », *Revue des cours scientifiques*, 1871-1872, p. 246.

6 *Ibid.*, p. 247.

7 ベルナールの証明の方法論は、事実の確立という規則（比較実験）と実験科学的推論の規則（証明と反証の規則）という2重の規則の上に成り立っている。「ある条件がある現象を引き起こした直接の原因であると確実に結論するためには、当該条件が当該現象に先行した、あるいは同行したことを示すだけでは十分ではない。それ以上に証明すべきことは、当該条件が消失すれば現象も生じないということである。［……］我々が現象間に探している因果関係の有無を決定するのは反証である」。Claude BERNARD, *Introduction à l'étude de la médecine expérimentale, op. cit.*, p. 91-92.

8 FONSSAGRIVES, « Médicament », DECHAMBRE, *Dictionnaire encyclopédique des sciences médicales*, 2e série, L-P, 1874, p. 245-246.

9 Cf. Elke TASHIRO, *Die Waage der Venus. Venerologische Versuche am Menschen zwischen Fortshritt und Moral*, Matthiesen, Husum, 1991.

10 G. G. BABINGTON, « Préface », John HUNTER, *Traité de la maladie vénérienne*, Baillière, Paris, 1852, p. 2-3.

11 同主題については以下を参照。Alex DRACOBLY, « Ethics and experimentation on human subjects in mid-nineteenth-century France : The story of the 1859 syphilis experiments », *Bulletin of the History of Medicine*, 77, 2, 2003, p. 332-366.

12 Daniel WALLACH, « Les inoculations dans l'histoire des maladies vénériennes », Communication, site de la Société française d'histoire

問題は一方でその尺度にあり、他方でその対象の限定の仕方にあった。

55 *Archives générales de médecine*, IIIe série, t. II, Paris, 1837, p. 99. ドゥーブルは続ける。「病理学において、症例の個別性は動かしがたい真実である。病気は実に複雑なものである」。彼は、分析を第1の要請とする比較方法のような限定的方法に反して、病的状態の全貌は簡単に理解できるものではないと言っているのである。*Ibid.*, p. 102.

56 *Ibid.*, p. 114.

57 *Ibid.*, p. 98. ブイヨーはここで、数値的方法と瀉血の療法を受け入れるという、非常に奇妙な立場を取っている。その理由は、「ルイが数値的方法の確実性を確かめるためには、何度も多量の瀉血をして十分に血を採る必要があった」からである。

58 *Ibid.*, p. 104-105.

59 *Ibid.*, p. 106.

60 *Ibid.*, p. 108-109.

61 Pierre-Charles-Alexandre Louis, *Recherches sur les effets de la saignée dans quelques malades inflammatoires, et sur l'action de l'hémétique et des vésicatoires dans la pneumonie, op. cit.* p. 75-76.

62 Pierre-Simon de Laplace, *Essai philosophique sur les probabilités*, Bachelier, Paris, 1825, p. 135.

63 Jules Gavarret, *Principes généraux de statistique médicale*, Bechet jeune et Labé, Paris, 1840, p. 26.

64 Louis Peisse, *La Médecine et les médecins, doctrines, institutions, critiques, mœurs, et biographies médicales*, t. I, Baillière, Paris, 1857, p. 170. 同じ考え方が「ドイツ人が見たフランスの医療」というレビューにも見られる。「数値的方法を治療に適用することはさらに危険である。フランスの医者は発熱チフスの患者を3グループに分け、ひとつのグループに瀉血、もうひとつに下剤、最後のひとつに食餌療法を無慈悲にも処方する。このようなやり方を見るたびに、私はかつて罪人を使って実験していた野蛮な時代に戻ったような気がする。あるいは、昆虫学者が情け容赦なく捕らえた昆虫をピンで刺し貫いているのを見るような気がする。[……] 統計は実に危うい手段である。使うにしても、最大の注意を払いながら使わなければならない。なぜなら、統計は一見確実なように見えて、物理的・精神的科学における確率の法則を知らない者をだます危険があるからである」。« Compte-rendu d'ouvrage : la médecine et les médecins français jugés par un Allemand », *Revue médicale française et étrangère, journal des progrès de la médecine hippocratique*, t. II, 1841, p. 271.

65 François-André Isambert, « L'expérimentation sur l'homme comme pratique et comme représentation », *op. cit.*, p. 26.

によれば、科学者の規律は「恒常的な自己監視」に基づいていた。

41 Pierre-Charles-Alexandre LOUIS, « Recherches sur les effets de la saignée dans plusieurs maladies inflammatoires », *Archives générales de médecine*, 18 novembre 1828, p. 321-336.

42 その著はこのように始まっている。「炎症における瀉血の効用についての私の研究は、一般的な意見とはまったく異なる結果にたどり着いた。その結果をここで発表するにあたってまったくためらいがないわけでもない。当該結果の最初の分析の段階では私は自分が間違ったのだと考えた。そして、もう一度研究を一からやり直した。しかし、2度目の分析結果も同じだった。もはやその確実さを疑うことはできなかった。ここに発表するのは最初の結果である」。Pierre-Charles-Alexandre LOUIS, *Recherches sur les effets de la saignée dans quelques maladies inflammatoires, et sur l'action de l'hémétique et des vésicatoires dans la pneumonie*, Baillière, Paris, 1835, p. 17.

43 Id., *Recherches anatomiques, pathologique et thérapeutiques sur la maladie connue sous le nom de Gastro-entérite*, Baillière, Paris, 1829, p. 459-460.

44 Id., *Recherches sur les effets de la saignée dans quelques maladies inflammatoires, et sur l'action de l'hémétique et des vésicatoires dans la pneumonie, op. cit.*, p. 17.

45 *Ibid.*

46 *Journal général de médecine, de chirurgie et de pharmacie françaises et étrangères*, t. CX, 13e de la série, 1830, p. 251.

47 LOUIS, *Recherches sur les effets de la saignée dans quelques maladies inflammatoires, et sur l'action de l'hémétique et des vécicatoires dans la pneumonie, op. cit.*, p. 82.

48 *Ibid.*, p. 86.

49 Jean BOUILLAUD, *Traité pratique, théorique et statistique du choléra-morbus de Paris*, Baillière, Paris, 1832, p. 325.

50 *Ibid.*

51 *Ibid.*

52 *Ibid.*, p. 326.

53 1837年の議論については、アン・ラバージュが論考を書いている。Ann F. LABERGE, « Medical statistics at the Paris School. What was at stake ? », in Gérard JORLAND, Annick OPINEL, George WEISZ, *Body Counts, op. cit.*, p. 89-198. Cf. Terence MURPHY, « Medical Knowledge and Statistical Methods in Early Nineteenth Century France », *Medical History*, 25, 1981, p. 301-309.

54 *Archives générales de médecine*, 3e série, t. II, 1837, p. 251. 医学統計の

Andral à l'Hôpital de la Pitié », *Bulletin général de thérapeutique*, 5, 1834, p. 318-22.

27 Cf. *Journal de chimie médicale, de pharmacie et de toxicologie*, Béchet jeune, Paris, 1835, p. 275.

28 キュリーとレオン・シモンというホメオパシー療者が、オテル・デューの医者バリーの依頼で行った実験もその一つであった。「医学アカデミーで行われたホメオパシー議論において、バリー氏は当該療法の効用を証明する実験があることを報告された。その実験については、どこかに観察記録が残っているはずであった。実験者キュリーはそれらの観察がホメオパシー治療の成功を証明していると考え、バリー氏に説得力のある説明の手紙を書き、追実験による公開証明の認可を求めた。しかし、残念なことにバリー氏が図書館を移動した際に、その手紙は失われてしまった」。CATELLAN, *Almanach homœopathique*, Baillière, Paris, 1860, p. 154.

29 Alexis ESPANET, *Les Médecins de l'école officielle devant l'homoeopathie*, Chabert, Montélimar, 1854, p. 44-46.

30 *Ibid.*, p. 47.

31 Léon SIMON fils, « Tableaux statistiques », *Journal de la Médecine homoeopathique*, t. III, Baillière, Paris, 1847, p. 343.

32 Augustin GRISOLLE, *Traité pratique de la pneumonie aux différens âges et dans ses rapports avec les autres maladies*, Baillière, Paris, 1841, p. 558.

33 *Ibid.*, p. 559.

34 *Ibid.*, p. 559-560.

35 患者の放置を忌避する深慮は褒めるべきことであろうが、それに代わる具体的治療としては瀉血しかなかったことを考えると、その評価も微妙なところである。

36 *Bulletin général de thérapeutique médicale, chirurgicale, obstétricale et pharmaceutique*, t. 60, 1861, p. 9.

37 売春婦を使った梅毒の比較治療実験では、対照グループにプラセボが処方された。その物語は本書第 9 章を参照のこと。

38 Ted J. KAPTCHUK, « Intentional Ignorance : A history of blind assessment and placebo controls in medicine », *op. cit.*, p. 423.

39 Alfred VELPEAU, *Traité des maladies du sein et de la région mammaire*, 1854, Masson, Paris, p. 559.

40 Cf. Harry M. MARKS, *La Médecine des preuves. Histoire et anthropologie des essais cliniques (1900-1990)*, Les Empêcheurs de penser en rond, Paris, 2000. また、これに関してはバシュラールの「科学的精神の自己規律」の概念を再考することも興味深い。バシュラール

History of Medicine, 72. 3, 1998, p. 389-433.

19 Samuel HAHNEMANN, *Traité de matière médicale ou de l'Action pure des médicamens, avec des tables proportionnelles de l'influence que diverses circonstances exercent sur cette action par C. Boenninghausen*, Baillière, Paris, 1834, p. 5.

20 1858年～1859年の『医学アカデミー学報』には次のように定義されている。「2つの基盤がホメオパシー体系全体を支えている。第一に、ヒポクラテスの原則『反対のもので治療すること』に代わる『似たもので治療すること』という原則。次に、薬は微細な量でその効能をあらわすということ」。*Bulletin de l'Académie de médecine*, t. XXIV, 1858-1859, p. 257.

21 あるホメオパシー療者は、1847年にこう述べている。「いいホメオパシー療者とは、症状の指標に従って、自然と同じやり方で病気を治す者である。彼が行うことは、健常な人間の上に現在彼が消去しようとしている懸案の症状を引き起こすことができる物質を、病んだ人に投与することである。以上が医学の根本原則である。学説の他のすべての点はすべてそこから自然に帰結されるもの以外にはない。始まりはいつも健常な人間を使った実験である」。Auguste RAPOU, *De l'Ancienne et de la nouvelle médecine*, Dumoulin, Lyon, 1847, p. 24.

22 ANDRAL, « De l'homéopathie, par M. de Horatiis. Rapport de M. Andral fils », *Revue médicale française et étrangère, journal des progrès de la médecine hippocratique*, Gabon, Paris, 1830, p. 469.

23 « Du charlatanisme en médecine », *Revue médicale française et étrangère, journal des progrès de la médecine hippocratique*, t. II, Paris, 1839, p. 147.

24 Cf. Armand TROUSSEAU et Henri GOURAUD, « Répertoire clinique : Expériences homoeopathiques à l'Hôtel-Dieu de Paris », *Journal des Connaissances médico-chirurgicales*, 8, 1834, p. 238-41 ; Jean-Baptiste BOUILLAUD, « Rapport sur l'homoeopathie », *Bulletin Général de Thérapeutique*, 1835, 8, p. 158-59 ; D. M. P. PIGEAUX, « Etonnantes vertus homoeopathiques de la mie de pain : Expériences faites à l'Hôtel-Dieu », *Bulletin Général de Thérapeutique médicale et chirurgicale*, 6, 1834, p. 128-31, cités par Ted J. KAPTCHUK, « Intentional Ignorance : A history of blind assessment and placebo controls in medicine », *op. cit.*

25 Armand TROUSSEAU, Henri GOURAUD, « Expériences homéophatiques tentées à l'Hôtel-Dieu de Paris », *Journal des Connaissances Médico-Chirurgicales*, 8, 1834, p. 241.

26 Cf. Gabriel ANDRAL, « Expériences homéopathiques faites par M.

de l'ipécacuana », *Comptes rendus hebdomadaires des séances de l'Académie des sciences*, t. 55, 1862, p. 772.

5 Antoine VALLOT, Antoine D'AQUIN, Guy-Crescent FAGON, *Journal de la santé du roi Louis XIV de l'année 1647 à l'année 1711*, Paris, Durand, 1862, p. 397.

6 *Ibid.*

7 *Ibid.*, p. 398.

8 Cf. Jacques DAVIEL, « Sur une Nouvelle méthode de guérir la cataracte par l'extraction du cristallin », *Mémoires de l'Académie de chirurgie*, t. II, 1753, p. 337-354. 以下に引用されている。Ulrich TRÖHLER, « To improve the Evidence of Medicine », Thomas SCHLICH, Ulrich TRÖHLER, *The Risks of Medical Innovation. Risk Perception and Assessment in Historical Context*, Routledge, Londres, 2006, p. 29.

9 MORAND et VERDIER, « Rapport des opérations de la cataracte par l'extraction du cristallin, faites devant les commissaires de l'Académie, par M. Poyet, chirurgien, premier élève de l'hôpital de la Charité », *Mémoires de l'Académie royale de chirurgie* (1743-1774), t. II, 1753, p. 578-579.

10 *Ibid.*, p. 581.

11 Anthelme RICHERAND, *Histoire des progrès récents de la chirurgie*, Bechet, Paris, 1825, p. 25-27. (Thomas SCHLICH, Ulrich TRÖHLER, *The Risks of Medical Innovation, op. cit.*, p. 29.)

12 James LIND, *Traité du scorbut*, t. I, Ganeau, Paris, 1756, p. 258-259. イザンベールの引用である。François-André ISAMBERT, « L'expérimentation sur l'homme comme pratique et comme représentation », *op. cit.*, p. 15-30 ; p. 20.

13 *Ibid.*, p. 20.

14 Joseph-Philippe-François DELEUZE, *Histoire critique du magnétisme animal*, Mame, Paris, 1813, p. 14.

15 « Rapport des commissaires de la faculté et de l'Académie, chargés par le roi de l'examen du magnétisme animal » (1784), Alexandre BERTRAND, *Du magnétisme animal en France, et des jugements qu'en ont portés les sociétés savantes*, Baillière, Paris, 1826.

16 « Rapport des commissaires de la faculté et de l'Académie », *op. cit.*, p. 106.

17 *Ibid.*, p. 115.

18 Ted J. KAPTCHUK, « Intentional Ignorance : A history of blind assessment and placebo controls in medicine », in *Bulletin of the*

あるいは、犬は少量のジャラップで痙攣状態に陥るが、他方かなりの量の阿片（人間にとって安全な量以上）を投与されてもけろりとしている。毒薬や薬剤となり得る物質の正しい効用と適量は、人間に対する効果を観察して初めて定められるものである」。John AIKIN, *An Experimental History of the Materia Medica*, t. I, Londres, 1761, p. XV.

48 DEBOUT, « Lettre à M. Vigla, médecin des hôpitaux », *Bulletin général de thérapeutique médicale, chirurgicale, obstétricale et pharmaceutique*, t. 47, 1854, p. 61.

49 *Journal de médecine, de chirurgie et de pharmacologie*, Tircher, Bruxelles, 1850, p. 186.

50 Amédée AMETTE, *Code médical, ou Recueil des lois, décrets et règlements sur l'étude, l'enseignement et l'exercice de la médecine civile et militaire en France* (1853), Baillière, Paris, 1858, p. 487. 初めて、医療従事者の職業的倫理による規定のみならず法的規制による義務を集成し、明らかにした法令集である。この出版物の書評者は、画期的なイニシアチヴを称賛しつつこう言っている。「正直に認めよう。確かに医者は基本的な法的規制よりも、厳密に医者の職業に関わる規則と義務を強く意識して守って来た」。*Bulletin général de thérapeutique*, t. 41, 1853, p. 91.

51 Johann-Ludwig CASPER, *Traité pratique de médecine légale*, vol. 2, Baillière, Paris, 1862, p. 457.

52 Claude BERNARD, *Leçons de pathologie expérimentale*, Baillière, Paris, 1872, p. 547.

53 Amédée DECHAMBRE, *Le Médecin, devoirs privés et publics*, Masson, Paris, 1883, p. 213.

54 *Ibid.*, p. 211-212.

55 Gabriel TOURDES, « Responsabilité médicale », DECHAMBRE *et al.*, *Dictionnaire des Sciences médicales*, 3e série, t. III, p. 1876, p. 670.

第7章

1 Georges CANGUILHEM, « L'objet de l'histoire des sciences », *Etudes d'histoire et de philosophie des sciences, op. cit.*, p. 17.

2 Louis-Maïeul CHAUDON, *Nouveau Dictionnaire historique, ou Histoire abrégée de tous les hommes qui se sont fait un nom*, t. III, Machuel, Caen, 1779, p. 453.

3 Kurt SPRENGEL, *Histoire de la médecine : depuis son origine jusqu'au dix-neuvième siècle*, Desoer, Paris, 1820, p. 469. ライプニッツその人も、ブラジルの木の根の効用を讃えた１人である。

4 PECHOLIER, « Recherches expérimentales sur l'action physiologique

31 *Ibid.*, p. 579.

32 *Ibid.* ショメルはこのページの脚注にこう書き添えている。「医者もその仕事の基盤として、次の一般的な道徳指針を掲げるべきである。曰く、自分がされたくないことを人にしてはならない、と。それが人類にとって有用な発見を可能にするかもしれないときでも、医者は絶対に同胞の健康を、ましてや命を、危険にさらしてはならない。患者と社会は限りない信頼を医者に与えている。だからこそ、医者はその信頼を使って行うことすべてに慎重を期するべきなのである」。

33 Charles TACONNET, *De l'Expérimentation en thérapeutique, op. cit.*, p. 141.

34 *Ibid.*

35 *Ibid.*, p. IX.

36 *Ibid.*, p. XI.

37 *Ibid.*, p. XII.

38 *Ibid.*, p. XXIV.

39 *Ibid.*, p. XXVII.

40 Etienne RUFZ, *Enquête sur le serpent de la Martinique*, Baillière, Paris, 1859, p. 124.

41 *Archives générales de médecine*, 4e série, t. XXVIII, Labé, Paris, 1852.

42 ジャントラックによるコンベットの引用。COMBETTE, *Des règles à suivre dans l'appréciation d'une thérapeutique*, Thèse de concours pour l'agrégation, Paris, 1838, p. 80.

43 Elie GINTRAC, *Cours théorique et clinique de pathologie interne et de thérapie médicale, op. cit.*, p. 593.

44 Jean-Antoine-François OZANAM, *Histoire médicale générale et particulière des maladies épidémiques contagieuses et épizootiques, op. cit.*, p. 7.

45 Giacomandrea GIACOMINI, *Traité philosophique et expérimental de matière médicale et de thérapeutique*, Bureau de l'Encyclopédie, Paris, 1839, p. 10.

46 François MAGENDIE, *Formulaire pour la préparation et l'emploi de plusieurs nouveaux médicaments tels que la morphine*, Méquignon, Paris, 1835, p. 205.

47 エイキンはこの点をすでに指摘していた。「動物実験はここでは限られた有効性しか持たない。動物にとって有害な物質を人間に用いることが慎重でないことは当然としても、だからと言って動物に無害な物質を人間に用いてもいい理由にはならない。たとえば、アンチモン・クロッカスの種は1粒か2粒を与えただけでも人間にとっては激烈な吐剤となる。同じものが馬に何らかの変化をもたらすには1オンスの量が必要である。

12 « Compte-rendu de la Description de la varicelle qui a régné épidémiquement et conjointement avec la variole, dans la ville de Milhaud (Aveyron) en 1817 ; par F. Philibert Fontaneilles, docteur en médecine, Montpellier, 1818 », *Journal de pharmacie et des sciences accessoires*, t. V, 1819, p. 382.

13 *Ibid.*

14 John AIKIN, *Observations sur les hôpitaux, op. cit.*,p. 102.

15 Philippe PINEL, *Nosographie philosophique*, t. I, Brosson, Paris, 1813, p. XL.

16 Augustin-Pyramus de CANDOLLE, *Essai sur les propriétés médicales des plantes, comparées avec leurs formes extérieures et leur classification naturelle*, Crochard, Paris, 1816, p. 2.

17 *Ibid.*

18 Thomas PERCIVAL, *Medical Ethics, or A code of institutes and percepts, adapted to the professional conduct of physicians and surgeons* (1804), Churchill, Londres, 1849, p. 32. パーシヴァルもアナロジー原則について語っている。「これまで一度も観察されたことのないような状況下で発生し、かつ通常の治療法が効果を発揮しなかったような症例については、新しい治療法や薬を試してみることは公共の利益にかなっている。もちろん、医学部の誉れである医者たちは、こうした試みを敢行するに当たっては、正しい理性と適切なアナロジー、あるいは確実な事実に、細心の注意と良心をもって従わなければならない」。

19 Victor PARANT, *La Morale du médecin*, Asselon et Houzeau, Paris, 1914, p. 5-6. 臨床実践はますます集団的監視のもとにおかれるようになっていた。こうした非科学的な監視の目が、根拠が定かではなく、訴訟沙汰を引き起こしかねないと思われるような実験を見つけて攻撃するということが起こり始めた。20 世紀初頭に現れた現象である。

20 Auguste CHOMEL, *Eléments de pathologie générale, op. cit.*, p. 569.

21 *Ibid.*

22 *Ibid.*, p. 570.

23 *Ibid.*

24 ストリキニーネは非常に毒性の高いアルカロイド系薬物である。1818 年に初めてペルチエがマチン樹の種であるホミカから抽出した。

25 Auguste CHOMEL, *Eléments de pathologie générale, op. cit.*, p. 571.

26 *Ibid.*, p. 572.

27 *Ibid.*

28 *Ibid.*

29 *Ibid.*

30 *Ibid.*

報告者は「実験台となった患者の承諾を得た実験であることを願う」との意見を表明し、ビニャミは「毎日寄生虫に悩んでいる何千という百姓の中で、少なくともこの患者は人類に奉仕する道をみつけた」というのに何という注文かと激しい語調で答えていた。ELKELES, *Ibid.*, p. 187.

第6章

1 Auguste CHOMEL, *Eléments de pathologie générale, op. cit.*, p.577.
2 John AIKIN, *Observations sur les hôpitaux, op. cit.*, p. 98-100.
3 Auguste CHOMEL, *Eléments de pathologie générale, op. cit.*, p.577.
4 Valentin OLBRATOWICZ, *Quelques considérations sur l'observation, le raisonnement et l'expérimentation, appliqués à l'étude des maladies et de leur traitement en général*, Thèse de médecine, no. 196, Paris,1835, p. 22.
5 Pierre COLLET, *Traité des dispenses en général et en particulier*, Livre second (première édition 1742), Garnier, Paris, 1758, p. 331.
6 *Ibid.*
7 *Ibid.* 同じ基本的な考え方はヒポクラテスにも見られる。「最も危険な病に対しては試験的治療が許される。試験が成功すれば病を治すことができ、成功しなくても、起こることは試験せずとも起こったことと同じである」（ヒポクラテス「人間の部位」）。HIPPOCRATE, « Des lieux dans l'homme », *Œuvres Complètes*, t. VI, Baillière, Paris, 1849, p. 317. 同じ考え方のもとに、パスツールは若いメステルに有名な実験を行った。
8 Abbé PIERROT, « Médecin », in *Dictionnaire de théologie morale*, t. II, Jacques-Paul MIGNE, *Encyclopédie théologique*, t. XXXII, Migne, Paris, 1862, p. 2. バルバラ・エルケレスによれば、19 世紀の道徳神学の基本文献はアルフォンソ・リグオーリの指南書であったという。リグオーリは 18 世紀の神学者である。彼は治ることのない病人であっても、確かではない薬を与えるべきではないと医者に教えた。なぜならば、医者はいかなる場合も他者の命を利用した実験をすべきではないからである（「何故ナラ病人ノ命デ試スコトハ絶対ニ禁止サレテイルカラ」）。エルケレスによる引用箇所は、Barbara ELKELES, *Der moralische Diskurs, op. cit.*, p. 153.
9 Félix VICQ D'AZYR, « Idée générale de la Médecine et de ses différentes parties », *Œuvres de Vicq-d'Azyr*, t. V, Baudouin, Paris, 1805, p. 45.
10 John GREGORY, *Discours sur les devoirs, les qualités et les connaissances du médecin, op. cit.*, p. 47.
11 *Ibid.*, p. 55.

62 デジェランドは実験結果を実験者が個人的に占有することに反対し、その共有の必要性を強調していた（知識は公的財産となるべきか私有されるべきかという問題である）。「医術に奉仕する人間が病院という広大な教育の部隊で摘み取る観察と知識の成果を個人的に利用することは理にかなっている。また、彼がその成果を医学と人類と彼に豊富な研究材料を与えた病院に分け与えることも、同じく理にかなっている。諸病院で積み上げられた経験の成果は、定期的に集積され、発表されるべきである」。*Ibid.*, p. 352.

63 アメル蔵書（戦争省歴史文献、1848 年 6 月、資料番号 3660bis）にある手紙から引用している。この手紙はアラン・フォールとジャック・ランシエールの『労働者の言葉』で発表された。Alain FAURE, Jacques RANCIERE, *La Parole ouvrière 1830-1851*, Union générale d'Editions, Paris, 1976. 当時広く一般に信じられていた考えを述べた言葉である。19 世紀の医者ヴェルヌイユはその謬見についてこう述べている。「一般大衆、特に労働者階級の間で、病院が実験の場所だという思い込みは不思議なほど深く根を下ろしている」。Aristide VERNEUIL, *Mémoires de chirurgie*, Masson, Paris, 1886, p. XVII.

64 Louis BUCELLATI, *Des Devoirs du médecin et des abus qui le rendent coupable des plus graves délits*, Werdet, Paris, 1829, p. 43.

65 Eugène SUE, *Les Mystères de Paris*, t. IV, Méline, Cans et Cie, Bruxelles, 1844, p. 127-129.

66 *Ibid.*, p. 130.

67 *Ibid.*, p. 151.

68 « Sur la syphilisation », *Comptes rendus hebdomadaires des séances de l'Académie des sciences*, t. XXXII, janvier-juin 1851, p. 945.

69 以下に引用されている。Casimiro SPERINO, *La Syphilisation étudiée comme méthode curative et comme moyen prophylactique des maladies*, Chamerot, Paris, 1853, p. 707.

70 *Ibid.*, p. 708.

71 Félix von BÄRENSPRUNG, « Mittheilungen aus der Abteilung und Klinik für syphilitisch Kranke », *Annalen des Charité-Krankenhauses und der übrigen königlichen medicinisch-chirurgischen Lehr- und Krenken – Anstalten zu Berlin*, 1860, p. 50. バルバラ・エルケレスによる引用である。Barbara ELKELES, *Der moralische Diskurs über das medizinische Menschenexperiment im 19, Jahrhundert, Medizin-Ethik*, 7, Gustave Fischer, Stuttart, 1996, p. 60. 同じ種類の弁明の例は他にもある。たとえば、これもエルケレスが引用からの借用であるが、1899 年の『週刊ドイツ医学報』に掲載されたイタリア人医師のビニャミによる寄生虫の実験報告と、その報告対するビニャミの反駁を挙げることができる。

connaissances du médecin, op. cit., p. 47.

53 *Ibid.*, p. 55.

54 Félix VICQ D'AZYR, « Notice sur la vie et les ouvrages de M. Harmant », *Œuvres*, t. III, Duprat-Duverger, Paris, 1805, p. 376-377.

55 Nicolas CHAMBON DE MONTAUX, *Moyens de rendre les hôpitaux plus utiles à la nation, op. cit.*, p. 154.

56 *Ibid.*

57 *Ibid.*, p. 156. 19 世紀のある医者は現場でのこの原則の必要を感じて、こう言った。「科学の進歩のために病院は必要だということは認めよう。確かに、病院なしでは医者は儲からない。病院なくしては実験医学は成立しない。もっと分かりやすく言おうか。医者がまだ『卑シイ魂デ試スベシ』という合い言葉を使っていた時代にとどまっていると読者が勘違いしないように。否、病院は決して人体実験をする場所ではない。そうではなく、医者はそこで奨励されたあらゆる治療法を学び、それについて立ち位置を確立するのである。顧客相手の民間診療所ではできないことである」。Clément BRAULT, *De la médecine des pauvres en France*, Parent-Debarres, Paris, 1853, p. 67. 社会主義の危険を察知し、警戒を呼びかけているこの作者は、貧民医療の社会貢献は「貧民と富裕層を和解させる」ことにあるとする。*Ibid.*, p. 4.

58 Claude BERNARD, *Introduction à l'étude de la médecine expérimentale, op. cit.*, p. 151. カンギレームはベルナールの主題を引き取って、「治療するとは実験することだ」と言っている。CANGUILHEM, *Etudes d'histoire et de philosophie des sciences*, Vrin, France, 1968, p. 388-391.

59 それゆえに、たとえば軍事医学の領域では、「兵士は決して実験台となってはならず、軍隊の厚生委員会は軍の外科医にこれまで他所での実験によって証明されたことのない治療や手術法を使うことを禁止する賢明な伝統的方針をまげてはならない」という原則が何度も繰り返された。Lucien BAUDENS, *La Guerre de Crimée, les campements, les abris, les ambulances, les hôpitaux, etc.*, Lévy, Paris, 1858, p. 129. 通常の実験と危険を伴う実験の間にもともとあったはっきりとした違いは、後に医療関係者の道徳的指標となり、ひいては法解釈や法規制における決定的な判断基準となる。この主題についてはクリスチアン・ボナの論考に詳しい。Christian BONAH, « 'Experimental rage', the development of medical ethics and the genesis of scientific facts. Ludwik Fleck : an answer to the crisis of modern medicine in Interwar Germany ? », *Social History of Medicine*, 15, 2002, p. 187-207.

60 Joseph-Marie de GERANDO, *De la Bienfaisance publique*, t. IV, Renouard, Paris, 1839, p. 343.

61 *Ibid.*, p. 351-352.

し、サルペトリエールの医者であり王立医学協会の会員であるシャンボン・ド・モントーはその著の1章を割いて肯定的に答えた。デュローランスも次のような熱烈な賛同を与えた。『豊かな慈善家の皆さんが用意した病床には、貧民が寝ている。彼を苦しませている病は、もしかしたら近い将来あなたたちを襲うかもしれない。貧者の予後は誰にも分からない。しかし、彼が生きるにせよ、死ぬにせよ、その運命はあなたたちの医者を啓発し、ひいてはあなたたちの命を救うだろう』」。François-André ISAMBERT, « L'expérimentation sur l'homme comme pratique et comme représentation », *Actes de la recherche en sciences sociales*, 1987 / 68, p. 19.

39 Léonce de LAMOTHE, *Nouvelles études sur la législation charitable et sur les moyens de pourvoir à l'exécution de l'article XIII de la Constitution française*, Guillaumin, Paris, 1850, p. 174.

40 Jacques-Pierre POINTE, *Histoire topographique et médicale du Grand Hôtel-Dieu de Lyon*, Savy Jeune, Lyon, 1842, p. 255-256

41 Jean-Baptiste de BOYER D'ARGENS, *Lettres juives*, t. III, Bousquet, Lausanne, 1738, p. 190.

42 Paul LAFARGUE, *La Religion du Capital*, Bibliothèque socialiste, Paris, 1887, p. 16.

43 Michel FOUCAULT, *La Naissance de la clinique, op. cit.*, p. 84.

44 フーコーはここでシャンボン・ド・モントーを引用している。CHAMBON DE MONTAUX, *Moyen de rendre les hôpitaux plus utiles à la nation, op. cit.*, p. 171-172.

45 Michel FOUCAULT, *La Naissance de la clinique, op. cit.*, p. 85.

46 *Ibid.*

47 Louis BLANC, *Révolution française. Histoire de dix ans, 1830-1840*, t. III, Pagnette, Paris, 1849, p. 206 .

48 Alfred FOURNIER, « De la prophylaxie de la syphilis », *Bulletin de l'Académie de médecine*, 2e série, t. XVII, 1886, p. 597.

49 Léon CRUVEILHIER, *Des Devoirs et de la moralité du médecin, op. cit.*, p. 21.

50 *Ibid.*, p. 22.

51 ルヌアールはこう表現する。「普遍的規則として樹立すべき治療の原則がある。それぞれの病人に対し、同種の症例で有効性を最もよく発揮した治療法を優先して使うということである。あらゆる治療法の評価基準の頂点には臨床経験がある」。Pierre-Victor RENOUARD, *Lettres philosophiques et historiques sur la médecine au dix-neuvième siècle*, Baillière, Paris, 1861, p. 180.

52 John GREGORY, *Discours sur les devoirs, les qualités et les*

声の歌手たちが集められ、サルペトリエール・コンサートを有用かつ楽しいものにしていた」。ルーレによる引用である。François LEURET, *Du traitement moral de la folie*, Baillière, Paris, 1840, p. 301.

30 HECHT, « Clinique », Amédée DECHAMBRE *et al.*, *Dictionnaire encyclopédique des sciences médicales*, t. XVIII, 1864, p. 126.

31 BOISSEAU, « Hôpital », Amédée DECHAMBRE *et al.*, *Dictionnaire encyclopédique des sciences médicales*, t. XIV, 1888, p. 289.

32 « Clinique », Jean-Eugène DEZEIMERIS, *Dictionnaire historique de la médecine ancienne et moderne*, t. I, Béchet, Paris, 1828, p. 830, sq. 以下も参照のこと。Samuel-Auguste TISSOT, *Moyens de perfectionner les études de la médecine*, Mourer, Lausanne, 1785 ; Henri FOUQUET, *Discours sur la Clinique*, Izar et Ricard, Montpellier, an XI.

33 *Choix de rapports, opinions et discours prononcés à la Tribune Nationale depuis 1789*, t. V, année 1790-1791, Eymery, Paris, 1819, p. 388.

34 Pierre-Jean-Georges CABANIS, « Observations sur les hôpitaux », *Œuvres Complètes*, t. II, Paris, Bossange, 1823, p. 348. 同じ作者の『医学の改革について』にはこのような箇所もある。「東洋の皇帝たちが細心の配慮で運営していた病院には、貧しい病人の治療と医術の進歩、そして医学生の養成という3つの役割があった。［……］アラブ人の医者は広大な病棟を、医学的観察と実験に必要な実験室として所有していた。若い医学生たちにとって、病院で働くことは、本では確かなことは分からない病気の諸様態が毎日繰り広げられる回廊をめぐるようなものであった」。Id., « La réforme de la médecine », *Œuvres Complètes*, t. II, éd. cité., p. 291.

35 *Ibid.*, p. 296. カバニスはまた、医術に化学研究をもちこむことについてこう言っている。「この目的に達するためには実験は不可欠である。しかしその実験は実験室で行われるものではないだろう。生命と感覚を欠いた無機物に実験をしたところでどうやって実際に適用可能な知識を手に入れることができるだろうか。生きて感じる体の観察によって初めて、病床で使うことによって初めて、我々はこの『生化学』とでも呼ぶべき新しい化学を医学において発展させることができるのだ」。*Ibid.*, p. 314.

36 *Archives générales de médecine*, 4e série, t. XVI, Labé, Paris, 1848, p. 414.

37 Eugène DEZEIMERIS, *op. cit.*, p. 836.

38 Nicolas CHAMBON DE MONTAUX, *Moyens de rendre les hôpitaux plus utiles à la nation*, Paris, 1787, p. 171. イザンベールのコメントは以下の通りである。「貧しい病人の観察が一般社会にとって有益なものであるべきだと、当該一般社会は要求することができるのかという問いに対

22 Thomas GISBORNE, *An Enquiry into the Duties of Men in the Higher and Middle Classes of Society*, 1794, p. 407. ロバート・ベイカーが引用している。Robert BAKER, « Deciphering Percival's code », Robert BAKER, Dorothy PORTER and Roy PORTER (sous la dir.) *The Codification of Medical Morality*, Kluwer, Dordrecht, 1995, p. 204.

23 P. G. JOUSSET, *De l'Expérimentation thérapeutique et de l'appréciation des agents de la matière médicale*, Thèse de médecine, no. 183, Paris, 1829, p. 10.

24 Frédéric HOFMANN, *La Politique du médecin*, Briasson, Paris, 1751 :, 176.

25 *Ibid.*

26 *Ibid.*

27 フーコー『臨床医学の誕生』のドマンジョンのテキストをコメントした箇所にはこうある。「あらゆる羞恥と慎みからの反対意見に対して、ドマンジョンは彼の病院には『未婚の女、あるいはそのように自己申告する女しか収容しない。なぜなら、そうした女たちにはデリケートな羞恥心が欠けていることは誰しも想像できることだからである』と自慢げに言う。未婚の女は道徳的に身を守る術を持たない女であり、社会においては危険な存在である。しかし、そうした女たちも品行方正な家庭のために最も有用な奉仕をすることもできる。そのとき、踏みにじられた道徳は踏みにじった者の運命を通して報いられるだろう。なぜなら不道徳な女たちは『慈善を施す立場にはないとしても、医者の養成に貢献することで結局は善を果たすからだ。彼女たちは医者の善行に同じ善行で返し、その上利息もつけるのだと言えよう』」。Michel FOUCAULT, *La Naissance de la clinique, op. cit.*, p. 86. フーコーが引用しているドマンジョンの原典と引用箇所はこちらである。Jean-Baptiste DEMANGEON, *Tableau historique d'un triple établissement réuni en un seul hospice à Copenhague*, Paris, an VII, p. 34-36.

28 Elie GINTRAC, *Cours théorique et clinique de pathologie interne et de thérapie médicale*, t. I, Baillière, Paris, 1853, p. 49.

29 *Ibid.*, p. 593. 精神医療についても同じだった。エスキロールの言がそれを語っている。「サルペトリエールの施設は大きな治療の実験のフィールドだった。私は十分にその恩恵をいただいた。200人以上の女たちが収容されていた。個別観察に供された200の症例。積極的な治療が行われていた。たとえば、私は一部に音楽治療を施した。集団にその効用を試してみる必要があった治療法である。実験は、1824年の冬から1825年の冬にかけて行われた。首都の優れた音楽家がしばしば日曜日にはサルペトリエールに集合した。コンセルヴァトワール教員のアンリ氏やブロド氏、そして助手の生徒たちである。ハープ、ピアノ、多くの管楽器、優れた

『死体の取引』に引用されている。Michael SAPPOL, *A Trafic of Dead Bodies, Anatomy and embodied social identity in nineteenth century America*, Princeton University Press, Princeton, 2002, p. 120.

5 Cf. Ruth RICHARDSON and Brian HURWITZ, « Jeremy Bentham's Self-Image : An Exemplary Bequest for Dissection », *British Medical Journal*, vol. 295, 1987, p. 195-198.

6 Michael SAPPOL, *A Traffic of Dead Bodies, op. cit.*, p. 130.

7 Friedrich NIETZSCHE, *Généalogie de la morale* (1887), GF-Flammarion, Paris, 1998, p. 74.

8 カミーユ・ブロックによれば、18世紀後半には「篤志家がその慈善の対価として何のサービスも受けないような、ただ与えるだけの福祉」をいけないこととする風潮があった。「その意味で、病院は修道院と同じく、無為な人間を養う場所として世間の非難を受けていた」。Camille BLOCH, *L'Assistance et l'Etat en France à la veille de la Révolution*, Picard, Paris, 1908, p. 152-153.

9 Jeremy BENTHAM, *Esquisse d'un ouvrage en faveur des pauvres adressée à l'éditeur des Annales d'agriculture*, Imprimerie des sourds-muets, Paris, an X.

10 *Ibid.*, p. 3.

11 *Ibid.*, p. 4.

12 *Ibid.*, p. 19.

13 *Ibid.*, p. 26.

14 *Ibid.*, p. 112.

15 Cf. Marcel MARION, « Hôpital », *Dictionnaire des institutions de la France aux XVII*[e] *et XVIII*[e] *siècles*, Picard, Paris, 1923, p. 275.

16 Antoine LOUIS, « Eloge de Ledran », *Eloges lus dans les séances publiques de l'Académie royale de chirurgie de 1750 à 1792*, Paris, 1859, p. 165.

17 *Ibid.*, p. 166.

18 たとえばナンシーでは、ロレーヌ公のポーランド国王から孤児院経営を委託されていた司祭たちは、「同地の医学校の助言を受けた結果、収容している孤児の子どもたちに種痘を施すべしというポーランドの国王陛下の命令に背いた」。*Histoire de l'Académie royale des Sciences*, Année MDCCLVIII, Imprimerie Royale, Paris, 1763, p. 456-457.

19 PUGET DE SAINT-PIERRE, *Dictionnaire des notions primitives*, t. II, Constard, Paris, 1773, p. 201.

20 John AIKIN, *Observations sur les hôpitaux*, Crapart et Briand, Paris, 1777, p. 92.

21 *Ibid.*, p. 104-105.

32 Sigismond JACCOUD, *Nouveau Dictionnaire de médecine et de chirurgie pratiques*, Baillière, Paris, 1874, p. 111.

33 Cf. Lawrence K. ALTMAN, *Who Goes First?: The story of self-experimentation in medicine*, University of California Press, Berkeley, 1998.

34 ルイ・フィギエは、エーテルの使用についてのアメリカ人医師の間の対話を想像した。「ジャクソン医師は戸棚からエーテルの瓶を取り出し、歯科医に見せた。歯科医は初めてエーテルを見たかにようにその瓶の中身を検分した。彼は言った。『変わった匂いのする液体ですね。このような液体で、病人が手術中に眼を覚まさないという効果を得ることが本当にできるのですか』。ジャクソンは答えた。『ご心配無用です。私は自分で実験しました』」。Louis FIGUIER, *Exposition et histoire des principales découvertes scientifiques modernes*, Garnier, Paris, 1862, p. 218.

35 « Inoculation de la peste », *Journal général de médecine, de chirurgie et de pharmacie françaises et étrangères*, mai 1811, t. 41, p. 102.

36 *Ibid.*

37 この主題については、本書第 9 章を参照のこと。

38 Simon SCHAFFER, « Self-Evidence », *Critical Inquiry*, vol. 18, 2, hiver, 1992, p. 360.

39 Charles TACONNET, *De l'expérimentation en thérapeutique*, Thèse de médecine, Mp. T. 194, no. 26, 1851, p. 14.

40 *Ibid.*

41 *Ibid.*

42 Charles NICOLLE, « L'expérimentation sur l'homme », *La Revue de Paris*, mars-avril 1934, 41e année, 1, p. 847-848.

43 Moncef MARZOUKI, *L'Arrache-corps*, Alternative et parallèles, Paris, 1979, p. 88.

第5章

1 SHAKESPEARE, *Œuvres complètes*, trad. fr., Guizot, t. VI, Didier, Paris, 1861 : p. 76.

2 Sébastien MERCIER, *Les Tableaux de Paris*, Virchaux, Hambourg, 1781, p. 98.

3 Karin STUKENBROCK, « *Der zerstückte Cörper* », *Zur Sozialgeschichte der anatomischen Sektionen in der frühen Neuzeit (1650-1800)*, Steiner, Stuttghart, 2001, p. 223.

4 Thomas SOUTHWOOD SMITH, « The Use of the Dead to the Living », The Westminster Review, 1824, vol. 1, p. 87-81. マイケル・サポルの

française en Egypte, t. IV, Denain, Paris, 1844, p. 350.

23 Jean-Baptiste THIEBAULT, image d'Epinal, 1834 ou 1835.

24 Antoine-Barthélemy CLOT-BEY, *De la Peste observée en Egypte. Recherches et considérations sur cette maladie*, Fortin, Masson, 1840, p. 348-349.

25 Teo FORCHT-DAGI, Linda RABINOWITZ-DAGI, « Physicians experimenting on themselves : some ethical and philosophical considerations », Stuart F. SPICKER, *The Use of Human Beings in Research. With special reference to clinical trials*, Kluwer Academic Press, Dordrecht / Boston, 1988, p. 250.

26 Pierre-Frédéric THOMAS-LONGUEVILLE, *Recherches sur le choléra asiatique observé en Amérique et en Europe*, Baillière, Paris, 1857, p. 104-105. もうひとつ、同じ種類の実験例を挙げておこう。ジョン・ハンターが語るところによれば、淋疾患者の膿が梅毒の原因であるかどうかを探るため、2人の医学生が自己実験を敢行した。「医学研究にいそしんでいた2人の若者が、この疑問に決着をつけるべく実験に乗り出した。彼らが考え出した実験は以下の通りである。[……] 起毛させたリンネルの布を淋疾患者の膿に浸し、その布を陰茎の包皮と亀頭の間に貼付け、24時間放置した。彼らは下疳の発生を予期していたが、何もそのようなことは起こらなかった。1人には亀頭全体と包皮に激しい炎症が起こった。もう1人には、2日目に急性淋疾の症状が発生した。激しい痛みを伴う症状は何日も続いた」。John HUNTER, *Traité de la maladie vénérienne*, Baillière, Paris, 1852, p. 37.

27 Lisbeth HAAKONSSEN, *Medicine and Morals in the Enlightenment. John Gregory, Thomas Percival and Benjamin Rush*, *op. cit.*, p. 150.

28 « Galien », *Biographie universelle, ancienne et moderne*, t. XVI, Michaud, Paris, 1816, p. 315.

29 *Journal général de médecine, de chirurgie et de pharmacie françaises et étrangères*, t. XVI, janvier 1829, p. 295.

30 *Archives générales de médecine*, 4e série, t. XIII, Labé, Paris, 1847, p. 432.

31 *Ibid.*, p. 433. また、モランが伝えるところによれば、1823年には数人の医学生が梅毒菌を自らに接種する実験をした。「彼らはそんな実験を他人にするような罪深いことはできないと考えていた」。D. M. MORIN, « Lettre sur les inoculations pratiquées en 1823, à l'hôpital des vénériens », *Bulletin général de thérapeutique médicale, chirurgicale, obstétrique et pharmaceutique*, t. XXIV, 1843, p. 362. このとき実験をした医学生の1人は梅毒に罹患し、静脈を切断し、胸にメスを突き刺すという方法で自殺したという。

医者の証言がある。「毎日のように医学新聞が報道する不幸な事故のように、クロロフォルムは扱いを間違うと危険なものだと思っていたため、最初の実験は自分以外にはできなかった。座骨神経痛が実験の機会を与えてくれた。クロロフォルムを嗅ぐたびに、私は即座に、かつ何時間にもわたって、耐えられない痛みが和らぐのを覚えた」。Nicolas-Charles CHAILLY-HONORE, *Traité pratique de l'art des accouchements*, Baillière, Paris, 1853, p. 727.

8 Samuel HAHNEMANN, « L'observateur en médecine », *Etudes de médecine homéopathique*, Baillière, Paris, 1855, p. 344.

9 この点については、スチュアート・ストリックランドが 18 世紀における「観察主体」の形成を語っている。観察主体は、同時に「実験室の道具、自然の比喩、実験者個人のアイデンティティー」という役割を負って生まれた。Stuart STRICKLAND, « The Ideology of self-knowledge and the practice of self-experimentation », *Eighteenth-Century Studies*, vol. 31, 4, été 1998, p. 453.

10 MAUPERTUIS, *Lettres sur le progrès des sciences, op. cit.*, p. 426.

11 Emmanuel KANT, *Anthropologie* (1798), *op. cit.*, p. 83.

12 *Archives générales de médecine*, t. XI, Labé, Paris, 1846, p. 245.

13 MOREAU, *Du haschich et de l'aliénation mentale, études psychologiques*, Fortin, Masson, Paris, 1845, p. 4.

14 Sydney-Ann HALPERN, *Lesser Harms. The Morality of Risk in medical research*, University of Chicago Press, Chicago, 2004, p. 36.

15 Archives générales de médecine, 4e année, t. X, janvier 1826, p. 123.

16 *Ibid.*, p. 124.

17 *Ibid.*, p. 303.

18 Frédéric-Alexandre HUMBOLDT, *Expériences sur le galvanisme et en général sur l'irritation des fibres musculaires et nerveuses*, Didot, Paris, 1799, p. 324.

19 *Revue de thérapeutique médico-chirurgicale*, 1853, t. I, p. 334.

20 Philippe PINEL, *Nosographie philosophique*, Brosson, Paris, 1813, vol . III, p. 306. ピネルの引用はデジェネットの『東方軍の医学史』による。(Desgenette, *Histoire médicale de l'armée d'Orient*, p. 88) デジェネットの逸話の信憑性については意見が分かれるところである。ナポレオン時代の医学史の専門家ピエール・ユアールが特にこの逸話について考察している。Cf. Pierre HUARD, *Sciences, médecine, pharmacie de la Révolution à l'Empire (1789-1815)*, Dacosta, Paris, 1970, p. 240.

21 版画の典拠は TERNISIEN D'HAUDRICOURT, *Fastes de la Nation française*, Bureau de l'auteur, Paris, 1810.

22 Louis REYBAUD, *Histoire scientifique et militaire de l'expédition*

い。それゆえ、我々はその確証を『実践的確証』と呼ぶのである。我々はこの種の確証で満足しなければならない。なぜなら、自然が人間に到達することを許すのはこの種の確証のみだからである。また、人類の保存と幸福を確保するためにはこの確証で十分だからである」。Pierre-Jean-Georges CABANIS, *Du Degré de certitude de la médecine, op. cit.*, p. 116-117.

75 Marcus HERZ, « D. Marcus Herz an den D. Dohmeyer, Leibarzt des Prinzen August von England, über die Brutalimpfung und deren Vergleichung mit der humanen », art.cit., p. 38.

76 *Ibid.*, p. 51.

77 *Ibid.*, p. 92.

78 *Ibid.*, p. 94.

79 *Ibid.*, p. 101.

第4章

1 Thomas DE QUINCEY, *Confessions of an English Opium-eater – And Suspiria de Profundis*, Appendix, Ticknor, Boston, 1860, p. 132.

2 « Inoculation de la peste », *Journal général de médecine, de chirurgie et de pharmacie françaises et étrangères*, t. 41, mai 1811, p. 102.

3 Jean-Antoine-François OZANAM, *Histoire médicale générale et particulière des maladies épidémiques contagieuses et épizootiques*, t. III, Lyon, 1835, p. 273.

4 フィリップ・アーセンの著作には医学史上の医者による自己実験がすべてリストアップされている。Philip C. ARSEN, *Self-experimentaters. Sources for study*, Fiks, Praeger-Greenwood, 2003. またそれを主題にした論文もある。Lawrence L. ALTMAN, « Auto-experimentation. An Unappreciated Tradition in Medical Science », *New England Journal of Medicine*, 286, 1972, p. 346-352. ; François DELAPORTE, « Autp-experimentation », Dominique LECOURT (sous la dir.), *Dictionnaire de la pensée médicale*, PUF, Paris, 2004, p. 133-137.

5 Emile GUYENOT, « L'expérimentation sur l'homme en parasitologie », *Les Problèmes de la vie*, Bourquin, Paris, 1946, p. 266.

6 Exemples cités par François DELAPORTE, « Auto-expérimentation », *op. cit.*, p. 133-137.

7 « Réclamation de M. Lartigue, au sujet de ses pilules contre la goute », *Bulletin général de thérapeutique médicale, chirurgicale, obstétricale et pharmaceutique*, t. XVIII, Paris, 1840, p. 242. その他にも、座骨神経痛に悩んで自分で自分に麻酔をかけようとした 19 世紀の

59 *Ibid.*

60 Casimir DELAVIGNE, « La découverte de la vaccine », *Œuvres Complètes*, Delloye, Paris, 1836, p. 610.

61 この文献が代表的である。*La Vaccine combattue. Traduction des ouvrages de M. Rowley, de Moseley et de R. Squirrel*, Paris, 1807.

62 William ROWLEY, « Cow-poxed or exfaced boy », *Cow-pox Inoculation no Security against Small-Pox Infection*, Barfield, Londres, 1805.

63 J. GILLRAY, « E. Jenner vaccinating patients in the Smallpox and Inoculation Hospital at St. Pancras », 1802, Wellcome Library, no. 11755.

64 ヘルツは、若いカントが博士論文を提出した際の「答弁者」であった。カントはヘルツの論文を読んだであろう。なぜなら、その『オプス・ポストゥムム』の自分用注の中で、カントは「ワクチン、つまり牛痘、つまり獣的種痘」という間接的なヘルツの引用をしているからである。このことはヴァシャンスキが証言している。WASIANSKI, *Kant intime, op. cit.*, p. 175.

65 Marcus HERZ, « D. Marcus Herz an den D. Dohmeyer, Leibarzt des Prinzen August von England, über die Brutalimpfung und deren Vergleichung mit der humanen », *Hufeland's Journal der practischen Heilhunde*, Bd. XII, 1, Unger, Berlin, 1801, p. 3.

66 *Ibid.*, p. 6.

67 *Ibid.*, p. 9.

68 *Ibid.*, p. 10-11.

69 *Ibid.*, p. 11.

70 この概念についてはイアン・ハッキングを参照のこと。Cf. Ian HACKING, *Concevoir et expérimenter*, Christian Bourgeois, Paris, 1989.

71 Marcus HERZ, « D. Marcus Herz an den D. Dohmeyer, Leibarzt des Prinzen August von England, über die Brutalimpfung und deren Vergleichung mit der humanen », art. cit., p. 12.

72 *Ibid.*, p. 16.

73 *Ibid.*, p. 17.

74 カバニスが展開した医療における確実さの認識論によれば、「すべての学問領域がそれ独自の確証の種類を持っていることを理解すべきである。人間は現実の行動を決定するためには必ず確証を必要とする。それなしでは、人生の最も基本的な案件についても、彼は永久の逡巡と無行動の選択の中にとどまるであろう。[……] 確実さという語を最も厳密な意味に取った場合、真の確実さは純粋思弁の客体の属性であり、現実にはない。実践において我々は近似値的確証で我慢しなければならな

郵便はがき

料金受取人払郵便

神田局
承認

8080

差出有効期間
2020年 1 月
31日まで

切手を貼らずに
お出し下さい。

101-8796

537

【受 取 人】

東京都千代田区外神田6-9-5

株式会社 **明石書店** 読者通信係 行

お買い上げ、ありがとうございました。
今後の出版物の参考といたしたく、ご記入、ご投函いただければ幸いに存じます。

ふりがな お 名 前	年齢	性別

ご 住 所 〒 -

TEL ( ) FAX ( )

メールアドレス	ご職業（または学校名）

＊図書目録のご希望 □ある □ない	＊ジャンル別などのご案内（不定期）のご希望 □ある：ジャンル（ ） □ない

書籍のタイトル

◆本書を何でお知りになりましたか？

□新聞・雑誌の広告…掲載紙誌名[ ]
□書評・紹介記事……掲載紙誌名[ ]
□店頭で　□知人のすすめ　□弊社からの案内　□弊社ホームページ
□ネット書店［ ］　□その他[ ]

◆本書についてのご意見・ご感想

■定　価　□安い（満足）　□ほどほど　□高い（不満）
■カバーデザイン　□良い　□ふつう　□悪い・ふさわしくない
■内　容　□良い　□ふつう　□期待はずれ
■その他お気づきの点、ご質問、ご感想など、ご自由にお書き下さい。

◆本書をお買い上げの書店

［　市・区・町・村　書店　店］

◆今後どのような書籍をお望みですか？

今関心をお持ちのテーマ・人・ジャンル、また翻訳希望の本など、何でもお書き下さい。

◆ご購読紙　(1)朝日　(2)読売　(3)毎日　(4)日経　(5)その他[　新聞]

◆定期ご購読の雑誌［ ］

ご協力ありがとうございました。

ご意見などを弊社ホームページなどでご紹介させていただくことがあります。　□諾　□否

◆ご 注 文 書◆　このハガキで弊社刊行物をご注文いただけます。

□ご指定の書店でお受取り……下欄に書店名と所在地域、わかれば電話番号をご記入下さい。
□代金引換郵便にてお受取り…送料+手数料として300円かかります(表記ご住所宛のみ)。

書名	冊
書名	冊

ご指定の書店・支店名	書店の所在地域 都・道 府・県　市・区 町・村
	書店の電話番号　(　　)

う。彼らの目的は、できるだけたくさんの無辜の命を救うことなのですから。2 つの例え話を比べると、次のような確率が交差していることが見えてきます。種痘をしたことで 91 人のうちひとりの命を犠牲にする父親（91 分の 1）は、実際は種痘をしなかったときに失われた 7 人を救っています（13 分の 1）。攻撃をしたことで 9 万 1000 人の兵士のうち 1000 人の命を失った将軍（91 分の 1）は、実際は攻撃をしなかったことで失われたはずの 1 万 3000 人の命を救っています（13 分の 1）」。

47 *Ibid.*, p. 134.

48 種痘の危険と延命に関する論争については以下の著作を参照のこと。Lorraine J. DASTON, *Classical Probability in the Enlightenment*, Princeton University Press, Princeton, 1988, p. 84.

49 Pierre-Simon LAPLACE, *Essai philosophique sur les probabilités*, Bachelier, Paris, 1825, p. 181-182.

50 種痘論争は、これまで概ね確率計算の歴史の認識論的転換という位置づけで語られてきた。しかし、ハリー・マークスの近年の研究は、当該論争の政治的側面に注目している。論争の中心は統計が妥当な方法であるかどうかという問題にあった。つまり、国民の生命を賭けた決定に臨んで国家が数学的視線を持ち始めていたということであったと言う。Cf. Harry MARKS, « When the State counts lives : eighteenth century quarrels over inoculation », Gérard JORLAND, Annick OPINEL, George WEISZ, *Body Counts : medical quantification in historical and sociological perspective*, *op. cit.* p. 51-64.

51 Jean-Le-Rond d'ALEMBERT, « Sur l'inoculation », *Œuvres*, t. I, Première partie, Bossange, Paris, 1821, p. 480-481.

52 *Ibid.* p. 483.

53 Michel FOUCAULT, *Histoire de la sexualité*, I, *La Volonté de savoir*, Gallimard, Paris, 1976, p. 180.

54 *« Compte rendu de L'Inoculation de la petite vérole déférée à l'Eglise et aux magistrats*, 1756 », Pierre-François-Xavier de CHARLEVOIX, Jean-Louis AUBERT, *Mémoires pour l'histoire des sciences et des beaux-arts*, *op. cit.*, p. 127.

55 Denis DIDEROT, « Lettre LV, 25 novembre 1760 », *Mémoires, correspondance et ouvrages inédits*, t. I, Fournier, Paris, 1841, p. 231.

56 Denis DIDEROT, « De l'inoculation », *Œuvres Complètes*, t. IX, Garnier frères, Paris, 1875, p. 211.

57 Jena-Baptiste ROBINET, « Population », *Dictionnaire universel des sciences*, t. XXVI, Londres, 1782, p. 611-612.

58 Marie-Jean-Antoine-Nicolas de Caritat de CONDORCET, « Eloge de M. D'Alembert », *Œuvres*, t. III, Firmin Didot frères, Paris, 1847, p. 135.

37 *Ibid.*, p. 345.

38 KANT, *Ecrits sur le corps et l'esprit, op. cit.*, p. 179.

39 Georges CANGUILHEM, « Thérapeutique, expérimentation, responsabilité », *Etudes d'histoire et de philosophie des sciences*, Vrin, Paris, 1968, p. 387.

40 Cf. KANT, *Conflit des facultés*, Vrin, Paris, 1955, p. 109.

41 注意していただきたいのは、2つの原則の上に成り立つ医療秩序警備の機構についてのカントの定義はミニマルだということである。医者の権力を統制する最小限の制度が考案されている。その当時、官房学の分野では国民の保健全体を視野に据えた大掛かりな医療統制の考えが展開していたが、それとはかなり異なる。たとえば、ヨハン・ペーテル・フランクは医療秩序警備の機構の概念にあたうる限り広範な定義を与えている。彼によれば、医療秩序警備の機構は単なるぺてん師医者の取り締まりではない。Cf. Johann-Peter FRANK, *System einer vollständigen medicinischen Polizey*, erster Band, dritte aufl., Vienne, 1786, p. 1-3.

42 Georges CANGUILHEM, *op. cit.*, p. 387.

43 「殺す医者」という主題はすでにプリニウスに見られる。「医者の勉強と研鑽の対価は我々の身の安全である。彼らは死者の体を利用して試験や実験を繰り返す。医者のみが殺人を犯しても決して罰せられない」。PLINE, *Histoire naturelle*, XXIX, p. 25-26. 同様にモリエールも『病は気から』の第3幕間で荒唐無稽な医学博士号の授与式を描いている。そこでは、若い医学生がドクターの称号とともに「全世界を罰せられずに殺すことができるパリ大学の資格」を手にするのである。MOLIERE, *La Maladie imaginaire*, troisième intermède.

44 PUFENDORF, *Le Droit de la nature et des gens*, Ch. II, « Du pouvoir des souverains sur la vie de leurs sujets, à l'occasion de la défense de l'Etat », t. II, Kuyper, Amsterdam, 1706, p. 334.

45 Jean-Jacques ROUSSEAU, *Du Contrat social*, L. II, Ch. V, « Du droit de vie et de mort », GF-Flammarion, Paris, 2001, p. 74.

46 Henri-Joseph DU LAURENS, *Le Compère Mathieu, ou les Bigarrures de l'esprit humain*, Aux dépens du Grand-Maître, à Malthe, 1787, p. 131. この部分はデュローランスの小説の前段を受けている。「自然な天然痘に罹患した場合、7人にひとりが死亡し、種痘をした場合91人にひとりが死亡します。種痘によって90人の子どもを救い、ひとりの子どもを失った父親を考えてみましょう。彼が種痘をさせなければ、子どもたちの7人にひとりは死んだのです。あるいは9万1000人の兵士を率いて攻撃に転じようとしている将軍を想像しましょう。攻撃したことで1000人の命が失われたとしても、攻撃に出なければ1万3000人が死んだのです。もし将軍に理があるとお考えなら、この父親にもその理を認めるべきでしょ

22 Cf. « Über die sittlichkeit der Impufung », *Archiv der Ärzte und Seelsorger wider die Pockennoth*, VII, Leibzig, 1799, p. 38-96.

23 Cf. KANT, *Ecrits sur le corps et l'esprit, op. cit.*, p. 175.

24 KANT, *Ecrits sur le corps et l'esprit, op. cit.*, p. 178.

25 『新約聖書』「ローマびとへの手紙」3章8節。「むしろ善をきたらせるために、私たちは悪をしようではないか。(私たちがそう言っていると、ある人々はそしっている)。彼らが罰せられるのは当然である」。

26 CICERON, *Traités des devoirs*, I, XXIV, trad. C. Appuhn, GF-Flammarion, Paris.

27 「壊疽を起こしている、あるいは起こしかねない身体の一部は生命全体を脅かすものであり、その切断は」半自殺の範疇には含まれない。Cf. KANT, *Doctrine de la vertu, op. cit.*, p. 97.

28 KANT, *Ecrits sur le corps et l'esprit, op. cit.*, p. 179.

29 *Ibid.*, p. 181.

30 Cf. Ulrich TRÖHLER, « Quantifying experience and beating biases : a new culture in Eighteenth century British clinical medicine », Gérard JORLAND, Annick OPINEL, George WEISZ, *Body Counts : medical quantification in historical and sociological perspectives*, McGill-Queens University Press, 2005, p. 19-50.

31 « Of inoculating the small pox », *Philosophical transactions from the Year 1719 to the Year 1733. Abridged, and Disposed under General Heads*, Londres, 1734, p. 610.

32 *Ibid.*, p. 611.

33 *Ibid.*, p. 610.

34 ルソーは『エミール』の中で、種痘の道徳性について「自然」を人格化してこう語っている。「死ぬことについて話そう。たとえば、どうやって天然痘の危険から我々の生徒を守ることができるだろうか。まだ幼いうちに種痘を受けさせるべきか、それとも自然に病気にかかるまで待つべきか。[……] 自然が望む通りの治癒に任せるべきなのか。人間が手を出した途端、自然はその世話をやめてしまうものなのだから。自然が造った人間にはすべての準備ができている。自然という主人による種痘を待とう。彼はいつ行えばいいかを知っているはずだ。とは言え、私が人工的な種痘に反対しているとは思わないでいただきたい。自然種痘を待とうという理由は私の生徒のために述べたもので、あなた方の生徒にはそぐわないかもしれない」。Jean-Jacques ROUSSEAU, *Emile* (1762), *Œuvres Complètes*, t. I, Dalibon, Paris, 1824, p. 238.

35 KANT, *Ecrits sur le corps et l'esprit, op. cit.*, p. 179.

36 VOLTAIRE, « De la mort du roi Louis XV et de la fatalité » (1774), *Œuvres complètes*, t. XXII, Hachette, Paris, 1860, p. 344.

SCHIEBINGER, « Human experimentation... », *op. cit.*

12 Emmanuel TIMONIUS, « An Account, or History, of the procuring the small pox by incision, or inoculation : as it has for some time been practised at Constantinople », *Philosophical Transactions of the Royal Society of London* 29, 1714, p. 72. シービンガーが引用している。Londa SCHIEBINGER, « Human experimentation... », *op. cit.*

13 議会決定を報告したバルビエはこう言う。「当年6月8日、議会は一時的決定を発表した。それは、医学部に種痘のメリットとデメリットを列挙するようにとの命令だった。同時に、種痘によってそれ以外ではかかることのなかった病気を得た場合の人間の良心の問題について、神学部も意見を求められた」。Edmond BARBIER, *Chronique de la régence et du règne de Louis XV (1718-1763)*, 8e série, 1762-1763, Charpentier, Paris, 1857, p. 92.

14 Emmanuel KANT, *Doctrine de la vertu, op. cit.*, p. 96.

15 Emmanuel KANT, *op. cit.*, p. 98. Voir sur ce thème : Yvonne UNNA, « Kant's Answers to the Casuistical Questions Concerning Self-Disembodiment », *Kant Stadien*, 94, 2003, p. 454-473.

16 Emmanuel KANT, *Moral Vigilantius, Kant's gesammelte Schriften, XXVII, Vorlesungen über Moralphilosophie*, G. Lehmann (sous la dir.), Walter de Gruyter, Berlin, 1974-1979, p. 630-631.

17 *Ibid., Moral Vigilantius*, AK XXVII, p. 629.

18 新ストア派の主題として、精神的な生活との関係において営まれる身体の生命を維持することは個人の義務であるというものがある。「生きるだけなら必要事ではない。褒められる生活を送ることが必要なのだ」。*Ibid., Moral Collins*, AK XXVII, p. 375.

19 Cf. Johann-Heinrich TIEFTRUNK, *Philosophische Untersuchungen über die Tugendlehre*, Halle, 1798, p. 258. Cf. Andreas Holger MAEHLE, « Conflicting Attitudes towards Inoculation in Enlightenment Germany », Roy PORTER, *Medicine in the Enlightenment*, Rodopi, Amsterdam, 1995. Cf. Lambros KORDELAS, Casper GROND-GINSBACH, « Kant über die 'moralische Waghälsigkeit' der Pockenimpfung », *NTM*, 8, 2000.

20 ヴァシャンスキの証言によれば、「1798年、ジェンナーがワクチンを発見したとき、カントはまずその説に反対の立場を取った」。WASIANSKI *et al., Kant intime*, Grasset, Paris, 1985, p. 75.

21 Cf. Andreas-Holger MAEHLE, « The Ethics of Prevention : German Philosophers of the Late Enlightenment on the Morality of Smallpox Inoculation », in John WOODWARD and Robert JÜTTE (éds), *Coping with Sickness*, EAHM Publications, Sheffield, 1996, p. 91-114.

Peyronnet, Paris, 1942, p. 18.

第3章

1 Emmanuel KANT, *Ecrits sur le corps et l'esprit*, GF-Flammarion, Paris, 2007, p. 201.

2 Cf. Jean-François de RAYMOND, *La Querelle de l'inoculation : préhistoire de la vaccination*, Vrin, Paris, 1982.

3 VOLTAIRE, « Lettres philosophiques, Lettre XI, Sur l'insertion de la petite vérole », *Œuvres*, t. I, Mélanges, Lefèvre, Paris, 1834, p. 164.

4 « Compte rendu de *L'Inoculation de la petite vérole déférée à l'Eglise et aux magistrats*, 1756 », Pierre de CHARLEVOIX, Jean-Louis AUBERT, *Mémoires pour l'histoire des sciences et des beaux-arts*, vol. 1, Chaubert, Paris, janvier 1757, p. 119.

5 MONTESQUIEU, « Lettre XL, Au grand prieur de Solar, à Turin », *Œuvres complètes, Œuvres diverses*, t. II, Garnery, Paris, 1823, p. 200.

6 以下に引用されている。*Encyclopédie*. Cf. « Inoculation », *Encyclopédie, ou Dictionnaire raisonné des sciences, des arts et des métiers*, t. XIII, Paris, 1771, p. 755.

7 ミシェル・フーコーも言うように、種痘はまず医学理論とは関わりのない民間の技術として紹介された。また、当時の医学的合理性の枠内では、種痘は考えることもできない方法であった。フーコーの言葉を引こう。「種痘は単なる事実上の有効性に依拠するものであった。徹底して理論を欠く経験主義の産物であり、それは医者が処方したとしても同じことであった。この状態は 19 世紀の半ばまで続いた。大雑把に言えばパスツールが初めてこの現象に合理的な説明を与えるまで」。Michel FOUCAULT, *Sécurité, territoire, population, cours au Collège de France 1978-1979*, Paris, Gallimard-Seuil, 2004, p. 50.

8 スローンはリチャードソンに宛てた 1721 年 9 月 14 日の手紙で、「種痘を受けた全員はニューゲート監獄から解放された」と伝えている。*Illustrations of the Literary HIstory of the 18th Century consisting of Authentic Memoirs*, t. I, J. B. NIchols, Londres, 1817, p. 278.

9 VOLTAIRE, « Lettres philosophiques, Lettre XI, Sur l'insertion », *op. cit.*, p. 166.

10 Anne-Marie MOULIN, *La Vaccination antivariolique, approche historique de l'évolution des idées sur les maladies transmissibles et leur prophylaxie*, Thèse de médecine, Pitié-Salpêtrière, 1979, p. 22.

11 Hans SLOANE, « An account of inoculation », *Philosophical transactions*, 49, 1756, p. 517. シービンガーが引用している。Londa

71 Gabriel TOURDES, « Responsabilité médicale », DECHAMBRE *et al.*, *Dictionnaire des sciences médicales*, 3e série, t. 3, 1876, p. 661.

72 Cf. Max SIMON, *Déontologie médicale*, Baillière, Paris, 1845, p. 345.

73 Henri HALLOPEAU, *Traité pratique de dermatologie*, Baillière, Paris, 1900, p. 541.

74 Louis PASTEUR, « Lettre à l'empereur du Brésil du 22 septembre 1885 », *Correspondance, 1840-1895*, Flammarion, Paris, 1946, p. 438. この手紙はパスツールの伝記作者ヴァレリー・ラドも引用している。ヴァレリー・ラドは、偉大な科学者がこのような倫理に反する言葉を発したという事実をできるだけ無害なものに見せようとした。「18 世紀にもヴォルテール、ルソー、ダランベール、コンドルセといった人たちが種痘支持の旗を掲げたことを思い出そう。当時、種痘は世論を揺るがせた治療改革であった」。René VALLERY-RADOT, *La Vie de Pasteur*, Hachette, Paris, 1900, p. 63.

75 Pierre-Charles BONGRAND, *De l'Expérimentation sur l'homme. Sa valeur scientifique et sa légitimité, thèse pour le doctorat en médecine, soutenue le 27 janvier 1905, devant la Faculté de médecine et de pharmacie de Bordeaux*, Imprimerie Y. Cadoret, Bordeaux, 1905, p. 84.

76 ハンス・ヨナス自身も、その道徳的償還の概念の名のもとに、囚人を使った人体実験が道徳的に許されるものであると考えていた。その条件は、囚人たちが了承すること、そして「彼らが社会に対して個人的に負債を負っており、その対価として社会に奉仕する必要がある」ことであった。「その理由が何であれ、そうした関係性において〔囚人を使った実験は〕負債の償還として、最小限の道徳的配慮のもとに許されるであろう」。Cf. Hans JONAS, *Philosophical Essays*, Prentice-Hall, 1974, p. 123. ; Id., *Technik, Medizin und Ethik Praxis des Prinzips Verantwortung*, Insel Verlag, Frankfurt am Main, 1987, p. 136. ヨナスはマリー＝ジュヌヴィエーヴ・パンサールがよく引用している。Marie-Geneviève PINSART, « Nature humaine ou expérimentation humaine chez Hans Jonas », in Jean-Noël MISSA, *Le Devoir d'expérimenter. Etudes philosophiques éthiques et juridiques sur la recherche biomédicale*, De Boeck Université, Bruxelles, 1996, p. 187. また、ポール・ミリエも同じような立場を表明している。「残る方法は、まさしく死に値する罪を負って死刑宣告を受けた囚人を使った実験である。囚人が実験に合意すれば、実験は許される。実験をすることは、囚人に犯した罪をあがなう機会を与えることでもある。そして、実験が成功すれば延命の機会を与え、失敗したとしても、自分 1 人の人生を超えてある意味生き続ける機会を与えることである」。Paul MILLIEZ, *L'Expérimentation en médecine*, J.

progrès des sciences de Maupertuis ; VOLTAIRE, *Docteur Akakia.*)。

58 Emmanuel KANT, *Métaphysique des mœurs, Doctrine du droit, op. cit.*, p. 214.

59 Hugo GROTIUS, *Droit de la guerre et de la paix*, t. II, livre II, ch. XX, Guillaumin, Paris, 1867, p. 429.

60 カントが引用しているのは新約聖書「ヨハネの福音書（11章50節）」である。ガブリエル・タルドは、この有用性と犠牲の理屈の結果をたどり、その忌まわしさを強調した。「この観点をもってすれば、人間を使った生体解剖を正当化することは容易い。当時『最も進んだ』知性の持ち主であったフリードリッヒ2世も、脳の最も高次の機能を研究し、精神病研究に役立てるためには生きた人間を解剖することが有用と考えていた。肺病や梅毒研究への有用さは言うまでもない。私が全力で反対している理論を押し進めれば、人体実験は不可欠である。数百人の狂った人間たちを犠牲にすることで、[……] このままでは死ぬ運命にある何千人という人々を将来にわたって救うことは必要だということになる」。Gabriel TARDE, *Philosophie pénale*, Storck, Lyon, 1900, p. 557-558.

61 William-Eden AUCKLAND, *Principles of Penal Law*, White, Londres, 1771, p. 72-73.

62 Denis DODART, *Mémoires pour servir à l'histoire des plantes*, Imprimerie royale, Paris, 1686, p. 10. ロンダ・シービンガーが引用している。Londa SCHIEBINGER, « Human experimentation... », in *The Moral Authority of Nature, op. cit.*, p. 384-408.

63 Pierre-Charles BONGRAND, « La valeur de l'expérimentation sur l'homme en pathologie expérimentale », *La Revue scientifique*, 12, 5e série, t. V, jan-juin 1906, p. 362-365 ; p. 364.

64 ドイツ語の表現「ビュルガリッッヒ・トート（bürgerlich tot）」は、フランス語の「市民として死んでいる（civilement mort）」とでも訳せようか。

65 Johann-Gottlieb FICHTE, *Fondement du droit naturel selon les principes de la doctrine de la Science* (1796-1797), PUF, Paris, 1998, p. 288.

66 *Ibid.*, p. 287.

67 *Ibid.*.

68 Karl-Salomo ZACHARIAE, *Cours de droit civil français*, t. I, Méline, Bruxelles, 1850, p. 154.

69 死刑囚であるということは、単に市民生活の権利が剝奪されているということだけでは説明できない。それは、投獄と警備の措置によって作り出されたある種の状態であり、生活様式でもある。

70 François-Emmanuel FODERE, *Traité de médecine légale et d'hygiène publique ou de police de santé*, t. VI, Mame, Paris, 1813, p. 427-428.

PORTER (sous la dir.), *The Codification of Medical Morality*, Kluwer, 1995, p. 145-158. ; Lisbeth HAAKONSSEN, *Medicine and morals in the Enlightenment. John Gregory. Thomas Percival and Benjamin Rush, op. cit.*

39 Cf. James A. STEINTRAGER, *Cruel Delight. Enlightenment Culture and the Inhuman*, Indiana University Press, Bloomington, 2004, p. 64.

40 Théophile GALLARD, « Eloge de Valleix », Société anatomique de Paris, *Bulletins*, Baillière, Paris, 1855, p. 643.

41 Léon CRUVEILHIER, *Des devoirs et de la moralité des médecins*, Paris, Baillière, 1837, p. 21.

42 Pierre-Louis-Moreau de MAUPERTUIS, « Utilité du supplice des criminels », *Lettres sur le progrès des sciences, op. cit.*, p. 410-411.

43 *Ibid.*, p. 407.

44 Jeremy BENTHAM, *An Introduction to the Principles of Morals and Legislations, The Works of Jeremy Bentham*, t. I, J. Bowring, Edimbourg et Londres, 1843, p. 437.

45 MAUPERTUIS, *op. cit.*, p. 410-411（傍点シャマユー）.

46 VOLTAIRE, *Histoire du docteur Akakia* (1753), *Œuvres Complètes*, t. XVIII, Hachette, Paris, 1860, p. 224.

47 Jean-Le-Rond D'ALEMBERT, « Réflexions sur l'inoculation » (1760), *Œuvres*, t. I, Belin, Paris, 1821 ? p. 508.

48 Félix VICQ-D'AZYR, « Eloge de Navier », « Eloges historiques », *Œuvres*, t. 3, L, Duprat-Duverger, Paris, 1805, p. 152.

49 Michel FOUCAULT, *Surveiller et punir, op. cit.*, p. 111.

50 Donation-Alphone-François de SADE, *Justine, ou les Malheurs de la vertu* (1791), J. J. Pauvert, Paris, 1966, p. 143-144.

51 SADE, *La Nouvelle Justine, ou les Malheurs de la vertu*, t. I, 1797, p. 319.

52 レチフ・ド・ラ・ブルトンヌにも同じ主題が見つかる。Cf. Rétif de La Bretonne, *Les Nuits de Paris, 306e nuit ; Les Veillées du Marais*, Paris, 1785, t. II, p. 432, p. 560. *Le Dédale française*, Leipzig / Paris, 1781.

53 Melchior GRIMM, Denis DIDEROT, *Correspondance littéraire (octobre 1777)*, t. IV, Buisson, Paris, 1812, p. 122.

54 *Journal général de médecine, de chirurgie et de pharmacie françaises et étrangères*, t. XXI, 1807, p. 455.

55 Jean-Baptiste DENISART, *Collections de décisions relatives à la jurisprudence*, t. X, Lamy, Paris, 1805, p. 606.

56 *Refl. 7679*, AK XIX, p. 486.

57 カントはモーペルテュイの『科学の進歩についての手紙』とヴォルテールの『ドクター・アカキア』を読んでいた（MAUPERTUIS, *Lettres sur le*

とができる。Dupin, *Dissertation médico-légale, dans laquelle l'auteur (...) discute (...) s'il ne serait pas nécessaire de rendre la condamnation des malfaiteurs plus utile à la société, en faisant subir à certains de ces malheureux des épreuves de physique, de médecine, de chirurgie etc., etc., etc. Tribut patriotique présenté à la Société royale de médecine de Paris*, le 27 avril 1789, Montpellier, 1790. デュパンはこの論文で「大胆で危険な手術は、できるだけたくさん罪人で試すべき」という意見を述べている。

32 Robert James, « Anatomie », *Dictionnaire universel de médecine*, t. I, trad., fr., Diderot, Eidous et Toussaint, Briasson, Paris, 1746, p. 1178.

33 Locke, *De l'Education* (1693), Didot, Paris, 1821, p. 270-271.

34 William Hogarth, *The Four Stages of Cruelty*, gravures (1751).

35 Andreas Holger-Maehle, « Literary reponses to animal experimentation », *Medical History*, 34, p. 27-51, 1990, p. 45.

36 だからと言って動物実験は絶対に駄目だというわけではない。カントは続けて言う。「人間に与えられている自然の権利には動物を殺す権利や、動物たちの力の限界を超えない限りで（人間についても同じ条件が課されるように）彼らを労働させる権利も含まれている（もちろん無為に苦しめることなしに)。反対に、思弁的な関心のみを口実に、そんなことをしなくても欲しい結果は得られるのに、動物の身を残酷な実験に供する振る舞いはただ軽蔑に値するだけである」。Emmanuel Kant, *Doctrine de la vertu* (1797), chap. 17, Vrin, Paris, 1996, p. 118. カントの弁論は後に、ショーペンハウアーから人間中心主義を基盤にした道徳という批判を受けることになる。ショーペンハウアーは言う。「人間が動物の苦しみに同情しなければならないのは、人間のための道徳である。我々は、動物の上に起こることにも、卑シイ魂に起こることと同じく、人間に起こっていることであるかのように同情を禁じ得ない精神的習慣を持っている」。Arthur Schopenhauer, *Le Fondement de la morale*, Baillière, Paris, 1879, p. 64.

37 Thomas Percival, *A Father's Instructions* (1775), *Works*, vol. 1, Johnson, Londres, 1807, p. 50. ホルガー・メーレが引用している。Andreas Holger-Maehle, « The ethical discourse on animal experimentation 1650-1900 », Andrew Wear, Johanna Geyer-Kordesch, Roger Kenneth French (sous la dir.), *Doctors and Ethics. The earlier historical setting of professional ethics, op. cit.*, p. 223.

38 John Gregory, *Discours sur les devoirs, les qualités et les connaissances du médecin*, Crapart et Briand, Paris, 1787, p. 27-29. Cf. Laurence B. Macculough, « John Gregory's medical ethics and human sympathy », Robert Baker, Dorothy Porter and Roy

にいくらかの拷問を加えることは残酷ではないと言っていたようである」。Claude BERNARD, *Introduction à l'étude de la médecine expérimentale, op. cit.*, p. 150.

25 ベーコンは続けてこう言う。「しかしながら、解剖による検分の多大な有用性に鑑みれば、それを簡単に斥け、外科医にすべてを委託することは彼であってもできなかっただろう。解剖学は四つ足動物の生体解剖から多くを得ることができたはずである。もちろん動物は人間とは機構が違うのであるが、それでも解剖学の進展には十分な知識を与えてくれたはずである」。Francis BACON, *Du progrès et de la promotion des savoirs*, Gallimard, Paris, 1991, p. 149.

26 Jean RIOLAN, « De l'anthropographie », I, ch. X, *Les Œuvres anatomiques* de Jean Riolan, t. I, Denys Moreau, Paris, 1628-1629, p. 97-98.

27 *Ibid.*, p. 99-100.

28 *Ibid.*, p. 102.

29 Cf. Christian WOLFF, *Disputatio philosophica de moralitate anatomes circa animal aviva occupatae*, Leibzig, 1709. ヴォルフの引用はロンダ・シービンガーによる。Londa SCHIEBINGER, « Human experimentation in the eighteenth century : natural boundaries and valid testing » ; Lorraine DASTON, Fernando VIDAL, *The Moral Authority of Nature*, University of Chicago Press, Chicago, 2004, p. 394. ドシャンブルは「ゲラン」という医者の意見を引いているが、私は典拠を見つけることができなかった。「1790 年にはゲランがこの奇妙な論争を蒸し返した。当時の外科学は死刑囚の体を欲していたのである」。Amédée DECHAMBRE, *Dictionnaire encyclopédique des sciences médicales*, troisième série, t. XIII, Masson, Paris, 1884, p. 470.

30 Jean-François MELON, *Essai politique sur le commerce* (1734), Eugène DAIRE, *Collection des principaux économistes – Economistes-financiers du XVIII*[e] *siècle*, t. VI, Guillaumin, Paris, 1843, p. 738.

31 Denis DIDEROT, « Anatomie », *Encyclopédie ou Dictionnaire raisonné des sciences, des arts et des métiers*, t. I, Paris, 1751, p. 409. 後にロビネはディドロの弁論を引き継いで次のように言った。「これまで誰もがヘロフィロスとエラシストラトスの勇気を誉め称えてきた。[……] また、彼ら医者に数人の罪人の体を与えて、その代わり多数の無垢の人間（あらゆる身分の、老若を問わず、またその後何世紀にもわたって）を救った賢明な君主たちにはさらに熱烈な讃辞が送られてきた」。Jean-Baptiste ROBINET, « Anatomie », *Dictionnaire universel des sciences*, t. IV, Libraires associés, Londres, 1778, p. 228. 同じ主題について意見を述べた啓蒙の世紀の医者には、モンペリエの医者のデュパンの名も加えるこ

18 Horace WALPOLE, *The Letters of Horace Walpole, Bentley*, Londres, vol. I, 1857, p. CXXVIII. 他の典拠も部分的にこの事実を保証している。「1731 年、チェゼルデンはチャールズ・レイという死刑囚の聾者の死刑の免除申請をしていた。不確実な鼓膜実験のためにその体が必要という口実であった。しかし、結局その手術を行わなかったとして、チェゼルデンは国王の不興を買った」(ジョン・ニコルズが引用した 1731 年の『ジェントルマンズ・マガジン』の記事による。John NICHOLS, *Literary Anecdotes of the Eighteenth Century*, vol. IV, Londres, 1812, p. 621 ; *Gentleman's Magazine*, 1731, p. 18.)。

19 Cf. *Letters to and from Henrietta, Countess of Suffolk*, vol. I, Murray, Londres, 1824, note p. 310.

20 殺す権利と恩赦を与える権利の委譲という原則は、ガブリエレ・ファロピオの死刑囚解剖の挿話でも十全に機能している。「トスカーナ大公はピサの判事に、好きなように殺して解剖しても構わない人間をひとり引き渡すように命じた。[……] 私はその男に 2 粒の大きな阿片粒を飲ませた。その男は 4 日ごとの熱に冒されており、発作が起これば毒薬の効果は無効になるのだった。実験を無事乗り切った男は、2 度目の阿片の処方を望んだ。もしもその実験も無事に済んだ場合、私は君主からその男に恩赦を取り付ける約束だった。私は 2 度目の実験を熱の発作がない間に行った。男は死んだ」。Gabriel FALLOPE, livre des *Tumeurs*, ch. XIV. リトレがこの話を引用している。Emile LITTRE, *Médecine et médecins*, *op. cit.*, p. 318. しかし、医学史家たちは従来、この逸話の信憑性を疑ってきた。

21 Cf. John SCARBOROUGH, « Celsius on Human Vivisection at Ptolemaic Alexandria », *Clio Medica*, 11, 1976, p. 25-38.

22 CELSE, *De la médecine*, trad. Ninnin, Delalain, Liv. I, Paris, 1821, p. 13.

23 *Ibid.*, p. 19.

24 *Ibid.*, p. 35. テルトゥリアヌスはこの決定に賛成した。「ヘロフィロスという医者かと殺屋か分からない男は大量の人間を解剖した。人間の体の性質を知るためにしたことであるが、人間を憎んでいたからとしか言い様がない。そのために、ヘロフィロスは結局人の体の内面に入り込むことができなかった。また、死は人体のあらゆる部分を変質させてしまうため、死体は生きている体とは似ても似つかぬものとなっている。その上、死体の死因は単純なものではなく、解剖学者によって加えられたさまざまな虐待によるものだったからなおさらであった」。TERTULLIEN, *De anima*, X. クロード・ベルナールもケルススを引用しているが、それは意外にもベルナール自身の意見に反対させるためである。「ケルススは、ヘロフィロスとエラシストラトスがプトレマイオス朝のファラオの許可を受けて罪人に行った生体実験を支持していた。ケルススは、罪人

de la vessie, Baillière, Paris, 1881, p. 13. ; ROUSSET, *Traité nouveau de l'hystérotomotokie ou enfantement césarien*, ch.VII, Paris, 1581.

8 クロード・ベルナールは人間の生体解剖についての倫理的議論においてこの逸話を引用している。Cf. Claude BERNARD, *Introduction à l'étude de la médecine expérimentale, op. cit.*, p. 150.

9 レイエはジャン・ド・トロワに根拠を求めている。Cf. Bernard de MANDROT, *Journal de Jean de Troyes, connu sous le nom de Chronique scandaleuse*, 1460-1483, vol. I, Renouard, Paris, 1894, p. 322. このテキストは、ヴィヴィアン・ニュイトンとクリスティーヌ・ニュイトンの論考でも引用されている。Vivian NUITTON, Christine NUITTON, « The Archer of Meudon : a curious absence of continuity in the history of medicine », *Journal of the History of Mediine and Allied Science*, vol. 58, 4, octobre 2003, p. 401-427, p. 402.

10 レイエは読者に注意を呼びかける。「ジャン・ド・トロワのテキストは検証されていないどころか、脚色され、まったく史実とは似ても似つかないものになっているので、これまで山ほどの間違った問いを生み出した」。Pierre RAYER, *Traité des maladies des reins*, t. III, Baillière, Paris, 1841, p. 217. Cf. HEVIN, « Recherches historiques et critiques sur la néphrotomie, ou taille du rein », *Mémoires de l'Académie royale de chirurgie*, t. III, Ménard et Desenne, Paris, 1819, p. 262.

11 前注のエヴァンの本に引かれている。*Ibid*, p. 269.

12 *Ibid.*

13 *Ibid.*, p. 262.

14 *Ibid.*

15 2人のニュイトンの本もこの版画についてコメントしている。NUTTON et NUTTON, *op. cit.*, p. 423. この版画のあらゆる細部は、その銘記にいたるまででっちあげられたものであることは言うまでもない。

16 この説を補強するためには、アンリ2世の負傷治療に当たって、多くの死刑囚の断頭死体が実験的に使われたという史実を挙げることもできる。アンリ2世は、槍のかけらが眼窩を突き抜けて頭蓋内に侵入するという致命的な傷を負っていた。患者の脳を傷つけずに槍のかけらを取り出すにはどうすればいいかを探るため、外科医たちは「コンシェルジュリーで断頭されたばかりの4人の死刑囚の頭を解剖した。死刑囚の頭の王が傷を受けたのと同じ側に強い打撃を与える実験が行われたが、何の成果も生まなかった」。Cf. Jean HOEFER, *Nouvelle biographie générale depuis les temps les plus reculés jusqu'à nos jours*, t. XXIV, Firmin-Didot, Paris, 1858, p. 82.

17 William CHESELDEN, *The Anatomy of the Human Body*, Bowyer, Londres, 1740, p. 306.

97 Claude BERNARD, *Leçons de physiologie expérimentale appliquée à la médecine, faites au Collège de France*, Baillière, Paris, 1855, p. 60-61.

98 *Ibid.*

99 René-Georges GASTELLIER, *Que penser enfin du supplice de la guillotine ? Nouvel examen de cette question*, Chez les marchands de nouveautés, Paris, an IV, p. 11.

100 *Magasin encyclopédique ou Journal des Sciences, des Lettres et des Arts*, 5, 1795, p. 171.

101 本書第 10 章に詳述。

第2章

1 Pierre-Louis-Moreau de MAUPERTUIS, « Utilités du supplice des criminels », *Lettres sur le progrès des sciences*, t. II, Bruyset, Lyon, 1768, p. 410-411.

2 ケヴォルキアンが死刑囚を使った実験の簡略な年表を作っている。Cf. Jack KEVORKIAN, « A brief history of experimentation on condemned and executed humans », *Journal of the National Medical Association*, 77, 3, 1985, p. 215-226.

3 PLUTARQUE, *Vie d'Antoine*, chap. LXXX.

4 ヴェネツィアの十人委員会は死刑囚を使って毒薬の試験をしていたらしい。Cf. Vladimir Ivanovich LAMANSKY, *Secrets d'Etat de Venise. Documents, extraits, notices et études*, t. I, reprint Burt Franklin, New York, 1968, p. II. ルヴァンも、「ローマとヴェネツィアでは、クレメンス 7 世の立ち会いのもとに、死刑囚を使った」同種の試験があったことを伝えている。Cf. Louis LEWIN, *Traité de toxicologie*, Octave Doin, 1903, p. 7.

5 オルフィラがパレの証言として引用している部分。PARE, *Œuvres*, 11e édition, liv. XXI, *Des venins*, chapitre XLIV, p. 507.

6 同じ考え方は、1712 年のフェヌロンの提言にも見られる。フェヌロンは、ブルゴーニュ公を暗殺したときに使われたと思われる毒薬の効果を確かめるために、「死刑囚を使って試験をする」ことを国王に進言した。FENELON, *Mémoire sur les précautions et les mesures à prendre après la mort du Duc de Bourgogne* (1712), *Œuvres de Fénelon*, t. XXII, Lebel, Paris, 1824, p. 600.

7 Pierre DIONIS, *Cours d'opérations de chirurgie démontrées au Jardin royal*, Claudinot, Bruxelles, 1708, p. 160-161. マルトレは、腎結石手術を死刑囚で試すよう助言したと証言している外科医ルッセの 1581 年の本を引いている。Cf. MALTRAIT, *Contribution à l'étude des traumatismes*

た」。Xavier BICHAT, *Recherches physiologiques sur la vie et la mort*, Charpentier, Paris, 1859, p. 248.

81 当時のこのような議論や模索は、後に電気ショックによる甦生技術の開発をもたらすことになる。

82 Nicolas ADELON *et al.*, *Dictionnaire des sciences médicales*, t. 53, Panckoucke, Paris, 1821, p. 444.

83 Giovanni ALDINI, *Essai théorique et expérimental sur le galvanisme, avec une série d'expériences*, t. I, Fournier Fils, Paris, 1804, p. 122.

84 *Ibid.*,

85 *Ibid.*, p. 171.

86 *Ibid.*

87 *Ibid.*

88 Pierre-Hubert NYSTEN, « Expériences faites sur le cœur et les autres organes musculaires d'un homme décapité le 14 Brumaire », *Nouvelles expériences galvaniques*, Levrault, Paris, an XI, p. 17.

89 *Archives générales de médecine*, vol. I, V[e] série, t. XXI, Labé, Paris, 1858, p. 358.

90 Michel LEVY, *Traité d'hygiène publique et privée*, vol. 2, Baillières, Paris, 1857.

91 Maurice ALHOY, *Les Bagnes. Rochefort*, Gagniard, Paris, 1830, p. 285-286.

92 Cf. François MAGENDIE, « Note sur les gaz intestinaux de l'homme », *Annales de chimie et de physique*, t. II, 1816, p. 294. 死刑囚を使った消化機能の実験はすでにそれまでにも行われていた。乳糜管がどのように発見されたかを伝えるに当たって、ベラールはそうした例に触れている。「1628 年、乳糜管が人間に確認された。刑の執行を待っていた 1 人の死刑囚にたっぷりとした食事を与えた。その死体は、エクスの下院議員ペレスクによって医者のもとに運ばれた。当時ガッサンディがフランスに伝えたアセリの発見を追認するための解剖が行われた。腸間膜の乳白色の管は乳糜でいっぱいだった」。Pierre-Honoré BERARD, *Cours de physiologie*, t. II, Labé, Paris, 1849, p. 565.

93 Claude BERNARD, *Introduction à l'étude de la médecine expérimentale*, *op. cit.*, p. 152.

94 Casimir-Joseph DAVAINE, *Traité des entozoaires et des maladies vermineuses de l'homme et des animaux domestiques*, Baillière, Paris, 1877, p. 911.

95 Mirko GRMEK, *Le Legs de Claude Bernard*, Fayard, Paris, 1997, p. 399-400.

96 *Ibid.*

維持するのだろうか』という本も挙げている。Cf. Alistair KERSHAW, *A History of the Guillotine*, Barnes & Noble, New York, 1958, p. 80. (Pierre GAUTIER, *La tête d'un décollé conserve-t-elle, plusieurs instants après sa décollation du tronc, la faculté de sentir ?*, Paris, 1776.)

72 Georges CANGUILHEM, *La Formation du concept de réflexe aux XVII*[e] *et XVIII*[e] *siècles*, Vrin, Paris, 1977, p. 95.

73 *Ibid.*

74 Claude BERNARD, *Introduction à l'étude de la médecine expérimentale* (1865), GF-Flammarion, Paris, 1966, p. 151.

75 Pierre-Jean-Georges CABANIS, « Note adressée... », art. cit., p. 170.

76 この議論ではカバニスの論が通り、ゼンメリングは退陣に追い込まれた。19 世紀に同じ議論が復活するが、そのときは医学においても、政治においても、もはや中心的な主題という立場は失っていた。Cf. Charles DESMAZE, *Histoire de la médecine légale en France*, Charpentier, Paris, 1880.

77 « Berlin des königl. Preuss Ober-collegii Medici zu Berlin über die Enthauptung der Verbrecher und die damit angestelleten oder ferner noch anzustellenden Versuch, nebst der deshalb anzustellenden Versuch, nebst der deshalb ergangenen Verordnung », *Annalen der Gesetzgebung und Rechtgelehrsamkeit*, 1788-1809, t. 23, 1805, p. 55-63.

78 この論争はドイツ中に広がっていた。ドイツでは、チュービンゲンの医学部教授クロシウス（Carl-Friedrich Clossius, 1768-1797）とエシェンマイヤー（Carl Eschenmayer, 1768-1852）が対立した。Cf. Carl-Friedrich CLOSSIUS, *Über die Enthauptung*, Tübingen, 1797 ; Carl ESCHENMAYER, *Ueber die Enthauptung : gengen die Sömmerringische Meinung*, Heerbrandt, Tübingen, 1797. 1803 年、ブレスラウで断頭死体の実験を自ら行ったヴェント医師はゼンメリングの意見に与した。Cf. Johann WENDT, *Ueber Enthauptung im Allgemeinen und über die Hinrichtung Troer's insbesondere : ein Beitrag zur Physiologie und Psychologie*, Breslau, 1803 ; A. ZADIG, *Beweis, dass ein vom Rumpfe getrennter Kopf sogleich das Bewusstseyn verliere. Nebst Erklärung der an dem Kopfe des enthaupteten Troer wahrgenommenen Erscheinungen*, Breslau, Korn, 1803.

79 « An sämmtliche Ober-Landes-Justiz-Collegia », *Annalen der Gesetzgebung und Rechtsgelehrsamkeit, op. cit.*, p. 63.

80 ビシャはその件についてこう書き残している。「共和暦 7 年の冬、私はギロチン刑死体にさまざまな実験を実行する許可をもらった。そして、実際に刑執行後 30 分から 40 分しか経っていない死体を使うことができ

は、ゼンメリングの手紙への2通目の返答が同紙に掲載された。ルペルチエ医師（グレーヴ広場3番地）の筆によるものであった。Cf. Michel-Pierre LE PELLETIER, « Au rédacteur », *Le Moniteur*, 54, 24 Brumaire an IV, 15 novembre 1795 ; *Réimpression de l'ancien Moniteur*, t. XXVI, *op. cit.*, p. 426. ルペルチエはヴェーデキントが述べた反対意見をさらに発展させていた。それに続く数週間には、さらなる反駁が発表された。セディヨー医師（1757-1840）による『ギロチン断首刑についての歴史的・生理学的考察』(Jean SEDILLOT, *Réflexions historiques et physiologiques sur le supplice de la guillotine*）に次いで、ガステリエという医師および代議士（1741-1821）による『ギロチン断首については最終的にどのような見解が正しいのか』という冊子（René-Georges GASTELLIER, *Que penser enfin du supplice de la guillotine ? Nouvel examen de cette question*)。ガステリエ自身、恐怖政治時代に人民の敵としてギロチン刑を宣告されていた身であることを思えば、このタイトルの「最終的に」という言葉は特別な響きを持つ。また、外科医レヴェイエ（1769-1829）が、『生理学的論考』の「鋭い刃によって頭がすっかり胴体から切り離された人間の感覚や感情は完全に消失しているのか」という章でこの問題を扱った。Jean-Baptiste-François LEVEILLE, *Dissertation physiologique*.

68 Pierre-Jean-Georges CABANIS, « Note adressée aux auteurs du Magasin encyclopédique, sur l'opinion de Messieurs Œlsner et Sömmering et du citoyen Sue, touchant le supplice de la guillotine par le citoyen Cabanis », *Magasin encyclopédique ou Journal des Sciences, des Lettres et des Arts*, V, 1795, p. 155-174.

69 ビシャは1801年の『生と死に関する生理学的研究』で同じ論を展開した。「ギロチン刑死体の胴体から切り離された頭部がしばらくの間生き続ける、さらには快不快の感情すらも表明されるという一部に信じられた意見は、まったく根拠のないものであった。脳の機能は2種類の刺激と結びついている。まず身体の運動、そして脳に運ばれる血液の流れ。身体からそうした刺激が一切運ばれて来なくなった途端、脳は感じることをやめる」。Xavier BICHAT, *Recherches physiologiques sur la vie et la mort*, Béchet jeune et Gabon, Paris,1822, p. 383.

70 Pierre-Jean-Georges CABANIS, « Note adressée aux auteurs du *Magasin encyclopédique*, sur l'opinion de Messieurs Œlsner et Sömmering et du citoyen Sue, touchant le supplice de la guillotine », art. cit., p. 170.

71 Nicolas-Philibert HEMEY D'AUBERIVE, *Anecdotes sur les décapités*, Sobry, Paris, 1797. カーショーは、ピエール・ゴーチエによる1776年の『断頭死体は頭が胴体から切り離された後もしばらくの間感じる能力を

Œlsner sur le supplice de la guillotine », *Gazette Nationale ou le Moniteur Universel*, 48, 18 Brumaire, an IV, in Réimpression de l'ancien Moniteur, t. XXVI, 1862, p. 378-379. ゼンメリングの同じ手紙は、エルスナーによる手紙を複製した『マガザン・アンシクロペディック』にも載っている。*Magasin Encyclopédique ou Journal des Sciences, des Lettres et des Arts*, III, 1795, p.463-477.

56 エルスナーの手紙が出版された経緯は、手紙の冒頭に要約されている。Lettre d'Œlsner, *Magasin Encyclopédique ou Journal des Sciences, des Lettres et des Arts*, III, 1795, p.463.

57 近年発見されたゼンメリングの手紙が証拠である。Hans Rudolf WIEDEMANN, Franz DUMONT, Stefan GRUS, « 'Ein schönes Schneiden !' Ein unbekanner. Brief Sömmering über die Guillotine », *Medizinhistorisches Journal*, 1992, vol. 27, 1-2, p. 126-137.

58 *Réimpression de l'ancien Moniteur*, t. XXVI, *op. cit.*, p. 378.

59 *Ibid.*

60 *Ibid.*

61 Melchior Adam Weikard (1742-1803). ゼンメリングも引用している。SÖMMERING, *Der philosophische Arzt*, Andreä, Frankfurt am Mein, 1790, p. 221.

62 ゼンメリングによる引用。SÖMMERING, *Elementorum physiologicae*, IV, p. 35.

63 Heinrich Palmatius von Leveling (1742-1798).

64 Jean-Joseph SUE, « Opinion du citoyen Sue, professeur de médecine et de botanique, sur le supplice de la guillotine », *Magasin Encyclopédique ou Journal des Sciences, des Lettres et des Arts*, IV, 1795, p. 170-189. 同じ記事は後にシューの著書に再掲載された。*Recherches physiologiques et expériences sur la vitalité, suivies d'une nouvelle édition de son Opinion sur le supplice de la guillotine ou sur la douleur qui survit à la décollation*, Chez l'Auteur et Fuchs, Paris, an VI (1797), p. 51-76.

65 *Ibid.*, p. 61.

66 *Ibid.*, p. 64.

67 ゼンメリングの手紙の公開から2日後、『ル・モニトゥール』紙はゲオルゲ・ヴェーデキント（1761-1831）によるゼンメリングへの返答を掲載していた。ヴェーデキントはストラスブールの軍病院に勤める医者であり、かつてマインツ大学でゼンメリングの同僚だった。Cf. Georges WEDEKIND, « Sur le supplice de la guillotine », *Le Moniteur*, 50, 20 Brumaire, an IV, 11 novembre 1795 ; *Réimpression de l'ancien Moniteur*, t. XXVI, *op. cit.*, p. 395-396. その4日後のブリュメール24日に

Baillière, Paris, 1859, p. 435.

44 Antoine LOUIS, *Mémoire sur une question anatomique relative à la jurisprudence, dans lequel on établit les principes pour distinguer, à l'inspection d'un corps trouvé pendu, les signes du suicide d'avec ceux de l'assassinat*, Cavelier, Paris, 1763.

45 刑法医、あるいは「死刑執行人付き医者」という役割は、フランスでは17世紀以来法文化されていた。Cf. Gabriel TOURDES, « Médecine légale », DECHAMBRE *et al., Dictionnaire des sciences médicales*, t. V, Mar-Méd, Masson, Paris, 1874, p. 698.

46 *Réimpression de l'ancien Moniteur*, t. XI, *op. cit.*, p. 689.

47 Louis DUBOIS, « Recherches sur les dernières années de Louis et de Vicq-d'Azyr », *Bulletin de l'Académie impériale de médecine*, t. 32, Baillière, Paris, 1866-1867, p. 39.

48 *Ibid.*, p. 29-30. この問いの返答として、この記事の作者はボナパルトの逸話を挙げている。エジプト遠征中のボナパルトは参謀本部の軍医であったデジェネットに対し、行軍の邪魔になっている負傷兵を阿片で安楽死させるよう命令したが、デジェネットは「私の任務は延命です」と答えたという。記事を書いた医者は付け加えてこう言う。「ルイもまた、革命議会に彼の使命は延命であると答えるべきだった。彼が人生を賭けた職業である医術は、破壊の技術ではなく命を温存するための技術だったはずだ。またルイには、頸椎が重なり合った構造になっていて関節がないこと、首を分断するためには斜めの刃のついた重い物体で圧迫すればいいことなどを、国会の議院に証明する義務などなかった。これらはすべて忌まわしく、穢らわしいことである。このような真似をするために我々は長い勉強と研究の期間を経てきたのではない」。*Ibid.*, p. 40.

49 フーコーの表現。Cf. Michel FOUCAULT, *Surveiller et punir, op. cit.*, p. 17.

50 ギロチン開発者の子孫によるギロチン発明の物語は以下の文献にある。Henri-Clément SANSON, *Sept générations d'exécuteurs*, t. III, Dupray de la Mahérie, Paris, 1862, p. 389.

51 Paul BRU, *Histoire de Bicêtre*, Les Bureaux du progrès, Paris, 1890, p. 87.

52 ゴンクール兄弟の表現。Edmond et Jules de GONCOURT, *Histoire de la société française pendant la Révolution*, Dentu, Paris, 1854, p. 468.

53 ルイ・デュボワが引用している匿名の記事である。Louis DU BOIS, *Charlotte de Corday*, Librairie historique de la Révolution, Paris, 1838, p. 181.

54 同じ本でデュボワが引用しているルシヨンの手紙。*Ibid.*, p. 139.

55 Samuel Thomas SÖMMERING, « Lettre de M. Sömmering à M.

26 *Ibid.*

27 Jeremy BENTHAM, *Théorie des peines et des récompenses*, t. I, Bossange et Masson, Paris, 1818, p. 359.

28 *Ibid.*

29 *Ibid.*

30 Jeremy BENTHAM, « Traités de législation civile et pénale », *Œuvres*, t. I, Hauman, Bruxelles, 1840, p. 309.

31 *Ibid.*

32 Jeremy BENTHAM, *Auto-icon : or farther uses of the dead to the living. A fragment.* Unpublished, c. 1842. チャールズ・マーモイが引用している Charles MARMOY, « The *Auto-Icon* of Jeremy Bentham at University College, London », *Medical History*, 2, 1958, p. 77-86.

33 多分その配慮は当たっていると言えるだろう。20 世紀初頭に撮影された「マスクのない自己標本」の写真の複写が次の論考に発表されているのを実際見てみると分かる。Marie A. LEWENZ, Karl PEARSON, « On the Measurement of Internal Capacity from Cranial Circumerences », *Biometrika*, vol. 3, 4, nov. 1904, p. 366-397, planchs I / II.

34 Philippe-Joseph BUCHEZ, Pierre-Célestin ROUX, *Histoire parlementaire de la Révolution française*, Paulin, t. III, Paris, 1834, p. 447.

35 *Ibid.*, t. IX, p. 55.

36 Michel FOUCAULT, *Surveiller et punir*, Gallimard, Paris, 1975, p. 16.

37 Philippe-Joseph BUCHEZ, Pierre-Célestin ROUX, p. 448.

38 *Ibid.*, p. 447.

39 *Réimpression de l'ancien Moniteur*, t. II, Plon, Paris, 1859, p. 410.

40 ルイの報告は、1792 年『ル・モニトゥール』紙に掲載されたカルリエ代議士の法案に引用されている。CARLIER, *Le Moniteur*, 22 mars 1792, Cf. *Réimpression de l'ancien Moniteur*, t. XI, Plon, Paris, 1862, p. 689.

41 *Ibid.*, p. 689.

42 パリの医者ブリュイエは 1742 年、ウィンスロウの『死の徴候の不確かさについて』を再版した。そこには、一般に警鐘を発するための「死んだように見えたために生きながら埋葬された人々リスト」が載っていた。ルイはそれに応えて、『生きながらの埋葬をおそれる必要を払拭するための確実な死の徴候についての手紙』を発表した。LOUIS, *Lettres sur la certitude des signes de la mort, où l'on rassure les citoyens de la crainte d'être enterrés vivants, avec des observations et des expériences sur les noyés*, 1752.

43 Pierre SUE, « Eloge de Louis », Antoine LOUIS, *Eloges lus dans les séances publiques de l'Académie royale de chirurgie de 1750 à 1792*,

も参照に値する。Richardson, *Death, Dissection and the Destinée*, University of Chicago Press, Chicago, 2000. また、カレン・スチュークンブロックは、18世紀ドイツにおけるこの種の暴動の例を挙げている（イギリスよりもはるかに少なかったとは述べているが）。Karen Stukenbrock, « Der zerstückte Cörper », *Zur Sozialgeschichte der anatomischen Sektionen in der frühen Neuzeit (1650-1800)*, Steiner, Stuttgart, 2001.

19 エピソード全体は以下の通りである。「不気味な噂が広まっていた。夜、闇の中を医者たちが徘徊し、通りすがりの者を捕まえて手足を折り、骨折の授業に使う材料にするのだとか、あるいは子どもを捕まえて生きたまま解剖するのだとか。こうした噂は徐々に真実味を帯び始めた。11月28日日曜日、数人の女性たちが解剖学教室を覗き込んだ。[……] 女性の1人が後に証言したところでは、彼女たちは少し前に1人の子どもがその教室に運び込まれていたことを知っていた。ほとんど間を置かず、教室の周りには人垣ができていた。怒りに燃えた大衆は警戒の言葉を繰り返し叫んだ後、解剖学教室に突進し、扉を破った。内部に侵入した彼らは手に触れるものすべてを破壊した。[……] 教室の外では、警備用の兵隊が動員されていた。[……] 包囲され、石つぶての襲撃を受けた閉じこもった大衆たちは発砲せざるを得なかった。この暴動の結果、300人の死者とおびただしい負傷者が出た。暴動後も、軍隊は解剖学教室を監視するために残った。翌日、リヨンは平安が戻ったが、おそれをなした外科医と医者たちの多くはすでに逃げ出していた。Jean-Baptiste Monfalcon, *Histoire de la ville de Lyon*, t. II, Dumoulin, Paris, 1847, p. 825.

20 Cf. Thomas F. Tierney, « Anatomy and Governmentality : A Foucaldian Perspective on Death and Medicine in Modernity », *Theory and Event*, 2, 1, 1998, p.2-50.

21 Cf. Hubert Cole, *Things for the Surgeons. History of the resurrection men*, Heineman, Londres, 1964.

22 そうした金属格子、あるいは死体泥棒対策の柵を張りめぐらせた当時の墓の写真が、ジェームス・ブレイク・ベイリーの著書に載っている。James Blake Bailey, *The Diary of a resurrection, 1811-1812*, Sonnenschein & Co., Londres, 1896, p. 40. また、ルース・リチャードソンが檻付きの墓の歴史を紹介している。Ruth Richardson, *Death, Dissection, and the Destinée, op. cit.*, p. 81.

23 John Stuart Mill, « Resurrection-men », *Newspaper Writings*, University of Toronto Press, Toronto, 1986, p. 48.

24 *Ibid.*

25 *Ibid.*

13 Jean-Baptiste DENISART, *Collection de décisions nouvelles et de notions relatives à la jurisprudence*, Veuve Desaint, Paris, 1786, p. 33. 1708 年付ロレーヌ公勅令は裁判官に対しても、刑務所の囚人の死体や刑が執行されたばかりの囚人の死体をすべて医学部に供与すること、ひいては外科学の進歩に寄与するべきことを定めていた。Cf. Amédée DECHAMBRE, *Dictionnaire encyclopédique des sciences médicales*, Troisième série, t. 13, Masson, Paris, 1884, p. 471. ラファエル・マンドレッシの著『解剖学者のまなざし』はまさにこの点を明らかにしている。Rafael MANDRESSI, *Le Regard de l'anatomiste : dissections et invention du corps en Occident*, Seuil, Paris, 2003.

14 *Ibid.*, p. 33.「一方、よく知られていることであるが、サルペトリエールやビセートルで死んだ人々の体は、死後一夜にして、解剖監督官の手に引き渡される。引き渡しの際には死者の弔いミサ用に一体 20 リーヴルが支給される」。Marcel FOSSEYEUX, *L'Administration générale de l'Assistance Publique à Paris, l'Hôtel-Dieu de Paris au XVIIe et au XVIIIe siècle*, Berger, Paris, 1912.

15 Cf. John BRIGGS, Angus MCINNES, Andrew BARRETT, Christopher HARRISON, *Crime and Punishment in England – A Sourcebook*, Routledge, Londres, 2001, p. 152. よく似た法律は、1790 年にアメリカ合衆国でも採択されていた。州判事はそれ以後、殺人犯人の死刑宣告に死後解剖の項目を加える権限を得た。

16 外科医と死刑執行人という役柄は、その仕事が奇妙な類似性を備えているだけに混同されやすかった。医者のメスが死刑執行人の斧や剣の延長とも思われかねなかったというだけではない。同時に、人体を切り刻む技術に優れ、解剖学者並みの人体組成の知識を備えるにいたった死刑執行人が医者や理学療法士として開業することもあったのである。18 世紀の外科医たちはそのことを糾弾した。「現在多くの都市で、最高司法の判決執行人が骨折や肉離れや脱臼の治療をしているらしいということは、多くの外科医が指摘し、愁訴するところである。こうした治療や手術は医術に属し、医者の資格を持った人間のみが行うものであると、外科医たちは主張している」。Jean-Baptiste DENISART, *Collection de décisions nouvelles et de notions relatives à la jurisprudence*, t. III, *op. cit.*, p. 721.

17 Cf. Peter LINEBAUGH, « The Tyburn riot against the sugeons », Douglas HAY, *Albion's Fatal Tree : crime and society in Enghteenth-Century England*, Pantheon Books, Londres, 1975.

18 Ruth RICHARDSON, « Trading assassins and the licensing of anatomy », in Roger FRENCH, Andrew WEAR, *British Medicine in an Age of Reform*, Routledge, Londres, 1992, p. 76. リチャードソンの単著

7　キャサリン・パークは、ルネサンス期には「高貴な」体も含めて死体解剖は行われており、解剖には「懲罰」権行使の意味はなかったと主張したが、同時に次のようにも認めている。「確かに、公開解剖には汚名（スティグマ）の機能があった。[……] しかし、汚名は解剖という行為そのものから生まれるものではなかった。検死解剖から死体保存までの一連のプロセスは、多くの家庭が行っていたことだからである。汚名はむしろ、公開されることで解剖される死体の個人的尊厳や遺族の感情が激しく傷つけられることから生まれたと思われる。[……] 公開解剖において、遺体は裸のまま長時間衆目にさらされたからである（懲罰のときと同じように）」。*Ibid.*, p. 36-37.

8　たとえばパリにおいては、死刑執行人は市場に設置された絞首台の傍に住んでいた。その小屋には死刑道具も揃っていた。Cf. Pascal BASTIEN, *L'Exécution publique à Paris au XVIIe siècle : une histoire des rituels judiciaires*, Champs Vallon, Seyssel, 2006, p. 125 et p. 188.

9　Pierre NOUGARET, *Londres, la Cour et les provinces d'Angleterre, d'Ecosse et d'Irlande ou Esprit, mœurs, coutumes*, t. II, Briand, Paris, 1816, p. 223. このような習慣はイギリス式ブラックユーモアの格好の材料となった。たとえば、「偽金作りの死刑囚が外科医に自分の死体を売ったが、手に入れた金を使い込んでしまった。そこで彼は外科医に『ところで灰の解剖はできますか』と訊いた。『それはどういう意味か』と返した外科医に、『実は私の刑は生きたままの火あぶりなのです』と答えた」という話がある。François LE HARIVEL, *The Self-Insructor, a plan for teaching language*, Simpkin, Londres, 1835, p. 150. 自分の死体を売るという金儲けの方法は、18 世紀から 19 世紀のアメリカにも見られた。スチュアート・バナーは死ぬ前にすでに自分の死体を外科医に売っていた死刑囚の逸話を多く紹介している。Cf. Stuart BANNER, *The Death Penalty*, Harvard University Press, Cambridge, 2003, p. 80.

10　Louis-Sébastien MERCIER, *Tableau de Paris, XLI, Le Bourreau*, Pagnerre, Paris, 1853, p. 127.

11　Maurice RAYNAUD, *Les Médecins au temps de Molière, mœurs, institutions, doctrines*, Didier, Paris, 1862, p. 304-305.

12　1604 年の条例によれば、「死体の引き取りを無事に行うため、医学部は警官あるいは死刑執行人に問い合わせ、医学部長が死刑執行人に、死体一体につき 3 リーヴルを払うことになっていた。当該条例は、医学部に死体の独占を認めていた」らしい。Jeanne RIGAL, *La Communauté des maîtres-chirurgiens jurés de Paris au XVIIe et au XVIIIe siècle*, Vigot Frères Paris, 1936, p. 36. また、Toby GELFAND, *Professionalizing Modern Medicine : Paris surgeons and medical science institutions in the 18th century*, Greenwood, Westport, 1980 も参照のこと。

25 近年の研究から以下のものを挙げておこう。Barbara ELKELES, *Der Moralische Diskurs über das medizinische Menschenexperiment im 19. Jahhundert. Medizin-Ethik*, 7, Gustav Fischer, Stuttgart, 1996 ; Volker ROELCKE, Giovanni MAIO (sous la dir.), *Twentieth Century Ethics of Human Subjects Research : historical perspectives on values, practices, and regulations*, Steiner, Stuttgart, 2004 ; Robert BAKER, Dorothy PORTER and Roy PORTER (sous la dir.), *The Codification of Medical Morality*, Kluwer, Dordrecht, 1995 ; Lisbeth HAAKONSSEN, *Medicine and Morals in the Enlightenment. John Gregory, Thomas Percival and Benjamin Rush*, Rodopi, Amsterdam/Atlanta, 1997 ; Andrew WEAR, Johanna GEYER-KORDESCH, Roger-Kenneth FRENCH, *Doctors and Ethics. The earlier historical setting of professional ethics*, Rodopi, Amsterdam/Atlanta, 1993.

26 この博士論文の執筆中にクリスチアン・ボナによる20世紀前半のフランスにおける実験医学史が刊行された。Christian BONAH, *L'Expérimentation humaine. Discours et pratiques en France. 1900-1940*, Les Belles Lettres, Paris, 2007. また次の動物実験に焦点を当てた文献も挙げておこう。Anita GUERRINI, *Experimenting with Humans and Animals: from Galien to animal rights*, Johns Hopkins University Press, Baltimore, 2003.

第1章

1 Félix VICQ-D'AZYR, *Œuvres*, t. III, Duprat-Duverger, Paris, 1805, p. 8-9.

2 Walter BENJAMIN, « Thèse VII sur l'histoire » in Michael LÖWY, *Walter Benjamin, avertissement d'incendie ; une lecture des thèses sur le concept d'histoire*, PUF, Paris, 2004, p. 55.

3 « Supplicié », Nicola ADELON *et al.*, *Dictionnaire des sciences médicales*, t. 53, Panckoucke, Paris, 1821, p. 443.

4 Emile LITTRE, *Médecine et médecins*, Didier, Paris, 1872, p. 316.

5 Cf. Michel FOUCAULT, *La Naissance de la clinique : une archéologie du regard médical*, PUF, 1963, p. 126-127. フーコーは、「宗教的禁止、道徳観念、無為な偏見」がフランスにおける病理解剖学の進展を妨げたという通説について、これは医学史家の遡及的幻想であると言う。歴史家たちは「フランスの医者たちも、制度的な禁止に反して、死体解剖の科学的な必要性を切に感じていた」という説を信じ込んできたのだ、と。

6 Katharine PARK, « The Criminal and the Saintly Body : Autopsy and Dissection in Renaissance Italy », *Renaissance Quaterly*, XLVII, 1994, p. 1-33.

耳や触覚などの五感によって世界に自然に生じているあらゆる物事を注意深く観察することである。しかし、もし我々が自然に加担して、我々の協力なしには生まれなかったであろう物事を生み出すようなことがあれば、その行為はむしろ『試験』、あるいは『エクスペリメントゥム』と呼ばれる。一方我々の五感が察知する外界の物事は、それが自然に生まれたものであれ、人工的に作りだされたものであれ、一様に『現象』と呼ぶ。エクスペリエンスとは、つまり感覚を通した現象の認識のことである」。François BOISSIER DE SAUVAGES, *Nosologie méthodique*, t. I, Herissant, Paris, 1771, p. 5.

16 「エクスペリアンス〔決定的実験〕は、さまざまなテスト実験、あるいは観察と混同されてはならない。エクスペリアンスに対するテスト実験、あるいは観察は、建造物に対する建材のようなものである。エクスペリアンスが確立するのは、数知れない観察によって、しかじかの治療法がしかじかの病気に効力があると立証された後のことである」。Auguste CHOMEL, *Eléments de pathologie générale* (1817), Masson, Paris, 1856, p. 594.

17 Cf. PLATON, *Le Sophiste*, 219a.

18 *Ibid*., 222b.

19 プラトンにとって、言説は暴力的な奪取の方法にひけを取らない獲得の装置である。*Ibid*., p. 222b.

20 Gabriel MARCEL, *Les Hommes contre l'humain*, Fayard, Paris, 1968.

21 Denis DIDEROT, *Histoire philosophique des deux Indes*, Pellet, Genève, 1782, t. 7, p. 264.「下院の最も雄弁な議員は、そのとき大声で黒人に対する蔑視の言葉を放った。彼は、黒人たちは我々とは異なる種類の卑賤な生き物だ、と告げたのである」。

22 *Ibid*., t. 6, p. 130.

23 この展望を開くに際して、ジュディス・バトラーがアガンベンの「人々を裸の生存状態に追いつめるような権力」という概念の批判において述べている説明を参照しなければならない。バトラーは、アガンベンの一方的に被支配者の属性を剝奪していくような権力のイメージを批判して、「どんなどん底まで落ちたとしても、人間が何一つ所有しない裸の生存状態に追いつめられるようなことなどない。なぜなら、赤貧、剝奪、追放などの状態は権力が製造したものであり、常に製造し続けているものだからだ」。Judith BUTLER, Gayatri-Chakravorty SPIVAK, *L'Etat global*, Payot, Paris, 2007, p. 18.

24 フランス史ではサロモン・バイエのものが筆頭に挙げられよう。Claire SALOMON-BAYET, *L'institution de la science et l'expérience du vivant. Méthode et expérience à l'Académie royale des sciences, 1666-1793*, Flammarion, Paris, 1978.

原注

序章

1 Antoine FURETIERE, *Dictionnaire universel*, Arnout et Reinier Leers, LaHaye, 1690.
2 Guillaume-Thomas RAYNAL, *Anecdotes littéraires*, t. I, Durand-Pissot, Paris, 1750 : 36.
3 *Encyclopédie méthodique*, t. III, Panckoucke, Paris, 1788 : 656.
4 Ferdinand HOEFER, *Nouvelle Biographie générale*, t. 36, Firmin Didot, Paris, 1861 : 996.
5 *Ibid.* : 996.
6 Charles DEJOB, *Marc-Antoine Muret*, Ernest Thorin, Paris, 1881 : 59.
7 Guillaume RAYNAL, *Anecdotes littéraires*, t. I, Durand, Paris, 1750, p. 36-37.
8 Gilles MENAGE, *Anti-Baillet*, t. VII, première partie, Amsterdam, 1725, p. 291.
9 新約聖書「フィリピの信徒への手紙」第3章21節からの引用。「キリストは地上のすべてのものを統べるお力で、私たちの卑しい体をご自身の栄光の体にかなうものとしてくださるのです」。
10 Charles DEJOB, *Marc-Antoine Muret, op. cit.*, p. 59.
11 Denis DIDEROT, « Satire I, sur les caractères et les mots de caractère, de profession, etc. », *Œuvres Complètes*, t. III, *Mélanges de littérature et de philosophie*, Brière, Paris, 1821, p. 180.
12 冒頭の引用参照。
13 Edmund BURKE, *The Works of Edmund Burke*, vol. II, Little & Brown, Boston, 1839, p. 74.
14 HIPPOCRATE, *Les Aphorismes d'Hippocrate avec le commentaire de Galien sur le premier livre*, trad. fr., Breche, Ruelle, Paris, 1570, p. 8.
15 ボワシエ・ド・ソヴァージュも言うように、18世紀の医者たちはこの違いをよく知っていた。ソヴァージュは言う。「我々は自分が何を感じているかに注意し、五感を通して何かを知ろうとするとき、いわゆるエクスペリアンスを行っているのである。エクスペリアンスするとは、目や

syphilis à l'homme », *Ann. Dermatol. Syphil.*, 1923, 6ème S., T. IV, pp. 497-525 et 584-604.

THOUVENIN, D., « Responsabilité », Dominique LECOURT (dir.) *Dictionnaire de la pensée médicale*, PUF, Paris, 2004, pp. 976-981.

TIERNEY, T. F., "Anatomy and Governmentality : A Foucauldian Perspective on Death and Medicine in Modernity", *Theory and event* 2:1,1998, p. 2-50.

TRÖHLER, U., *Die Gewissheit der Chirurgie : Grundlagen klinisch-therapeutischer Bewertung um 1750*, Schweiz Rundsch Med Prax. 1987, 76, pp. 958-61.

TRÖHLER, U., "Quantifying experience and beating biases : A new culture in Eighteenth century british clinical medicine", JORLAND, G., OPINEL, A., WEISZ, G., *Body Counts : Medical Quantification in Historical and Sociological perspectives*, McGill-Queens UP, 2005, pp. 19-50.

TRÖHLER, U., « To Improve the Evidence of Medicine », SCHLICH, T., TRÖHLER, U., *The Risks of Medical Innovation. Risk Perception and Assessment in Historical Context*, Routledge, London, 2006, p. 29.

UNNA, Y., « Kant's Answers to the Casuistical Questions Concerning Self-Disembodiment », *Kant Studien*, 94, 2003, p. 454–473.

WALLACH, D., « Les inoculations dans l'histoire des maladies vénériennes », *Communication, site de la Société française d'histoire de la dermatologie* : http://www.bium.univ-paris5.fr/sfhd/ecrits/inocul.htm

WEAR, A., GEYER-KORDESCH, J., FRENCH, R., *Doctors and Ethics. The Earlier Historical Setting of Professional Ethics*, Rodopi, Amsterdam–Atlanta, 1993.

WIEDEMANN, H., DUMONT, F., GRUS, S., « "Ein schönes Schneiden!" Ein unbekannter. Brief Soemmerrings über die Guillotine », *Medizinhistorisches Journal*, 1992, vol. 27, n°1-2, p. 126-137.

WINAU, R., "Medizin und Menschenversuch. Zur Geschichte des 'informed consent'," WIESEMANN, C., FREWER, A. (éds), *Medizin und Ethik im Zeichen von Auschwitz*, Palm und Enke, Erlangen - Jena, 1996, pp. 13-29.

WINAU, R., HELMCHEN, H., *Versuche mit Menschen in Medizin, Humanwissenschaft und Politik*, Berlin/New York, Springer, 198.

SAPPOL, M., *A Traffic of dead bodies, anatomy and embodied social identity in nineteenth century America*, Princeton University Press, 2002.

SAVITT, T. L., "The Use of Blacks for Medical Experimentation and Demonstration in the Old South", *Journal of Southern History*, 48, 1982, pp. 331-348.

SCARBOROUGH, J., "Celsus on Human Vivisection at Ptolemaic Alexandria," *Clio Medica*, 11, 1976, pp. 25–38.

SCHAFFER, S., "Self Evidence", *Critical Inquiry*, Vol. 18, No. 2., Winter, 1992, pp. 327-362, p. 360.

SCHIEBINGER, L., "Human experimentation in the eighteenth century : natural boundaries and valid testing", Lorraine DASTON, Fernando VIDAL, *The Moral Authority of Nature*, University of Chicago Press, 2004, pp. 384-408.

SCHIEBINGER, L., *Plants and Empire. Colonial Bioprospecting in the Atlantic World*, Harvard University Press, 2004.

SCHLICH, T., TRÖHLER, U., *The Risks Of Medical Innovation — Risk Perception and Assessment in Historical Context*, Routledge, London, 2006.

SHERWIN, S., "Feminist and medical ethics : two different approaches to contextual ethics", *Hypatia*, 1989 4-2, pp. 57–72.

SPICKER, S. F., *The Use of Human Beings in Research. With Special Reference to Clinical Trials*, Kluwer Academic Press, Dordrecht-Boston, 1988.

SPRENGEL, K., *Histoire de la médecine : depuis son origine jusqu'au dix-neuvième siècle*, Desoer, Paris, 1820.

STEARNS, R. P., *Science in the British Colonies of America*, University of Illinois Press, Urbana, 1970.

STEINTRAGER, J. A., *Cruel Delight Enlightenment Culture and the Inhuman*, Indiana University Press, Bloomington, 2004.

STRICKLAND, S., "The Ideology of Self-Knowledge and the Practice of Self-Experimentation", *Eighteenth-Century Studies* - Volume 31, Number 4, Summer 1998.

STUKENBROCK, K., *"Der zerstückte Cörper." Zur Sozialgeschichte der anatomischen Sektionen in der frühen Neuzeit (1650-1800)*, Steiner, Stuttgart, 2001.

TASHIRO, E., *Die Waage der Venus. Venerologische Versuche am Menschen zwischen Fortschritt und Moral*, Matthiesen, Husum, 1991.

THIBIERGE G, LACASSAGNE J., « Les inoculations expérimentales de la

NUMBERS, R., "William Beaumont and the Ethics of Human Experimentation," *Journal of the History of Biology*, 12-1, 1979, p. 113-35.

NUTTON, V., NUTTON, C., "The Archer of Meudon : A Curious Absence of Continuity in the History of Medicine", *Journal of the History of Medicine and Allied Sciences*, Volume 58, Number 4, October 2003, pp. 401-427, p. 402.

PARK, K., "The criminal and the Saintly Body : Autopsy and Dissection in Renaissance Italy," *Renaissance Quarterly*, XLVII, 1994, pp.1-33.

PATTERSON, O., *Slavery and Social Death. A Comparative Study*, Harvard University Press, Cambridge and London, 1982, p. 5.

PINSART, M. G., « Nature humaine ou expérimentation humaine chez Hans Jonas », MISSA, J.-N., *Le devoir d'expérimenter : Etudes philosophiques, éthiques et juridiques sur la recherche biomédicale*, De Boeck Université, Bruxelles, 1996, p. 187.

RAYMOND J.-F. de, *La Querelle de l'inoculation, préhistoire de la vaccination*, Vrin, Paris, 1982.

RAYNAUD, M., *Les Médecins au temps de Molière, mœurs, institutions, doctrines*, Didier, Paris, 1862.

REULAND, A., *Menschenversuche in der Weimarer Republik*, Norderstedt, Books on Demand, 2004.

RICHARDSON, R., *Death, Dissection and the Destitute*, University of Chicago Press, 2001.

RICHARDSON, R., HURWITZ, B., "Jeremy Bentham's Self-Image : An Exemplary Bequest for Dissection", *British Medical Journal*, vol. 295, 1987, pp. 195-198.

RICHARDSON, Ruth, « Trading assassins and the licensing of anatomy », FRENCH, Roger, WEAR, A., *British Medicine in an Age of Reform*, Routledge, London, 1992.

RIGAL, J., *La Communauté des maîtres-chirurgiens jurés de Paris au XVIIe et au XVIIIe siècle*, Vigot Frères, Paris, 1936.

ROELCKE, V., M., Giovanni (éds.), *Twentieth Century Ethics of Human Subjects Research : Historical Perspectives on Values, Practices, and Regulations*, Steiner, Stuttgart, 2004.

SALOMON-BAYET, C., « Expérimentation humaine », Dominique LECOURT (dir.) *Dictionnaire de la pensée médicale*, PUF, Paris, 2004, pp. 469-475.

SALOMON-BAYET, C., *L'Institution de la science et l'expérience du vivant — méthode et expérience à l'Académie royale des sciences 1666-1793*, Paris, Flammarion, 1978.

Marks, H. M., "When the State counts lives : eighteenth century quarrels over inoculation", Jorland, G., Opinel, A., Weisz, G., *Body Counts : Medical Quantification in Historical and Sociological perspectives*, McGill-Queens UP, 2005, p. 51-64.

Marks, H. M., *The Progress of experiment, science and therapeutic reform in the United States, 1900–1990*, Cambridge University Press, 1997.

Marmoy, C. s, "The 'Auto-Icon' of Jeremy Bentham at University College, London", *Medical History*, 2, 1958, pp.77-86.

Marshall, T, *Murdering to Dissect. Grove-robbing, Frankenstein, and the anatomy literature*, Manchester, New York, Manchester Univ. Press, 1995.

Marzouki, M., *L'arrache-corps*, Alternative et parallèles, Paris, 1979.

Mathis, C., *L'œuvre des pastoriens en Afrique Noire, Afrique Occidentale Française*, PUF, Paris, 1946.

Mbembe, A., *De la postcolonie. Essai sur l'imagination politique dans l'Afrique contemporaine*, Karthala, Paris, 2000.

McCullough L. B., "John Gregory's medical ethics and humean sympathy", Baker, R., Porter, D., Porter, R. (éds.), *The Codification of Medical Morality*, Kluwer, Dordrecht, 1995, pp. 179–211.

McCullough, L., *John Gregory and the Invention of Professional Medical Ethics and the Profession of Medicine*, Springer, 1998.

Meade, J., E., *The Theory of Externality — The Control of Environmental Pollution and Other Similar Costs*, Sijthoff-Leiden, Genève, 1973.

Milliez, P., *L'Expérimentation en médecine*, J. Peyronnet, Paris, 1942.

Mochi, « Les condamnés à mort et l'expérimentation sur l'homme », *Bulletin de l'Institut d'Egypte*. Tome XI, session 1928-1929. pp. 77-104.

Moulin, A.-M., *La Vaccination anti-variolique, approche historique de l'évolution des idées sur les maladies transmissibles et leur prophylaxie*, Thèse de médecine, Pitié-Salpêtrière, 1979, p. 22.

Murphy, T., "Medical Knowledge and Statistical Methods in Early Nineteenth Century France", *Medical History*, 25, 1981, pp. 301-319.

Myer, J.S., *Life and letters of Dr William Beaumont*, Mosby, St. Louis, 1912.

Nicolle, C., « L'expérimentation sur l'homme », *La Revue de Paris*, Mars-avr. 1934. 41e Année, n° 2, p. 847-848.

Nicolle, C., *Le Destin des maladies infectieuses, suivi de l'expérimentation dans l'étude des maladies infectieuses*, Masson, Paris, 1961.

Nordman, D., « L'exploration scientifique de l'Algérie (1840 - 1860) : pouvoirs, savoirs, disciplines », *Communication*, 2004, http://mshm.univ-montp3.fr/article.php3?id_article=155

Queens UP, 2005, p. 89-108.

LACHENAL, G., « Compte-rendu de l'ouvrage de Christian Bonah, Etienne Lepicard, Volker Roelcke (éds.), *La médecine expérimentale au tribunal. Implications éthiques de quelques procès médicaux du XXème siècle européen* ».

LAWRENCE S., *Charitable Knowledge*, Cambridge University Press, 1996.

LE BRETON, D., « Le sacrifice dans les usages médicaux du corps humain », *La revue du MAUSS*, n°5, 1995, pp.21-40.

LECUYER, B., « Les maladies professionnelles dans les "Annales d'hygiène publique et de médecine légale" ou une première approche de l'usure au travail », *Le Mouvement social*, n° 124, 1983, pp. 45-69.

LINEBAUGH, P., "The Tyburn riot against the surgeons », HAY, Douglas, *Albion's Fatal Tree : Crime and Society in Eighteenth-Century England*, Pantheon Books, London, 1975.

MAEHLE A. H., "Literary responses to animal experimentation", *Medical history*, 34, 1990, 27-51.

MAEHLE A. H., "The ethical discourse on animal experimentation 1650-1900", Andrew WEAR, A., GEYER-KORDESCH, J., FRENCH, R., *Doctors and Ethics. The Earlier Historical Setting of Professional Ethics*, Rodopi, Amsterdam–Atlanta, 1993, p. 223.

MAEHLE A. H., "Conflicting Attitudes towards Inoculation in Enlightenment Germany," Roy PORTER, *Medicine in the Enlightenment*, Rodopi, Amsterdam, 1995.

MAEHLE A. H., "The ethics of prevention : german philosophers of the late Enlightenment on the morality of smallpox inoculation," in WOODWARD, J., JÜTTE, R. (éds), *Coping with Sickness : Perspectives on Health Care, Past and Present*, European Association for the History of Medicine and Health Publications Sheffield, 1996, p. 91-114.

MAEHLE A. H., "The Ethics of Prevention : German Philosophers of the Late Enlightenment on the Morality of Smallpox Inoculation," in John WOODWARD and Robert JÜTTE (éds), *Coping with Sickness*, Sheffield, EAHM Publications, 1996, p. 91-114.

MANDRESSI, R., *Le regard de l'anatomiste : Dissections et invention du corps en Occident*, Le Seuil, Paris, 2003.

MARCEL, G., *Les Hommes contre l'humain*, Fayard, Paris, 1968.〔ガブリエル・マルセル著，小島威彦訳「人間、それ自らに背くもの」，『マルセル著作集』第6巻，春秋社，1967，所収〕.

MARION, M., « Hôpital », *Dictionnaire des institutions de la France aux XVIIe et XVIIIe siècles*, Picard, Paris, 1923, p. 275.

2003.
HAAKONSSEN, L., *Medicine and Morals in the Enlightenment. John Gregory, Thomas Percival and Benjamin Rush*, Rodopi, Amsterdam–Atlanta, 1997.
HACKING, I., *Concevoir et expérimenter*, Christian Bourgois, Paris, 1989〔イアン・ハッキング著，渡辺博訳『表現と介入 —— 科学哲学入門』ちくま学芸文庫，2015〕.
HALPERN, S. A., *Lesser Harms. The Morality of Risk in Medical Research*, University of Chicago Press, 2004.
Histoire de la recherche biomédicale et droits de l'homme. Dossier documentaire, Paris, INSERM, 1990.
HOWARD-JONES, N., "Human experimentation in historical and ethical perspectives", *Social Science and Medicine*, 16, 1982, pp. 1429–1448.
HUARD, P., *Sciences, médecine, pharmacie, de la Révolution à l'Empire (1789-1815)*, Dacosta, Paris, 1970.
ISAMBERT, F.-A., « L'expérimentation sur l'homme comme pratique et comme représentation », *Actes de la recherche en sciences sociales*, 1987/68, pp.15-30, p. 20.
JONAS, H., *Philosophical Essays*, Prentice-Hall 1974, p. 123.
JONAS, H., *Technik, Medizin und Ethik Praxis des Prinzips Verantwortung*, Frankfurt am Main, Insel Verlag, 1987.
JONSEN, A., *The Birth of Bioethics*, New York, Oxford University Press, 1998.
JONSEN, A., *The New Medicine and the Old Ethics*, Cambridge, Harvard University Press, 1990.
JONSEN, A., *A Short History of Medical Ethics*, New York, Oxford University Press, 2000.
KAPTCHUK, T. J., "Intentional Ignorance : A History of Blind Assessment and Placebo Controls in Medicine", *Bulletin of the History of Medicine*, 72.3, 1998, pp. 389-433.
KERSHAW, A., *A History of the Guillotine*, Barnes & Noble, New York, 1958
KEVORKIAN, J., « A brief history of experimentation on condemned and executed humans », *Journal of the National Medical Association*, 77 (3), 1985, pp. 215-226.
KORDELAS, L., CASPAR, G.-G., "Kant über die 'moralische Waghälsigkeit' der Pockenimpfung," *N.T.M.*, 8, 2000, pp. 22-33.
LABERGE, A. F., « Medical statistics at the Paris school. What was at stake ?", JORLAND, G., OPINEL, A., WEISZ, G., *Body Counts : Medical Quantification in Historical and Sociological perspectives*, McGill-

Jahrhunderts und der Fall Neisser", *Medizin historisches Journal*, 1985, 20(1-2), pp.135–148.

FADEN, R., BEAUCHAMP, T. L., *A History and Theory of Informed Consent*, Oxford U.P., Oxford, 1986.

FAGOT-LARGEAU, A., « Bref historique du concept de consentement », *Consentement éclairé et recherche clinique*, Rapin, M., Journées d'éthique médicale, Flammarion Médecine Sciences, Paris, 1995.

FAGOT-LARGEAULT A., *L'homme bio-éthique. Pour une déontologie de la recherche sur le vivant*, Maloine, Paris, 1985.

FAURE, A., RANCIÈRE, J., *La Parole ouvrière 1830-1851*, Paris, Union Générale d'Éditions, 1976.

FEINBERG, J., *Harm to Self*, Oxford University Press, New York, 1986.

FORCHT DAGI, T., RABINOWITZ DAGI, L., « Physicians experimenting on themselves : some ethical and philosophical considerations ».

FOUCAULT, M., *Histoire de la sexualité*, I, *La volonté de savoir*, Gallimard, 1997〔ミシェル・フーコー著，渡辺守章訳『知への意志（性の歴史)』新潮社，1986〕.

FOUCAULT, M., *Sécurité, territoire, population. Cours au Collège de France, 1977-1978*, Gallimard/Seuil, 2004〔ミシェル・フーコー著，高桑和巳訳『ミシェル・フーコー講義集成〈7〉安全・領土・人口（コレージュ・ド・フランス講義 1977-78)』筑摩書房，2007〕.

FOUCAULT, Michel, *La Naissance de la Clinique : une archéologie du regard médical*, PUF, 1963〔ミシェル・フーコー著，神谷美恵子訳『臨床医学の誕生』みすず書房，1969〕.

FRANCHITI, R., *L'Expérimentation humaine dans l'histoire de la médecine*, Th. Méd., Paris 13, Bobigny, 1981.

FREWER, A., *Medizingeschichte und Medizinethik — Kontroversen und Begründungsansätze 1900–1950*, Campus Verlag, Frankfurt/New York, 2001.

GELFAND, T., *Professionalizing modern medicine : Paris surgeons and medical science institutions in the 18th century*, Greenwood, Westport, 1980.

GOENS, J., *De la syphilis au sida. Cinq siècles des mémoires littéraires de Vénus*, Bruxelles. Presses universitaires européennes, 1995.

GRMEK, M., D. *Le chaudron de Médée : l'expérimentation sur le vivant dans l'Antiquité*, Synthélabo, Le Plessis-Robinson, 1997.

GRMEK, M., *Le Legs de Claude Bernard*, Fayard, Paris, 1997, p.399-400.

GUERRINI, A., *Experimenting with Humans and Animals : from Galen to Animal Rights*, Baltimore, Johns Hopkins University Press, Baltimore,

CENTRE D'ÉTUDES LAËNNEC, *L'Expérimentation humaine en médecine*, P. Lethielleux, Paris, 1952.

CHILDRESS, J. F., *Who Should Decide ?: Paternalism in Health Care*, Oxford University Press, 1982.

CODELL CARTER, K., "Koch's postulates in relation to the work of Jacob Henle and Edwin Klebs", *Medical History*, 29 :4, oct. 1985, pp. 353–374.

COLE, H., *Things for the surgeon. History of the resurrection men*, Heineman, London, 1964.

CURTIN, P.D., « The End of the "White Man's Grave"? Nineteenth-Century Mortality in West Africa », *Journal of Interdisciplinary History*, Vol. 21, No. 1, 1990, pp. 63-88.

DASTON, L. J., *Classical Probability in the Enlightenment*, Princeton University Press, 1988.

DE RAYMOND, Jean-François, *La Querelle de l'inoculation : préhistoire de la vaccination*, Vrin, Paris, 1982.

DELAPORTE, F., "Auto-expérimentation", Dominique LECOURT (dir.) *Dictionnaire de la pensée médicale*, PUF, Paris, 2004, pp. 133-137.

DELAPORTE, F., *Histoire de la fièvre jaune. Naissance de la médecine tropicale*, Payot, Paris, 1989.

DORLIN, E., *La Matrice de la race, généalogie sexuelle et coloniale de la nation française*, La Découverte, Paris, 2006.

DOUTHWAITE, J.-V., *The Wild Girl, Natural Man, and the Monster-Dangerous Experiments in the Age of Enlightenment*, Chicago, University of Chicago Press, 2002.

DRACOBLY, A. "Ethics and Experimentation on Human Subjects in Mid-Nineteenth-Century France : The Story of the 1859 Syphilis Experiments", *Bulletin of the History of Medicine* - Volume 77, Number 2, 2003, pp. 332-366.

ECKART, W., "Experiments at the Colonial Periphery : The Fight against Sleeping Sickness in German East Africa and Togo", Volker ROELCKE, Giovanni MAIO (éds.), *Twentieth CenturyEthics of Human Subjects Research*, Steiner, Stuttgart, 2004. Pp. 65-82, p. 65.

ECKART, W., *Medizin und Kolonialimperialismus*, Deutschland 1884-1945. Paderborn, München, 1997.

ELKELES, B., *Der moralische Diskurs über das medizinische Menschenexperiment im 19. Jahrhundert*, Jena, New York, Fischer Verlag, 1996.

ELKELES, B., "Medizinische Menschenversuche gegen Ende des 19.

Picard, Paris, 1908.

BONAH C., LEPICARD, E., ROELCKE V., (éds.), *La Médecine expérimentale au tribunal : Implications éthiques de quelques procès médicaux du XXe siècle européen*, Editions des Archives Contemporaines, Paris, 2003.

BONAH, C., "'Experimental rage', the development of medical ethics and the genesis of scientific facts. Ludwik Fleck : an answer to the crisis of modern medicine in Interwar Germany ?," *Social History of Medicine*, 15, 2002, pp. 187-207.

BONAH, C., *L'expérimentation humaine. Discours et pratiques en France, 1900-1940*, Les Belles Lettres, Paris, 2007.

BONAH, C., *Les sciences physiologiques en Europe. Analyses comparées du XIXe siècle*, Vrin, Paris, 1995.

BONAH, C., RASMUSSEN, A. (éds), *Histoire et médicament aux XIXe et XXe siècles*, Editions Glyphe, Paris, 2005.

BRIEGER, G., "Human Experimentation. History," REICH, W. T., *Encyclopedia of Bioethics*, I, New York, Free Press, 1982, pp. 684-692.

BRIGGS, J., MCINNES, A., BARRETT, A., HARRISON, C., *Crime and Punishment in England — A Sourcebook*, Routledge, London, 2001.

BUTLER, J., « Contingent Foundations », *Feminist Contentions*, Routledge, London, 1995.

BUTLER, J., SPIVAK, G.C., *L'Etat global*, Payot, Paris, 2007〔ジュディス・バトラー／ガヤトリ・スピヴァク著，竹村和子訳『国歌を歌うのは誰か？ ── グローバル・ステイトにおける言語・政治・帰属』岩波書店，2008〕.

CANGUILHEM G., « La recherche sur le système nerveux humain », *Lettre d'information du Comité National d'éthique*, n°9, avril 1986.

CANGUILHEM, G., *Études d'histoire et de philosophie des sciences*, Vrin, 1968〔ジョルジュ・カンギレム著，金森修訳『科学史・科学哲学研究』法政大学出版局，叢書ウニベルシタス，2012〕.

CANGUILHEM, G., *La connaissance de la vie*, Vrin, Paris, 1967〔ジョルジュ・カンギレム著，杉山吉弘訳『生命の認識』法政大学出版局，叢書ウニベルシタス，2002〕.

CANGUILHEM, G., *La formation du concept de réflexe aux XVIIe et XVIIIe siècles*, Vrin, Paris, 1977〔ジョルジュ・カンギレム著，金森修訳『反射概念の形成』法政大学出版局，叢書ウニベルシタス，1988〕.

CANGUILHEM, G., *Le normal et le pathologique*, PUF, Paris, 1996〔ジョルジュ・カンギレム著，滝沢武久訳『正常と病理 新装版』法政大学出版局，叢書ウニベルシタス，2017〕.

参考書・研究論文（医学史、科学哲学、政治哲学）

AGAMBEN, G., *Homo Sacer*, Seuil, Paris, 1998〔ジョルジョ・アガンベン著，高桑和巳訳『ホモ・サケル――主権権力と剥き出しの生』以文社，2007〕.

ALTMAN, L. K., "Auto-experimentation. An Unappreciated Tradition in Medical Science," *New England Journal of Medicine*, 286 (1972), pp. 346-352.

ALTMAN, L. K., *Who Goes First ?: The Story of Self-Experimentation in Medicine*, University of California Press, Berkeley, 1998.

AMBROSELLI, C., « Quarante ans après le code de Nuremberg : éthique médicale et droits de l'homme », *Ethique médicale et droits de l'homme*, Actes Sud / Inserm, 1988.

ARENDT, H., *Les Origines du totalitarisme*, Tome 2 : *L'Impérialisme*, Seuil, Paris, 1997〔ハンナ・アーレント著，大島通義・大島かおり訳『全体主義の起原 2――帝国主義 新版』第 2 巻，全 3 巻，みすず書房，新装版 2017〕.

ARSEN, P. C., *Self-Experimenters. Sources for Study*, Fiks, Praeger-Greenwood, 2003.

BADO, J., *Médecine coloniale et grandes endémies en Afrique, 1900-1960*, Lèpre, trypanosomiase humaine et onchocercose, Kathala, Paris, 1996.

BAKER, R., « Deciphering Percival's code », BAKER, R., PORTER, D., PORTER, R. (éds.), *The Codification of Medical Morality*, Kluwer, Dordrecht, 1995, pp. 179–211.

BANNER, S., *The death penalty*, Harvard UP, 2003.

BASTIEN, P., *L'Exécution publique à Paris au XVIIe siècle : une histoire des rituels judiciaires*, Champ Vallon, Seyssel, 2006.

BEAUCHAMP, T., CHILDRESS, J., *Principles of Biomedical Ethics*, New-York, Oxford University Press, 1989.

BEAUNE, J.C., *Les spectres mécaniques essai sur les relations entre la mort et les techniques : le Troisième Monde*, Champ Vallon, Seyssel, 1989.

BEAUNE, J.C., *Les Sauvages dans la cité auto-émancipation du peuple et instruction des prolétaires au XIXe siècle*, Seyssel, Champ Vallon, 1985.

BENJAMIN, W., « Thèses sur l'histoire », LÖWY, M., *Walter Benjamin, avertissement d'incendie ; une lecture des thèses sur le concept d'histoire*, PUF, Paris, 2004.

BLOCH, C., *L'Assistance et l'Etat en France à la veille de la révolution*,

III, Duprat-Duverger, Paris, 1805.

VICQ D'AZYR, F., « Notice sur la vie et les ouvrages de M. Harmant », *Œuvres*, Tome 3, L. Duprat-Duverger, Paris, 1805.

VIDAL, A., *Traité des maladies vénériennes*, Masson, Paris, 1859.

VIREY, J., *Histoire naturelle du genre humain*, Crochard, Paris, 1824.

VOILLEMIER, L., *Traité des maladies des voies urinaires*, Masson, Paris, 1881.

VOLTAIRE, « Lettres philosophiques, Lettre XI, Sur l'insertion », *Œuvres*, Tome 1, *Mélanges*, 1, Paris, Lefèvre, 1834〔ヴォルテール著，林達夫訳『哲学書簡』岩波文庫，1980〕.

VOLTAIRE, *Histoire du docteur Akakia* (1753), *Œuvres complètes*, tome XVIIIHachette, Paris, 1860.

WALPOLE, H., *The Letters of Horace Walpole*, Bentley, Londres, vol I, 1857.

WASIANSKI *et al.*, *Kant intime*, Grasset, Paris, 1985.

WEDEKIND, G., « Sur le supplice de la guillotine », *Le Moniteur*, n° 50, 20 Brumaire an IV, 11 novembre 1795 — *Réimpression de l'ancien moniteur*, T XXVI, 1862, p 395-396.

WENDT, J., *Ueber Enthauptung im Allgemeinen und über die Hinrichtung Troer's insbesondere : ein Beitrag zur Physiologie und Psychologie*, Breslau, 1803.

WOLFF, C., *Disputatio philosophica de moralitate anatomes circa animala viva occupatae*, Leipzig, 1709.

YERSIN, A., VASSAL, J., « Une maladie rappelant le typhus exanthématique observée en Indochine », *Bulletin de la Société de pathologie exotique*, 1908, I, pp. 156-164.

ZACHARIAE, K., *Cours de droit civil français*, Tome premier, Méline, Bruxelles, 1850.

ZADIG, A., *Beweis, dass ein vom Rumpfe getrennter Kopf sogleich das Bewusstseyn verliere. Nebst Erklärung der an dem Kopfe des enthaupteten Troer wahrgenommenen Erscheinungen*, Breslau, Korn, 1803.

ZIMMERMANN, J., *Traité de l'expérience en général, et en particulier dans l'art de guérir*, Vincent, Paris, 1774.

specialement au Sénégal, Paris, 1840.
THIERRY, F., *La médecine expérimentale*, Paris, 1755.
THIROUX, A., D'ANFREVILLE DE LA SALLE, L., *La maladie du sommeil et les trypanosomiases animales au Sénégal*, Baillière, Paris, 1911.
THOMAS-LONGUEVILLE, P., *Recherches sur le choléra asiatique observé en Amérique et en Europe*, Baillière, Paris, 1857.
TIEFTRUNK, J. H., *Philosophische Untersuchungen über die Tugendlehre, zur Erläuterung und Beurtheilung der metaphysischen Anfangsgründe der Tugendlehre von I. Kant*, 2 Tle. Renger. Halle. 1799/1800.
TIEFTRUNK, J., *Philosophische Untersuchungen über die Tugendlehre*, Halle, 1798.
TIMONIUS, E., "An Account, or History, of the Procuring the Small Pox by Incision, or Inoculation ; as it has for some time been practised at Constantinople", *Philosophical Transactions of the Royal Society of London* 29, 1714.
TISSOT, S., *Moyens de perfectionner les études de la médecine*, Mourer, Lausanne, 1785.
TOURDES, G., « Médecine légale », DECHAMBRE *et al. Dictionnaire encyclopédique des sciences médicales*, T. V, Mar-Méd, Masson, Paris, 1874, p. 698.
TOURDES, G., « Responsabilité médicale », DECHAMBRE, *et al.*, *Dictionnaire des Sciences médicales*, 3eme série, Tome 3, 1876, pp. 645-688, p. 661.
TROUSSEAU, A., *Clinique médicale de l'Hôtel-dieu*, Baillière, Paris, 1861.
TROUSSEAU, A., GOURAUD, H., "Répertoire clinique : Expériences homoeopathiques à l'Hôtel-Dieu de Paris," *Journal des Connaissances Médico-Chirurgicales*, 1834, 8, pp. 238-41.
TROUSSEAU, A., GOURAUD, H., « Expériences homéopathiques tentées à l'Hôtel-Dieu de Paris », *Journal des Connaissances Médico-Chirurgicales* 1834, 8, p. 241.
VALLERY-RADOT, R., *La Vie de Pasteur*, Hachette, 1900.
VALLOT, A., d'AQUIN, A., FAGON, G., *Journal de la santé du Roi Louis XIV de l'année 1647 à l'année 1711*, Paris, Durand, 1862.
VELPEAU, A., *Traité des maladies du sein et de la région mammaire*, Masson, Paris, 1854.
VERNEUIL, A., *Mémoires de chirurgie*, Masson, Paris, 1886.
VICQ D'AZYR, F., « Idée générale la Médecine et de ses différentes parties », *Œuvres de Vicq-d'Azyr*, tome V, Baudouin, Paris, 1805.
VICQ D'AZYR, F., « Éloge de Navier », « Éloges historiques », *Œuvres*, Tome

SHAKESPEARE, *Œuvres complètes*, trad. Guizot, tome VI, Didier, Paris, 1861〔シェイクスピア著，中野好夫訳『ヴェニスの商人』岩波文庫，1973〕.

SIMON, L., « Tableaux statistiques », *Journal de la Medicine Homoeopathique*, tome III, Baillière, Paris, 1847, p. 343.

SIMON, Max, *Déontologie médicale, ou des Devoirs et des droits des médecins dans l'état actuel de la civilisation*, Baillière, Paris, 1845.

SLOANE, H., "An Account of Inoculation," *Philosophical Transactions* 49 (1756), pp. 516-20, p. 517.

SOEMMERING, S., « Lettre de M. Soemmering à M. Oelsner sur le supplice de la guillotine », *Gazette Nationale ou Le Moniteur Universel* n° 48, 18 Brumaire, An IV — *Réimpression de l'ancien moniteur*, T XXVI, 1862, pp. 378-379.

SOUTHWOOD SMITH, T., "The Use of the Dead to the Living", *The Westminster Review*, 1824, Vol. 1, pp. 81-87.

SPALLANZANI, L., *Expériences sur la digestion de l'homme et de différentes espèces d'animaux*, Chirol, Genève, 1783.

SPERINO, C., *La Syphilisation étudiée comme méthode curative et comme moyen prophylactique des maladies*, Chamerot, Paris, 1853.

SUE, E., *Les mystères de Paris*, Tome IV, Méline, Cans et cie, Bruxelles, 1844〔ユージェーヌ・シュー著，関根英雄訳『パリの秘密』，『世界第ロマン全集』第 15 巻，東京創元社，1957，所収〕.

SUE, J., « Opinion du citoyen Sue, professeur de médecine et de botanique, sur le supplice de la guillotine », *Magasin encyclopédique ou Journal des Sciences, des Lettres et des Arts*, 4, 1795, pp. 170-189.

SUE, J., *Recherches physiologiques et expériences sur la vitalité, suivies d'une nouvelle édition de son opinion sur le supplice de la guillotine ou sur la douleur qui survit à la décollation*, Chez l'Auteur et Fuchs, Paris, an VI.

SUE, P., « Éloge de Louis », LOUIS, Antoine, *Éloges lus dans les séances publiques de l'Académie royale de chirurgie de 1750 à 1792*, Baillière, Paris, 1859.

TACONNET, C., *De l'expérimentation en thérapeutique*, Thèse de Médecine, Mp, T 194 n° 26, 1851.

TARDE, G., *Philosophie pénale*, Storck, Lyon, 1900.

TARDIEU, A., « Acclimatement », *Dictionnaire d'hygiène publique et de salubrité*, tome I, Baillière, Paris, 1862, p.12.

TERNISIEN D'HAUDRICOURT, *Fastes de la Nation Française*, Bureau de l'auteur, Paris, 1810.

THEVENOT, J., *Traité des maladies des Europeens dans les pays chauds, et*

Aubert, *Mémoires pour l'histoire des sciences et des beaux arts*, vol. 1, Chaubert, Paris, janvier 1757, p. 119.
s. n., « Compte-rendu de l'ouvrage de Bayle, *Travaux thérapeutiques anciens et modernes sur la digitale pourprée, le seigle ergoté et la ciguë* », *Revue médicale française et étrangère. Journal des progrès de la médecine hippocratique*, 1835, tome III, p. 382-386.
s. n., « Compte-rendu de la *Description de la varicelle qui a régné épidémiquement et conjointement avec la variole, dans la ville de Milhaud (Aveyron) en 1817* ; par F. Philibert Fontaneilles, docteur en médecine. Montpellier, 1818 », *Journal de pharmacie et des sciences accessoires*, Tome V, 1819, p. 382.
s. n., « Compte-rendu de la *Jurisprudence de la médecine* de Trébuchet (1834) », *Archives générales de médecine*, IIe série, tome VII, Paris, 1835, p. 146.
s. n., « Du charlatanisme en médicine », *Revue médicale française et étrangère journal des progrès de la médecine hippocratique*, tome II, 1839, Paris, p.147.
s. n., « Galien », *Biographie universelle, ancienne et moderne*, Tome XVI, Michaud, Paris, 1816, p. 315.
s. n., « Inoculation de la peste », *Journal général de médecine, de chirurgie et de pharmacie françaises et étrangères*, mai 1811, tome 41, p. 102.
s. n., « Of inoculating the small pox », *Philosophical Transactions From the Year 1719 to the Year 1733, Abridged, and Disposed under General Heads*, London, 1734, p. 610.
s. n., « Sur la syphilisation », *Comptes rendus hebdomadaires des séances de l'Académie des sciences*, Tome 32, janvier-juin 1851, p. 945.
s. n., « Über die Sittlichkeit der Impfung », *Archiv der Ärzte und Seelsorger wider die Pockennoth*. VII, Leipzig, 1799, p. 38-96
Sade, *Justine, ou Les malheurs de la vertu* (1791), J.-J. Pauvert, Paris, 1966〔サド著，植田祐次訳『ジュスティーヌまたは美徳の不幸』岩波文庫，2001〕.
Sade, *La Nouvelle Justine, ou les Malheurs de la vertu*, tome I, 1797〔マルキ・ド・サド著，澁澤龍彦訳『新ジュスティーヌ』河出書房，1987〕.
Sala-Molins, L., *Le Code noir*, PUF, Paris, 1988.
Sanson, Henri-Clément, *Sept générations d'exécuteurs*, T. III, Dupray de la Mahérie, Paris, 1862.
Santorio, *La medicina statica*, Domenico Occhi, Venezia, 1743.
Schopenhauer, *Le fondement de la morale*, Baillière, Paris, 1879〔ショーペンハウアー著，佐久間政一訳『道徳の基礎』北隆館，1949〕.

ROLLET, J., *Traité des maladies vénériennes*, Paris, Masson, 1865.
ROLLET, J., *Recherches cliniques et expérimentales sur la syphilis, le chancre simple et la blennorrhagie*, Baillière, Paris, 1861.
ROMAN, J., *L'Inoculation, poème en quatre chants*, La Combe, Amsterdam et Paris, 1773.
ROUCHER-DERATTE, Cl., *Leçons sur l'art d'observer*, Paris, 1807.
ROUSSEAU, *Contrat social*, GF-Flammarion, Paris, 2001〔ジャン＝ジャック・ルソー著，桑原武夫訳『社会契約論』岩波文庫，1954〕.
ROUSSEAU, *Émile, Œuvres complètes*, Dalibon, Paris, tome I, 1824, p. 238〔ジャン＝ジャック・ルソー著，今野一雄訳『エミール』上下巻，岩波文庫，1962〕.
ROUSSET, *Traité nouveau de l'hystérotomotokie ou enfantement césarien*, Paris, 1581.
ROWLEY, W., *Cow-pox Inoculation no Security against Small-pox Infection*, Barfield, London, 1805.
RUFZ, E., *Enquête sur le serpent de la Martinique*, Baillière, Paris, 1859.
s. n., "Anweisung des preußischen Kultusministeriums an die Vorsteher der Kliniken, Polikliniken und sonstigen Krankenanstalten v. 29.12.1900", *Zentralblatt für die Gesamte Unterrichtsverwaltung in Preußen*, 1901, pp. 188-189.
s. n., "Bericht des königl. Preuss Ober-collegii Medici zu berlin über die Enthauptung der Verbrecher und die damit angestellten oder ferner noch anzustellenden Versuche, nebst der deshalb anzustellenden Versuche, nebst der deshalb ergangenen Verordnung", *Annalen der Gesetzgebung und Rechtsgelehrsamkeit. 1788-1809*, Tome 23, 1805, pp. 55–63.
s. n., "Rundschreiben des Reichsministeriums des Innern, betr. Richtlinien für neuartige Heilbehandlung und für die Vornahme wissenschaftlicher Versuche am Menschen, v. 28.02.1931," *Reichsgesundheitsblatt*, 6, 1931, pp. 174-175.
s. n., « Compte rendu d'ouvrage : la médecine et les médecins français jugés par un allemand », *Revue médicale française et étrangère journal des progrès de la médecine hippocratique*, 1841, tome II, p. 271.
s. n., « Compte-rendu - Sur la couleur noire du réseau muqueux de la peau des Nègres, considérée comme servant à la préserver de l'action trop vive des rayons solaires, par Sir Everard Home », *Archives générales de médecine*, 1823, Tome 1, p. 91.
s. n., « Compte-rendu de *L'Inoculation de la petite vérole déférée à l'Église et aux magistrats*, 1756 », Pierre de CHARLEVOIX, Jean Louis

PORTAL, *Mémoires sur la nature et le traitement de plusieurs maladies, avec le précis des expériences sur les animaux vivants, d'un cours de physiologie pathologique*, Bertrand, Paris 1800.

PRÉVOST, *Journal étranger*, Lambert, Paris, 1756.

PUFENDORF, *Le droit de la nature et des gens*, Kuyper, Amsterdam, 1706〔プーフェンドルフ著，前田俊文訳『自然法にもとづく人間と市民の義務』京都大学学術出版会，2016〕.

PUGET DE SAINT PIERRE, *Dictionnaire des notions primitives*, Tome second, Costard, Paris, 1773.

RAMAZZINI, B., *Traité des maladies des artisans*, A. Delahays, 1855.

RAPOU, A., *De l'Ancienne et de la nouvelle médecine*, Lyon, Dumoulin, 1847.

RAYER, P., *Traité des maladies des reins*, Tome III, Baillière, Paris, 1841.

RAYNAL, G., *Anecdotes littéraires*, Durand, Paris, Tome I, 1750.

RAYNAL, G., *Histoire philosophique et politique des établissements et du commerce des Européens dans les deux Indes*, tome VI, Pellet, Genève, 1782.

RENOUARD, P., *Lettres philosophiques et historiques sur la médecine au dix-neuvième siècle*, Baillière, Paris, 1861.

REYBAUD, L., *Histoire scientifique et militaire de l'expédition française en Égypte*, tome IV, Denain, Paris, 1844.

RICHERAND, A., *Histoire des progrès récents de la chirurgie*, Bechet, Paris, 1825.

RICORD, P., *et al.*, « Rapport à M. le préfet de police sur la question de savoir si M. le docteur Auzias-Turenne peut être autorisé à appliquer ou à expérimenter la syphilisation à l'infirmerie de la prison Saint Lazare », *Revue de thérapeutique médico-chirurgicale*, 1853, tome 1er, p. 333-334.

RICORD, P., *Lettres sur la syphilis adressées à M. le Rédacteur en chef de l'Union Médicale*, Aux bureaux de l'Union Médicale, Paris, 1856, p. 10.

RICORD, P., *Recherches critiques et expérimentales sur l'inoculation appliquée à l'étude des maladies vénériennes*, Rouvier et Bouvier, Paris, 1838.

RIOLAN, J., « De l'anthropographie », I, ch. X, *Les Œuvres anatomiques de Jean Riolan* Tome 1, Denys Moreau, Paris, 1628–1629.

ROBINET, J., « Anatomie », *Dictionnaire universel des sciences*, Tome IV, Libraires associés, Londres, 1778, p.228.

ROBINET, J., « Population », *Dictionnaire universel des sciences*, Londres, tome XXVI, 1782, p. 611-612.

NYSTEN, P., « Expériences faites sur le cœur et les autres organes musculaires d'un homme décapité le 14 brumaire », *Nouvelles expériences galvaniques*, Levrault, Paris, an XI, p. 17.

OLBRATOWICZ, V., *Quelques considérations sur l'observation, le raisonnement et l'expérimentation, appliqués à l'étude des maladies et de leur traitement en général*, Thèse de médecine, Paris, 1835, n°196.

ORFILA, M., *Traité des poisons- tirés des règnes minéral, végétal et animal, ou Toxicologie générale*, Tome I, Crochard, Paris 1814.

OZANAM, J., *Histoire médicale générale et particulière des maladies épidémiques contagieuses et épizootiques*, Lyon, 1835.

PARANT, V., *La Morale du médecin*, Asselin et Houzeau, Paris, 1914.

PARENT-DUCHÂTELET, A., *De la prostitution dans la ville de Paris*, Tome II, Baillière, Paris, 1837〔アレクサンドル・パラン・デュシャトレ著，小杉隆芳訳『十九世紀パリの売春』法政大学出版局，1992〕.

PASTEUR, L., « Lettre à l'empereur du Brésil du 22 septembre 1885 », *Correspondance, 1840-1895*, Flammarion, Paris, 1946.

PAULET, « Mémoire sur le pian, yaws, ou framboesia », *Archives générales de médecine*, Tome XVII, Panckouke, Paris, 1848, pp. 392-393.

PÉCHOLIER, « Recherches expérimentales sur l'action physiologique de l'ipécacuana », *Comptes rendus hebdomadaires des séances de l'Académie des sciences*, Tome 55, 1862, p. 772.

PEISSE, L., *La Médecine et les médecins, doctrines, institutions, critiques, moeurs, et biographies médicales*, Tome 1, Baillière, Paris, 1857.

PERCIVAL, T., *A Father's Instructions* (1775), *Works*, Vol. I, Johnson, London, 1807.

PERCIVAL, *T., Medical Ethics ; or, A Code of Institutes and Precepts, adapted to the Professional Conduct of Physicians and Surgeons*, Churchill, London, 1849.

PIERROT, « Médecin », *Dictionnaire de théologie morale*, tome, II, Jacques-Paul MIGNE, *Encyclopédie théologique*, Tome XXXII, Migne, Paris, 1862.

PIGEAUX, D. M. P., « Étonnantes vertus homoeopathiques de la mie de pain : Expériences faites à l'Hôtel-Dieu », *Bulletin général de thérapeutique Médicale et Chirurgicale*, 1834, 6, pp. 128-31.

PINEL, P., *Nosographie philosophique*, Tome premier, Brosson, Paris, 1813.

PLATON, *Le Sophiste*, GF- Flammarion, Paris, 1969〔プラトン著，藤沢令夫訳「ソピステス」,『プラントン全集』3，岩波書店，1976〕.

POINTE, J., *Histoire topographique et médicale du Grand Hôtel-Dieu de Lyon*, Savy Jeune, Lyon, 1842.

progrès des sciences, Tome II, Bruyset, Lyon, 1768.
MAUSS, M., *Manuel d'ethnographie*, Payot, Paris, 1992.
MEAD, R., *De Variolis*, Brindley, 1747.
MELON, J., *Essai politique sur le commerce* (1734), Eugène DAIRE, *Collection des principaux économistes — Économistes-financiers du XVIIIe siècle*, Guillaumin, Paris, 1843, tome VI.
MÉNAGE, G., *Anti-Baillet*, Tome VII, première partie, Amsterdam, 1725.
MENURET, *Essai sur les moyens de former de bons médecins*, Paris, 1791.
MERCIER, L. S., *Tableau de Paris, XLI, Le bourreau*, Pagnerre, Paris, 1853〔ルイ＝セバスチアン・メルシエ著，原宏訳『十八世紀パリ生活誌——タブロー・ド・パリ』上下巻，岩波文庫，1989〕.
MILL, J. S., "Resurrection-men", *Newspaper writings*, University of Toronto Press, 1986.
MOLL, A., « Versuche am lebenden menschen », *Die Zukunft*, Berlin, 29, 1899, pp. 213-218.
MOLL, A., *Ärztliche Ethik. Die Plichten des Arztes in allen Beziehungen seiner Thätigkeit*, Stuttgart, Enke, 1902.
MONFALCON, J., *Histoire de la ville de Lyon*, tome II, Dumoulin, Paris, 1847.
MONTESQUIEU, « Lettre XL, Au grand prieur de Solar, à Turin », *Œuvres complètes, Œuvres diverses*, Tome II, Garnery, Paris, 1823.
MORAND et VERDIER, « Rapport des opérations de la cataracte par l'extraction du cristallin, faites devant les commissaires de l'Académie, par M. Poyet, chirurgien, premier élève de l'hôpital de la Charité, Mémoires de l'Académie royale de chirurgie », *Mémoires de l'Académie royale de chirurgie* (1743-1774), Tome second, 1753, p. 578-579.
MOREAU DE TOUR, *Du Hachisch et de l'aliénation mentale, études psychologiques*, Fortin, Masson, Paris, 1845.
MORGAGNI, *Recherches anatomiques sur le siège et les causes des Maladies*, Paris, Caille & Ravier, 1820.
MORIN, D. M., « Lettre sur les inoculations pratiquées en 1823, à l'hôpital des vénériens », *Bulletin général de thérapeutique médicale, chirurgicale, obstétricale et pharmaceutique*, Tome 24, 1843, p. 362.
NICHOLS, J., *Literary Anecdotes of the Eighteenth Century*, vol IV, London, 1812.
NIETZSCHE, F., *Généalogie de la morale*, GF- Flammarion, Paris, 1998〔フリードリヒ・ニーチェ著，木場深定訳『道徳の系譜』岩波文庫，1964〕.
NOUGARET, P., *Londres, la cour et les provinces d'Angleterre, d'Écosse et d'Irlande ou Esprit, moeurs, coutumes*, tome II, Briand Paris, 1816.

LOCKE, *De l'Education*, Didot, Paris, 1821〔ジョン・ロック著，北本正章訳『子どもの教育』原書房，2011〕.
LOUIS, A., « Éloge de Ledran », *Éloges lus dans les séances publiques de l'Académie royale de chirurgie de 1750 à 1792*, Baillière, Paris, 1859.
LOUIS, A., *Mémoire sur une question anatomique relative à la jurisprudence, dans lequel on établit les principes pour distinguer, à l'inspection d'un corps trouvé pendu, les signes du suicide d'avec ceux de l'assassinat*, Paris, Cavelier, 1763.
LOUIS, P., « Recherches sur les effets de la saignée dans plusieurs maladies inflammatoires », *Archives générales de médecine* 18, novembre 1828, pp. 321-336.
LOUIS, P., *Recherches anatomiques, pathologiques et thérapeutiques sur la maladie connue sous les noms de Gastro-entérite*, Baillière, Paris, 1829.
LOUIS, P., *Recherches sur les effets de la saignée dans quelques maladies inflammatoires, et sur l'action de l'hémétique et des vésicatoires dans la pneumonie*, Baillière, Paris, 1835.
LUSSANA, P., « Leçon sur les fonctions du cervelet », *Journal de la physiologie de l'homme et des animaux*, Tome V, 1862, Masson, Paris, p. 437.
MACGRUDAN, « Lettre de M. Macgrudan, Médecin à la Jamaïque, écrite à M. Portal, de l'Académie royale des sciences, sur l'inoculation de la petite vérole des Nègres, vulgairement nommée Pians », *Observations et mémoires sur la physique, sur l'histoire naturelle et sur les arts et métiers*, Paris, 1773. T. I. p. 37.
MAGENDIE, F., « Note sur les gaz intestinaux de l'homme », *Annales de chimie et de physique*, tome II, 1816, p. 294.
MAGENDIE, F., *Formulaire pour la préparation et l'emploi de plusieurs nouveaux médicaments tels que la morphine*, Méquignon, Paris, 1835.
MAITLAND, C., *Account of Inoculating the Small-Pox*, London, 1722.
MALTRAIT, P., *Contribution à l'étude des traumatismes de la vessie*, Baillière, Paris, 1881.
MANDROT, B., *Journal de Jean de Roye, connu sous le Nom du Chronique Scandaleuse, 1460-1483*, Vol. I, Renouard, Paris, 1894.
MARTIN, É., *Précis de déontologie et de médecine professionnelle*, Masson, Paris, 1914.
MARX, *Le Capital* (1867), Livre I, Champs-Flammarion, 1985〔カール・マルクス著，エンゲルス編，向坂逸郎訳『資本論』岩波文庫，全9冊，1969〕.
MAUPERTUIS, P., « Utilités du supplice des criminels », *Lettres sur le*

Paris, 1860.
La Vaccine combattue. Traduction des ouvrages de W. Rowley, de Moseley et de R. Squirrel, Paris, 1807.
LAFARGUE, P., *La Religion du Capital*, Bibliothèque socialiste, Paris, 1887.
LAFARGUE, P., *Souvenirs personnels sur Karl Marx*, L'Aube, La Tour d'Aigues, 2006.
LAMANSKY, V., *Secrets d'Etat de Venise. Documents, extraits, notices et études*, Tome I, reprint Burt Franklin, New York, 1968.
LAMOTHE, L., *Nouvelles études sur la législation charitable et sur les moyens de pourvoir à l'exécution de l'article XIII de la Constitution française*, Guillaumin, Paris, 1850.
LAPLACE, P., *Essai philosophique sur les probabilités*, Bachelier, Paris, 1825〔ピエール＝シモン・ラプラス著，内井惣七訳『確率の哲学的試論』岩波文庫，1997〕.
LARREY, D., *Clinique chirurgicale, exercée particulièrement dans les camps et les hopitaux militaires*, Gabon, Paris, 1829.
LARTIGUE, « Réclamation de M. Lartigue, au sujet de ses pilules contre la goutte », *Bulletin général de thérapeutique médicale, chirurgicale, obstétricale et pharmaceutique*, tome XVIII, Paris, 1840.
LAURENT, H., *De l'Observation et de l'expérimentation en médecine*, Strasbourg, 1870.
LAVERAN, A., *Mission d'étude de la maladie du sommeil*, Société de géographie de Paris, Leve, Paris, 1906.
LAVERAN, A., *Traité de paludisme*, Masson, Paris, 1907.
LE CAT, C., *Traité de la couleur de la peau humaine en général, de celle des Nègres en particulier*, Amsterdam, 1765.
LE HARIVEL, F., *The Self-instructor, a Plan for Teaching Languages*, Simpkin, London, 1835.
LE PELLETIER, Mi., « Au rédacteur », *Le Moniteur*, n° 54, 24 Brumaire an IV, 15 novembre 1795 — *Réimpression de l'ancien moniteur*, T XXVI, 1862, p. 426.
LEURET, F., *Du Traitement moral de la folie*, Baillière, Paris, 1840.
LÉVY, M., *Traité d'hygiène publique et privée*, Vol. 2, Baillière, Paris, 1857.
LEWENZ, M., PEARSON, K., "On the Measurement of Internal Capacity from Cranial Circumferences", *Biometrika*, Vol. 3, N° 4, Nov., 1904, pp. 366-397.
LEWIN, L., *Traite de toxicologie*, Octave Doin, 1903.
LIND, J., *Traité du scorbut*, Tome I, Ganeau, Paris, 1756.
LITTRÉ, É. *Médecine et médecins*, Didier, Paris, 1872.

HOFMANN, F., *La Politique du médecin*, Briasson, Paris, 1751.

HUMBOLDT, Frédéric-Alexandre, *Expériences sur le galvanisme et en général sur l'irritation des fibres musculaires et nerveuses*, Didot, Paris, 1799.

HUNTER, J., *Traité de la maladie vénérienne*, Baillière, Paris, 1852.

JACCOUD, S., *Nouveau dictionnaire de médecine et de chirurgie pratiques*, Baillière, Paris, 1874.

JACQUEMET, P., *De l'Expérimentation en physiologie*, Boehm, Montpellier, 1860.

JAMES, R., « Anatomie », *Dictionnaire universel de médecine*, traduit de l'anglais par Mrs Diderot, Eidous et Toussaint, Briasson, Tome I, Paris, 1746, p.1178.

JOURDAN, A., *Traité des maladies vénériennes*, Méquignon-Marvis, Paris, 1826.

JOUSSET, P.-G., *De l'Expérimentation thérapeutique et de l'appréciation des agens de la matière médicale*, Thèse de Médecine n° 183, Paris, 1829.

KANT, *Anthropologie*, Vrin, Paris, 1970〔カント著『人間学』岩波書店『カント全集』15 巻（渋谷治美・高橋克也訳）所収〕.

KANT, *Doctrine de la vertu* (1797), Vrin, Paris, 1996.

KANT, *Écrits sur le corps et l'esprit*, GF-Flammarion, Paris, 2007〔「魂の器官について」（岩波書店『カント全集』13），1795 年ゼンメリンク宛書簡（岩波書店『カント全集』22），「モスカティ著『動物と人間の構造の身体上の本質的相違について』の論評」（岩波書店『カント全集』3），「脳病試論」（岩波書店『カント全集』3），「医師たちへの告示」（岩波書店『カント全集』13）〕.

KANT, *Métaphysique des mœurs, Doctrine du Droit*, Vrin, Paris〔カント著『人倫の形而上学』，岩波書店『カント全集』11 巻（樽井正義・池尾恭一訳）所収〕.

KANT, *Moral Vigilantius*, Kant's gesammelte Schriften, XXVII, Vorlesungen über Moralphilosophie, G. Lehmann (éd.), Walter de Gruyter, Berlin, 1974-1979.

KELLY, H., *Walter Reed and yellow fever*, McClure, Phillips & Co., New York, 1906.

KOCH, R., "Schlussbericht über die Tätigkeit der deutschen Expedition zur Erforschung der Schlafkrankheit", *Deutsche Medizinischen Wochenschrift*, 33-46, pp. 1889-95, p. 1890.

KOCH, R., « Die Ätiologie der Tuberkulose », *Mitteilungen aus dem kaiserl. Gesundheitsamt*. Bd. II. 1884. 42.

L'Année médicale. Annuaire général des sciences médicales 1859, Delahaye,

et Paris, 1774.
GRIMM, M., DIDEROT, D., *Correspondance littéraire (octobre 1777)*, Tome IV, Buisson, Paris, 1812.
GRISOLLE, Au., *Traité pratique de la pneumonie aux différens ages et dans ses rapports, avec les autres maladies*, Baillière, Paris, 1841.
GROTIUS, H., *Droit de la guerre et de la paix*, Tome 2, livre II, ch XX, Guillaumin, Paris, 1867.
GUYÉNOT, É., « L'expérimentation sur l'homme en parasitologie », *Les Problèmes de la vie, Bourquin*, Paris, 1946, pp 264-267.
HAHNEMANN, S., « L'observateur en médecine », *Etudes de médecine homéopathique*, Baillière, Paris, 1855.
HAHNEMANN, S., *Traité de matière médicale ou De l'action pure des médicamens, avec des tables proportionnelles de l'influence que diverses circonstances exercent sur cette action par C. Boenninghausen*, Baillière, Paris, 1834.
HALLOPEAU, H., *Traite pratique de dermatologie*, Baillière, Paris, 1900.
HECHT, « Clinique », DECHAMBRE et al., *Dictionnaire encyclopédique des sciences médicales*, Tome 18, 1864.
HEIFT, « De l'antagonisme de la phthisie et des fièvres de marais », *Archives générales de médecine*, tome XVII, Panckoucke, Paris, 1848.
HEMEY D'AUBERIVE, N., *Anecdotes sur les décapités*, Sobry, Paris, 1797.
HENRIETTA, COUNTESS OF SUFFOLK, *Letters to and from Henrietta, Countess of Suffolk*, vol. 1, J. Murray, Londres, 1824.
HERNANDEZ, J., *Essai analytique sur la non-identité des virus gonorrhoïques et syphilitique*, Toulon, 1812.
HERZ, M., « D. Marcus Herz an den D. Dohmeyer, Leibarzt des Prinzen August von England, über die Brutalimpfung und deren Vergleichung mit der humanen », *Hufeland's Journal der practischen Heilkunde*, Bd. XII, 1, Unger, Berlin, 1801.
HEVIN, P., « Recherches historiques et critiques sur la néphrotomie, ou taille du rein », *Mémoires de l'Académie royale de chirurgie*, Tome III, Ménard et Desenne, Paris, 1819.
HIPPOCRATE, « Des lieux dans l'homme », *Œuvres complètes*, tome VI, Baillière, 1849.
HIPPOCRATE, *Les Aphorismes d'Hippocrate avec le commentaire de Galien sur le premier livre*, trad. Breche, Ruelle, Paris, 1570.
Histoire de L'Académie royale des Sciences — Année MDCCLVIII, Imprimerie Royale, Paris, 1763.
HOEFER, F., *Nouvelle Biographie générale*, Firmin Didot, Paris, 1861.

dritte aufl., Wien, 1786.

FRANKLIN, *et al.*, « Rapport des commissaires de la faculté et de l'Académie, chargés par le Roi De l'examen du magnétisme animal » (1784), Alexandre BERTRAND, *Du Magnétisme animal en France, et des jugements qu'en ont portés les sociétés savantes*, J.-B. Baillière, Paris, 1826.

FRÉDAULT, F., « De l'expérimentation sur les malades », *Art médical*, 1856, 4, pp. 132-44.

FURETIÈRE, Antoine, *Dictionnaire universel*, Arnout et Reinier Leers, La Haye, 1690.

GALLARD, T., « Éloge de Valleix », Société anatomique de Paris, *Bulletins*, Baillière, Paris, 1855.

GASTELLIER, R., *Que penser enfin du supplice de la guillotine ? Nouvel examen de cette question*, chez les marchands de nouveautés, Paris, an IV.

GAUTIER, P., *La Tête d'un décollé, conserve-t-elle, plusieurs instants après sa décollation du tronc, la faculté de sentir ?*, Paris, 1776.

GAVARRET, J., *Principes généraux de statistique médicale*, Bechet jeune et Labé, Paris, 1840.

Gazette médicale de Lyon, 16 décembre 1859.（*Archives générales de médecine*, Labé, Paris, 1860, Vol. 1, Ve série, Tome 15 に引用）.

GIACOMINI, G., *Traité philosophique et expérimental de matière médicale et de thérapeutique*, Bureau de l'Encyclopedie, Paris, 1839.

GINTRAC, E., *Cours théorique et clinique de pathologie interne et de thérapie médicale*, Tome 1er, Baillière, Paris, 1853.

GISBORNE, T., *An enquiry into the Duties of Men in the Higher and Middle Classes of Society*, London, 1794.

GONCOURT, E., GONCOURT, J., *Histoire de la société française pendant la révolution*, Paris, Dentu, 1854.

GRATIOLET, « Du volume et de la forme du cerveau », *Journal de médecine mentale*, Masson, Paris, 1861.

GREGORY, J., *Discours sur les devoirs, les qualités et les connaissances du médecin*, Crapart et Briand, Paris, 1787.

GREGORY, J., *Lectures on the Duties and Qualifications of a Physician*, London, W. Strahan and T. Cadell, 1772.

GREGORY, J., *Observations on the duties and offices of a physician, and on the method of prosecuting enquiries in philosophy*, London, 1770.

GREGORY, J., *Observations sur les devoirs et les fonctions d'un médecin et sur la méthode de perfectionner l'histoire naturelle*, Stoupe, Édimbourg

aux dépens du Grand-Maître, à Malthe, 1787.
Du Laurens, H., *Moyens de rendre les hôpitaux utiles et de perfectionner la médecine*, Paris, 1787.
Dubief, H., *Manuel pratique de microbiologie : comprenant les fermentations, la physiologie, la technique histologique, la culture des bactéries et l'étude des principales maladies d'origine bactérienne*, Douin, Paris, 1888.
Dubois, L., « Recherches sur les dernières années de Louis et de Vicq d'Azyr », *Bulletin de l'académie impériale de médecine*, T. 32, Baillière, Paris, 1866-1867.
Duboué, P., *Essai sur l'Expérimentation Thérapeutique*, Thèse de médecine, Paris, 1859.
Eschenmayer, C. *Ueber die Enthauptung : gegen die Sömmerringische Meinung*, Tübingen, Heerbrandt, 1797.
Espanet, A., *Les Médecins de l'école officielle devant l'homoeopathie*, Chabert, Montélimar, 1854.
Fénelon, *Mémoire sur les précautions et les mesures à prendre après la mort du Duc de Bourgogne* (1712) *Œuvres de Fénelon*, tome XXII, Lebel, Paris, 1824.
Fichte, J., *Fondement du droit naturel selon les principes de la doctrine de la Science (1796-1797)*, PUF, Paris, 1998〔ヨハン・ゴトリーブ・フィヒテ著，藤沢賢一郎・杉田孝夫・渡部壮一訳『フィヒテ全集』第6巻所収「知識学の原理による自然法の基礎」(藤沢賢一郎訳)，哲書房，1997〕.
Figuier, L., *Exposition et histoire des principales découvertes scientifiques modernes*, Garnier, Paris, 1862.
Fleury, L., *Cours d'hygiène, fait à la Faculté de médecine de Paris*, Labé, Paris, 1852.
Fodéré, F., *Traité de médicine légale et d'hygiène publique ou de police de santé*, Tome VI, Mame, Paris, 1813.
Fonssagrives, « Médicament », Dechambre, *Dictionnaire encyclopédique des sciences médicales*. Deuxième série, L-P, 1874.
Fouquet, H., *Discours sur la Clinique*, Izar et Ricard, Montpellier, an XI.
Fourest, « Correspondance – Expédition de M. Fourest dans l'Afrique centrale. Le fleuve Ogôoué – Marseille, le 3 novembre 1878 », *La Nature. Revue des sciences et de leurs applications aux arts et à l'industrie*, Masson, Paris, 1879, pp. 86-90.
Fournier, A., « De la prophylaxie de la syphilis », *Bulletin de l'Académie de Médecine*, 2e série, tome XVII, 1886.
Frank, J., *System einer vollständigen medicinischen Polizey*, erster Band,

Masson, Paris, 1864-1889.
DECHAMBRE, A., *Le Médecin, devoirs privés et publics*, Masson, Paris, 1883.
DEJOB, C., *Marc-Antoine Muret*, Ernest Thorin, Paris, 1881.
DELAVIGNE, C., « La découverte de la vaccine », *Œuvres complètes*, Delloye, Paris, 1836.
DELEUZE, J., *Histoire critique du magnétisme animal*, Mame, Paris, 1813.
DEMANGEON, J., *Tableau historique d'un triple établissement réuni en un seul hospice à Copenhague*, Paris, An VII.
DENISART, J., *Collection de décisions nouvelles et de notions relatives à la jurisprudence*, Veuve Desaint, Paris, 1786.
DESCOURTILZ, M., *Flore pittoresque et médicale des Antilles*, Paris, Crosnier, 1833.
DESGENETTES, R., *Histoire de l'armée d'Orient*, 1840.
DESMAZE, C., *Histoire de la médecine légale en France*, Charpentier, Paris, 1880.
DEZEIMERIS, J., « Clinique », *Dictionnaire historique de la médecine ancienne et moderne*, Tome 1, Béchet, Paris, 1828.
DEZEIMERIS, J., « Empirique », *Dictionnaire historique de la médecine ancienne et moderne*, tome deuxième, première partie, Béchet Jeune, Paris, 1834.
Diderot, D. « Satire I, sur les caractères et les mots de caractère, de profession, etc. », *Œuvres Complètes*, Tome III, *Mélanges de littérature et de philosophie*, Brière, Paris, 1821.
DIDEROT, D., « Anatomie », *Encyclopédie, ou Dictionnaire Raisonné des Sciences, des Arts et des Métiers*, Tome 1, Paris, 1751.
DIDEROT, D., « De l'inoculation », *Œuvres complètes*, tome IX, Garnier frères, Paris, 1875.
DIDEROT, D., « LETTRE LV, 25 novembre 1760 », *Mémoires, correspondance et ouvrages inédits*, Tome 1er, Fournier, Paris, 1841.
DIONIS, P., *Cours d'opérations de chirurgie démontrées au Jardin royal*, Claudinot, Bruxelles, 1708.
DODART, D., *Mémoires pour servir à l'histoire des plantes*, Imprimerie royale, Paris, 1686.
DOUVILLE, « Sur la différence qui existe entre la chaleur animale du nègre et du blanc, suivant l'âge, le sexe, l'intelligence », *Journal de Chimie Médicale, de Pharmacie et de Toxicologie*, tome VIII, 1832.
DU BOIS, L., *Charlotte de Corday*, Paris, Librairie historique de la Révolution, 1838.
DU LAURENS, H., *Le Compère Mathieu, ou les bigarrures de l'esprit humain*,

Clot-Bey, A., *De la peste observée en Égypte. Recherches et considérations sur cette maladie*, Fortin, Masson et cie, Paris, 1840.
Collet, P., *Traité des dispenses en général et en particulier*, Livre second, Garnier, Paris, 1758.
Combette, *Des Règles à suivre dans l'appréciation d'une thérapeutique*, Thèse de concours pour l'agrégation, Paris, 1838.
Condorcet, « Éloge de M. D'Alembert », *Œuvres*, Firmin Didot frères, Tome III, 1847.
Cornil, V., « Sur les greffes et inoculations de cancer », *Bulletin de l'Académie de Médicine*, séance du 23 juin 1891, 3e série, Tome III, pp. 906-909.
Cruveilhier, L., *Des devoirs et de la moralité du médecin*, Paris, Baillière, 1837.
Curel, F., *La Nouvelle Idole*, Crès, Paris, 1919.
Cuvier, F., *Dictionnaire des sciences naturelles*, Levreau, Strasbourg et Paris, 1821, tome XX.
Cuvier, G., « Lettre à J. C. Mertrud », *Leçons d'anatomie comparée*, Paris, Baudoin, 1805.
D'Alembert, « Sur l'application du calcul des probabilités à l'inoculation de la petite vérole » *Œuvres complètes*, tome 2, Paris, Jombert, 1761-1780, pp.26-46.
D'Alembert, Jean Le Rond, « Sur l'inoculation », *Œuvres*, Tome 1er, Première partie, Bossange, Paris, 1821.
Davaine, C., *Traité des entozoaires et des maladies vermineuses de l'homme et des animaux domestiques*, Baillière, Paris, 1877.
Daviel, J., « Sur une nouvelle méthode de guérir la cataracte par l'extraction du cristallin », *Mémoires de l'Académie de chirurgie*, tome II, 1753, pp. 337-354.
De Gérando, J., *De la Bienfaisance publique*, Tome IV, Renouard, Paris, 1839.
De Pauw, C., *Recherches philosophiques sur les Américains*, Tome Premier, Berlin, 1777.
De Quincey, T., *Confessions of an English Opium-eater And Suspiria de Profundis*, Ticknor, Boston, 1860〔トマス・ド・クインシー著，野島秀勝訳『阿片常用者の告白』岩波文庫，2007〕.
Debout, « Lettre à M. Vigla, médecin des hôpitaux », *Bulletin général de thérapeutique médicale, chirurgicale, obstétricale et pharmaceutique*, Tome 47, 1854, p. 61.
Dechambre, A., *Dictionnaire encyclopédique des sciences médicales*,

de M. le docteur Pariset relatives à son expérience de désinfection faite à Tripoli en Syrie », *Journal général de médecine*, Juin 1830, pp. 291-309.

BURKE, E., "Speech on conciliation with America", *The Speeches of Edmund Burke*, Dublin, Duffy, 1854.

CABANIS, P., « La réforme de la médecine », *Œuvres complètes*, tome second, Paris, Bossange, 1823.

CABANIS, P., « Note adressée aux auteurs du magasin encyclopédique, sur l'opinion de Messieurs Oelsner et Sömmerring et du citoyen Sue, touchant le supplice de la guillotine par le citoyen Cabanis », *Magasin encyclopédique ou Journal des Sciences, des Lettres et des Arts*, 5, 1795, pp. 155-174.

CABANIS, P., « Observations sur les hôpitaux », *Œuvres complètes*, tome second, Paris, Bossange, 1823.

CABANIS, P., *Du Degré de certitude de la médecine*, Paris, Didot, 1798.

CANDOLLE, A., *Essai sur les propriétés médicales des plantes, comparées aves leurs formes extérieures et leur classification naturelle*, Paris, Crochard, 1816.

CARON, J-C., *Réflexions sur l'exercice de la médecine*, Paris, 1804.

CASPER, J., *Traité pratique de médecine légale*, Volume 2, Baillière, Paris, 1862.

CATELLAN, *Almanach homoeopathique*, Baillière, Paris, 1860.

CELSE, *De la Médecine*, trad. Ninnin, Delalain, Paris, 1821.

CELSE, *De Medicina*, Institut suisse de Rome, 1982.

CHAILLY-HONORÉ, N., *Traité pratique de l'art des accouchements*, Baillière, Paris, 1853.

CHAMBON DE MONTAUX, N., *Moyen de rendre les hôpitaux plus utiles à la nation*, Rue et Hôtel Serpente, Paris, 1787.

CHAUDON, L., *Nouveau dictionnaire historique, ou, Histoire abrégée de tous les hommes qui se sont fait un nom*, Machuel, Caen, Tome III, 1779.

CHESELDEN, W., *The Anatomy of the Human Body*, Bowyer, London, 1740.

Choix de rapports, opinions et discours prononcés à la Tribune Nationale depuis 1789, Tome V, années 1790-1791, Eymery, Paris, 1819.

CHOMEL, A., *Éléments de pathologie générale* (1817), Masson, Paris, 1856.

CHOULANT, Ludwig, *Geschichte und Bibliographie der anatomischen Abbildung*, Weigel, Leipzig, 1852.

CICÉRON, *Traité des devoirs*, trad. C. Appuhn, GF-Flammarion, Paris〔キケロー著，泉井久之助訳『義務について』岩波文庫，1961〕.

CLOSSIUS, C., *Über die Enthauptung*, Tübingen, 1797.

Blanc, L., *Révolution française. Histoire de dix ans, 1830-1840*, Tome III, Pagnerre, Paris, 1849.
Boisseau, « hôpital », Amédée Dechambre et al., *Dictionnaire encyclopédique des sciences médicales*, Tome 14, Masson, Paris, 1888, p. 289.
Boissier de Sauvages, F., *Nosologie méthodique*, Tome premier, Herissant, Paris, 1771.
Bongrand, P., « La valeur de l'expérimentation sur l'homme en pathologie expérimentale », *La Revue scientifique*, n° 12, 5ᵉ sér., t. 5, janv.-juin 1906, pp. 362-365.
Bongrand, P., *De l'Expérimentation sur l'homme. Sa valeur scientifique et sa légitimité, thèse pour le doctorat en médecine, soutenue le 27 janvier 1905 devant la Faculté de médecine et de pharmacie de Bordeaux*, Bordeaux, Imprimerie Y. Cadoret, 1905.
Boudin, J., *Traité de géographie et de statistique médicales et des maladies endémiques*, Tome II, Baillière, Paris, 1858.
Bouillaud, J., "Rapport sur l'homoeopathie", *Bulletin général de thérapeutique*, 1835, 8, pp.158-59.
Bouillaud, J., *Traité pratique, théorique et statistique du choléra-morbus de Paris*, Baillière, Paris, 1832.
Bouley, H., *Le Progrès en médecine par l'expérimentation*, Asselin, Paris, 1882.
Boyé, L., « La prophylaxie de la trypanosomiase en Afrique équatoriale. Résultats de la méthode des six injections consécutives d'atoxyl », *Bulletins de la Société de Pathologie Exotique*, 1927, T. 20, pp. 55-56.
Boyer d'Argens, J., *Lettres juives*, tome III, Bousquet, Lausanne, 1738.
Boylston, Z., *An Historical Account of the Small Pox inoculated in New England*, Chandler, London, 1721.
Brault, C., *De la Médecine des pauvres en France*, Parent-Desbarres, Paris, 1853.
Broca, P., « Remarques sur le siège de la faculté du langage articulé, suivie d'une observation d'aphémie », *Bulletins de la Société anatomique de Paris* (1826), 1861, vol. 36, pp. 330-57.
Bru, P., *Histoire de Bicêtre*, Les bureaux du progrès, Paris, 1890.
Bucellati, L., *Des Devoirs du médecin et des abus qui le rendent coupables des plus graves délits*, Werdet, Paris, 1829.
Buchez, P., Roux, P., *Histoire parlementaire de la Révolution française*, Paulin, Paris, 1834, T. III.
Burdin, « De la contagion de la peste, et remarques sur les observations

Bärensprung, F., « Mittheilungen aus der Abteilung und Klinik für syphilitisch Kranke », *Annalen des Charité-Krankenhauses und der übrigen königlichen medicinisch-chirurgischen Lehr- und Kranken-Anstalten zu Berlin*, 1860.

Baudens, L., *La Guerre de Crimée les campements, les abris, les ambulances, les hôpitaux, etc.*, Paris, Lévy, 1858.

Beaumont, W., *Experiments and Observations on the Gastric Juice, and the Physiology of Digestion*, Machlachlan, Edinburgh, 1838.

Bentham, J., « Traités de législation civile et pénale », *Œuvres*, Tome 1, Hauman, Bruxelles, 1840.

Bentham, J., *An Introduction to the Principles of Morals and Legislation, The Works of Jeremy Bentham*, ed. by J. Bowring, Edinburgh and London, 1843, Tome I〔ベンサム著，江藤貴紀訳『立法と道徳の原理序説』第1章から第3章まで，『「功利主義の原理について」ほか――『立法と道徳の原理序説』より』AICJ 出版，2012〕.

Bentham, J., *Esquisse d'un ouvrage en faveur des pauvres adressée à l'éditeur des Annales d'agriculture*, Imprimerie des sourds-muets, Paris, an x.

Bentham, J., *Théorie des peines et des récompenses*, Bossange et Masson, Paris, 1818.

Bentham, Jeremy, *Auto-icon ; or, farther uses of the dead to the living. À fragment.* Unpublished, c 1842.

Bérard, P., *Cours de physiologie*, Tome second, Labé, Paris, 1849.

Bernard, C., « L'évolution de la médecine scientifique et son état actuel », *Revue des cours scientifiques*, 1871-1872, pp. 242-248.

Bernard, C., *Introduction à l'étude de la médecine expérimentale*, GF-Flammarion, Paris, 1966〔クロード・ベルナール著，三浦岱栄訳『実験医学序説』岩波文庫，1970〕.

Bernard, C., *Leçons de pathologie expérimentale*, 1872, Baillière, Paris, 1872〔クロード・ベルナール著，三浦岱栄訳『実験病理学』上下巻，シャムハトプレス，2005〕.

Bernard, C., *Leçons de physiologie expérimentale appliquée à la médecine, faites au Collège de France*, Vol II (semestre d'été 1855), Baillière, Paris, 1856.

Bertherand, E., *Médecine et hygiène des arabes*, Baillière, Paris, 1855.

Bertrand, *Du Magnétisme animal en France, et des jugements qu'en ont portés les sociétés savantes*, J.-B. Baillière, Paris, 1826.

Bichat, X., *Recherches physiologiques sur la vie et la mort*, Béchet jeune et Gabon, Paris, 1822.

参考文献

歴史的源泉

ADELON, N., *et al., Dictionnaire des sciences médicales par une société de médecins et de chirurgiens*, Panckouke, Paris, 1812-1822.

AIKIN, J., *An Experimental History of the Materia Medica*, London, 1761.

AIKIN, J., *Observations sur les hôpitaux*, Paris, Crapart et Briand, 1777.

ALDINI, G., *Essai théorique et expérimental sur le galvanisme, avec une série d'expériences*, Fournier Fils, Paris, 1804.

ALHOY, M., *Les Bagnes. Rochefort*, Gagniard, Paris, 1830.

AMETTE, A., *Code médical ou, Recueil des lois, décrets et règlements sur l'étude l'enseignement et l'exercice de la médecine civile et militaire en France*, Baillière, Paris, 1858.

ANDRAL, G., « De l'homéopathie, par M. de Horatiis, — Rapport de M. Andral fils », *Revue médicale française et étrangère, journal des progrès de la médecine hippocratique*, Gabon, Paris, 1830.

ANDRAL, G., « Expériences homéopathiques faites par M. Andral à l'Hôpital de la Pitié », *Bulletin général de thérapeutique*, 1834, 5, pp. 318-22.

ARMAND, A., *L'Algérie médicale. Topographie, climatologie, pathogénie, pathologie, prophylaxie, hygiène*, Mason, Paris, 1854.

AUBURTIN, E., « Sur le siège de la faculté du langage », *Bulletins de la Société d'anthropologie de Paris*, séance du 4 avril 1861, p. 217-218.

AUCKLAND, W., *Principles of Penal Law*, White, London, 1771.

AUZIAS-TURENNE. *La syphilisation*, Paris, Germer Baillière, 1878.

BACON, F., *Du Progrès et de la promotion des savoirs*, Tel-Gallimard, 1991〔フランシス・ベーコン著，服部英次郎訳『学問の進歩』，岩波文庫，1974〕.

BAILEY, J., *The Diary of a Resurrectionist, 1811-1812*, Sonnenschein & Co, London, 1896.

BARBIER, E., *Chronique de la régence et du règne de Louis XV (1718-1763)*, huitième série, *1762-1763*, Charpentier, Paris, 1857.

重要な哲学的著作

概念・方法・解釈モデル

●た行

●な行

●は行

●さ行

医学史

●た行

●な行

●は行

一般歴史・地理

517
レイエ，ピエール (RAYER, Pierre) 305, 518
レヴィ，ミシェル (LEVY, Michel) 428, 434
レヴェイエ，ジャン＝バチスト (LEVEILLE, Jean-Baptiste) 522
レヴェリング，ハインリッヒ・フォン (LEVELING, Heinrich von) 53
レオミュール，ルネ＝アントワーヌ・ド (REAUMUR, René-Antoine de) 170, 417
レグレ，ジャン (LAIGRET, Jean) 449
レチフ・ド・ラ・ブルトンヌ (RETIF DE LA BRETONNE) 514
レディ，フランチェスコ (REDI, Francesco) 58
レナール司祭 (RAYNAL, Abbé) 14-15, 420, 475
レネ・ド・ヴィル・レヴェック (LAISNE DE VILLE LEVESQUE) 428

ロック，ジョン (LOCKE, John) 38, 88
ロトマン，ダヴィッド (ROTHMAN, David) 481
ロビネ，ジャン＝バチスト (ROBINET, Jean-Baptiste) 150-151, 516
ロベスピエール，マキシミリアン (ROBESPIERRE, Maximilien) 52
ロラン，ジャン＝マリー (ROLAND, Jean-Marie) 55
ロレ，ジョゼフ (ROLLET, Joseph) 425
ロレーヌ公 (Duc de Lorraine) 501, 527
ロングヴィル，ピエール＝フレデリック (LONGUEVILLE, Pierre-Frédéric) 182

Peter) 41
ラヴォワジエ，アントワーヌ（LAVOISIER, Antoine）55, 170, 277
ラヴラン，アルフォンス（LAVERAN, Alphonse）448
ラジア，ジェシー（LAZEAR, Jesse）445
ラシスとラセール（LASSIS et LASSERRE）175-176
ラシュナル，ギヨーム（LACHENAL, Guillaume）447
ラゾーリ，ジョヴァンニ（RASORI, Giovanni）282, 287
ラネック，ルネ（LAËNNEC, René）208
ラバージュ，アン（LABERGE, Ann）488b
ラファルグ，ポール（LAFARGUE, Paul）215, 477
ラプラス，ピエール＝シモン（LAPLACE, Pierre-Simon）145, 176, 308-309
ラマッツィーニ，ベルナディーノ（RAMAZZINI, Bernadino）397, 467
ラレー，ドミニク＝ジャン（LARREY, Dominique-Jean）384
ランシエール（RANCIERE, Jacques）496

リウトー，ジョゼフ（LIEUTAUD, Joseph）32
リオラン，ジャン（RIOLAN, Jean）85
リコール，フィリップ（RICORD, Philippe）178, 189, 325, 342, 350
リシュラン，アンテルム（RICHERAND, Anthelme）273
リチャードソン，ルース（RICHARDSON, Ruth）41, 196, 526-527
リトレ，エミール（LITTRE, Emile）342, 517
リード，ウォルター（REED, Walter）360
リービッヒ，ユストゥス（LIEBIG, Justus von）476
リブーロン，アントワーヌ（RIVOULON, Antoine）80-81
リンド，ジェームス（LIND, James）274-275, 428

ルイ11世（LOUIS XI）81, 97
ルイ14世（LOUIS XIV）265, 270, 273
ルイ15世（LOUIS XV）120
ルイ16世（LOUIS XVI）120
ルイ（父，アントワーヌ（LOUIS, Antoine）48-50, 52, 525
ルイ（子，ピエール・シャルル・アレクサンドル（LOUIS, Pierre Charles Alexandre）295-300, 306, 308, 310, 478
ルヴァン，ルイ（LEWIN, Louis）519
ルーヴォワ，フランソワ＝ミシェル・ル・テリエ・ド（LOUVOIS, François-Michel Le Tellier de）271
ルカ，クロード＝ニコラ（LE CAT, Claude-Nicolas）413-415
ルソー，ジャン＝ジャック（ROUSSEAU, Jean-Jacques）138-141, 418, 509, 512
ルドラン，アンリ・フランソワ（LEDRAN, Henri François）200, 465
ルヌアール，ピエール（RENOUARD, Pierre）316-317, 498
ルペルチエ・ド・サン・ファルジョー，ルイ＝ミシェル（LEPELLETIER DE SAINT-FARGEAU, Louis-Michel）46, 522
ルペルチエ，ミシェル＝ピエール（LE PELLETIER, Michel-Pierre）512
ルーレ，フランソワ（LEURET, François）499

レイ，チャールズ（REY, Charles）82,

マーモイ，チャールズ（MARMOY, Charles）525
マラー，ジャン＝ポール（MARAT, Jean-Paul）51
マリオン・シムズ，ジェームス（MARION-SIMS, James）409, 412
マルクス，カール（MARX, Karl）194, 368, 398-400, 454, 477
マルズキ，モンセフ（MARZOUKI, Moncef）191
マルセル，ガブリエル（MARCEL, Gabriel）26-27
マルゼルブ，ギヨーム・クレチアン・ド・ラモワニョン（MALESHERBES, Guillaume Chrétien de Lamoignon）55
マルタン，エチエンヌ（MARTIN, Etienne）482
マルトレ（MALTRAIT）519
マロット（MAROTTE）286
マンドレッシ，ラファエル（MANDRESSI, Rafael）527

ミケランジェロ（MICHEL-ANGE）98
ミード，リチャード（MEAD, Richard）403, 476
ミュレ，マルク＝アントワーヌ（MURET, Marc-Antoine）14-19, 454
ミリエ，ポール（MILLIEZ, Paul）512
ミル，ジョン・スチュアート（MILL, John Stuart）42-43

ムーティス，ホセ（MUTIS, José）430
ムベンベ，アシル（MBEMBE, Achille）402, 443
ムーラン，アンヌ＝マリー（MOULIN, Anne-Marie）117
ムロン，ジャン＝フランソワ（MELON, Jean-François）86

メスメル，フランツ・アントン（MESMER, Franz Anton）276-280, 284
メズレー，フランソワ・ド（MEZERAY, François de）80
メートランド，チャールズ（MAITLAND, Charles）117
メリ（MERY）80
メルシエ，ルイ＝セバスチアン（MERCIER, Louis-Sébastien）38, 195

モーペルテュイ，ピエール・ルイ・モロー・ド（MAUPERTUIS, Pierre Louis Moreau de）76, 94-97, 101, 172, 514
モリエール（MOLIERE）508
モル，アルベルト（MOLL, Albert）351-353, 356
モロー，ジャック＝ジョゼフ（MOREAU, Jacques-Joseph）173
モンタギュー卿夫人（Lady MONTAGU）29, 114
モンテスキュー（MONTESQUIEU）116
モンテーニュ，ミシェル・ド（MONTAIGNE, Michel de）14

●ヤ行

ユアール，ピエール（HUARD, Pierre）504
ユンケル，ヨハン（JUNCKER, Johann）124

ヨナス，ハンス（JONAS, Hans）512

●ラ行

ライプニッツ，ゴットフリード・ヴィルヘルム（LEIBNIZ, Gottfried Wilhelm）492
ラインバー，ピーター（LINEBAUGH,

ペショリエ (PECHOLIER) 265-266, 268
ベラール, ピエール・オノレ (BERARD, Pierre Honoré) 481, 520
ヘルツ, マルクス (HERZ, Marcus) 156-163, 506
ベルナール, クロード (BERNARD, Claude) 58, 70-74, 170, 224, 255, 259, 259, 266, 317-323, 347-348, 375-379, 385, 392, 486, 497, 516-518
ベルヌーイ, ダニエル (BERNOUILLI, Daniel) 145, 149
ベーレンスプルング, フェリックス・フォン (BÄRENSPRUNG, Felix von) 231
ベレンガリウス (BERENGARIUS) 382
ヘロフィロス (HEROPHILE) 79, 84, 86, 109, 516-517
ベンサム, ジェレミー (BENTHAM, Jeremy) 43-45, 96, 197-199
ベン・シャウア, モハメッド (BEN CHAOUA, Mohamed) 431
ベンヤミン, ワルター (BENJAMIN, Walter) 32-33

ホイット (WHYTT, Robert) 58
ボイルストン, ザビディエル (BOYLSTON, Zabidiel) 402-403
ホガース, ウィリアム (HOGARTH, William) 89-90
ボックハルト, マックス (BOCKHARDT, Max) 337
ボナ, クリスチアン (BONAH, Christian) 349, 481-482, 484, 497, 529
ボナパルト, ナポレオン (BONAPARTE, Napoléon) 178-180, 426, 428, 504, 514
ボーヌ, ジャン=クロード (BEAUNE, Jean-Claude) 416, 480
ホフバウアー, ヨハン・クリストフ (HOFFBAUER, Johann Christoph) 124
ホフマン, フレデリック (HOFMANN, Frédéric) 205
ホーム, エヴェラード (HOME, Everard) 416
ボーモント, ウィリアム (BEAUMONT, William) 368-371, 374, 378-379, 381, 385, 387, 479
ホルガー・メーレ, アンドレアス (HOLGER-MAEHLE, Andreas) 90, 515
ボルタ, アレサンドロ (VOLTA, Alessandro) 64-65
ポルタル (PORTAL, Antoine) 421
ポールミー侯爵 (PAULMY, le marquis de) 272
ポーレ (PAULET) 423-425
ボワイエ・ダルジャンス, ジャン=バチスト (BOYER D'ARGENS, Jean-Baptiste) 215
ボワシエ・ド・ソヴァージュ, フランソワ (BOISSIER DE SAUVAGES, François) 530-531
ボングラン, ピエール=シャルル (BONGRAND, Pierre-Charles) 29, 104-105, 110, 336-337, 358-363, 480, 484

●マ行

マイヤー, ジェシー (MYER, Jessie) 479
マクグリュダン (MACGRUDAN) 421-422
マークス, ハリー (MARKS, Harry) 294, 507
マジャンディー, フランソワ (MAGENDIE, François) 62, 69, 185, 255-256, 318
マドリー, フィリップ (MUDRY, Philippe) 381

SWIETEN, Gottfried) 208
ファン・デル・ホーヴェン (VAN DER HOEVEN) 419
ファン・ヘルモント, ヤン (VAN HELMONT, Jan) 172
フィヒテ, ヨハン・ゴットリーブ (FICHTE, Johann Gottlieb) 105-107
ブイヨー, ジャン=バチスト (BOUILLAUD, Jean-Baptiste) 300, 306, 384, 487
フェヌロン, フランソワ (FENELON, François) 519
フォデレ, フランソワ=エマニュエル (FODERE, François-Emmanuel) 108-109
フォール, アラン (FAURE, Alain) 496
フーケ, アンリ (FOUQUET, Henri) 489
フーコー, ミシェル (FOUCAULT, Michel) 36, 47, 98, 148, 206-207, 216-218, 498, 500, 511, 514, 529
ブーダン, ジャン (BOUDIN, Jean) 436, 472
フーフェラント, クリストフ・ヴィルヘルム (HUFELAND, Christoph Wilhelm) 157
プーフェンドルフ, サミュエル・フォン (PUFENDORF, Samuel von) 138-139, 147-148
フュルチエール, アントワーヌ (FURETIERE, Antoine) 13, 18
ブラウン, ジョン (BROWN, John) 287
ブラウン・セカール, シャルル=エドゥアール (BROWN-SEQUARD, Charles-Edouard) 66
ブラジル皇帝 (Empereur du Brésil) 110, 337
プラトン (PLATON) 25, 530
ブラン, ルイ (BLANC, Louis) 219
フランク, ヨハン・ペーテル (FRANK, Johann Peter) 208, 219, 508
フランクリン, ベンジャミン (FRANKLIN, Benjamin) 277
ブランシャール・オコイ, ギー (BLANCHARD-OKOÏ, Guy) 449
フリードリッヒ2世 (FRÉDÉRIC II) 513
プリニウス (PLINE) 508
ブリュイエ・ダブランクール, ジャック=ジャン (BRUHIER D'ABLANCOURT, Jacques-Jean) 48
ブルゴーニュ公 (Duc de Bourgogne) 519
プルタルコス (PLUTARQUE) 77
ブルドン, イジドール (BOURDON, Isidore) 184
フルニエ, アルフレッド (FOURNIER, Alfred) 219
フルリー, ルイ (FLEURY, Louis) 477
プレヴォ司祭 (PREVOST, Abbé) 404
フレミオ, メミウス (FREMIOT, Memmius) 15
ブローカ, ポール (BROCA, Paul) 384, 418-419, 478
ブロック, カミーユ (BLOCH, Camille) 501
ブロンドロ, ニコラ (BLONDLOT, Nicholas) 375, 378
フンボルト, アレクサンドル・フォン (HUMBOLDT, Alexandre von) 177

ベイカー, ロバート (BAKER, Robert) 490
ベイリー, ジェームス・ブレイク (BAILEY, James Blake) 526
ヘーゲル, ゲオルグ・ヴィルヘルム・フリードリッヒ (HEGEL, Georg Wilhelm Friedrich) 300
ベーコン, フランシス (BACON, Francis) 85, 240, 516

(NUITTON, Vivian / Christine) 518

ネセル, アルベルト (NEISSER, Albert) 339, 353-354

ノルドマン, ダニエル (NORDMAN, Daniel) 438

●ハ行

バイイー, ジャン・シルヴァン (BAILLY, Jean Sylvain) 55
ハイフト (HEIFT) 432, 473
バーク, エドマンド (BURKE, Edmund) 19
パーク, キャサリン (PARK, Katharine) 37, 528
ハーコンセン, リスベス (HAAKONSSEN, Lisbeth) 183
パーシヴァル, トーマス (PERCIVAL, Thomas) 91-92, 494
バシュラール, ガストン (BACHEMARD, Gaston) 488-489
パスツール, ルイ (PASTEUR, Louis) 110, 190, 333, 337, 495, 512
パターソン, オーランドー (PATTERSON, Orlando) 406
ハッキング, イアン (HACKING, Ian) 506
バトラー, ジュディス (BUTLER, Judith) 457, 530
バナー, スチュアート (BANNER, Stuart) 528
ハーネマン, サムエル (HARNEMANN, Samuel) 171-172, 280-282, 287, 312
ハラー, アルブレヒト・フォン (HALLER, Albrecht von) 53, 58
パラン, ヴィクトール (PARANT, Victor) 242
パラン・デュシャトレ, アレクサンドル (PARENT-DUCHÂTELET, Alexandre) 344-345
パリゼ, エチエンヌ (PARISET, Etienne) 208, 438-439
パルシャップ, マキシミアン (PARCHAPPE, Maximien) 419
ハルパーン, シドニー=アン (HELPERN, Sydney-Ann) 174
バルビエ, エドモン (BARBIER, Edmond) 510
バルビヌス (BALBINUS) 58
パレ, アンブロワーズ (PARE, Ambroise) 78, 519
パンサール, マリー=ジュヌヴィエーヴ PINSART, Marie-Geneviève) 512
ハンター, ウィリアム (HUNTER, William) 92-93
ハンター, ジョン (HUNTER, John) 324, 503

ピエロ司祭 (PIERROT, Abbé) 238
ピオリー (PIORY) 251
ビシャ, グザヴィエ (BICHAT, Xavier) 61, 520-522
ピネル, フィリップ (PINEL, Philippe) 51, 178, 241-242, 504
ヒポクラテス (HIPPOCRATE) 20, 22-24, 50, 133, 220, 290, 442, 490, 495
ビュジョー, トマ・ロベール (BUGEAUD, Thomas Robert) 429
ビュセラティ, ルイ (BUCELLATI, Louis) 226, 228
ビュルダン (BURDIN) 439

ファロピオ, ガブリエレ (FALLOPE, Gabriel) 517
ファン・スヴィーテン, ゴトフリード (VAN

デジェネット，ルネ（DESGENETTES, René）178-181, 189, 428, 504, 524
デジェランド，ジョゼフ＝マリー（GERANDO, Joseph-Marie）224-225, 496
デュヴィヴィエ，フランシアード・フルリュス（DUVIVIER, Franciade Fleurus）429
デュエム，ピエール（DUHEM, Pierre）386
デュボワ，ルイ（DU BOIS, Louis）524
デュローランス，アンリ＝ジョゼフ（DU LAURENS, Henri-Joseph）142-144, 498, 507-508
テルトゥリアヌス（TERTULLIEN）109, 517
デルペシュ，オーギュスト＝ルイ＝ドミニク（DELPECH, Auguste-Louis-Dominique）393-395

ドゥーブル，フランソワ＝ジョゼフ（DOUBLE, François-Joseph）304-305, 487
ドゥルーズ，ジョゼフ・フィリップ（DELEUZE, Joseph Philippe）277
トゥルド，ガブリエル（TOURDES, Gabriel）108-109, 393
トゥーレ，ミシェル＝オーギュスタン（THOURET, Michel-Augustin）65
ド・クインシー，トーマス（DE QUINCEY, Thomas）166
ドシャンブル，アメデ（DECHAMBRE, Amédée）259-260, 331, 516
ドジョブ，シャルル（DEJOB, Charles）16
トスカーナ大公（Grand Duc de Toscane）517
ドゼメリス，ジャン＝ウージェーヌ（DEZEIMERIS, Jean-Eugène）382
ドダール，ドニ（DODART, Denis）104
ド・パウ，コルネリウス（DE PAUW, Cornélius）415
ドーブリーヴ，フィリベール・ニコラ・エメ（D'AUBERIVE, Philibert Nicolas HEMEY）58
トマシーニ（TOMMASINI）282
ドマンジョン，ジャン＝バチスト（DEMANGEON, Jean-Baptiste）206, 500
ドーメイヤー（DOHMEYER）156
ドラヴィーニュ，カジミール（DELAVIGNE, Casimir）154
ドラポルト，フランソワ（DELAPORTE, François）170
トルソー，アルマン（TROUSSEAU, Armand）283, 285, 291, 353
ドルラン，エルザ（DORLIN, Elsa）435-436, 475
トレーラー，ウルリッヒ（TRÖHLER, Ulrich）275
トロワ，ジャン・ド（TROYES, Jean de）518
トロンシャン，テオドール（TRONCHIN, Théodore）120

●ナ行

ナヴィエ，ピエール＝トゥーサン（NAVIER, Pierre-Toussaint）98
ナンバーズ，ロバート（NUMBERS, Ronald）409, 479

ニコル，シャルル（NICOLLE, Charles）190-191, 481
ニコルズ，ジョン（NICHOLS, John）507
ニステン，ピエール＝ユベール（NYSTEN, Pierre-Hubert）62, 64
ニーチェ，フリードリッヒ（NIETZSCHE, Friedrich）196
ニュイトン，ヴィヴィアン／クリスティーヌ

ジョリー・ド・フルーリー，オメール（JOLY DE FLEURY, Omer） 120
シルヴィウス，フランシスクス（SYLVIUS, Franciscus） 208

スカルパ，アントニオ（SCARPA, Antonio） 177
スチューケンブロック，カレン（STUKENBROCK, Karen） 195, 526
ストリックランド，スチュアート（STRICKLAND, Stuart） 504
スパランツァーニ，ラザッロ（SPALLANZANI, Lazzaro） 170, 372-373
スピヴァク，ガヤトリ（SPIVAK, Gayatri） 520
スペリーノ，カジミール（SPERINO, Casimir） 229
スミス，トーマス・サウスウッド（SMITH, Thomas Southwood） 195
スローン，ハンス（SLOANE, Hans） 116-118, 511

セガン，エドゥアール（SEGUIN, Edouard） 170
セディヨー，シャルル＝エマニュエル（SEDILLOT, Charles-Emmanuel） 73, 512
ゼンメリング，サミュエル・トーマス・フォン（SÖMMERING, Samuel Thomas von） 52-55, 73, 419, 521-523

ソーマレズ，ジェームス（SAUMAREZ, James） 419

●タ行

ダヴィエル，ジャック（DAVIEL, Jacques） 271-272
ダヴェーヌ，カジミール（DAVAINE, Casimir） 70-71, 332
タコネ，シャルル（TACONNET, Charles） 189, 247-250
タシャール（TACHARD） 58
ダランベール，ジャン・ル・ロン（D'ALEMBERT, Jean Le Rond） 97, 145-152, 512
タルデュー，アンブロワーズ（TARDIEU, Ambroise） 433-434, 472-473
タルド，ガブリエル（TARDE, Gabriel） 513
タレイラン・ペリゴール，シャルル＝モーリス・ド（TALLEYRAND-PERIGORD, Charles-Maurice, de） 208
ダンフルヴィル・ド・ラ・サル，レオン（D'ANFREVILLE DE LA SALLE, Léon） 449

チェゼルデン，ウィリアム（CHESELDEN, William） 82-83, 517
チューディ（TSCHUDI） 432

ティアーニー，トーマス・F（TIERNEY, Thomas F.） 41
ディオニス，ピエール（DIONIS, Pierre） 78-79
ディドロ，ドニ（DIDEROT, Denis） 17, 28, 86-87, 94, 97, 99, 149-150, 516
ティーフトランク，ヨハン・ハインリッヒ（TIEFTRUNK, Johann Heinrich） 123-124
ティルー，アンドレ（THIROUX, André） 449
テヴノ，ジャン＝ピエール＝フェルディナン（THEVENOT, Jean-Pierre-Ferdinand） 435, 473
デクルティルズ，ミシェル・エチエンヌ（DESCOURTILZ, Michel Etienne） 473-474

381, 479, 517

コスタ (COSTA) 175-176
ゴーチエ，ピエール (GAUTIER, Pierre) 522
コッホ，ロベルト (KOCH, Robert) 332-335, 337, 446-449
コモドゥス皇帝 (COMMODE) 56
コルデー，シャルロット (CORDAY, Charlotte) 51-52
コルベール，ジャン=バチスト (COLBERT, Jean-Baptiste) 265
コレ，ピエール (COLLET, Pierre) 237
コロー，ジェルマン (COLOT, Germain) 81
ゴンクール兄弟，エドモン／ジュール (GONCOURT, Edmond / Jules de) 524
コンドルセ，ニコラ・ド (CONDORCET, Nicolas de) 151-153, 512

●サ行

サヴィット，トッド・L (SAVITT, Todd L.) 408-409, 412
サド，ドナシオン・アルフォンス・フランソワ・ド (SADE, Donation Alphonse François de) 98-99
サフォーク (Lady Suffolk) 82
サポル，マイケル (SAPPOL, Michael) 195-196, 502
サロモン・バイエ，クレール (SALOMON-BAYET, Claire) 486, 530
サンソン，アンリ=クレマン (SANSON, Henri-Clément) 51, 524
サントリオ (SANTORIO) 170
サン・マルタン，アレクシ (ST. MARTIN, Alexis) 368-375, 387-388

シェイクスピア，ウィリアム (SHAKESPEARE, William) 194
シェファー，シモン (SCHAFFER, Simon) 189
ジェームス，ロバート (JAMES, Robert) 87
ジェンナー，エドワード (JENNER, Edward) 154-155, 258, 510
シゴー，ジャン=ルネ (SIGAULT, Jean-René) 100
シービンガー，ロンダ (SCHIEBINGER, Londa) 86, 119, 407, 479, 510-511, 513, 516
シモン，マックス (SIMON, Max) 109, 343
シャーウィン，スーザン (SHERWIN, Susan) 455-456
ジャクー，シジスモン (JACCOUD, Sigismond) 358
ジャクソン，チャールズ・トーマス (JACKSON, Charles Thomas) 502
ジャクニシェ (JACHNICHER) 182
ジャコ (JACQUOT) 436, 472
シャルル9世 (CHARLES IX) 78
ジャントラック，エリー (GINTRAC, Elie) 251-254, 493
シャンボン・ド・モントー，ニコラ (CHAMBON DE MONTAUX, Nicolas) 210, 223, 498
シュー (子，ウージェーヌ (SUE, Eugène) 54, 226-228
シュー (父，ジャン=ジョセフ (SUE, Jean-Joseph) 54-55, 523
シュヴルール，ミシェル=ウージェーヌ (CHEVREUL, Michel-Eugène) 69
ショーペンハウアー，アルトゥール (SCHOPENHAUER, Arthur) 515
ショメル，オーギュスト (CHOMEL, Auguste) 234-235, 244-259, 306, 493

ガッサンディ, ピエール (GASSENDI, Pierre) 510
カバニス, ピエール＝ジャン＝ジョルジュ (CABANIS, Pierre-Jean-Georges) 51, 56-57, 59, 73, 209, 499, 505-506, 520
カバネル, アレクサンドル (CABANEL, Alexandre) 77
カプチャック, テッド (KAPTCHUK, Ted) 279, 293
カヤバ大司祭 (CAÏPHE) 102
ガル, フランツ・ジョゼフ (GALL, Franz Joseph) 384
ガルバーニ, ルイジ (GALVANI, Luigi) 60-64
ガレノス (GALIEN) 20, 56, 58, 184
カンギレーム, ジョルジュ (CANGUILHEM, Georges) 58, 136-137, 264, 318, 355, 365-366, 386-387, 480, 497
カント, イマヌエル (KANT, Emmanuel) 91, 101-102, 114, 121-137, 156, 161, 454, 506, 508, 510, 513-515
カンドール, オーギュスタン・ピラミュ・ド (CANDOLLE, Augustin Pyramus de) 241-242
カンペール, ペトリュス (CAMPER, Petrus) 100

キケロー (CICERON) 126
ギスボーン, トーマス (GISBORNE, Thomas) 204
ギュイヨン, ジャン (GUYON, Jean) 183
キュヴィエ, ジョルジュ (CUVIER, Georges) 372
キュヴィエ, フレデリック (CUVIER, Frédéric) 430, 474
ギュエノ, エミール (GUYENOT, Emile) 327-330
キュルリエ, ミシェル (CULLERIER, Michel) 383
キュレル, フランソワ・ド (CUREL, François de) 338
ギヨタン, ジョゼフ＝イニャース (GUILLOTIN, Joseph-Ignace) 46-47, 64, 277

クイアー, ジョン (QUIER, John) 407
クーヒェンマイスター, フリードリッヒ (KÜCHENMEISTER, Friedrich) 70-71
グラシオレ, ルイ＝ピエール (GRATIOLET, Louis-Pierre) 419
グリゾル, オーギュスタン (GRISOLLE, Augustin) 251, 288-290
クリュヴェイエ, レオン (CRUVEILHIER, Léon) 220
クルチウス, エルンスト (CURTIUS, Ernst) 331
グルメック, ミルコ (GRMEK, Mirko) 71, 77
グレゴリー, ジョン (GREGORY, John) 92, 222, 239, 343
クロシウス, カール・フリードリヒ (CLOSSIUS, Carl Friedrich) 521
グロチウス, ユーゴー (GROTIUS, Hugo) 102
クロ・ベイ, アントワーヌ・バルテレミー (CLOT-BEY, Antoine Barthélemy) 181, 440-441, 472

ケヴォルキアン, ジャック (KEVORKIAN, Jack) 519
ゲーリケ, アンドレアス・オトマール (GOELICKE, Andreas Ottomar) 79-80
ケルスス (CELSIUS) 84-85, 368, 372,

(VERNEUIL, Aristide) 496
ヴェルポー, アルフレッド (VELPEAU, Alfred) 293
ヴェレサイエフ, ヴィケンティ (VERESSAIEV, Vikenti) 484
ヴェント, ヨハン (WENDT, Johann) 521
ウォラス, ウィリアム (WALLACE, William) 326, 359
ヴォルテール (VOLTAIRE) 49, 96-97, 115, 117, 134, 512-514
ヴォルフ, クリスチアン (WOLFF, Christian) 86, 506
ウォルポール, ホレイス (WALPOLE, Horace) 82, 507

エイキン, ジョン (EIKIN, John) 203, 216, 234, 240, 492-493
エヴァン (HEVIN) 79
エカルト, ヴォルフガング (ECKART, Wolfgang) 447
エケ, フィリップ (HECQUET, Philippe) 116
エシェンマイヤー, カール (ESCHENMAYER, Carl) 521
エスキロール, エチエンヌ (ESQUIROL, Etienne) 499-500
エドモンドル (EDMONDRE) 429
エベラルト, ヨハン・アウグスツス (EBERHARD, Johann Augustus) 124
エベルメン, ジャック=ジョゼフ (EBELMEN, Jacques-Joseph) 393
エラシストラトス (ERASISTRATE) 84, 86-87, 109, 516-517
エルヴェシウス (子, クロード=アドリアン (HELVETIUS, Claude-Adrien) 264
エルヴェシウス (父, ジャン=クロード=アドリアン (HELVETIUS, Jean-Claude-Adrien) 264-265, 268
エルケレス, バルバラ (ELKELES, Barbara) 231, 316, 336, 343, 482, 495-496
エルスナー, コンラッド (ŒLSNER, Konrad) 52, 523
エルナンデス, ジャン=フランソワ (HERNANDEZ, Jean-François) 325, 485

オークランド, ウィリアム (AUCKLAND, William) 103
オザナン, ジャン=アントワーヌ (OZANAM, Jean-Antoine) 166
オージアス・チュレンヌ, ジョゼフ=アレクサンドル (AUZIAS-TURENNE, Joseph-Alexandre) 178, 229, 342, 350
オービュルタン, エルネスト (AUBURTIN, Ernest) 383-384
オラニエ公 (Prince d'Orange) 100
オルフィラ, マチュー (ORFILA, Mathieu) 519
オルレアン公 (Duc d'Orléans) 120

●カ行

ガイユトン, アントワーヌ (GAILLETON, Antoine) 329-330
ガヴァレ, ジュール (GAVARRET, Jules) 309
カヴェニャック, ウージェーヌ (CAVAIGNAC, Eugène) 429
カーショー, アリステア (KERSHAW, Alistair) 521-522
カスティリオーニ (CASTIGLIONI) 229-230
ガステリエ, ルネ (GASTELLIER, René) 522

索　引

人名

●ア行

アガンベン，ジョルジオ（AGAMBEN, Giorgio）530
アーセン，フィリップ（ARSEN, Philip）505
アーニング，エドゥアード（ARNING, Eduard）110, 353
アマドール，リスエノ・デ（AMADOR, Risueno de）304
アリストテレス（ARISTOTE）303
アルディーニ，ジョヴァンニ（ALDINI, Giovanni）62-64
アルマン，ルイ（ALLEMAND, Louis）483
アーレント，ハンナ（ARENDT, Hannah）425-426
アロ（ALOST）182
アンチゴネー（ANTIGONE）41
アンドラル，ガブリエル（ANDRAL, Gabriel）284
アンリ2世（HENRI II）518

イェルサン，アレクサンドル（YERSIN, Alexandre）443
イザンベール，フランソワ＝アンドレ（ISAMBERT, François-André）275, 310, 491, 498-499
イピゲネイア（IPHIGÉNIE）331

ヴァサル，ジョゼフ（VASSAL, Joseph）443
ヴァシャンスキ（WASIANSKI）506, 510
ヴァッリ，エウセビオ（VALLI, Eusebio）166-167, 181-182, 186-187
ヴァラック，ダニエル（WALLACH, Daniel）325
ヴァレックス（VALLEIX）286
ヴァレリー・ラド，ルネ（VALLERY-RADOT, René）332, 512
ヴィダル，オーギュスト（VIDAL, Auguste）346
ヴィック・ダジール，フェリックス（VICQ D'AZYR, Félix）32, 207, 222, 239
ヴィレー，ジュリアン＝ジョゼフ（VIREY, Julien-Joseph）474-475
ウィンスロウ，ジャック＝ベニーニュ（WINSLOW, Jacques-Bénigne）525
ヴェカルト，メルヒオル・アダム（WEIKARD, Melchior Adam）53
ヴェーデキント，ゲオルグ（WEDEKIND, Georges）522-523
ヴェラ，ルイジ（VELLA, Luigi）71
ウェールズ公妃（Princesse de Galles）116-118
ヴェルヌイユ，アリスティード

[著者紹介]

グレゴワール・シャマユー（Grégoire CHAMAYOU）
1976年，ルルド生まれ．カント哲学者，かつバシュラール，カンギレーム，フーコーというフランス認識論者の系譜に連なる科学技術の思想史家，リヨン，エコール・ノルマル・シュペリウール CERPHI（修辞・哲学・思想史研究所）に哲学研究員として所属．デクーヴェルト社の叢書「ゾーン」編集長も務める．本書のほか，主要著作に『マンハント――狩りの権力の歴史と哲学』（La Fabrique, 2010），『ドローンの哲学』（La Fabrique, 2013. 邦訳が明石書店から2018年に刊行）がある．また、カントの論考の論考を始め，ジョナサン・クレーリーの『24／7 ――眠らない社会』，マルクス『ルイ・ボナパルトのブリュメール18日』，クラウゼヴィッツの教科書『軍事的戦略の基本』の仏訳を発表している．

[訳者紹介]

加納由起子（かのう ゆきこ）
2004年パリ第8大学文学博士．翻訳者，医学史家．2005～6年，パリ，エドガー・モラン研究所で医学史のポスト・ドクター．翻訳書にジナ・ヴェイガン『盲人の歴史』（藤原書店，2013)。論文に「南方熊楠と時代を覆う『ヒステリー』の影――『ロンドン抜書』に読む一九世紀フランス精神医学の潮流」（『熊楠研究』第9号，2015年3月）．

人体実験の哲学
――「卑しい体」がつくる医学、技術、権力の歴史

２０１８年９月30日　初版第１刷発行

著　者――グレゴワール・シャマユー
訳　者――加納由起子
発行者――大江道雅
発行所――株式会社 明石書店
〒１０１－００２１ 東京都千代田区外神田６－９－５
電　話　０３－５８１８－１１７１
ＦＡＸ　０３－５８１８－１１７４
振　替　００１００－７－２４５０５
http://www.akashi.co.jp
組版――ことふね企画
装丁――明石書店デザイン室
印刷・製本――モリモト印刷株式会社
（定価はカバーに表示してあります）
ISBN978-4-7503-4728-8

世代問題の再燃

ハイデガー、アーレントと ともに哲学する

森 一郎［著］

◎四六判／上製／344頁　◎3,700円

死と誕生から、死を超えるものとしての〈世代〉へ。ハイデガーとアーレントとともに思索を重ねてきた著者が、3･11以後に再燃した世代問題を、哲学の可能性へ向けて解き放つ。本書は、「世代」を軸に、教育、建物、技術、労働といった現代日本のテーマに取り組む。

《内容構成》

〈価格は本体価格です〉

〈つながり〉の現代思想
社会的紐帯をめぐる哲学・政治・精神分析

松本卓也、山本圭［編著］

◎A5判／並製／272頁　◎2,800円

本書は、「社会的紐帯」という術語を手がかりに、現代社会の「つながり」が孕む諸問題を根底から捉えなおし、その理論と病理、そして可能性を紡ぐ。哲学、精神分析、現代政治理論における、気鋭の若手研究者たちによる意欲的な論集。

《内容構成》

〈価格は本体価格です〉

偏見と差別の解剖
明石ライブラリー 113
エリザベス・ヤング＝ブルーエル著 栗原泉訳 ◎9500円

現代の差別と排除をみる視点
差別と排除の〔いま〕①
町村敬志、荻野昌弘、藤村正之、稲垣恭子、好井裕明編著 ◎2400円

福祉・医療における排除の多層性
差別と排除の〔いま〕④ 藤村正之 編著 ◎2200円

同性愛と同性婚の政治学 ノーマルの虚像
アンドリュー・サリヴァン著
本山哲人、脇田玲子監訳 板津木綿子、加藤健太訳 ◎3000円

同性愛をめぐる歴史と法 尊厳としてのセクシュアリティ
世界人権問題叢書 94 三成美保編著 ◎4000円

〈同性愛嫌悪（ホモフォビア）〉を知る事典
ルイ＝ジョルジュ・タン編
金城克哉監修 齊藤笑美子、山本規雄訳 ◎18000円

同性婚 だれもが自由に結婚する権利
同性婚人権救済弁護団編 ◎2000円

ヘイトスピーチ 表現の自由はどこまで認められるか
エリック・ブライシュ著
明戸隆浩、池田和弘、河村賢、小宮友根、鶴見太郎、山本武秀訳 ◎2800円

レイシズムの変貌 グローバル化がまねいた社会の人種化、文化の断片化
ミシェル・ヴィヴィオルカ著 森千香子訳 ◎1800円

レイシズムと外国人嫌悪
移民・ディアスポラ研究3
駒井洋監修 小林真生編著 ◎2800円

ダウン症をめぐる政治 誰もが排除されない社会へ向けて
キーロン・スミス著 臼井陽一郎監訳 結城俊哉訳者代表 ◎2200円

障害の政治 イギリス障害学の原点
マイケル・オリバー著
三島亜紀子、山岸倫子、山森亮、横須賀俊司訳 ◎2800円

兵士とセックス 第二次世界大戦下のフランスで米兵は何をしたのか？
メアリー・ルイーズ・ロバーツ著 佐藤文香監訳 西川美樹訳 ◎3200円

ヒトラーの娘たち ホロコーストに加担したドイツ女性
ウェンディ・ロワー著 武井彩佳監訳 石川ミカ訳 ◎3200円

思想戦 大日本帝国のプロパガンダ
バラク・クシュナー著 井形彬訳 ◎3700円

医療にみる伝統と近代 生きている伝統医学
津谷喜一郎、長澤道行著 ◎3000円

〈価格は本体価格です〉